スタンダード病理学
病理検査のすべて

スタンダード病理学
病理検査のすべて

編

大阪大学名誉教授　大西 俊造
広島大学教授　　　梶原 博毅
東京医科歯科大学教授　神山 隆一

東京 文光堂 本郷

執筆者一覧 (執筆順)

谷澤　　徹	東京医科歯科大学大学院保健衛生学研究科
神山　隆一	東京医科歯科大学大学院保健衛生学研究科
中田穂出美	筑波大学医療技術短期大学部衛生技術学科
坂本　穆彦	杏林大学医学部病理学講座
古田　則行	癌研究会附属病院細胞診断部
伊藤　　仁	東海大学医学部附属病院病理診断科
梶原　博毅	広島大学医学部保健学科
松浦　成昭	大阪大学医学部保健学科
森　　誠司	大阪大学医学部保健学科
山本　康子	大阪大学医学部保健学科
山口　昌江	大阪大学医学部保健学科
河口　直正	大阪大学医学部保健学科
加藤　玲子	大阪大学医学部保健学科
藤原　　章	大阪大学医学部保健学科
大西　俊造	大阪大学名誉教授
岩城　有佳	大阪大学医学部保健学科
眞舘亜矢子	大阪大学医学部保健学科

序

　本書「スタンダード病理学　病理検査のすべて」は3年半前の1998（平成10）年11月に編集・刊行された「スタンダード病理学」の姉妹書であり，医学部保健（衛生）学科検査学専攻の大学院生を含めた学生や，医療関係の大学生，専門学校生に病理学実習の手引書としてはもとより，現在，諸施設の現場で病理形態学にいそしんでおられる医師，臨床検査技師など医療人を対象にITの時代にふさわしい形で企画，刊行された．

　古来，正しい病理診断は知識豊かな病理医と優れた検査技術者が協同しながら得られるといわれ，けだし間違いのない病理診断を得るためにも車の両輪のごとく，これら両書を是非，用意されることをお願いしたい．

　さて，病理学は病気の原因，成り立ちを追究する基本的な学問であり，主に形態を通して思考する．18世紀になって，モルガニは病理解剖によって器官・臓器レベルで病理学を考察，ビシャはさらに進めて組織病理学の概念を確立したが，19世紀中葉になり，病理学史上不滅の人，ウイルヒョウが光学顕微鏡を本格的に導入して細胞病理学を打ち立てて以来，現在に至るまで形態学的特徴をとらえて病気を診断してきた．一方，物理・化学的分野での進歩もあいまって病理組織の固定法，包埋法，染色法，標本作成法などの改良，また電子顕微鏡の開発・発展などが加わり，病理検査に関する技術の世界も日進月歩の様相を呈してきている．

　繰り返していえば，本書は日常的な作業技術から最新の必要知識を応用した手技を簡潔に，しかも図表を付するなどしながら分かりやすく説明し，組織診，細胞診，電子顕微鏡，顕微測光，フローサイトメトリー，さらに最近めざましい発展をとげつつある分子病理学の分野や，数世紀にわたり基本的には不変の病理解剖に関する手法や資料の整理・保存までを，また，今後留意するべきバイオハザード，テレパソロジーや精度管理について章立てて網羅しており，まさしく病理学検査すべてにわたるマニュアルとして病理学者，検査技術者の座右の書にふさわしい．

　ご利用されたうえ，お気づきの点は忌憚のないご批判をお寄せ頂ければ幸甚である．

　また編集者の身勝手な提案をお受けくださり，ご繁用にもかかわらず，貴重な時間をおゆずり願った執筆者諸先生に心から敬意と謝意を表します．

　最後に，本書の企画・出版にあたり多大の支援をいただきました文光堂・嵩 恭子氏，稲垣 彩氏はじめ関係ご各位に衷心より感謝いたします．

平成14年3月吉日

大阪大学名誉教授　　　大西俊造
広島大学教授　　　　　梶原博毅
東京医科歯科大学教授　神山隆一

目　　　次

I. 組織診 — 1

A. 組織診の概要　　［谷澤　徹，神山隆一］　1
- 1. 検体受付と検体処理　1
  - a. 検体受付　1
  - b. 検体処理　1
    - 1) 生検材料の検体処理　1
    - 2) 手術材料・剖検材料の検体処理　2
    - 3) 固定　2
    - 4) 検索目的と検体採取　2
- 2. 切り出し　2
  - a. 写真撮影と切り出し図　2
  - b. 組織ブロックの作成　2
  - c. 切り出しの際の注意点　3
  - d. 残組織の保存　3
- 3. 組織標本の作成　3
  - a. 包埋　3
    - 1) パラフィン包埋　3
    - 2) その他の固定組織包埋法　3
    - 3) 凍結標本の包埋法　3
    - 4) 電子顕微鏡標本の包埋法　3
  - b. 薄切　3
  - c. 染色　3
    - 1) 貼りつけ切片と遊離切片　3
    - 2) 染色法の選択　4
    - 3) 新鮮凍結切片と固定凍結切片　4
    - 4) 封入　4
- 4. 標本の整理　4

B. 固定法　4
- 1. 固定の概要　4
  - a. 容器　4
  - b. 固定液の量　4
  - c. 固定時間　4
  - d. 切り出し後の再固定　5
  - e. 固定液の取り扱い上の注意　5
- 2. 固定液の種類　5
  - a. ホルマリン系固定液　5
    - 1) ホルマリン　5
    - 2) ホルマリンの酸化と中性ホルマリン　6
    - 3) 中性緩衝ホルマリン　6
  - b. アルコール系固定液　6
    - 1) 純アルコール　6
    - 2) カルノア液　6
  - c. 重クロム酸を含む固定液　6
  - d. 昇汞を含む固定液　6
    - 1) 昇汞とミュラー液を混合した固定液　6
    - 2) スーサ液　7
    - 3) 脱昇汞　7
  - e. ピクリン酸を含む固定液　7
    - 1) ブアン液　7
    - 2) ロスマン液　7
  - f. パラホルムアルデヒドを含む固定液　7
    - 1) 4%パラホルムアルデヒド固定液　7
    - 2) PLP固定液　8
    - 3) ザンボーニ固定液　8
  - g. 電子顕微鏡試料の固定液　8

C. 脱灰法　8
- 1. 脱灰操作の概要　8
  - a. 前処理　8
    - 1) 固定　8
    - 2) 水洗　8
    - 3) 脱脂　8
  - b. 容器　8
  - c. 脱灰液の量　8
  - d. 脱灰時間　8
  - e. 脱灰後の処理　9
  - f. ブロック脱灰法　9
- 2. 各種脱灰法　9
  - a. 硝酸による脱灰法　9
  - b. EDTAによる脱灰法　9
  - c. イオン交換樹脂による脱灰法　9
  - d. 電気脱灰法　9
  - e. 迅速脱灰法（プランク・リュクロ法）　10

D. パラフィン包埋法　10

- 1．パラフィン包埋法の特徴 …………… 10
- 2．パラフィンの特性 …………… 10
- 3．パラフィン包埋操作 …………… 10
  - a．固定液の除去 …………… 10
  - b．脱水 …………… 10
  - c．脱脂 …………… 10
  - d．脱アルコール …………… 11
    - 1）媒介剤（中間剤） …………… 11
    - 2）脱アルコール操作 …………… 11
  - e．パラフィンの浸透 …………… 11
  - f．パラフィン包埋 …………… 11
    - 1）包埋皿 …………… 11
    - 2）組織片の包埋 …………… 12
    - 3）パラフィンの冷却 …………… 12
  - g．台木つけ …………… 12
- 4．自動包埋装置 …………… 12
- 5．ティッシュー・テックシステム …………… 12
  - a．パラフィン包埋操作 …………… 13

E．パラフィン包埋標本の薄切法 …………… 13
- 1．ミクロトーム …………… 13
  - a．滑走式ミクロトーム …………… 13
  - b．回転式ミクロトーム …………… 14
- 2．ミクロトーム刀 …………… 14
- 3．薄切法 …………… 14
  - a．刀台と試料台の固定 …………… 14
  - b．試料の取りつけ …………… 14
  - c．ミクロトーム刀の取りつけ …………… 14
  - d．試料の面合わせ …………… 15
  - e．荒削り …………… 15
  - f．薄切 …………… 15
  - g．切片の貼りつけ …………… 15
  - h．ミクロトームの清掃 …………… 16
  - i．組織ブロックの保存 …………… 16
- 4．薄切失敗の原因 …………… 16
  - a．室温 …………… 16
  - b．パラフィンの浸透不良 …………… 16
  - c．刃のキズ …………… 16
  - d．刃や試料の固定不十分 …………… 16

F．パラフィン包埋切片の染色法 …………… 17
- 1．色素と染色性 …………… 17
  - a．酸性色素と塩基性色素 …………… 17
  - b．進行性染色と退行性染色 …………… 17
  - c．媒染染色 …………… 17
  - d．異染性 …………… 17
- 2．染色器具 …………… 18
  - a．ドーゼ（染色バット） …………… 18
  - b．染色カゴ …………… 18
  - c．スライドガラスとカバーガラス …………… 18
- 3．染色法の概要 …………… 19
  - a．脱パラフィン …………… 19
  - b．染色 …………… 19
    - 1）ホルマリン色素の除去 …………… 19
    - 2）昇汞の除去 …………… 19
    - 3）過ヨウ素酸処理 …………… 19
  - c．脱水・透徹 …………… 19
  - d．封入 …………… 20
- 4．パラフィン包埋切片を用いた各種染色法 …………… 20
  - a．ヘマトキシリン・エオジン（HE）染色 …………… 20
    - 1）ヘマトキシリン …………… 20
    - 2）エオジン …………… 22
    - 3）HE染色 …………… 22
  - b．多糖類の染色法 …………… 23
    - 1）PAS染色（過ヨウ素酸シッフ反応） …………… 23
    - 2）その他のシッフ反応 …………… 24
    - 3）PAS染色と組み合わされる重染色 …………… 24
    - 4）ベストのカルミン染色 …………… 24
    - 5）ラングハンス反応 …………… 25
    - 6）ジアスターゼ消化試験 …………… 25
    - 7）セロイジン膜被覆法 …………… 25
  - c．ムコ多糖類の染色法 …………… 25
    - 1）トルイジン青染色 …………… 26
    - 2）コロイド鉄染色 …………… 26
    - 3）アルシアン青染色 …………… 26
    - 4）HID-アルシアン青染色 …………… 27
    - 5）コンカナバリン染色 …………… 27
    - 6）マイヤーのムチカルミン染色 …………… 27
    - 7）モリブデン・ヘマトキシリン染色 …………… 27
    - 8）ヒアルロニダーゼ消化試験 …………… 27
  - d．膠原線維の染色法 …………… 27
    - 1）マロリー染色 …………… 28
    - 2）アザン染色 …………… 28
    - 3）マッソンのトリクローム染色 …………… 28
    - 4）ワンギーソン染色 …………… 29
  - e．弾性線維の染色法 …………… 30
    - 1）ワイゲルトの弾性線維染色 …………… 30
    - 2）エラスチカ・ワンギーソン染色 …………… 30
    - 3）ゴモリのアルデヒド・フクシン染色 …………… 30
    - 4）オルセイン染色 …………… 31
    - 5）ビクトリア青染色 …………… 32
  - f．鍍銀法 …………… 32

- 1) 渡辺の鍍銀法 …………………… 33
- 2) PAM（過ヨウ素酸メセナミン銀）染色 … 34
- 3) グロコット染色 ………………… 35
- 4) ボディアン染色 ………………… 35
- 5) フォンタナ・マッソン染色 …… 36
- 6) グリメリウス染色 ……………… 37
- 7) コッサ反応 ……………………… 38

g. 線維素の染色法 ……………………… 38
- 1) ワイゲルトの線維素染色 ……… 38
- 2) PTAH（リンタングステン酸ヘマトキシリン）染色 ……… 39

h. アミロイドの染色法 ………………… 39
- 1) コンゴー赤染色 ………………… 39
- 2) DFS（ダイレクトファーストスカーレット）染色 …… 40
- 3) ダイロン染色 …………………… 40
- 4) 過マンガン酸カリウム処理 …… 40
- 5) ハイマンのメチル紫染色 ……… 41
- 6) チオフラビン T 染色 …………… 41

i. 核酸の染色法 ………………………… 41
- 1) フォイルゲン反応 ……………… 41
- 2) メチル緑・ピロニン染色 ……… 41

j. 神経組織の染色法 …………………… 41
- 1) ニッスル染色 …………………… 42
- 2) KB（クリューバー・バレラ）染色 … 42
- 3) 神経原線維の染色法 …………… 42
- 4) 神経膠線維の染色法（ホルツァー染色）… 42

k. 組織内病原体の染色法 ……………… 43
- 1) グラム染色 ……………………… 43
- 2) レフレルのメチレン青染色 …… 43
- 3) 抗酸菌の染色法（チール・ネルゼン染色）44
- 4) 真菌の染色法 …………………… 44
- 5) スペロヘータの染色法 ………… 45
- 6) リケッチアの染色法 …………… 45
- 7) 原虫の染色法 …………………… 45
- 8) HBs 抗原の染色法 ……………… 45

l. 生体色素・鉄・カルシウムの染色法 …… 45
- 1) 鉄の染色法（ベルリン青染色）… 45
- 2) 仮面鉄の証明法 ………………… 45
- 3) シュモール反応 ………………… 45
- 4) メラニンの染色法 ……………… 46
- 5) メラニン漂白法 ………………… 46
- 6) 胆汁色素の染色法 ……………… 46
- 7) カルシウムの証明法 …………… 46
- 8) ホルマリン色素の除去法 ……… 46

m. 組織内血液細胞の染色 ……………… 47
- 1) ギムザ染色法 …………………… 47
- 2) その他の組織内血液細胞の染色 … 47

n. 内分泌細胞の染色法 ………………… 47

G. 凍結切片を用いた各種染色法
　　　　　　　　　　［中田穂出美，神山隆一］48
1. 脂肪染色法 ………………………… 48
   a. ズダン III 染色法 ……………… 48
   b. オイルレッド O 染色 …………… 49
   c. その他の脂肪染色法 …………… 49
2. 中枢神経組織の凍結切片染色法 … 49
   a. ビルショウスキーの神経原線維染色法 … 49
   b. カハールの神経膠細胞の染色法 … 50
   c. 神経膠線維のホルツァー染色法 … 51

H. 組織化学 …………………………… 52
1. 酵素組織化学染色 ………………… 52
   a. 酵素組織化学染色の基本的操作法 … 52
   b. 酵素組織化学用固定液 ………… 52
   c. 酵素組織化学染色の一般的方法 … 52
   d. 主な酵素の染色法 ……………… 53
   - 1) ペルオキシダーゼ染色 ……… 53
     - a) 3-3′-DAB 法 ……………… 54
     - b) FDA 法 …………………… 54
   - 2) DOPA オキシダーゼ ………… 55
   - 3) チトクロムオキシダーゼ …… 55
     - a) G-Nadi 反応(不安定 Nadi 反応) … 55
     - b) M-Nadi 反応(骨髄性または安定 Nadi 反応) …………… 56
   - 4) モノアミン酸化酵素 ………… 56
   - 5) ホスファターゼ ……………… 56
     - a) アルカリホスファターゼ … 56
     - b) 酸ホスファターゼアゾ色素法 … 58
   - 6) 脱水素酵素 …………………… 58
     - a) コハク酸脱水素酵素 ……… 59
     - b) 乳酸脱水素酵素 …………… 60
     - c) グルコース-6-リン酸脱水素酵素 … 60
   - 7) エステラーゼ ………………… 61
     - a) 非特異性エステラーゼ …… 61
     - b) アセチルコリンエステラーゼ … 61
2. 免疫組織化学染色 ………………… 62
   a. 蛍光抗体法 ……………………… 62
   b. 酵素抗体法 ……………………… 63
   - 1) PAP（ペルオキシダーゼ・抗ペルオキシダーゼ）法 ………… 64
   - 2) ABC（アビジン・ビオチン複合体）法 … 65

```
            3) LSAB（標準ストレプトアビジン・
               ビオチン）法 ……………………………… 67
       c. 光顕的 ISH 法 ………………………………… 67
       d. FISH 法 ……………………………………… 69
I. 凍結標本作成と迅速組織診 ……………………… 70
   1. クリオスタットによる凍結切片作成法 …… 70
       a. クリオスタットの構造 ……………………… 70
       b. 組織切片の包埋 ……………………………… 70
       c. 試料の凍結法 ………………………………… 71
            1) ドライアイス・アセトン法 ………… 71
            2) 液体窒素法 ……………………………… 71
            3) 急冷用噴霧凍結剤を使用する法 …… 71
```

```
       d. クリオスタットによる薄切手順 ………… 71
       e. 固定した組織のクリオスタット薄切 …… 71
       f. 封入 …………………………………………… 72
   2. 迅速組織診断のための HE 染色方法 … 72
J. セロイジン包埋組織標本作成法 ……………… 72
   1. セロイジン包埋の手技 ……………………… 72
   2. セロイジン薄切方法 ………………………… 73
   3. セロイジン切片の HE 染色方法 ………… 74
   4. 染色液 ………………………………………… 74
   5. 結果 …………………………………………… 74
   6. 注意事項 ……………………………………… 74
```

II. 細胞診 ─────────────────────── [坂本穆彦，古田則行，伊藤　仁] 75

```
細胞診とは ………………………………………… 75
A. 検体採取，処理，固定 ………………………… 76
   1. 婦人科材料 …………………………………… 77
       a. 後腟円蓋（腟プールスメア）……………… 77
       b. 子宮頸部擦過 ……………………………… 77
       c. 頸管内膜擦過 ……………………………… 77
       d. 腟壁擦過 …………………………………… 77
       e. 子宮内膜 …………………………………… 77
            1) 吸引法 ………………………………… 77
            2) 擦過法 ………………………………… 77
       f. 自己採取法 ………………………………… 77
   2. 呼吸器材料 …………………………………… 78
       a. 喀痰（生痰）………………………………… 78
       b. 喀痰保存液（蓄痰法）……………………… 78
       c. 気管支擦過法 ……………………………… 78
       d. 気管支洗浄法 ……………………………… 78
       e. 経気管支穿刺法 …………………………… 78
       f. 経皮的肺穿刺法 …………………………… 79
   3. 頭頸部領域 …………………………………… 79
   4. 食道 …………………………………………… 79
   5. 胃 ……………………………………………… 79
   6. 十二指腸，肝臓，胆囊，膵臓 ……………… 80
   7. 泌尿器 ………………………………………… 80
       a. 自然尿 ……………………………………… 80
       b. 膀胱洗浄尿 ………………………………… 80
       c. 尿管カテーテル尿 ………………………… 80
   8. 前立腺 ………………………………………… 80
   9. 乳腺 …………………………………………… 81
       a. 穿刺吸引法 ………………………………… 81
       b. 乳頭分泌物 ………………………………… 81
```

```
   10. 髄液 ………………………………………… 81
   11. 軟部組織 …………………………………… 81
   12. 体腔液・体腔洗浄液・その他の洗浄液 … 81
   13. 固定液 ……………………………………… 82
       a. エタノール（湿固定）……………………… 83
       b. 乾燥固定 …………………………………… 83
       c. コーティング固定 ………………………… 84
       d. その他 ……………………………………… 84
B. 染色 ……………………………………………… 84
   1. パパニコロウ染色 …………………………… 84
   2. ギムザ染色，メイ・グリュンワルドギムザ
      染色 …………………………………………… 85
       a. ギムザ染色手技 …………………………… 85
       b. メイ・グリュンワルドギムザ染色手技 … 85
   3. PAS 反応 ……………………………………… 86
   4. アルシアン青染色 …………………………… 86
   5. その他の染色 ………………………………… 86
   6. 免疫組織化学 ………………………………… 86
       a. 原理 ………………………………………… 86
       b. 酵素抗体法前に行う前処理 ……………… 87
            1) カバーガラスの剝離および脱色 …… 87
            2) 加熱による抗原賦活処理 …………… 88
            3) 内因性酵素活性の阻止 ……………… 89
            4) 非特異反応の除去 …………………… 89
       c. 試薬 ………………………………………… 89
            1) 0.01 M リン酸緩衝液 pH 7.2 ……… 89
            2) 0.05 M トリス塩酸緩衝液 pH 7.6 … 89
            3) 3,3′-ジアミノベンチジン発色液 …… 89
            4) 0.01 M クエン酸緩衝液 pH 6.0 …… 89
       d. 手技：間接法 ……………………………… 90
```

- e. 応用 …… 90
  - 1) 体腔液細胞診 …… 90
  - 2) 乳腺細胞診 …… 91
  - 3) リンパ節細胞診 …… 91
  - 4) 組織型の推定 …… 92
  - 5) 細胞増殖マーカー …… 92
  - 6) ホルモンレセプター …… 92
  - 7) 癌（抑制）遺伝子蛋白 …… 92
  - 8) その他 …… 92
- C. 迅速細胞診 …… 92
  - 1. 体腔洗浄液 …… 92
  - 2. 切除断端の評価 …… 93
  - 3. 迅速細胞診の固定と染色 …… 93
- D. スクリーニングの実際 …… 93
  - 1. 核/細胞質比（N/C比）の増大 …… 93
  - 2. 濃染核 …… 94
  - 3. クロマチンの異常凝集，核縁肥厚 …… 94
  - 4. 核小体の増加，腫大 …… 94
  - 5. 細胞相互封入，対細胞 …… 94
  - 6. 細胞質の異常所見 …… 94
  - 7. 背景の異常物質 …… 94
- E. 細胞診断学各論 …… 94
  - 1. 女性生殖器 …… 94
    - a. 正常細胞 …… 94
      - 1) 腟 …… 94
      - 2) 子宮腟部 …… 94
      - 3) 頸管 …… 94
      - 4) 子宮内膜 …… 95
    - b. 炎症の細胞診 …… 95
      - 1) 腟トリコモナス …… 96
      - 2) カンジダ …… 96
      - 3) ヘルペス …… 96
      - 4) クラミジア …… 96
      - 5) 濾胞性頸管炎 …… 96
    - c. ヒトパピローマウイルス（HPV）感染と婦人科病変 …… 96
    - d. 異形成，上皮内癌の細胞診 …… 96
      - 1) 軽度異形成の細胞像 …… 96
      - 2) 中等度異形成の細胞像 …… 97
      - 3) 高度異形成の細胞像 …… 97
      - 4) 上皮内癌細胞の細胞像 …… 97
      - 5) 扁平上皮癌の細胞像 …… 97
      - 6) 腺癌，扁平上皮癌混合型の細胞像 …… 98
      - 7) 頸部腺癌 …… 98
      - 8) 子宮体部の腫瘍および関連病変 …… 98
      - 9) 子宮体部の非上皮性腫瘍 …… 99
      - 10) 絨毛および絨毛性疾患の細胞診 …… 99
      - 11) その他の婦人科細胞診 …… 99
  - 2. 下部気道の細胞診 …… 100
    - a. 正常細胞 …… 100
    - b. 喀痰中にみられる非癌細胞 …… 100
    - c. 異型扁平上皮細胞，上皮内扁平上皮癌の細胞像 …… 101
    - d. 悪性腫瘍の細胞診 …… 101
  - 3. 頭頸部領域の細胞診 …… 103
    - a. 舌の細胞診 …… 103
    - b. 唾液腺の細胞診 …… 103
    - c. 甲状腺の細胞診 …… 104
  - 4. 消化器領域の細胞診 …… 104
  - 5. 尿路系腫瘍の細胞診 …… 104
  - 6. 前立腺の細胞診 …… 105
  - 7. 体腔の細胞診 …… 105
    - a. 体腔液細胞診 …… 105
    - b. 体腔洗浄液 …… 105
    - c. 胸膜・腹膜穿刺 …… 105
    - d. 体腔液に出現する腺癌細胞の特徴について …… 106
  - 8. リンパ節の細胞診 …… 106
    - a. 非腫瘍性疾患の細胞診 …… 106
    - b. 悪性リンパ腫の細胞診 …… 107
    - c. 転移性腫瘍 …… 108
  - 9. 乳腺の細胞診 …… 108
    - a. 良性を示唆する所見 …… 108
    - b. 悪性を示唆する所見 …… 108
  - 10. 脳脊髄液の細胞診 …… 108
  - 11. 中枢神経の細胞診 …… 109
  - 12. 骨の細胞診 …… 109
  - 13. 軟部腫瘍の細胞診 …… 109

III. 電子顕微鏡　　　　　　　　　　　　　　　　　　　　　　　　　　　　　　　　　　　　　　［梶原博毅］111

- A. 透過型電子顕微鏡 …… 111
  - 1. 組織採取 …… 111
  - 2. 組織固定法 …… 113
    - a. 固定剤 …… 113
      - 1) グルタールアルデヒド …… 113
      - 2) パラホルムアルデヒド …… 113

- 3) 四酸化オスミウム …………… 113
- b. 緩衝液 …………………………… 113
  - 1) 0.1 M リン酸緩衝液 …………… 113
  - 2) Millonig のリン酸緩衝液 …… 114
  - 3) カコジール酸緩衝液 ………… 114
  - 4) 0.14 M 酢酸ベロナール緩衝液 …… 114
- c. 緩衝固定液の作成法 ……………… 115
  - 1) 2.5% グルタールアルデヒド緩衝固定液 (pH 7.4) …… 115
  - 2) 2% パラホルムアルデヒド, 0.5% グルタールアルデヒド緩衝固定液 (pH 7.4) …… 115
  - 3) 1〜2% オスミウム酸緩衝固定液 (pH 7.4) …… 115
  - 4) グルタールアルデヒド・オスミウム酸混合固定液 …… 115
- d. 組織固定法 ……………………… 115
  - 1) 浸漬固定 ………………………… 115
    - a) 試薬と器具 ………………… 115
      - (1) 単固定 …………………… 115
      - (2) 混合単固定 ……………… 116
      - (3) 二重固定 ………………… 116
  - 2) 灌流固定法 ……………………… 117
    - a) 試薬と器具 ………………… 117
      - (1) 前固定液 ………………… 117
      - (2) 後固定液 ………………… 118
      - (3) 灌流固定操作 …………… 118
        - (a) 経心臓性灌流固定法 …… 118
        - (b) 経大動脈性灌流固定法 …… 118
          - (i) 上方灌流法 ………… 118
          - (ii) 下方灌流法 ………… 119
        - (c) 経下大静脈性灌流固定法 …… 119
        - (d) 経門脈性灌流固定法 …… 119
    - 附：浮遊細胞（血液細胞, 胸水・腹水細胞, 培養細胞など）の固定法 …… 119
      - (1) 血液細胞の固定法 ……… 119
      - (2) 胸水・腹水細胞, 培養細胞の固定 … 120
- 3. 組織の脱水, 包埋法 ……………………… 120
  - a. 脱水（アルコール系列）……………… 120
    - 1) 包埋 ……………………………… 120
      - a) エポキシ樹脂（Epon 812）包埋 …… 120
        - (1) 準備する試薬, 器具 …… 120
        - (2) エポキシ樹脂混合液作成法 …… 120
        - (3) エポン包埋法 …………… 121
      - b) メタクリル樹脂包埋 ……… 121
      - c) その他の樹脂包埋 ………… 122
  - b. 光顕用薄切片および超薄切片作成法 …… 122
    - 1) ガラスナイフ …………………… 122
      - a) ガラスナイフ作成法 ……… 122
        - (1) 手作り法 ………………… 122
        - (2) ガラスナイフメーカーによる方法 … 123
        - (3) ガラスナイフ水槽の作成法 …… 123
    - 2) サファイヤナイフ ……………… 124
    - 3) ダイヤモンドナイフ …………… 125
    - 4) 超ミクロトーム ………………… 125
      - a) 超ミクロトームの種類 …… 125
      - b) 超ミクロトームの設置環境 …… 125
    - 5) エポンブロック試料のトリミング …… 125
    - 6) 光顕用(組織トリミング用)準薄切標本作成 …… 126
      - a) 準備する器具 ……………… 126
        - (1) 荒削りと準薄切片作成法 …… 126
        - (2) 光顕用染色法 …………… 126
    - 7) 超薄切片作成法 ………………… 127
      - a) グリッドメッシュの処理 … 127
        - (1) グリッドメッシュの清浄と保護処理 …… 127
        - (2) グリッドメッシュの膜張り …… 128
      - b) 超ミクロトームの操作 …… 128
        - (1) エポンブロックとナイフの取りつけ… 129
      - c) 薄切 ………………………… 129
    - 8) 超薄切片染色（電子染色）法 …… 130
      - a) 染色液 ……………………… 130
        - (1) 鉛（酢酸鉛）染色液 …… 130
          - (a) Luft の鉛溶液 ……… 130
          - (b) 佐藤の鉛溶液 ……… 130
        - (2) 酢酸ウラニル $[UO_2(CH_3COO)_2 \cdot 2H_2O]$ 染色液 …… 130
        - (3) 電子染色操作 …………… 130
          - (a) 鉛（酢酸鉛）単染色 … 130
          - (b) 二重染色法 ………… 131
    - 9) ブロック染色 …………………… 131
  - c. コロジオン（フォームバー）膜, 超薄切片のカーボン補強 …………… 131
    - 1) 真空蒸着装置の操作法 ………… 131
      - a) 真空蒸着装置の排気系 …… 131
  - d. 電顕観察 …………………………… 132
  - e. 写真撮影とフィルム現像 ………… 132
  - f. 写真（印画紙）現像 ……………… 133
- **B. 電顕細胞組織化学** …………………………… 134
  - 1. 酵素組織化学的研究法 …………………… 134
    - a. 酸ホスファターゼ染色 …………… 134
    - b. ペルオキシダーゼ染色 …………… 135

1) ペルオキシゾーム（PPO）染色 ……… 135
　　　2) myeloperoxidase（MPO）染色 …… 135
　2. カテコールアミン（鍍銀）染色法 ………… 136
　C. 電顕的免疫組織化学 …………………………… 137
　　1. 組織固定 ………………………………… 137
　　2. 標識抗体の種類 ………………………… 137
　　3. 包埋前酵素抗体法 ……………………… 137
　　　a. 組織採取と固定 ……………………… 137
　　　b. 凍結切片作成 ………………………… 138
　　　c. 抗原抗体反応操作 …………………… 138
　　　d. 抗原抗体複合体の再固定 …………… 138
　　　e. 標識酵素（HRP）の酵素化学反応 … 138
　　　f. オスミウム酸による後固定 ………… 138
　　　g. 脱水，包埋 …………………………… 138
　　　h. 超薄切片作成 ………………………… 139
　　　i. 電顕観察 ……………………………… 139
　　4. 樹脂包埋超薄切片による免疫電顕 ……… 139
　D. 走査型電子顕微鏡 …………………………… 140
　　1. 細胞・組織の表面観察 ………………… 141
　　　a. 試料作成 ……………………………… 141
　　　　1) 組織固定 …………………………… 141
　　　　　a) 浸漬固定 ………………………… 141
　　　　　b) 灌流固定 ………………………… 141
　　　　2) 組織の細切，後固定と脱水 ……… 142
　　　　3) 組織の乾燥 ………………………… 142
　　　　　a) 臨界点乾燥装置による乾燥 …… 142
　　　　　b) 凍結乾燥による試料の乾燥 …… 142
　　2. 血管鋳型標本の走査電顕観察 ………… 142
　　3. イオンコーターによる金蒸着 ………… 144
　　4. 走査電子顕微鏡の操作 ………………… 144
　　5. 撮影したネガフィルムの現像と焼きつけ … 144

IV. 顕微測光・フローサイトメトリー ―――――――――――――――――［梶原博毅］145

　A. 顕微測光法 …………………………………… 145
　　1. 顕微吸光測光法 ………………………… 145
　　　a. 原理 …………………………………… 145
　　　b. 組織固定法 …………………………… 145
　　　c. 組織標本作成法 ……………………… 145
　　　　1) 塗抹標本 …………………………… 145
　　　　2) パラフィン切片 …………………… 145
　　　d. 核DNA定量のFeulgen染色法 …… 145
　　　e. 多重吸光測光法用DNA，蛋白染色法 … 146
　　2. 顕微蛍光測光法 ………………………… 146
　　　a. 蛍光測光装置 ………………………… 146
　　　b. 標本作成法 …………………………… 147
　　　　1) 試料固定法 ………………………… 147
　　　　2) 蛍光染色法 ………………………… 147
　　　　　a) 核DNA測定法 ………………… 147
　　　　　　(1) Feulgen染色 ………………… 147
　　　　　　(2) Feulgen染色以外のDNA染色法 … 147
　　　　　b) 多重蛍光定量法 ………………… 147
　B. フローサイトメトリー ……………………… 148
　　1. 原理 ……………………………………… 148
　　2. 構造 ……………………………………… 148
　　　a. 光学系 ………………………………… 148
　　　b. 流路系 ………………………………… 149
　　　c. 電気系 ………………………………… 150
　　　　1) シグナル検出 ……………………… 150
　　　　2) 電気信号処理 ……………………… 151
　　　　3) デジタル変換と転送 ……………… 151
　　　　4) 分析と表示 ………………………… 151
　　3. 試料の採取 ……………………………… 152
　　　a. 血液細胞の採取 ……………………… 152
　　　b. 細胞調整 ……………………………… 152
　　　　1) 全血 ………………………………… 152
　　　　2) 血液単核細胞 ……………………… 152
　　　　　a) Ficoll-Hypaque法 ……………… 152
　　　　　b) leuko PREP法 ………………… 152
　　　c. 蛍光染色 ……………………………… 153
　　　　1) 細胞表面抗原の蛍光染色 ………… 153
　　　　　a) 蛍光染色原理 …………………… 153
　　　　　　(1) 直接免疫蛍光染色 …………… 153
　　　　　　(2) 間接免疫蛍光染色 …………… 153
　　　　　b) 細胞表面抗原蛍光染色の手順 … 153
　　　　　c) 固定，保存 ……………………… 153
　　　　2) 核酸（DNA）蛍光染色法 ………… 154
　　　　　a) 蛍光染色原理 …………………… 154
　　　　　b) 試料採取・調製法 ……………… 154
　　　　　c) 試薬（Cycle TEST PLUS DNA
　　　　　　　試薬キット） …………………… 157
　　　　　d) 試料染色方法 …………………… 157

V. 分子病理学　　　［松浦成昭，森　誠司，山本康子，山口昌江，河口直正，加藤玲子，藤原　章，大西俊造］159

- A. 検体の処理，抽出法 ……………… 159
  1. 新鮮材料の処理 …………………… 159
  2. 固定材料の処理 …………………… 160
  3. 凍結組織からのDNA抽出法 …… 160
     - a. 試薬 …………………………… 160
     - b. 方法 …………………………… 160
  4. ホルマリン固定パラフィン包埋組織からのDNA抽出法 ……………… 161
     - a. 試薬 …………………………… 161
     - b. 方法 …………………………… 161
  5. 凍結組織からのRNA抽出法（AGPC法）… 161
     - a. 試薬 …………………………… 161
     - b. 方法 …………………………… 161
- B. サザンハイブリダイゼーション ……… 161
  1. 原理 ………………………………… 161
  2. 試薬と装置 ………………………… 162
  3. 方法 ………………………………… 162
     - a. 染色体DNAの制限酵素処理とゲル電気泳動 … 162
     - b. ブロッティング ……………… 163
     - c. プローブの標識 ……………… 163
     - d. ハイブリダイゼーション …… 163
     - e. メンブレンの洗浄 …………… 163
     - f. 検出 …………………………… 163
  4. 結果 ………………………………… 164
- C. ノーザンハイブリダイゼーション … 164
  1. 原理 ………………………………… 164
  2. 試薬と装置 ………………………… 164
  3. 方法 ………………………………… 165
     - a. 変性ゲルの調製と電気泳動 … 165
     - b. ブロッティング ……………… 165
     - c. プローブの標識 ……………… 165
     - d. ハイブリダイゼーション …… 165
     - e. メンブレンの洗浄 …………… 165
     - f. 検出 …………………………… 166
  4. 結果 ………………………………… 166
- D. PCRおよびRT-PCR, in situ PCR法 … 166
  1. PCR法の基本原理 ………………… 166
  2. 方法 ………………………………… 167
  3. RT-PCR …………………………… 167
  4. 意義 ………………………………… 168
  5. in situ PCR, in situ RT-PCR法 …… 169
- E. PCR-SSCP法 ……………………… 169
  1. SSCP法の原理 …………………… 169
  2. 試薬 ………………………………… 169
  3. SSCP法操作 ……………………… 170
     - a. PCRによる特定DNAの増幅 … 170
     - b. SSCP ………………………… 170
     - c. 銀染色 ………………………… 171
  4. 結果 ………………………………… 171
- F. PCRダイレクトシークエンス法 …… 172
  1. 原理 ………………………………… 172
  2. PCRダイレクトシークエンス法の操作 … 172
  3. 蛍光オートシークエンサー ……… 173
  4. 結果 ………………………………… 173
- G. FISH ……………………………… 174
  1. 原理 ………………………………… 174
  2. 操作 ………………………………… 174
  3. 意義 ………………………………… 175
- H. 検体採取技術の進歩（microdissection, laser capture microdissection法）… 175
  1. 原理 ………………………………… 175
  2. 方法 ………………………………… 176
     - a. laser capture microdissection法 … 176
       1) パラフィン包埋切片 ……… 176
       2) 凍結切片 ………………… 176
       3) 培養細胞または細胞診用標本 … 176
     - b. laser capture microdissectionのシステムを用いないmicrodissection法 … 177
  3. 結果 ………………………………… 177
- I. DNAチップ（マイクロアレイ）への応用 … 177
  1. 原理 ………………………………… 178
  2. 方法 ………………………………… 179
  3. 結果 ………………………………… 179
- J. ウエスタン・ブロット法 ………… 179
  1. 原理 ………………………………… 179
  2. 試薬 ………………………………… 179
     - a. 電気泳動（SDS-PAGE）用試薬 … 179
     - b. ウエスタンブロッティング用試薬 … 181
     - c. 免疫染色用試薬 ……………… 181
     - d. その他の必要な機器類および器具 … 181
  3. 方法 ………………………………… 181
     - a. 電気泳動（SDS-PAGE）……… 181
     - b. ウエスタンブロッティング … 181
     - c. 免疫染色 ……………………… 182
  4. 結果 ………………………………… 183

VI. 病理解剖およびその資料の整理保管 ［神山隆一］185

- A. 病理解剖とは …………………………… 185
- B. 病理解剖に関する規則と手続き ………… 185
  1. 解剖の許可 …………………………… 185
  2. 遺族の承諾 …………………………… 185
  3. 解剖を行う場所 ……………………… 185
  4. 犯罪に関する異常の届け出 ………… 187
  5. 標本としての保存 …………………… 187
  6. 死体取り扱い上の注意 ……………… 187
- C. 病理解剖の実施 ………………………… 187
  1. 解剖の設備と準備 …………………… 187
     - a. 解剖台 …………………………… 187
     - b. 備品 ……………………………… 188
     - c. 解剖用具 ………………………… 188
     - d. 病理医と介補者の着衣 ………… 188
  2. 解剖介補 ……………………………… 188
     - a. 解剖前の準備 …………………… 188
     - b. 解剖中の介補 …………………… 188
     - c. 解剖後の処置 …………………… 188
  3. 病理解剖の手順 ……………………… 189
- D. 個体の死と死後変化 …………………… 190
  1. 死後冷却 ……………………………… 190
  2. 死斑 …………………………………… 190
  3. 死後硬直 ……………………………… 190
  4. 自家融解と腐敗 ……………………… 190
- E. 病理解剖結果の報告 …………………… 191
- F. 検体・標本および記録・報告書の整理保管 … 191
  1. 検体・標本の整理保管 ……………… 191
     - a. 肉眼検体 ………………………… 191
     - b. パラフィンブロック …………… 192
     - c. 標本 ……………………………… 192
  2. 記録・報告書の整理保管 …………… 192

VII. バイオハザード ［河口直正，岩城有佳，大西俊造，松浦成昭］193

- A. 検査室におけるバイオハザードの実態と発生要因 …………………………… 193
- B. バイオハザード対策 …………………… 193
- C. 滅菌と消毒 ……………………………… 194
- D. 病理学領域におけるバイオハザードの対策 … 195

VIII. テレパソロジー ［松浦成昭，眞舘亜矢子，大西俊造］197

- A. 遠隔医療の登場 ………………………… 197
- B. テレパソロジーの歩み ………………… 197
- C. 和歌山県におけるテレパソロジーの実状 … 198
  1. テレパソロジーによる病理診断体制の確立 … 198
  2. 和歌山県における遠隔迅速病理診断の現状 … 198
  3. 特徴と今後の方向 …………………… 199
- D. テレパソロジーの実用化に伴う問題点 … 200
- E. 今後の方向性 …………………………… 200

IX. 精度管理 ［神山隆一］201

- A. 病理学的検査における精度管理の特性 … 201
- B. 精度管理の実際 ………………………… 201
- C. 精度管理と生涯学習 …………………… 202

口　絵

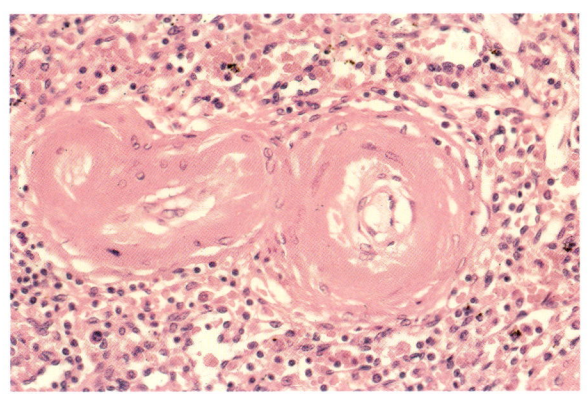

脾細動脈の硝子様肥厚，HE染色（本文23頁，図19）

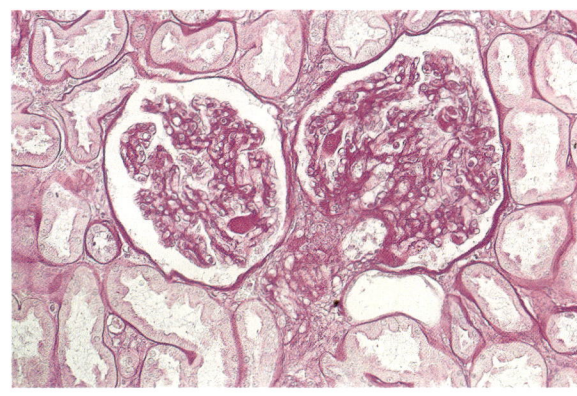

腎，PAS染色

糸球体メサンギウム，毛細管基底膜，尿細管基底膜がPAS陽性で，赤紫色に染色されている．（本文23頁，図20）

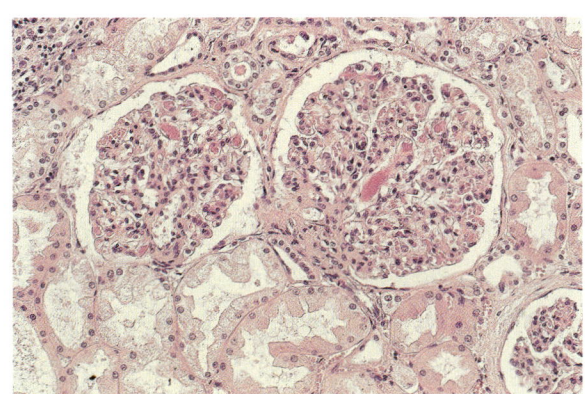

腎，HE染色（本文23頁，図21）

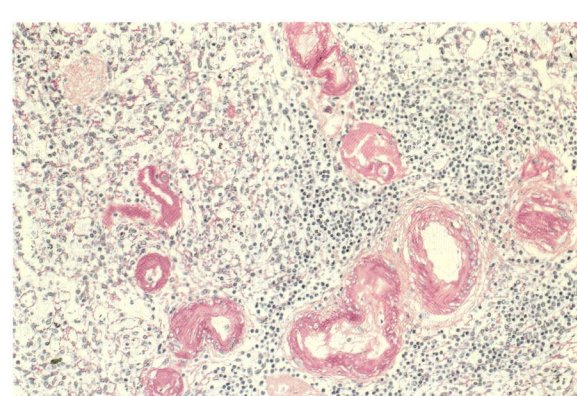

脾細動脈の硝子様肥厚，PAS染色（本文24頁，図22）

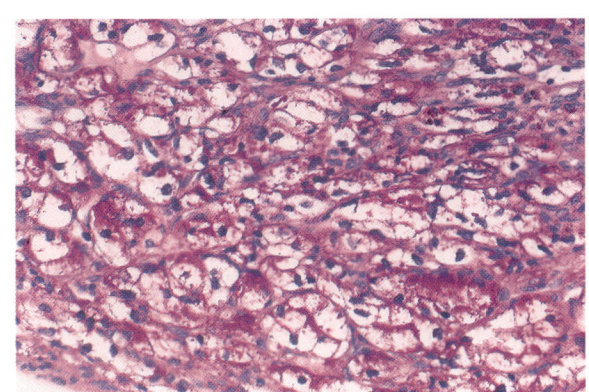

腎淡明細胞癌，PAS染色

癌細胞内のグリコーゲン顆粒がPAS陽性で，赤紫色に染色されている．（本文24頁，図23）

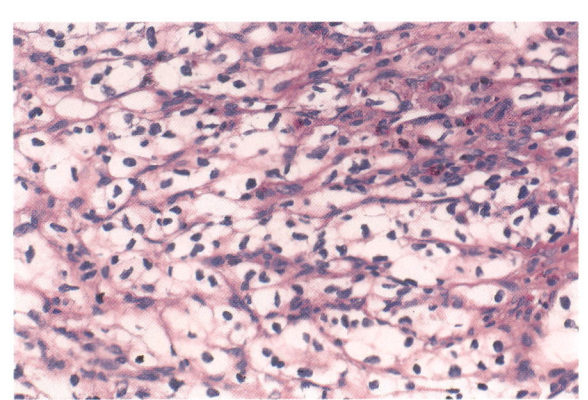

腎淡明細胞癌，ジアスターゼ消化後PAS染色（本文25頁，図24）

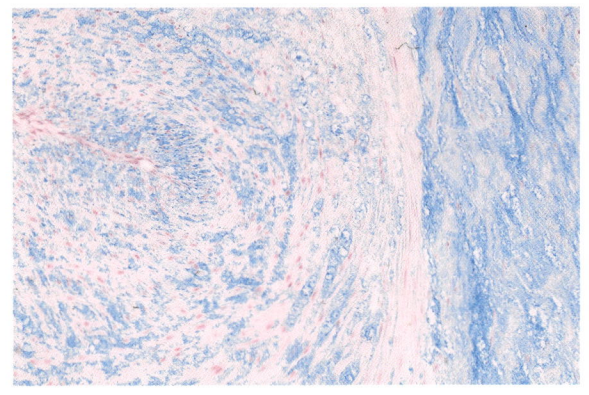

臍帯,コロイド鉄染色
動脈壁および臍帯基質(ワルトン膠質)の酸性ムコ多糖類が青色に染色されている.(本文27頁,図25)

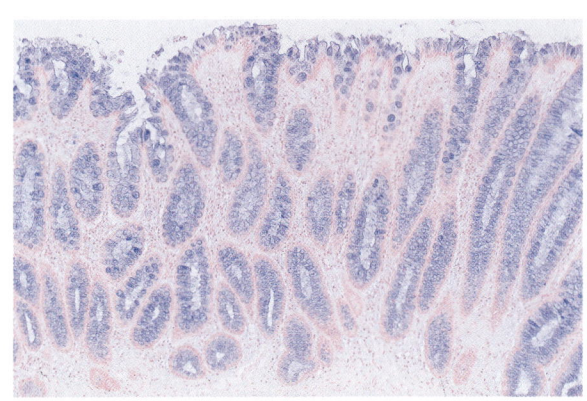

大腸粘膜,アルシアン青染色
杯細胞の粘液が青色に染色されている.(本文27頁,図26)

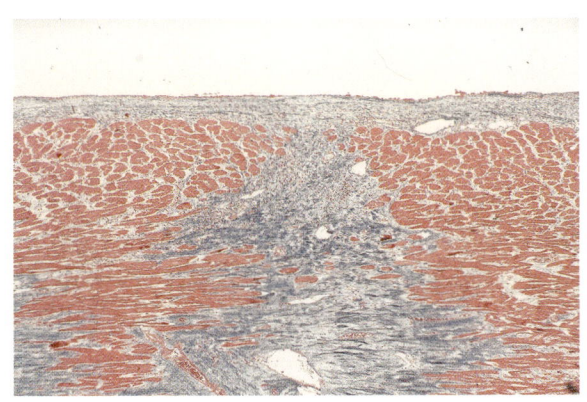

陳旧性心筋梗塞巣,マッソンのトリクローム染色
膠原線維が青色に,筋線維が赤色に染色されている.
(本文29頁,図27)

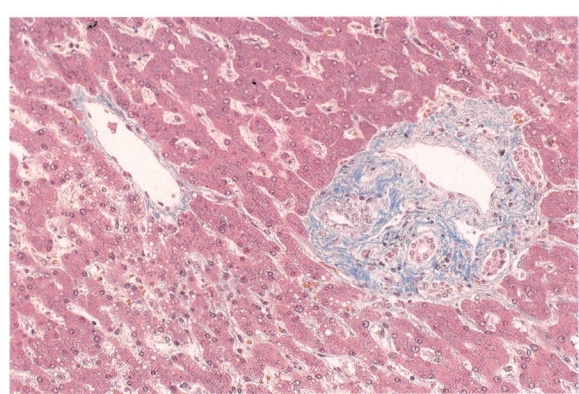

肝,マッソンのトリクローム染色
グリソン鞘の膠原線維が青色に染色されている.(本文29頁,図28)

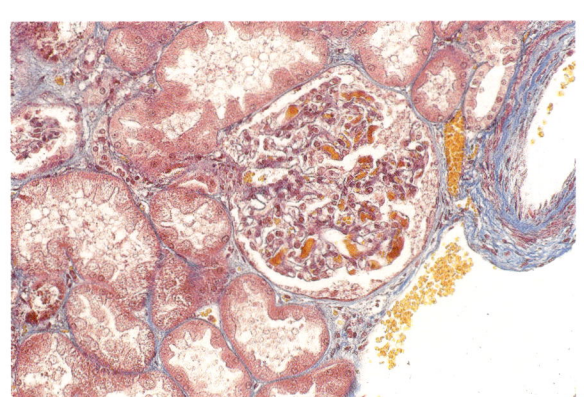

腎,マッソンのトリクローム染色(本文29頁,図29)

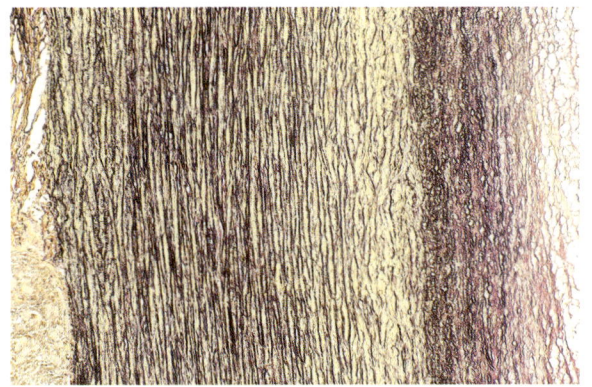

大動脈,エラスチカ・ワンギーソン染色
弾性線維が黒色に染色されている.(本文31頁,図30)

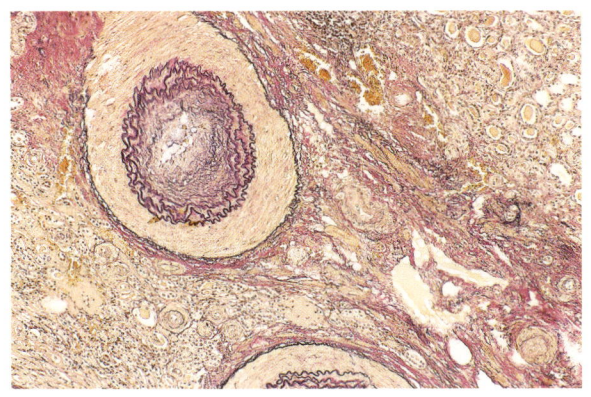

透析腎，エラスチカ・ワンギーソン染色
内膜の肥厚した動脈の内弾性板が黒色に，平滑筋線維が黄色に染色されている．（本文 31 頁，図 31）

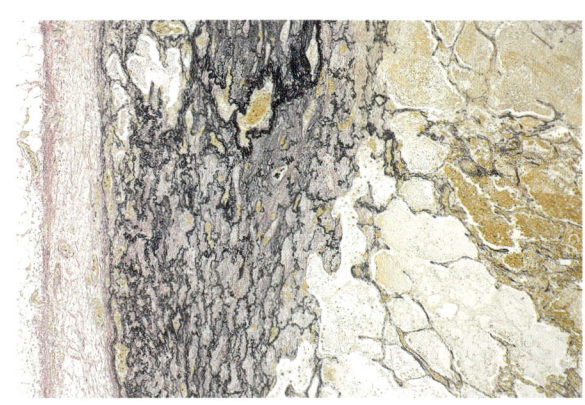

肺，エラスチカ・ワンギーソン染色
虚脱して線維化した肺組織の肺胞壁の弾性線維が黒色に，膠原線維が赤色に染色されている．（本文 31 頁，図 32）

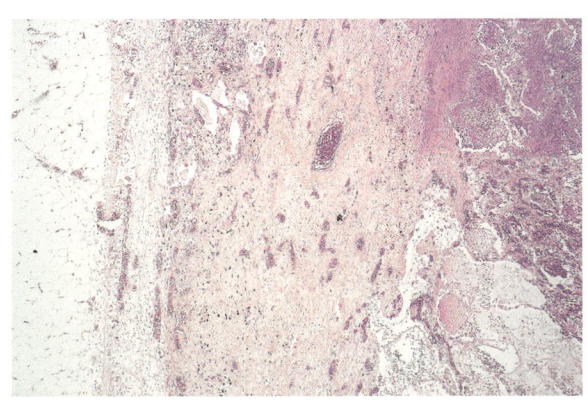

肺，HE 染色（本文 31 頁，図 33）

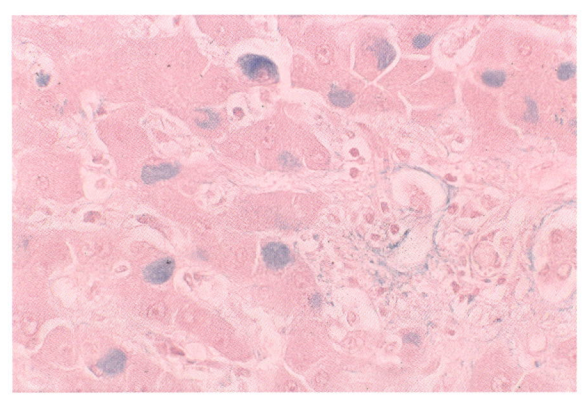

B 型ウイルス性肝炎，ビクトリア青染色
肝細胞内の HBs 抗原と，グリソン鞘の弾性線維が青色に染色されている．（本文 32 頁，図 34）

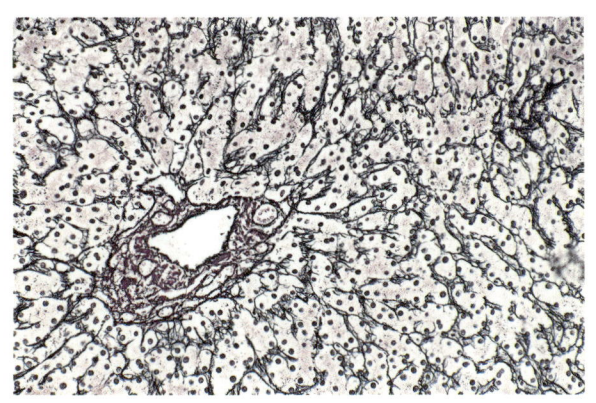

肝，渡辺の鍍銀法
細網線維が黒色に染色されている．（本文 34 頁，図 35）

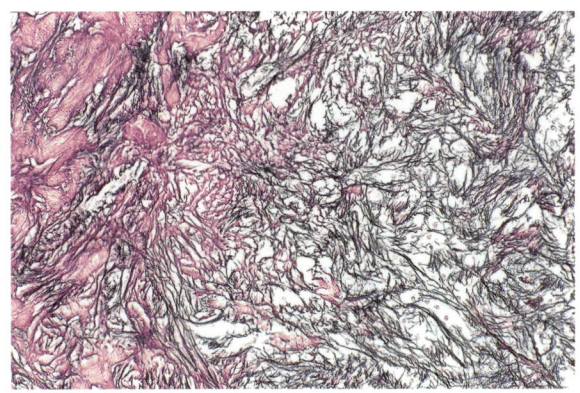

線維化巣，渡辺の鍍銀法
膠原線維は赤紫色〜褐色に，細網線維は黒色に染色されている．（本文 34 頁，図 36）

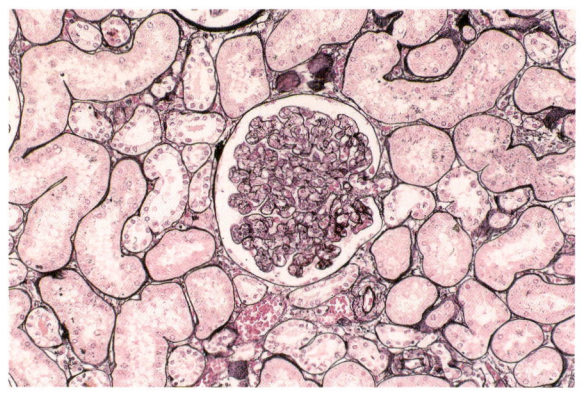
腎，PAM 染色
糸球体毛細血管基底膜と尿細管基底膜が黒色に染色されている．（本文 35 頁，図 37）

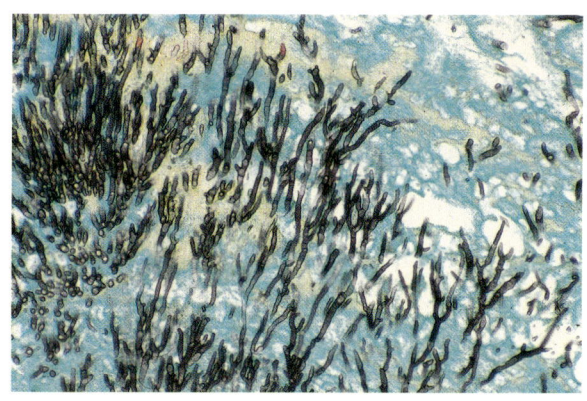
アスペルギルス症，グロコット染色
菌糸の壁が黒色に染色されている．（本文 36 頁，図 38）

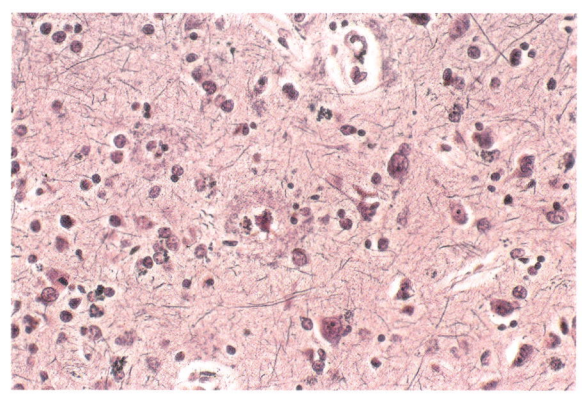
大脳，ボディアン染色
神経原線維，軸索，樹状突起，老人斑が黒色に染色されている．（本文 36 頁，図 39）

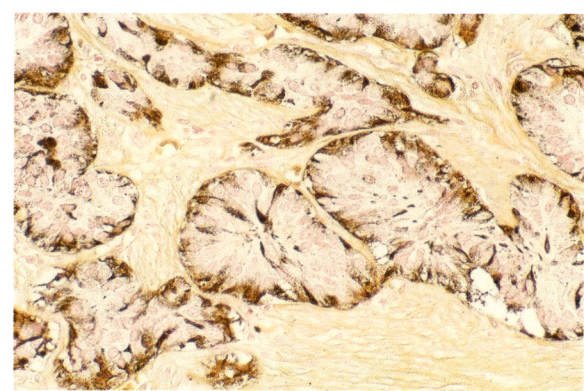
虫垂カルチノイド，グリメリウス染色
腫瘍細胞内の好銀顆粒が黒色に染色されている．（本文 37 頁，図 40）

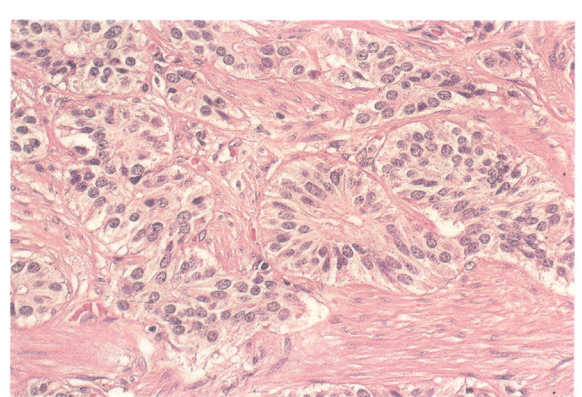
虫垂カルチノイド，HE 染色（本文 37 頁，図 41）

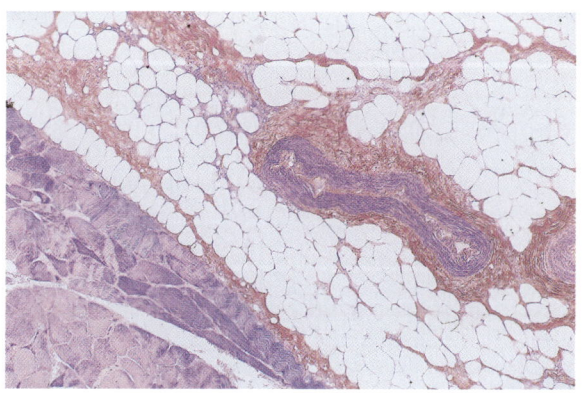
骨格筋，PTAH 染色
横紋筋線維の横紋，平滑筋線維が青藍色に染色されている．（本文 39 頁，図 42）

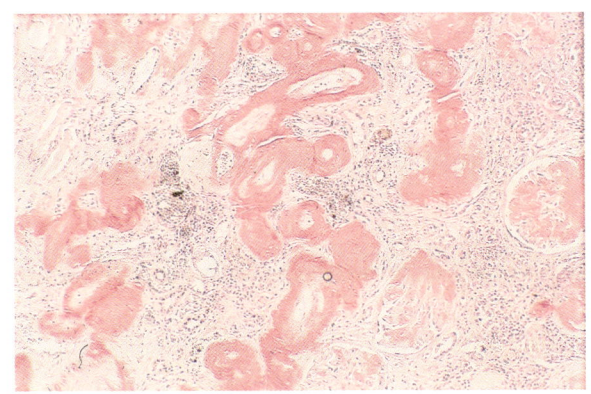

アミロイド腎，コンゴー赤染色
血管壁に沈着したアミロイドが赤橙色に染色されている．（本文 40 頁，図 43）

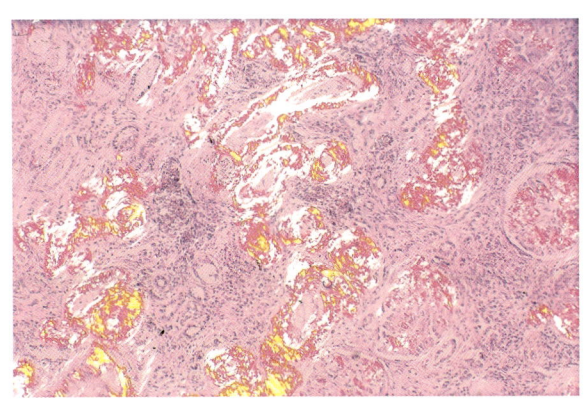

アミロイド腎，コンゴー赤染色偏光顕微鏡像
アミロイド陽性部が黄緑色の偏光を発している．（本文 40 頁，図 44）

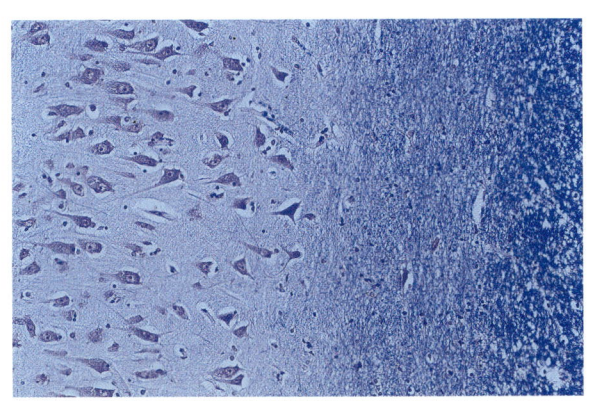

大脳，KB 染色
神経細胞のニッスル顆粒が紫色に，髄鞘が青色に染色されている．（本文 42 頁，図 45）

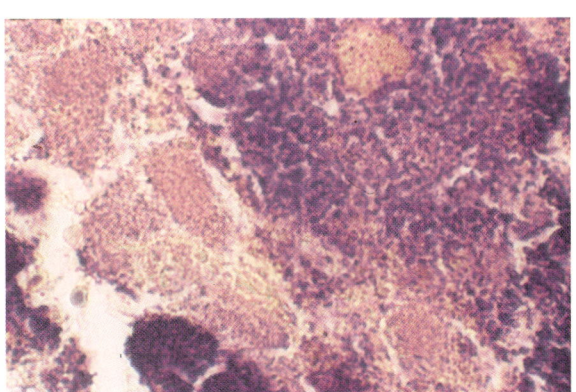

肺炎巣，グラム染色
グラム陽性球菌のコロニーが青紫色に染色されている．（本文 44 頁，図 46）

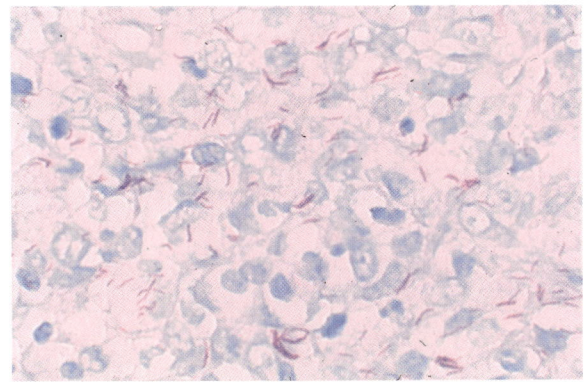

結核症，チール・ネルゼン染色
結核菌が赤色に染色されている．（本文 44 頁，図 47）

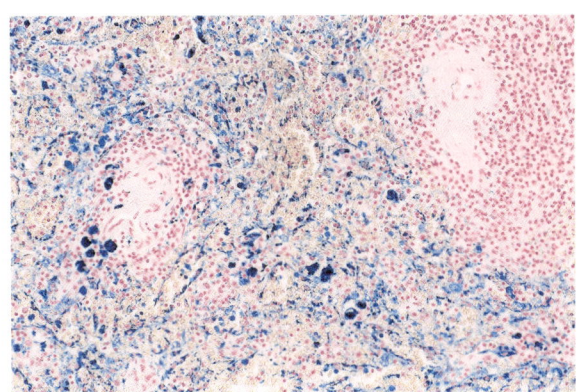

脾ヘモジデローシス，鉄染色
沈着したヘモジデリン顆粒が青色に染色されている．（本文 45 頁，図 48）

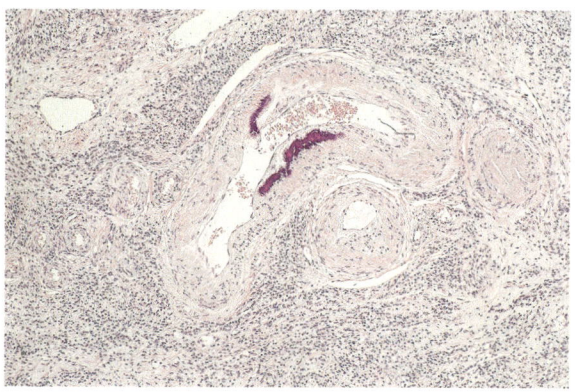

動脈中膜の石灰化，HE 染色
動脈中膜に沈着した石灰が暗紫色に染色されている．
（本文 47 頁，図 49）

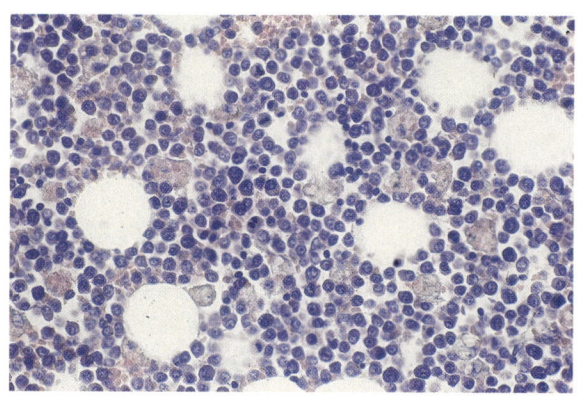

前骨髄性白血病の骨髄，ギムザ染色（本文 47 頁，図 50）

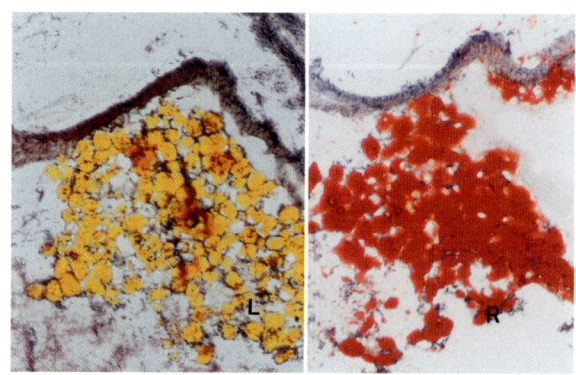

脂肪染色（左：ズダン III 染色，右：オイルレッド O 染色）
クリオスタット薄切，PVP 封入標本．腎盂周囲，正常脂肪組織．（弱拡大）（本文 48 頁，図 51）

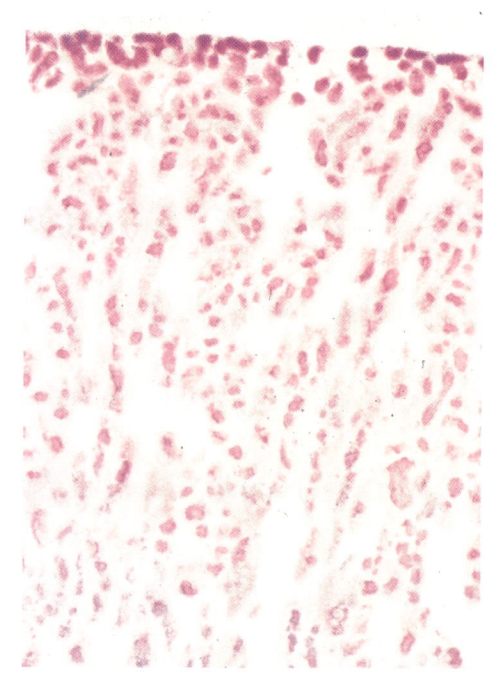

酵素組織化学染色
アルカリホスファターゼ（Burston の処方）．腎臓皮質．近位尿細管の刷子縁に強い活性がみられる．再吸収能の大きいところに一致する．（本文 57 頁，図 53）

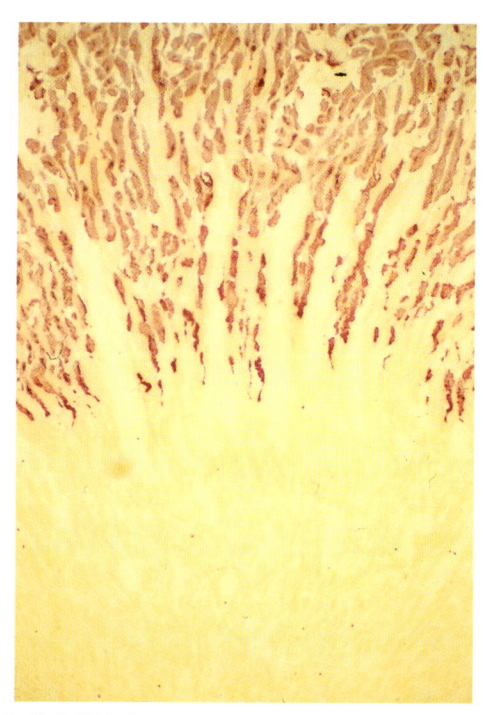

酵素組織化学染色
アルカリホスファターゼ（Burston の処方）．腎臓髄質．近位尿細管のみ強い活性がみられる．ヘンレのわな，集合管には全く活性はみられない．（本文 57 頁，図 54）

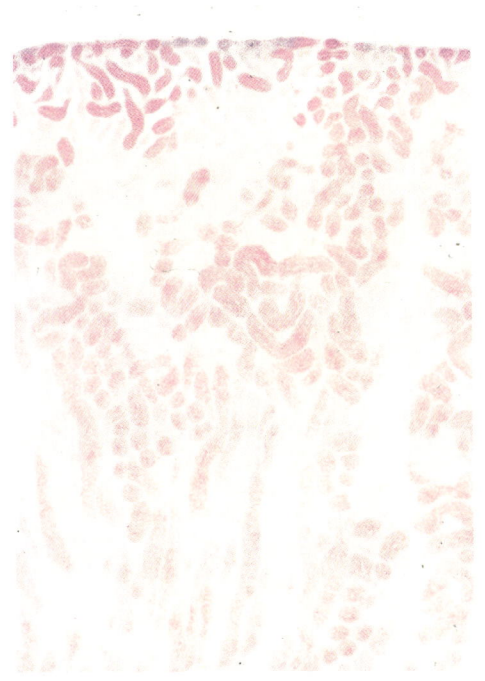

酵素組織化学染色
酸ホスファターゼ（Burston の処方）．腎臓皮質．近位尿細管の細胞質全体に活性がみられる．（本文 58 頁，図 55）

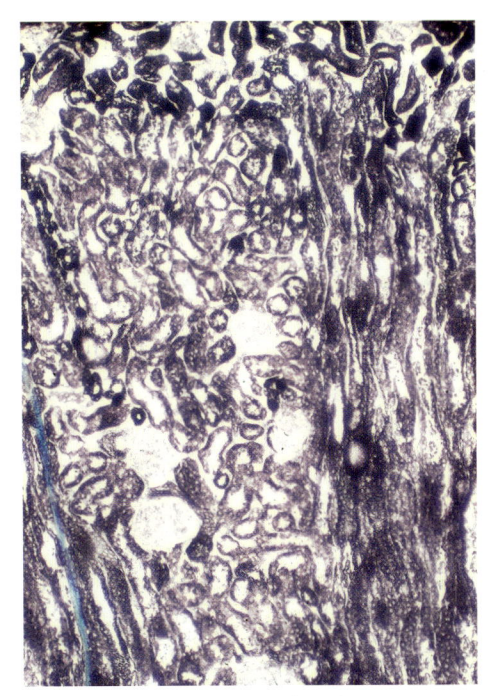

酵素組織化学染色
還元型 NAD 脱水素酵素．腎臓皮質．近位，遠位尿細管ともに強い活性を示す．糸球体はわずかに活性が認められる．（本文 58 頁，図 56）

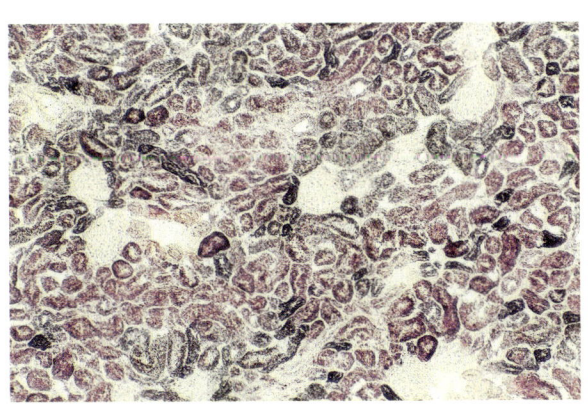

酵素組織化学染色
コハク酸脱水素酵素（Nachlas らの処方）．腎臓皮質．近位尿細管は強い活性（青色），遠位尿細管は弱い活性（紫色）を示す．（弱拡大）（本文 59 頁，図 57）

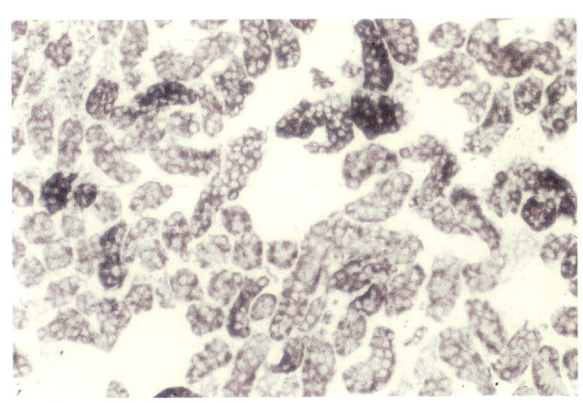

酵素組織化学染色
コハク酸脱水素酵素（Nachlas らの処方）．腎臓皮質．糸球体と血管には活性は認められない．細胞内の丸く白く抜けたところは核である．（強拡大）（本文 59 頁，図 58）

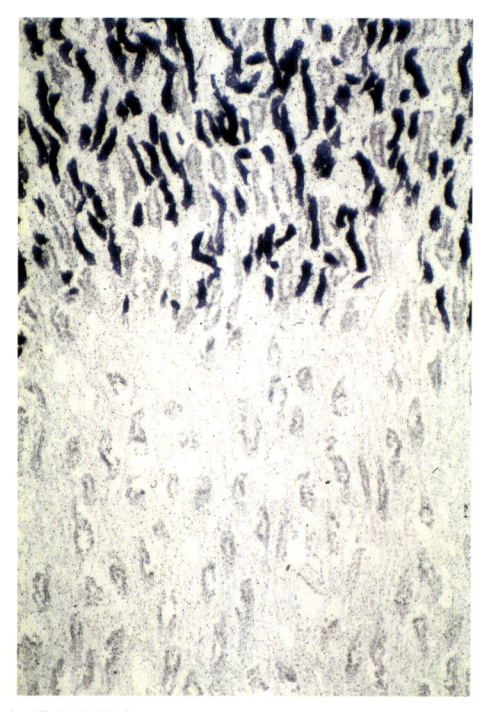

酵素組織化学染色
コハク酸脱水素酵素(Nachlas らの処方)．腎臓髄質．近位尿細管は強い活性，ヘンレのわなと遠位尿細管には弱い活性がみられる．集合管はほとんど活性がみられない．(本文 59 頁，図 59)

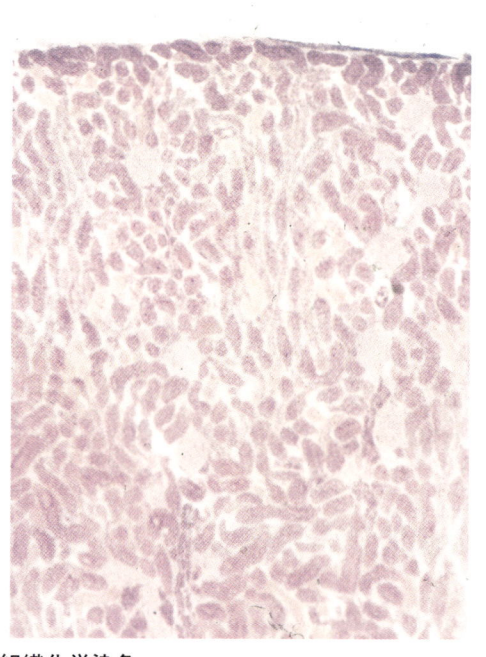

酵素組織化学染色
G-6-P 脱水素酵素(Barka-Anderson の処方)．腎臓皮質．近位，遠位尿細管ともに中等度の活性を示す．(本文 60 頁，図 60)

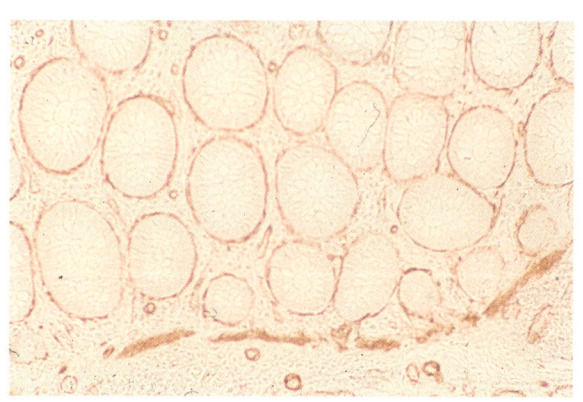

免疫組織化学染色
胃粘膜．収縮蛋白 α-アクチン(PAP 法)．(本文 64 頁，図 62)

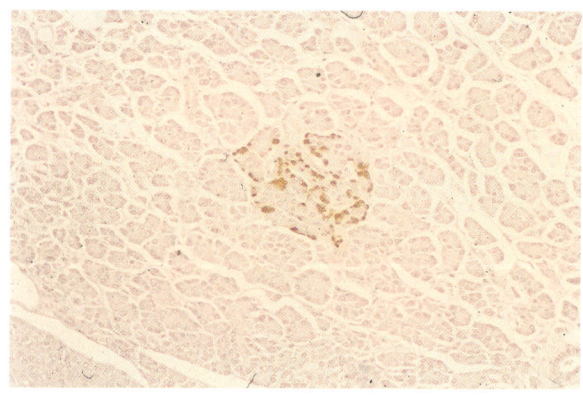

免疫組織化学染色
膵臓ランゲルハンス島．ガストリン(ABC 法)，G 細胞が陽性を示している．(本文 65 頁，図 64)

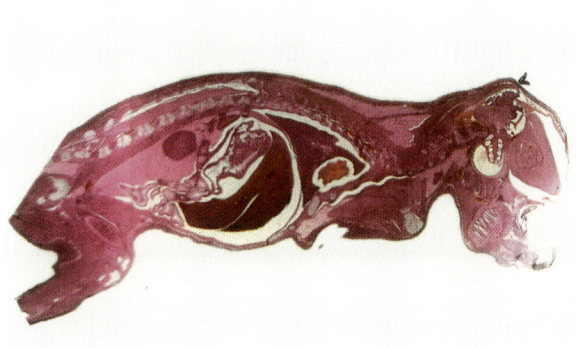

セロイジン標本
仔ラット全身 HE 染色標本．（本文 73 頁，図 66）

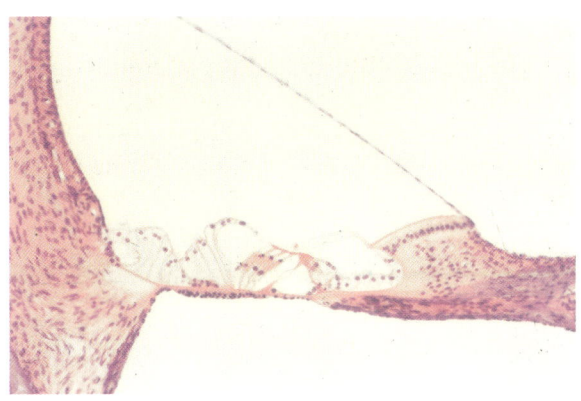

セロイジン標本
蝸牛内コルチ器 HE 染色標本．内，外のリンパ液に満たされているコルチ器の有毛細胞も熱変性がないため構造がよく保たれている．（本文 73 頁，図 67）

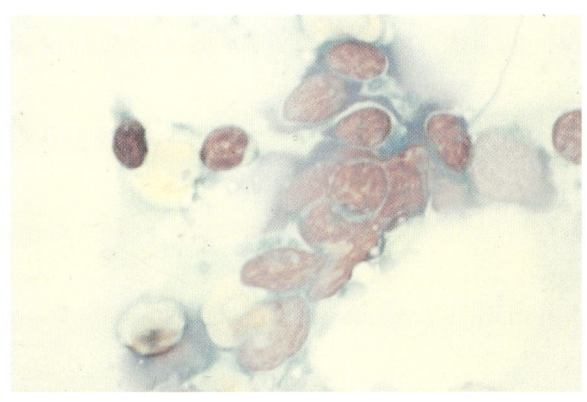

固定前乾燥標本
核内構造が全くみえない．（対物×100）（本文 76 頁，図 2）

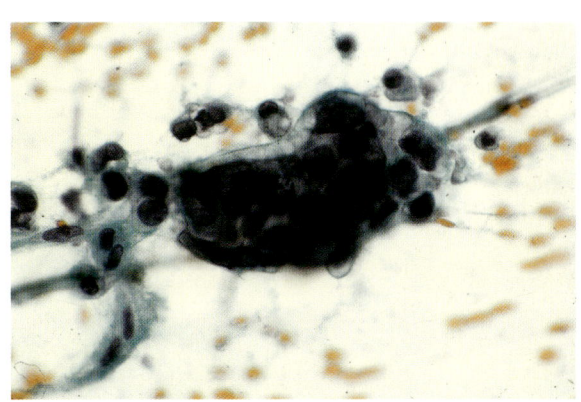

ヘマトキシリン過染または分別不良標本
核が濃染しているため核内構造が不明瞭である．（対物×40）（本文 85 頁，図 9）

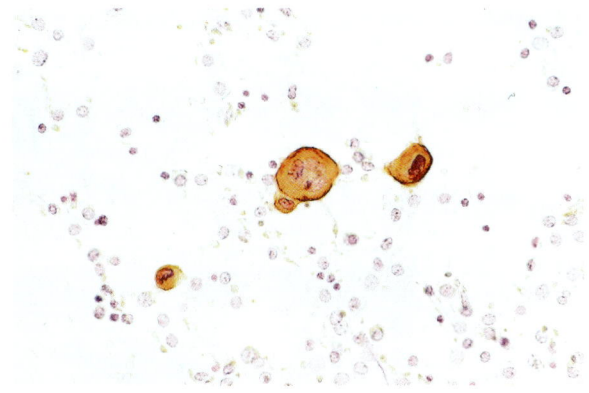

腹水中の腺癌細胞
背景の中皮細胞は CEA 陰性で，腺癌細胞のみが陽性を示す．（本文 91 頁，図 13）

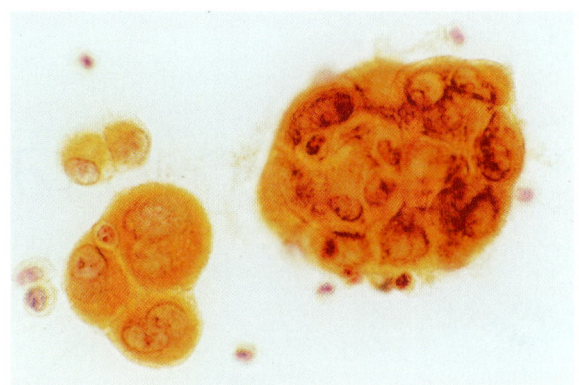

体腔液中の悪性中皮腫細胞
核，細胞質は calretinin 陽性を示す．（本文 91 頁，図 14）

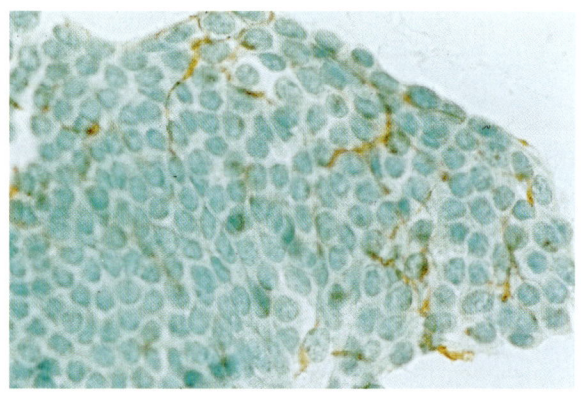
乳腺線維腺腫にみられた筋上皮細胞
腺細胞集塊内の筋上皮細胞の突起状細胞質がSMA陽性を示す．（本文92頁，図15）

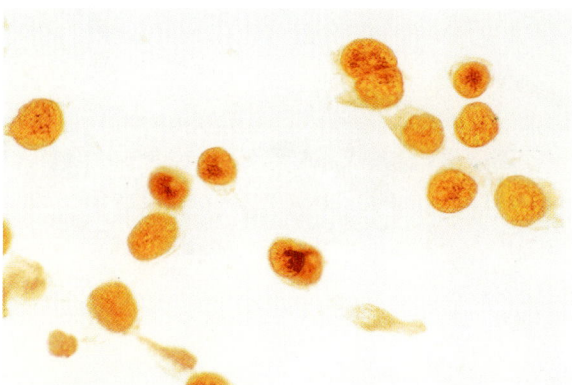
乳癌細胞（穿刺細胞診）
癌細胞の核は estrogen receptor 陽性を示す．（本文92頁，図16）

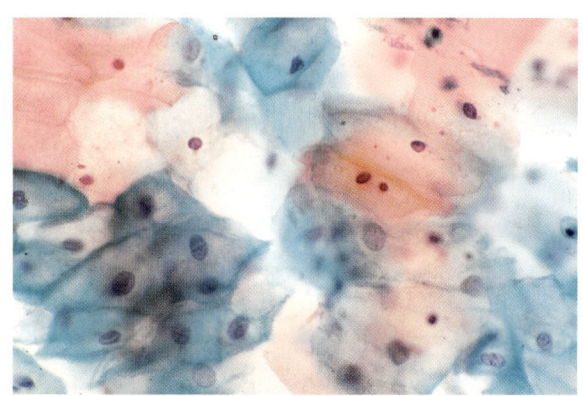
扁平上皮細胞（子宮腟部擦過標本）
濃縮核をもつ表層細胞と，10μm大の核を有する中層細胞がみられる．（対物×40）（本文95頁，図18）

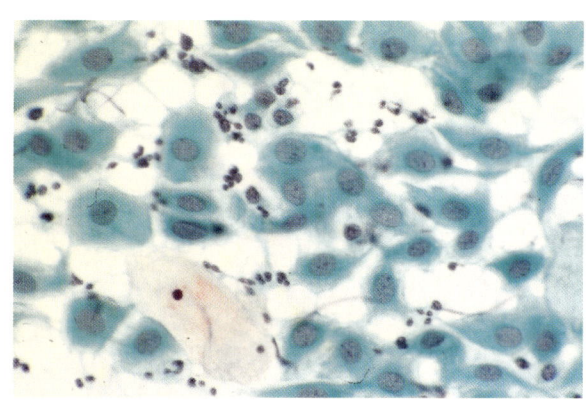
扁平上皮化生細胞（子宮腟部擦過標本）
細胞質に突起がみられる．（対物×40）（本文95頁，図19）

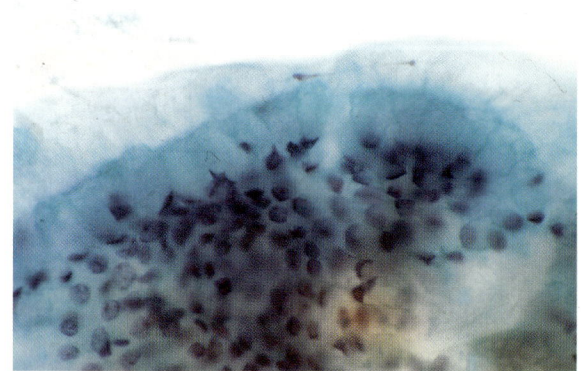
円柱上皮細胞（頸管内擦過標本）
粘液を有する円柱上皮細胞．（対物×40）（本文96頁，図20）

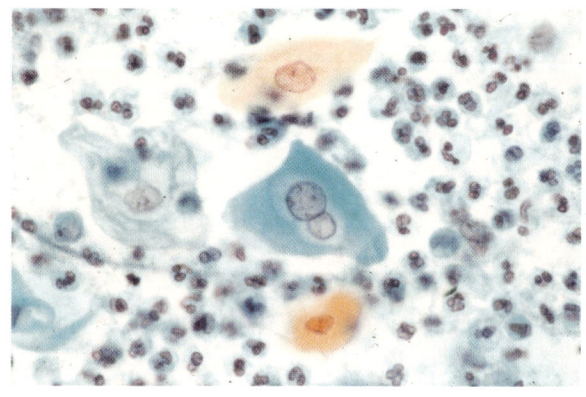
炎症による細胞変化
扁平上皮細胞に核周暈輪や錯角化細胞（パラケラトサイト）がみられる．（対物×40）（本文96頁，図21）

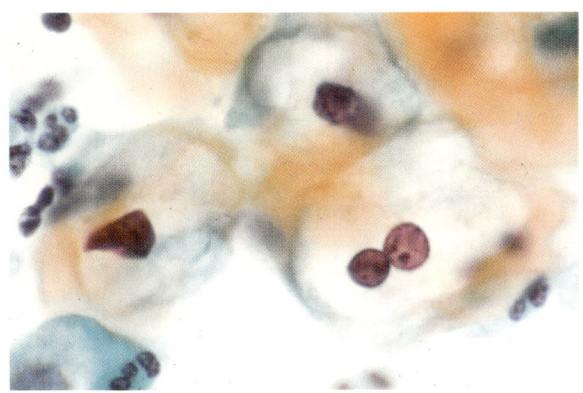

コイロサイト
核周囲の大きく抜けた細胞でHPV感染で特異的にみられる．（対物×100）（本文97頁，図22）

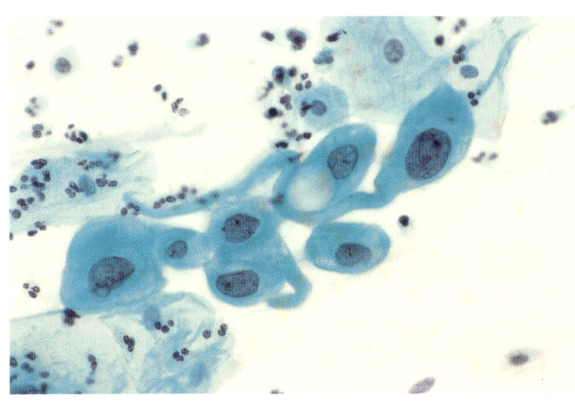

軽度異形成細胞
大型核をもつ表層～中層型細胞がみられる．（対物×40）（本文98頁，図23）

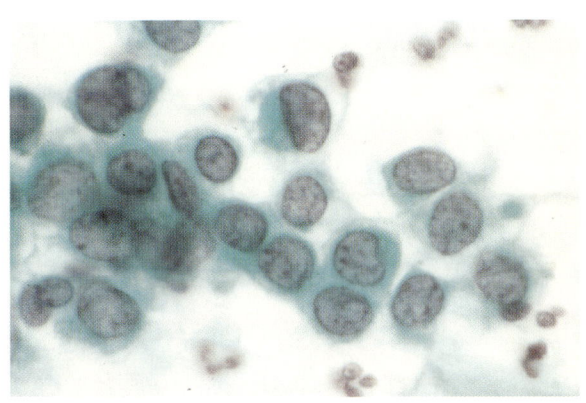

上皮内癌細胞
N/C比の高い傍基底細胞大の癌細胞である．（対物×100）（本文98頁，図24）

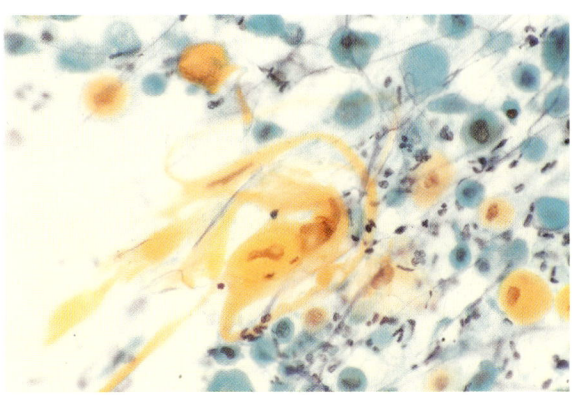

角化型扁平上皮癌細胞
オレンジGに染まる奇怪な形をした癌細胞の出現をみる．（対物×40）（本文98頁，図25）

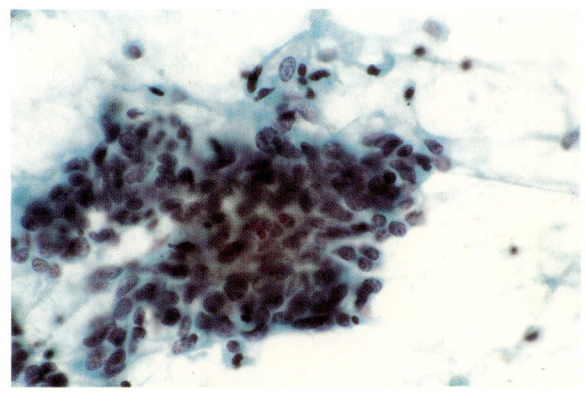

非角化型扁平上皮癌細胞
小型癌細胞が層状の増殖を示す．（対物×40）（本文98頁，図26）

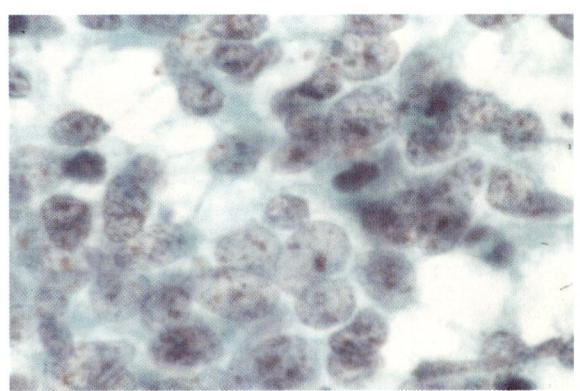

神経分泌癌
肺の小細胞癌に類似した癌細胞がみられる．（対物×40）（本文99頁，図27）

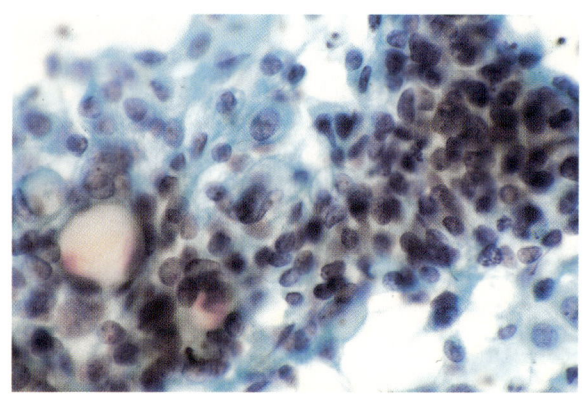

腺癌，扁平上皮癌混合型
大部分は非角化型扁平上皮癌細胞様であるが，一部に粘液産生細胞がみられる．（対物×40）（本文99頁，図28）

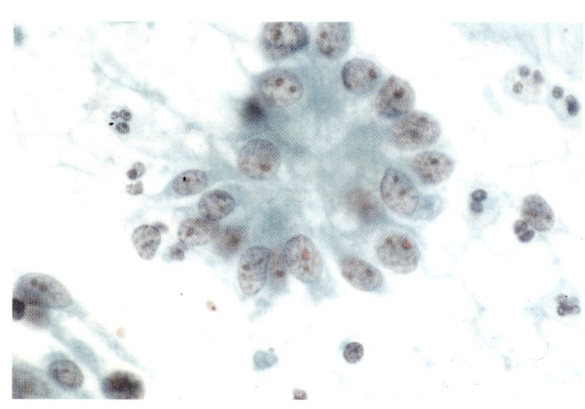

頸部腺癌細胞
円柱状で偏在核を有する癌細胞が腺腔様の細胞配列を示す．（対物×40）（本文99頁，図29）

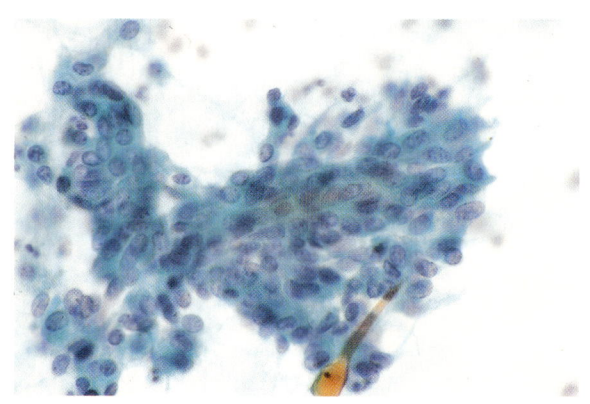

類内膜腺癌細胞（高分化型）
一部に扁平上皮成分を伴う．（対物×40）（本文99頁，図30）

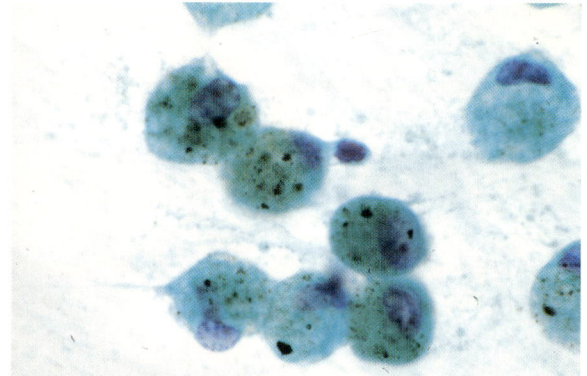

喀痰中の塵埃細胞（肺胞組織球）
炭粉などの異物を貪食している．（対物×100）（本文101頁，図31）

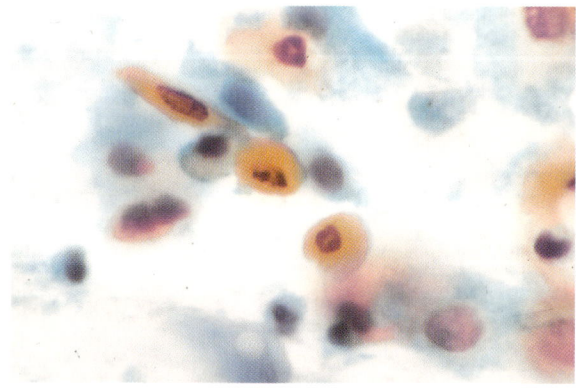

高度異型扁平上皮細胞
オレンジGに染まる厚みのある細胞質をもつ異型細胞である．（対物×100）（本文102頁，図32）

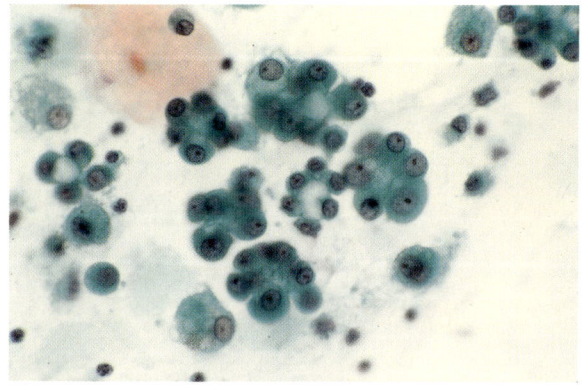

細気管支肺胞上皮癌（喀痰）
比較的小型の癌細胞が乳頭状〜シート状の出現をしている．（対物×40）（本文102頁，図33）

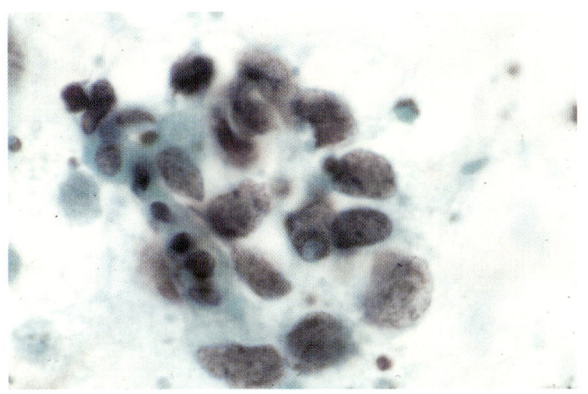

小細胞癌（燕麦細胞癌）
微細なクロマチンが核内に充満する特徴ある所見を示している．（対物×100）（本文103頁，図34）

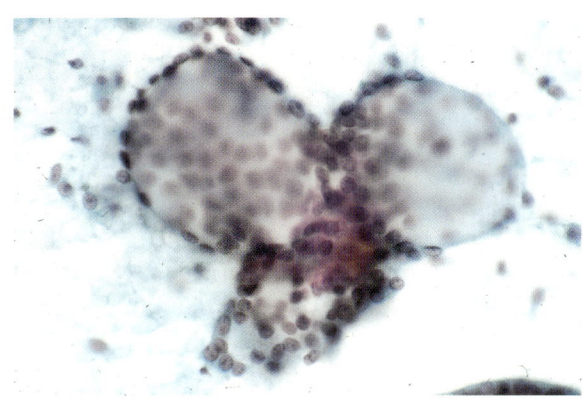

腺様嚢胞癌
粘液球を取り囲むように小型核よりなる癌細胞がみられる．（対物×40）（本文103頁，図35）

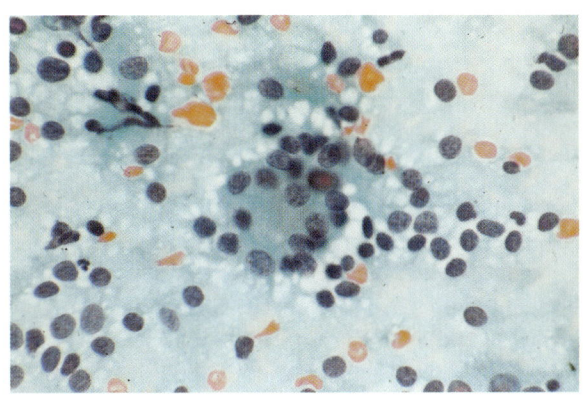

甲状腺濾胞性腫瘍
細胞レベルでは腺腫か癌かの鑑別はむずかしく，濾胞性腫瘍として扱われる．（対物×40）（本文104頁，図36）

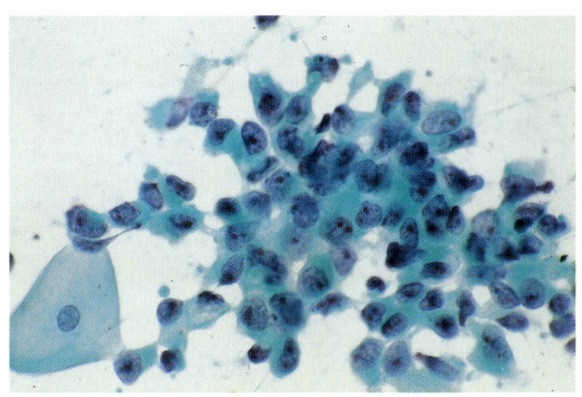

尿路上皮癌（移行上皮癌）G2
自然尿中に癌細胞が出現する場合は変性所見を伴うことが多い．（対物×40）（本文105頁，図37）

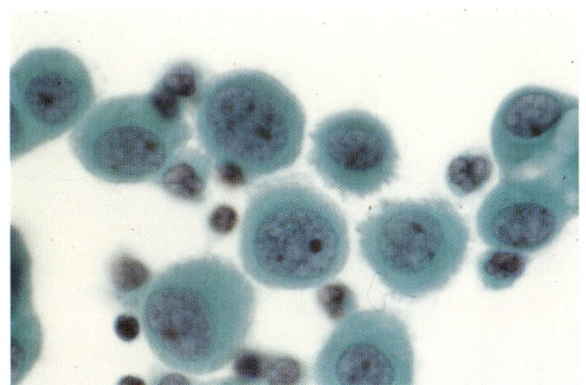

反応性中皮細胞
大型化した中皮細胞．（対物×100）（本文106頁，図38）

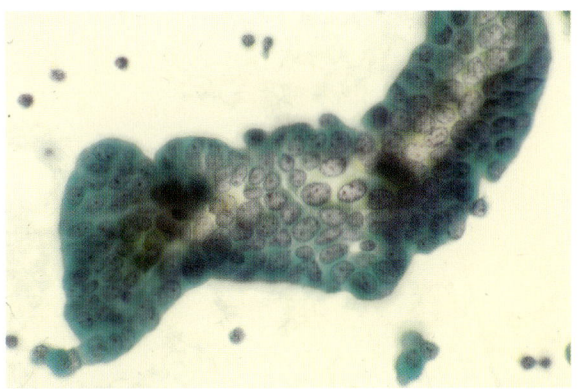

反応性中皮細胞
乳頭状の増殖を思わせる中皮細胞の集塊．（対物×40）（本文106頁，図39）

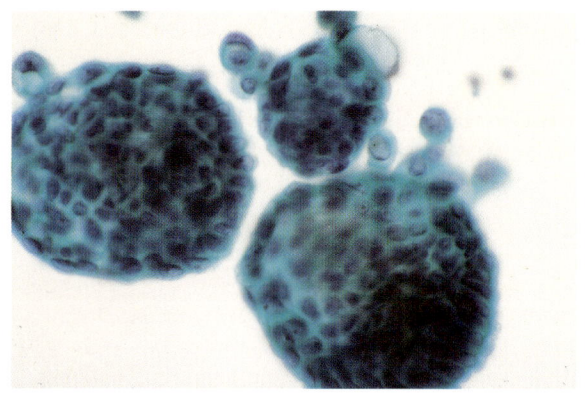

小型腺癌細胞からなる球状細胞集塊
乳癌，卵管・卵巣癌でみられることがある．(対物×40)（本文106頁，図40）

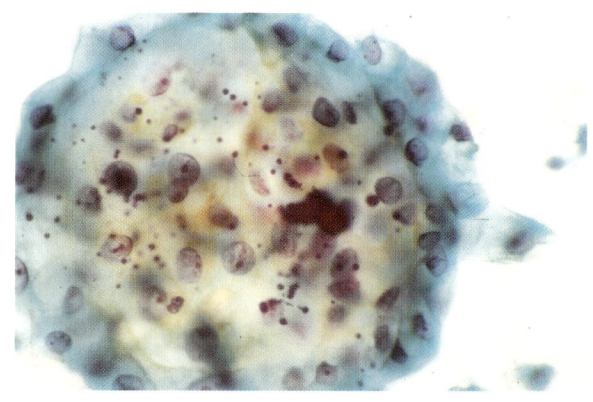

大型腺癌細胞からなる球状細胞集塊
大腸癌，腎細胞癌，卵巣癌でみられることがある．(対物×40)（本文106頁，図41）

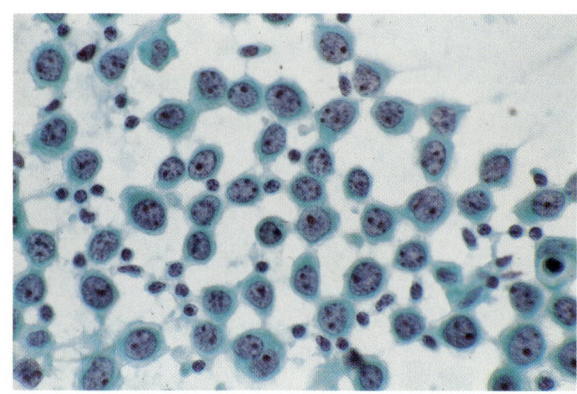

非ホジキンリンパ腫（びまん性大細胞型）
大型で細胞異型の目立つ異型リンパ球がみられる．(対物×40)（本文107頁，図42）

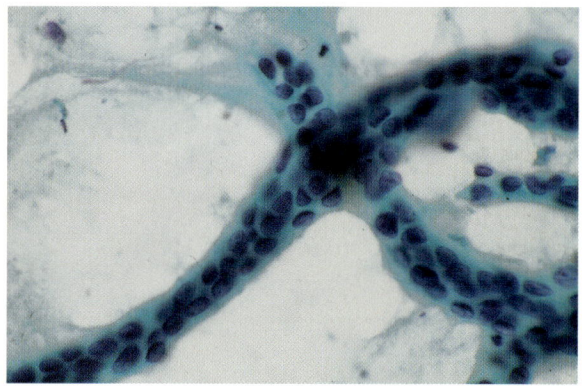

浸潤性乳管癌（硬癌）
硬性浸潤を示す索状の細胞集塊が見られる．(対物×40)（本文108頁，図43）

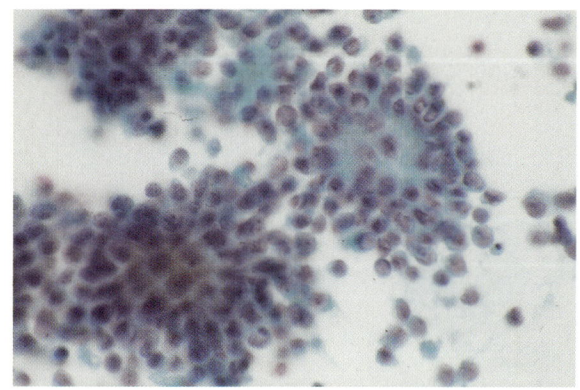

原始性神経外杯様性腫瘍
小円形細胞がロゼット様の細胞集塊を形成して出現している．(対物×40)（本文109頁，図44）

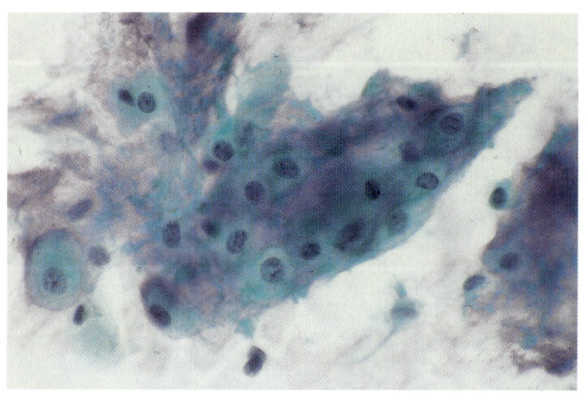

軟骨肉腫（G2）
軟骨基質を背景に細胞異型を伴った軟骨細胞様の腫瘍細胞が見られる．(対物×40)（本文109頁，図45）

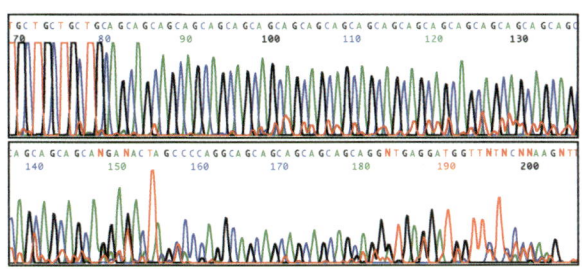

X染色体上にあるHUMARAのCAGリピート（本文173頁，図17）

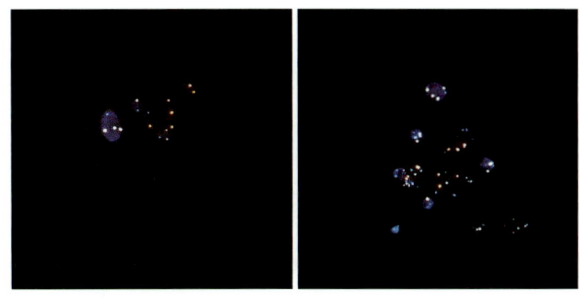

FISH（fluorescence in situ hybridization）
左：穿刺吸引で得られた正常乳管上皮細胞はいずれも赤（11番染色体），緑（17番染色体）のシグナルが2つずつ検出される．右：乳癌細胞はいずれも種々の異常シグナルを示す．（大阪大学医学部腫瘍外科・野口眞三郎先生ご提供）（本文174頁，図18）

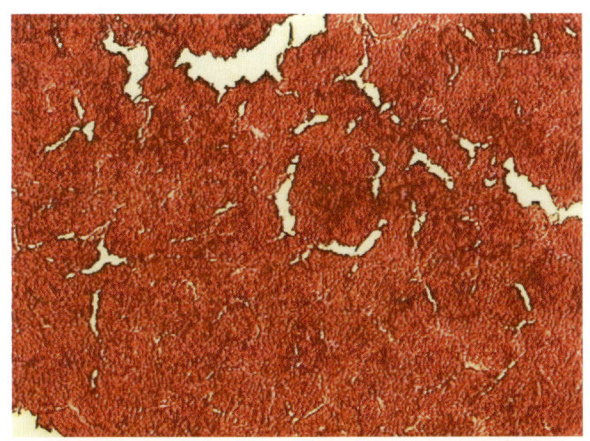

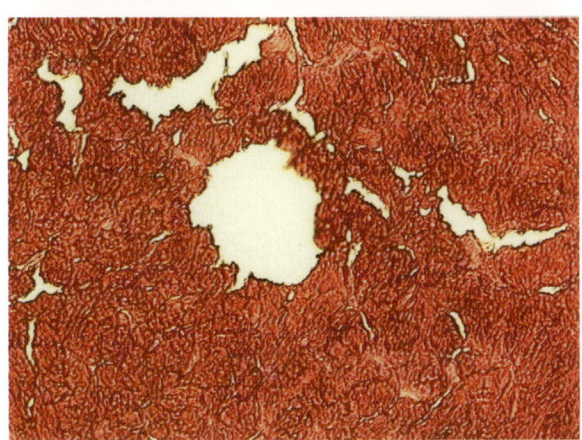

laser capture microdissection法（組織診）（本文177頁，図21）

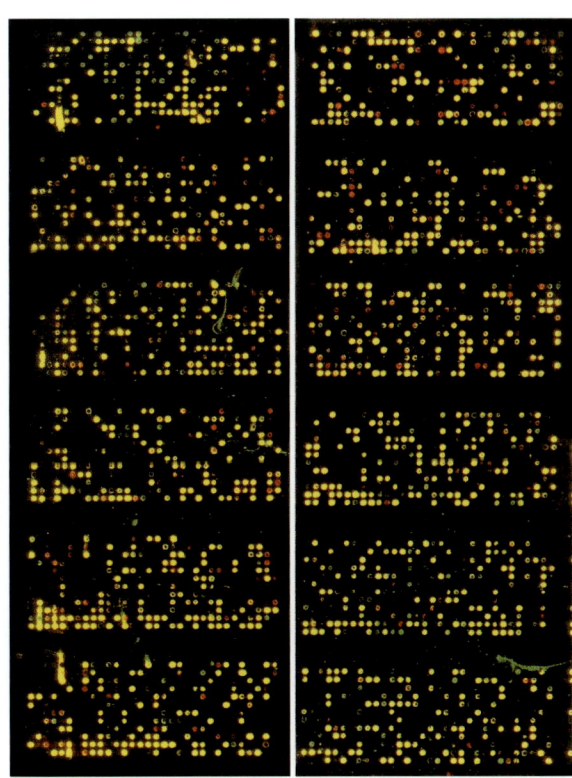

DNAチップの1例（3840遺伝子のマイクロアレイ）
大腸癌組織からのRNAを赤色で，同一症例の正常大腸粘膜からのRNAを緑色で標識して，3840遺伝子を解析した．癌組織で発現が亢進している遺伝子は赤色，癌組織で発現が減弱している遺伝子は緑色，発現の変わっていない遺伝子は黄色の蛍光として検出される．多数の遺伝子を同時に体系的に解析できる．（東京大学医科学研究所・古川洋一，中村祐輔先生ご提供）（本文179頁，図24）

I. 組織診

病理学的検査のうち組織診（病理組織学的検査）は，患者の病変部から採取された組織検体を光学顕微鏡で病理組織学的に検査する診断法である．組織検体として提出されるものに生検材料と手術材料がある．術中凍結迅速診断検査も組織診に含まれる．このほか，剖検（病理解剖学的検査）によって採取された臓器から切り出された組織検体も手術材料と同様に病理組織学的な検査が行われる．

A. 組織診の概要

組織診は検体の受付に始まり，検体処理と固定，切り出し，組織標本の作成，診断，報告書の作成の順に行われる．このうち，切り出し，診断，報告書の作成は病理医によって行われる（図1）．

1. 検体受付と検体処理

組織診に提出される検体は，患者の生体の一部を傷つけて採取するので，多くの場合再度採取することが困難である．検体の取り違えのないように確実に受けつけ，特殊検索が必要な場合はその検索目的に応じた検体処理をする．

a. 検体受付

検体を受けつける際は一緒に検査依頼用紙を受け取り，その記載内容と検体臓器の種類や検体数とが一致していることを確認した後，検体の容器と依頼用紙に受付番号を記入する．同時に受付台帳に必要事項を記入する．検査依頼用紙には患者氏名，臨床経過，検体を採取した日時，採取法，検索目的など提出された検体に関する情報が記載されている．

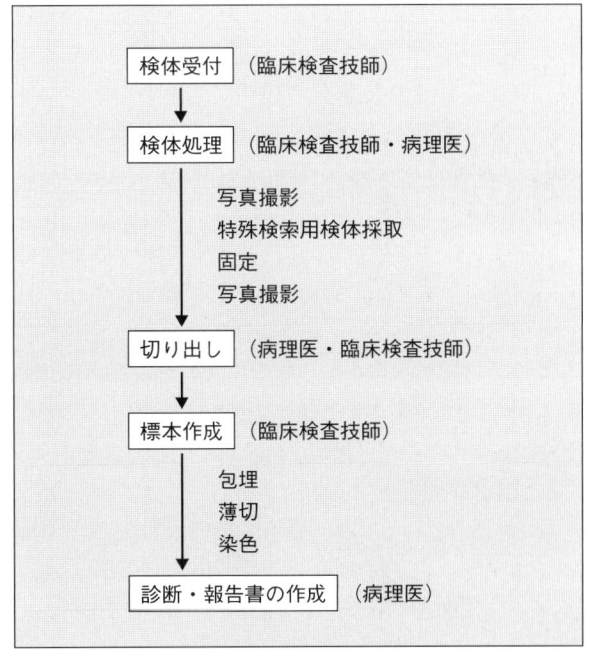

図1 組織診の流れ

b. 検体処理

検体を受けつけてから固定液に入れるまでの操作を検体処理という．

1) 生検材料の検体処理

生検材料は原則として採取後直ちに固定する．

内視鏡生検や針生検などの微小な検体では，小さく切った濾紙に貼りつけて固定液に入れると検体の紛失を免れ，検体を平らに延ばした状態で固定できる．腎生検など特殊検索が必要な場合は，乾燥を避けるため生食に浸したガーゼなどで包んだ状態で新鮮材料のまま受けつける．蛍光抗体法や電子顕微鏡

学的検索に必要な材料を採取した後，残りを濾紙に貼りつけて固定する．

2）手術材料・剖検材料の検体処理

手術や解剖で摘出された大きな臓器検体は，十分な肉眼観察を行い，写真撮影した後に固定する．

食道，胃，腸，胆嚢，子宮，膀胱などの管腔臓器は粘膜面が観察できるように切開する（図2）．肝臓や腎臓などの実質臓器では，割を入れて病変部が観察できるようにする．脳（剖検材料）や肺は，生のまま切開を加えると変形が著しいため，新鮮材料での検索を必要としない場合は切開を加えずに固定する．

3）固　定

ホルマリンなどの固定液に組織を浸すことにより蛋白質を変性させて腐敗を防ぎ組織構築を保つことを固定という．自家融解を避けるため，検体が提出されたらなるべく早く固定液に入れる（4頁，B. 固定法参照）．

固定すると組織が硬化するので，組織が変形しないように工夫する．切開された管腔臓器や割を入れた実質臓器は板などに貼りつけて固定する（図2）．肺は気管支からホルマリンを注入し，脳は脳底動脈に糸を吊すかガーゼで包むなどして，ホルマリンの中に宙づりにした状態で固定する．

4）検索目的と検体採取

検索目的によっては，細胞診を併用したり，免疫組織化学的，電子顕微鏡的，酵素組織化学的検索，あるいは生化学的検索や，細菌培養なども同時に必要となることがある．これらの特殊検索では，ほとんどの場合，検体を固定してしまうと必要な検索ができなくなる．依頼用紙に記載された検索目的に応じて特殊検索用の材料をあらかじめ採取しておく．

2．切り出し

手術材料や剖検材料などの大きな臓器検体から標本作成に適当な大きさや形の組織片をトリミングして切り取ることを切り出しという．固定後に行う．

コルク板などの上で，ピンセット，ハサミ，切り出し刀，カミソリなどを使って切り出す（図2）．病変部を十分に肉眼観察し，標本作成すべき部位を正確に切り出す必要があるため，切り出しは原則として病理医が行う．各臓器ごとに適切な切り出し法をまとめた取り扱い規約が出版されている．

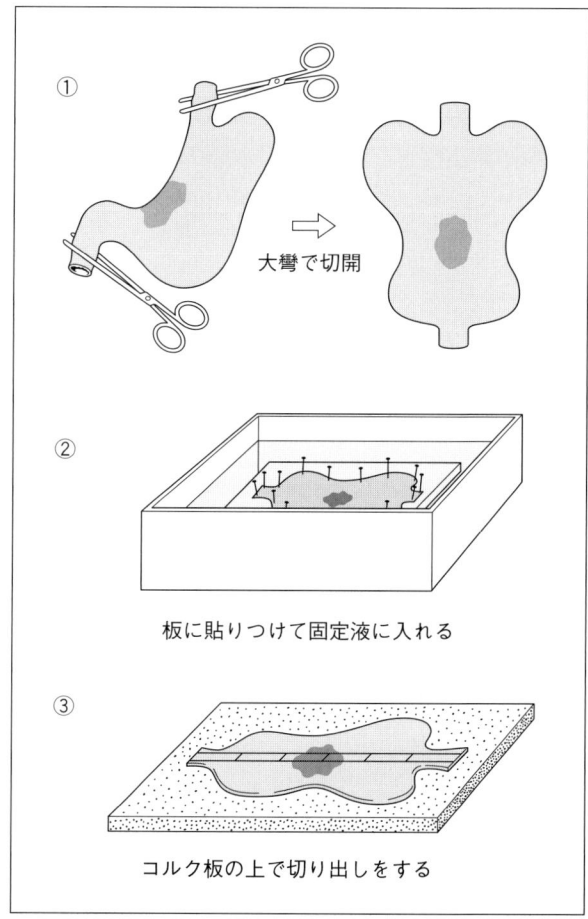

図2　胃切除材料の検体処理と固定，切り出し

a．写真撮影と切り出し図

病変部の肉眼所見と組織所見との対応ができるように，切り出しの前に臓器検体を写真撮影しておく．臓器のコピーやスケッチ上に切り出し部位を記録した切り出し図を作成し，顕微鏡観察の際に参照する．

b．組織ブロックの作成

切り出す組織片（組織ブロック）は，作成した切片がスライドガラスに貼りつけられる3×2cm程度の大きさにする．厚さは，パラフィンなどの包埋剤の浸透をよくするため，3〜5mm程度とする．

組織片を切り出したら，標本を作成する面に墨汁などで印をつける．骨などの硬組織は糸のこぎりやストライカーなどを使って切り出すが，硬くてうまく切れないときは，少し大きめに切り出して脱灰後

に改めて整形する．

c. 切り出しの際の注意点

切り出しの際は，組織の乾燥・変形・挫滅を避け，別の検体からの組織片の混入（コンタミネーション）を起こさないよう注意する．

切り出しに時間がかかるときは，水に浸したガーゼを臓器にかぶせ組織が乾燥しないようにする．鋭利な刃物を使用し，なるべくハサミを使わない．切り出し刀やピンセットに組織片が付着したら，よく洗ってきれいに拭き取っておく．臓器を載せるコルク板は検体ごとに交換する．凍結迅速診断で未固定の新鮮材料を切り出す際は特に組織片が付着しやすいので，新しい紙片の上で切り出す．

d. 残組織の保存

組織標本の観察後に追加標本を作成することがあるので，切り出し後に残った組織は固定液に浸した状態で保存する．術中凍結迅速診断検査を行ったときは，残った組織からホルマリン固定パラフィン包埋標本を作成して迅速診断の当否を確認する．後に酵素組織化的検索や免疫組織化学的検索が必要になる場合は，新鮮凍結組織ブロックのままディープフリーザー内に保存する．

3. 組織標本の作成

組織標本は包埋，薄切，染色の手順で作成され，固定の有無や包埋法の違いにより固定組織のパラフィン包埋標本，固定組織の凍結標本，新鮮組織の凍結標本などに分けられる．通常はホルマリン固定パラフィン包埋標本を作成するが，検体によってその検索目的に応じた標本作成法を選択する．

脂肪染色では固定組織の凍結標本を使用し，酵素組織化学や一部の免疫組織化学では新鮮凍結標本を用いて行う．

a. 包 埋

光学顕微鏡での観察が可能な薄い切片を作成するため，適当な高度をもった物質で組織片を包み込むことを包埋といい，組織片を包み込むパラフィンなどを包埋剤という．

1) パラフィン包埋

通常，固定組織の包埋にはパラフィンを使用する．組織中の水分を取り除き，加温融解したパラフィンで置換し冷却して固めることで，厚さ2～10ミクロン程度の薄い切片が作成できる（10頁，D. パラフィン包埋法参照）．

作成に手間がかかるが，一度作成した標本は半永久的に保存できるため，永久標本とも呼ばれる．

2) その他の固定組織包埋法

固定組織の包埋剤としてパラフィンのほかにセロイジンやカーボワックスなどが使用される．

セロイジン包埋法は，心臓の輪切りなどの非常に大きい切片（大割標本）を作成したり，骨や歯などの硬組織の標本作成に適している．熱を加えないため収縮や硬化などの組織障害が少ないが，薄い切片が作成できず，包埋操作に時間がかかる．カーボワックス包埋法では，組織の収縮が少なく脂質が保たれるが，切片が壊れやすい．

3) 凍結標本の包埋法

凍結組織の包埋には水溶性の包埋剤が使用される．水溶性の包埋剤にゼラチンやOCTコンパウンドなどがある（70頁，I. 凍結標本作成と迅速組織診参照）．

4) 電子顕微鏡標本の包埋法

小さく細切した組織片をグルタールアルデヒドや四酸化オスミウムなどで強固に固定し，硬度の高いエポキシ樹脂などで包埋する（111頁，電子顕微鏡参照）．

b. 薄 切

組織片をミクロトームと呼ばれる機械で2～10ミクロン程度の厚さの切片にすることを薄切という（13頁，E. パラフィン包埋標本の薄切法参照）．

c. 染 色

薄切した切片は多くの場合無色透明なので，顕微鏡観察するために適当な染色を施す．通常は一般染色としてヘマトキシリン・エオジン染色（HE染色）を行う（17頁，F. パラフィン包埋切片の染色法参照）．

1) 貼りつけ切片と遊離切片

通常，薄切片をスライドガラスに貼りつけた状態で染色するが，包埋法（セロイジン切片やカーボワックス切片）や染色法によっては，遊離切片をシャーレの中でガラス棒などですくいながら染色するこ

ともある．貼りつけ切片で染色する際は，あらかじめ受付番号や染色法などをスライドガラスに記入しておき，検体を取り違えないようにする．

2）染色法の選択

一般染色であるHE染色のほかに，検索目的によって観察したい構造物（グリコーゲン，膠原線維，弾性線維など）に適した特殊染色法（PAS染色，マッソントリクローム染色，EVG染色など）を施す（17頁，F．パラフィン包埋切片の染色法参照）．

3）新鮮凍結切片と固定凍結切片

脂肪染色など，染色法によってはパラフィン包埋切片に応用できないことがある．標本作成前に必要な染色法を確認しておき，新鮮凍結切片や固定凍結切片を準備する．

4）封 入

スライドガラス上の染色済みの組織切片を適当な物質内に密封した状態で上からカバーガラスを載せることを封入といい，組織片を密封する物質を封入剤という．封入することで組織の破損や退色を防げる．パラフィン包埋切片は非水溶性封入剤で，凍結切片は水溶性封入剤で封入する．

4．標本の整理

封入剤が良く乾燥した後，受付番号や染色法などを記載したラベルシールをスライドガラスに貼る．ラベルを貼った標本はマッペと呼ばれる枠に入れて依頼用紙とともに病理組織診断に供される．

切り出し時に撮影したスライド写真や，診断済みの組織標本，パラフィン包埋ブロックや凍結標本ブロックなどは受付番号順に整理して保存し，必要に応じて再度観察したり新たな検索ができるようにする．検査依頼用紙と報告書の控えは製本して受付台帳とともに保存する．過去の症例を効率よく検索するため，臓器別や診断名別のカードを作成したり，コンピュータ入力したりする．

B． 固 定 法

組織中の蛋白質を凝固あるいは変性させてゾルの状態からゲルの状態に変化させることを固定という．固定することにより組織の腐敗を防ぎ組織構築を保つことができる．

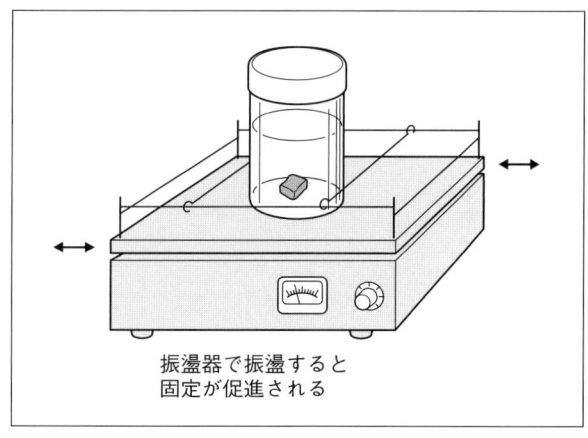

図3 固定法
口の広い容器に十分な量の固定液を入れて固定する．振盪器で振盪すると固定が促進される．

1． 固定の概要

適切な固定には，固定液の量や固定時間などが重要である（1頁，検体処理参照）．

a． 容 器

固定液を入れる容器は，口の大きい透明な容器で蓋のついたものを使用する（図3）．

口の小さい容器を使用すると，固定後に組織が硬化・変形して取り出せなくなることがある．固定液の底にガーゼや濾紙を敷いて，容器の底に組織が密着しないようにする．

b． 固定液の量

固定液の量は組織片の10～20倍量を使用する．

固定液の量が少ないと組織液で固定液が希釈され，十分組織が固定されない．

c． 固定時間

固定時間は固定液の種類や固定する組織の種類・大きさによって異なる．半日～1日を目安とする．

ホルマリンでは，厚さ5mmの組織片の固定に24時間程度を必要とする．一般に濃度が高いほど固定液の浸透は早く，固定時間は短くて済む．加温すると固定を促進するが，組織の変性や硬化を起こしやすくなる．固定不良や固定のし過ぎ（過固定）は組織の染色性を低下させる．

表 1　固定液の種類と成分

固定液の種類	ホルマリン	昇汞	重クロム酸カリウム	ピクリン酸	クロロホルム	酢酸	その他
ホルマリン系固定液							
10〜20%ホルマリン	○						
中性ホルマリン	○						
中性緩衝ホルマリン	○						
アルコール系固定液							
純アルコール							
カルノア液					○	○	
重クロム酸系固定液							
ミュラー液			○				硫酸ナトリウム
オルト液	○		○（ミュラー液）				
昇汞系固定液							
ツェンカー液		○	○（ミュラー液）			○	
ヘリー液	○（中性）	○	○（ミュラー液）				
マキシモウ液	○（中性）	○	○（ミュラー液）				
スーサ液	○	○				○	トリクロル酢酸
ピクリン酸系固定液							
ブアン液	○			○		○	
ロスマン液	○			○			
パラホルムアルデヒド系固定液							
4%パラホルムアルデヒド							
PLP液							メタ過ヨウ素酸, リジン
ザンボーニ液				○			

d. 切り出し後の再固定

手術材料や剖検材料など大きな検体では，1〜2日程度固定しても中心部まで十分固定されないことがある．固定が不十分な場合には，切り出し後に再固定を行う．固定が十分か否かの判定は組織片の色や硬度で判定する．

e. 固定液の取り扱い上の注意

ホルマリンなどの固定液は刺激性があるため，直接手で触れないよう手袋をして扱い，蒸気を吸引しないようにする．固定液は劇物に指定された試薬（ホルマリン，クロロホルム，重クロム酸，昇汞など）を含むので，使用後は廃液として回収する．

2. 固定液の種類

ホルマリンのほかに純アルコールやアセトン，数種類の試薬を混合した種々の複合固定液が固定液として使用される．染色法に応じて適切な固定液を選ぶ（表1）．

a. ホルマリン系固定液

ホルマリンは組織への浸透力が強く，多くの染色に適しているため，最もよく使用されている．脂質は固定されずにそのまま組織中に残るが，グリコーゲンなど水溶性の糖質は大部分が失われる．

ホルムアルデヒド（HCOH）は水溶液中で水1分子（H_2O）と結合してホルマリン（$H_2C(OH)_2$）となり，H基とOH基各1分子が蛋白質のNH_2基と結合しメチレン結合により蛋白質を凝固（ゲル化）する．

1) ホルマリン formalin

局方ホルマリンは，ホルムアルデヒドを35.0〜37.5%含む水溶液で，重合を防止するため10〜15%のメタノールを付加してある．これを水道水

で希釈して固定液として使用する．通常 10％ ないし 20％ ホルマリン液（ホルムアルデヒドをそれぞれ 3.5〜3.7％，7.0〜7.4％ 含むことになる）を使用する．

　生検材料のような小さな検体で固定を急ぐ場合には，50％ ホルマリン液を使用し，1〜3 時間で固定を完了することもある．濃度の高いホルマリンに長時間浸すと染色性が低下するので，固定が終了したら直ちに水洗して固定液を十分洗い流した後に脱水包埋する．長時間ホルマリン固定された組織では，しばしば組織標本中にホルマリン色素の沈着がみられる（19 頁，ホルマリン色素の除去参照）．

2）ホルマリンの酸化と中性ホルマリン

　ホルマリン中にはホルムアルデヒドが残留している．ホルムアルデヒドは空気に触れると酸化されて蟻酸を生じ，重合して白濁する．蟻酸を中和するため，ホルマリン原液中に炭酸カルシウムや炭酸マグネシウムを加えて振盪した後，24 時間ほど静置して上澄を使用する．これを中性ホルマリンという．鍍銀法でよく使用される．中性ホルマリン 1 l 当たり食塩 8.5 g を加えたものを等張ホルマリンという．

　光線で酸化が促進されるので密閉した褐色びんに保存する．蟻酸を生じた酸性のホルマリンでは染色性が低下する．

3）中性緩衝ホルマリン

中性緩衝ホルマリンは，リン酸緩衝液を応用してホルマリンを中性にしたもので，リリーの処方がよく用いられる．

　　ホルマリン　　　　　　　　　　　　100 ml
　　リン酸二水素一ナトリウム（$NaH_2PO_4・H_2O$）
　　　　　　　　　　　　　　　　　　　4.0 g
　　リン酸水素二ナトリウム（Na_2HPO_4）　6.5 g
純水に溶解してホルマリンと混合し全量を 1,000 ml とする．

b. アルコール系固定液

　水をほとんど含まない固定液で，グリコーゲンや粘液，鉄，石灰，尿酸のような水溶性の物質の証明に用いられる．

1）純アルコール

　純アルコールは局方の純エタノールをそのまま使用する．必要があれば無水硫酸銅などの脱水剤を使って無水アルコールとして使用する．

2）カルノア Carnoy 液

　カルノア液は，無水アルコール 6 容にクロロホルム 3 容と氷酢酸 1 容を加えたもので，無水アルコールよりも浸透性に優れている．グリコーゲンのほかに核酸を染色する際にもよく使われる．

　　無水アルコール　60 ml
　　クロロホルム　　30 ml
　　酢酸　　　　　　10 ml

　強い脱水作用と脱脂作用があるため，固定時間が長いと組織や細胞に強い収縮と硬化を起こす．短時間で固定を完了するよう組織片はなるべく薄くする．3〜4 mm で 2〜4 時間程度で固定される．固定後は純アルコールに移し，クロロホルムと酢酸をよく取り除いてから包埋する．パラフィン包埋よりもセロイジンに包埋した方がグリコーゲンなどの溶出が少ない．

c. 重クロム酸を含む固定液

　ミュラー Müller 液とオルト Orth 液が重クロム酸を含む固定液として知られている．類脂質の固定に優れており，ミトコンドリアやゴルジ装置などの微細構造や核分裂像がよく保存される．

　重クロム酸は溶解に時間がかかるのであらかじめ溶液を作成して保存しておく．固定後は 1〜2 時間以上流水で水洗してクロムを十分除去しないと染色性が悪くなる．

　　ミュラー液：重クロム酸カリウム　2.5 g
　　　　　　　　硫酸ナトリウム　　　1.0 g
　　純水に溶解して 100 ml とする．
　　オルト液：ミュラー液　90 ml
　　　　　　　ホルマリン　10 ml
　　使用直前に混合する．

d. 昇汞を含む固定液

　昇汞（塩化第二水銀 $HgCl_2$）は強い蛋白凝固作用がある．単独では用いず，ミュラー液などと混合して固定液として使用する．昇汞を含む固定液では金属性のピンセットや器具を使用しないこと．

1）昇汞とミュラー液を混合した固定液

　昇汞とミュラー液の混合液に氷酢酸を加えたツェンカー Zenker 液や，中性ホルマリンを加えたヘリー Helly 液，マキシモウ Maximow 液などがある．

固定後に流水でクロムを完全に除去する．水洗後に脱昇汞操作を必要とする．

  ツェンカー液：ミュラー液 100 ml
       昇汞   5 g
       酢酸   5 ml^(注1)
  ヘリー液：ミュラー液 100 ml
      昇汞   5 g
      中性ホルマリン 5 ml^(注1)
  マキシモウ液：ミュラー液 100 ml
       昇汞   5 g
       中性ホルマリン 10 ml^(注1)

注1：ミュラー液と昇汞を加熱溶解した後，使用直前に酢酸や中性ホルマリンを加える．

2) スーサ Susa 液

昇汞に塩化ナトリウム，トリクロル酢酸，酢酸，ホルマリンを加えた固定液である．昇汞を含むほかの固定液に比べ組織への浸透力が強く，脱昇汞操作の必要がほとんどない．

  昇汞   4.5 g
  塩化ナトリウム 0.5 g
  純水   80 ml
  トリクロル酢酸 2 g
  酢酸   4 ml
  ホルマリン   20 ml

昇汞と塩化ナトリウムを純水に溶解して保存しておき，トリクロル酢酸，酢酸，ホルマリンを使用直前に加える．

3) 脱昇汞

昇汞を含む固定液が残存していると沈殿を生じるため，固定後に昇汞を取り除く必要がある．この操作を脱昇汞という．

① 原理；水銀をヨード化して取り除き，チオ硫酸ナトリウム（ハイポ）でヨードを除去する．

② 試薬

ヨード・ヨードカリ・アルコール原液
  ヨード   2.0 g
  ヨウ化カリウム 3.0 g
  90% エタノール 100 ml

0.25% チオ硫酸ナトリウム水溶液（ハイポ）

③ 方法

1. 組織片を水洗してクロム塩の黄色調を取り除く．
2. 水銀のヨード化：ヨード・ヨードカリ・アルコール原液（ルゴール液でも良い）を 70% エタノールに滴下してウイスキーくらいの色調にしたものに組織片を移し，液の色が退色したら液を加えて浸透する操作を液の色が退色しなくなるまで（12時間程度）繰り返す．
3. 水洗 30 分間
4. 0.25% チオ硫酸ナトリウム液（ハイポ）に移し，2.の水銀のヨード化に要した時間の2倍くらい放置する．必要以上に長く浸けると組織が破壊される．
5. 水洗（ハイポの除去）5～10 時間程度

e. ピクリン酸を含む固定液

ピクリン酸単独では固定液として使用せず，ホルマリンや酢酸，昇汞などと混合して用いる．

1) ブアン Bouin 液

ピクリン酸にホルマリンと酢酸を混合した固定液で，浸透力が強く小さい組織片では1～2時間で固定が完了する．鍍銀染色には適さない．

  ピクリン酸飽和水溶液 75 ml
  ホルマリン原液 15 ml
  酢酸   5 ml

固定後は水洗せずに 80% アルコールに移し脱水操作に入る．

2) ロスマン Rossman 液

ピクリン酸の純エタノール飽和溶液にホルマリンを加えたもので，グリコーゲンの固定に適している．

  ピクリン酸の純エタノール飽和溶液 90 ml
  ホルマリン   10 ml

f. パラホルムアルデヒドを含む固定液

主として免疫組織化学で使用され，抗原性の保持に優れている（62頁，免疫組織化学染色参照）．

1) 4% パラホルムアルデヒド paraformaldehyde 固定液

蛋白系の抗原の固定に適している．

  パラホルムアルデヒド 4 g
  0.1 M リン酸緩衝液（pH 7.4） 100 ml

加温溶解し，冷却後使用する．

2) **PLP**（periodate - lysine - paraformaldehyde ペリオデート・リジン・パラホルムアルデヒド）固定液

糖蛋白系抗原の固定に適している．

 0.1 M リジン・0.05 M リン酸緩衝液（pH 7.4）
  0.2 M リジン塩酸水溶液   150 ml
  0.1 M リン酸水素二ナトリウム水溶液
  0.1 M リン酸緩衝液（pH 7.4）

0.2 M リジン塩酸水溶液 150 ml をとり 0.1 M リン酸水素二ナトリウム水溶液で pH を 7.4 に調整し，0.1 M リン酸緩衝液（pH 7.4）を加えて全量を 300 ml とする．

  8% パラホルムアルデヒド水溶液   100 ml
  メタ過ヨウ素酸ナトリウム   0.64 g

使用時に 0.1 M リジン・0.05 M リン酸緩衝液 3 容に 8% パラホルムアルデヒド水溶液 1 容を混合し，メタ過ヨウ素酸ナトリウム 0.64 g を溶解して使用液とする．

3) **ザンボーニ Zamboni 固定液**

ポリペプチド系抗原の固定に適する．

  飽和ピクリン酸水溶液   150 ml
  パラホルムアルデヒド液
   パラホルムアルデヒド   20 g
   純水   100 ml

加温し，4% 水酸化ナトリウムを滴下してパラホルムアルデヒドを完全に溶解する．

  リン酸緩衝液
   リン酸二水素一ナトリウム（$NaH_2PO_4 \cdot H_2O$）
          3.31 g
   リン酸水素二ナトリウム（$Na_2HPO_4 \cdot 7H_2O$）
          33.7 g
   純水   1,000 ml

飽和ピクリン酸水溶液とパラホルムアルデヒド液を混合し，リン酸緩衝液を加えて全量を 1,000 ml とする．

g. 電子顕微鏡試料の固定液

電子顕微鏡検査用の試料とする組織の固定には，グルタールアルデヒドや四酸化オスミウムが使用される（111 頁，電子顕微鏡参照）．

C. 脱灰法

骨や歯などの硬組織はそのままでは薄切できないため，包埋操作の前に組織中に沈着した石灰（カルシウム塩）をあらかじめ取り除いておく必要がある．石灰を取り除く操作のことを脱灰という．

1. 脱灰操作の概要

組織中で石灰はリン酸塩や炭酸塩，クエン酸塩の形で膠原線維網の間に沈着しており，脱灰操作によりカルシウム塩が選択的に除去されて膠原線維網が残り組織構築は保たれる．脱灰操作を行うと組織は多少なりとも障害を受け，染色性は悪くなる．

a. 前処理

1）固 定

固定が悪いと脱灰による組織障害が著しくなるため，脱灰の前に組織を十分に固定する．

2）水 洗

固定後に流水やアルコールで固定液を洗い流す．固定液が残存していると，組織表面に沈殿物が沈着して脱灰液の浸透を妨げる．

3）脱 脂

脱灰の前にメタノール・クロロホルムの等量混合液などで脱脂をしておくと脱灰液の浸透がよく，脱灰液が長持ちする．骨髄組織を含んだ骨など脂肪の豊富な組織では必ず脱脂操作をする．

b. 容 器

酸による脱灰では炭酸ガス（CO_2）が発生するため，密閉した容器を使用してはならない．

$$CaCO_3 + 2HNO_3 \rightarrow Ca(NO_3)_2 + H_2O + CO_2$$

溶出したカルシウムやリンが液の下層に沈殿するため，容器の底に適当な台を置くなど組織片を液の上層に置くように工夫する（図 4）．

c. 脱灰液の量

脱灰液の量は組織片の 100 倍以上とする．新調した脱灰液を使用し，1 日 1 回脱灰液を交換する．

d. 脱灰時間

脱灰に要する時間は，組織の種類や大きさ，脱灰

液の種類や濃度，温度によって異なる．脱灰時間が長ければ長いほど，組織の障害が強く，染色性は低下する．脱灰時間を短くするため組織片はなるべく小さくし，振盪しながら脱灰する．脱灰が完了したかどうかは組織片に針を刺すなどして確認する．脱灰液の濃度が高すぎたり温度が高いと，脱灰は早く進むが，組織の障害が強くなり染色性が悪くなる．脱灰の温度は通常15℃前後がよい．

e. 脱灰後の処理

脱灰後直ちに水に入れると組織が膨化するので5%硝酸ナトリウムや5%ミョウバンに12〜24時間浸けてから水洗する．

f. ブロック脱灰法

包埋後に脱灰不十分で薄切が困難な場合には，荒削りした組織面を脱灰液に浸け，その後の処理をして薄切する．これをブロック脱灰という．ブロック脱灰で薄切できない場合にはパラフィンを溶かして系列を逆に水まで戻り，脱灰操作をやり直す．

2. 各種脱灰法

脱灰法には，酸（硝酸，蟻酸，トリクロル酢酸，塩酸など）でカルシウムを溶出する方法や，キレート剤（EDTAなど）やイオン交換樹脂を用いる方法，電気脱灰法などがある．一般の検査室では市販の脱灰液が広く使用されており，良好な脱灰ができ組織の障害が少なく染色性もよく保たれる．

a. 硝酸による脱灰法

5〜10%の硝酸を使用して脱灰する．

アノミマス Anomymous 法
　硝酸　　　　　　5 ml
　ホルマリン原液　10 ml
　純水　　　　　　85 ml

カールトン Carleton 法
　硝酸　　　　　　10 ml
　ホルマリン原液　10 ml
　純水　　　　　　80 ml

フロログルシン phloroglucinol 法
　硝酸　　　　　　5 ml
　フロログルシン　1.0 g
　エタノール　　　70 ml

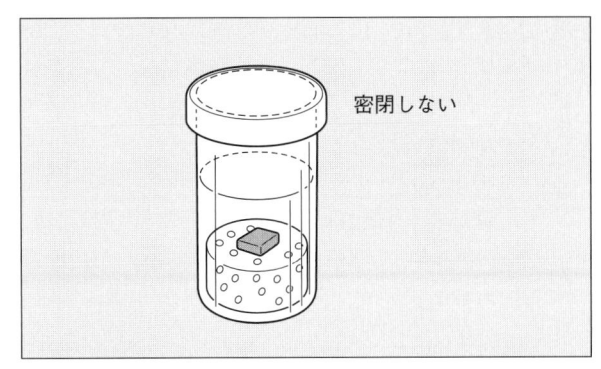

図4 脱灰法
容器は密閉しない．組織片を容器の上層に置く．振盪器で振盪すると脱灰が促進される．

　純水　　　　　　30 ml

脱灰終了後は5%硝酸ナトリウム液中に12〜24時間放置し，その後流水で48時間水洗する．硝酸を希釈する際は発熱するので，純水に硝酸を少しずつ加える．

b. EDTAによる脱灰法

中性で脱灰するため，時間はかかるが染色性は良好で，免疫組織化学にも応用できる．

　EDTA-2 Na　　　　　100 g
　トリスアミノメタン　12.1 g
　純水　　　　　　　　900 ml

1 N の KOH で pH 7.4 に調整し，蒸留水を加えて全量を 1,000 ml とする．

c. イオン交換樹脂による脱灰法

脱灰によって流出したカルシウムイオンをイオン交換樹脂（カチオン・レジン）で沈降させて脱灰を促進させる．

　10〜20%の蟻酸溶液　80 ml
　カチオン・レジン　　10.0 g

イオン交換樹脂を容器の底に沈ませた蟻酸溶液中で脱灰する．脱灰後は組織片を水洗し，5%硝酸ナトリウム液中に12時間放置した後水洗，脱水して包埋する．

d. 電気脱灰法

脱灰液中に直流電流を流し，陽極に取りつけた組織片を脱灰する．Richman 法，Gelfand 法，Hill

法，Ment 法，Jump 法などが陽極脱灰法として知られている．

e. 迅速脱灰法（プランク・リュクロ法）

脱灰速度が速く，以前よく行われた方法である．

塩化アルミニウム（AlCl$_3$・H$_2$O）	70 g
純水	1,000 ml
蟻酸	50 ml
塩酸	85 ml

脱灰後 5% 硫酸ナトリウム水溶液に 12 時間放置した後水洗脱水し包埋する．

D. パラフィン包埋法

固定後の組織の水分を取り除きパラフィンで置換した後に，パラフィン内に組織片を包埋する方法で，最も広く行われている．

1. パラフィン包埋法の特徴

パラフィン包埋法は，操作が簡便で，薄い切片の作成や連続切片の作成に適しており，染色性を害することがない利点がある．パラフィンに包埋された組織ブロックは長期保存が可能である．反面，高温で融解したパラフィンを浸透させるため，組織の収縮が避けられない．また，有機溶媒を使用するため組織中の脂質が溶出してしまう，大きい切片の作成が困難である，室温が高いと薄切が困難である，などの欠点がある．

2. パラフィンの特性

パラフィンは，石油から得られる炭素数 20〜35 のメタン系炭化水素を主体とした混合物であり，融点が 52°C 以下の軟パラフィンと 54°C 以上の硬パラフィンとに分けられる．通常の包埋に使用されるのは硬パラフィンで，パラフィンの融点と室温との差が 35〜45°C 程度がよいとされている．融点 58〜62°C のものが好んで使われる．

包埋用には新しい硬パラフィンを使用するが，新しいパラフィンはもろいので蜜ろうを混ぜると粘稠度を増して扱いやすくなる．使い古したパラフィンを濾過して混合したり，軟パラフィンを混合したりすることもある．市販のパラフィンとプラスチックポリマーを混合した包埋剤（パラプラストなど）も使用されている．

3. パラフィン包埋操作

パラフィン包埋は，固定液の除去，アルコールによる組織の脱水・脱脂，中間剤による脱アルコール，パラフィンの浸透，パラフィンへの包埋，台木への取りつけの順に行われる．

小さい組織片では濾紙に貼りつけたまま金属製の小さなカゴやメッシュ袋に入れて固定し，そのまま包埋操作を行うと検体の紛失を免れる．

a. 固定液の除去

水溶性の固定液で固定した組織片は，流水中でよく固定液を洗い流す．固定液が組織中に残存していると染色性低下の原因になる．アルコール系の固定液では水洗せずにそのまま脱水のアルコール系列に入れる．

b. 脱 水

パラフィンを浸透させるためには組織中の水分を十分取り除く必要がある．この操作を脱水という．低濃度のアルコールから順次濃度の高いアルコールに組織を浸透させ脱水する．最後は脱水剤を入れた無水アルコールに浸透させて脱水を完了する．

単にアルコールというときはエタノールを指す．エタノールは通常少量の水を含んでおり，純アルコールと呼ぶ．純アルコールに脱水剤を入れ水分を取り除いたものを無水アルコールという．脱水剤として以前は無水硫酸銅を使用していたが，最近はモレキュラー・シーブスと呼ばれる多孔質の合成ゼオライトがよく用いられている．濃度の高いアルコール，特に無水アルコール中に組織片を長時間放置すると組織が収縮・硬化して薄切し難くなる．

c. 脱 脂

アルコール系列で脱水する際に同時に組織中の脂質も取り除かれる．これを脱脂という．脱水不十分な場合と同様に，脱脂が不十分な場合にも組織へのパラフィンの浸透が妨げられ薄切し難くなる．脂肪組織を豊富に含む組織片ではアルコール系列に入れる前にメタノール・クロロホルム等量混合液であらかじめ脱脂操作を行う．

d. 脱アルコール

パラフィンはアルコールには溶けないため，アルコールとパラフィンの両者と溶け合う物質を媒介させてアルコールを取り除く必要がある．このような物質を媒介剤（中間剤）という．

1) 媒介剤（中間剤）

媒介剤として使用される物質には，クロロホルムやキシロール，ベンゾール，ツェーデル油などがある．浸透速度が速いことや難燃性であることからクロロホルムがよく使われる．

キシロールは，組織の収縮や硬化が強く薄切し難くなることや，沸点が高くパラフィンからキシロールを除去するのが困難なためあまり使用されない．ベンゾールは引火しやすいため火災の危険がある．ツェーデル油は時間がかかるが，組織の収縮や硬化がほとんどなく，長時間組織片を放置できる利点がある．

2) 脱アルコール操作

通常3槽程度の媒介剤を用意し，順次新しい液槽に移してアルコールを取り除く．

媒介剤に入れた際に組織片が白濁する場合は脱水が不完全なので，アルコールに戻して脱水をやり直す．脱水が良好であれば組織片はきれいな透明なアメ色を呈する．

e. パラフィンの浸透

脱アルコールの済んだ組織片は，パラフィン溶融装置内で60℃程度に加温・融解した状態のパラフィンの中に移し浸透させる．パラフィンは3槽程度用意しておき，順次新しいパラフィン槽に移し，最後は新調したパラフィンに十分浸透させる．

媒介剤の混入した状態で包埋すると薄切し難くなる．パラフィンに長時間浸透させると組織が収縮硬化する．

f. パラフィン包埋

加温・溶解したパラフィンを包埋皿に満たしておき，その中にパラフィンの浸透した組織片を移す．冷却して固まったら包埋皿からパラフィン塊を取り出し，薄切しやすい大きさのブロックとする（図5）．

1) 包埋皿

磁器製や金属製の浅底の皿を包埋皿として使用

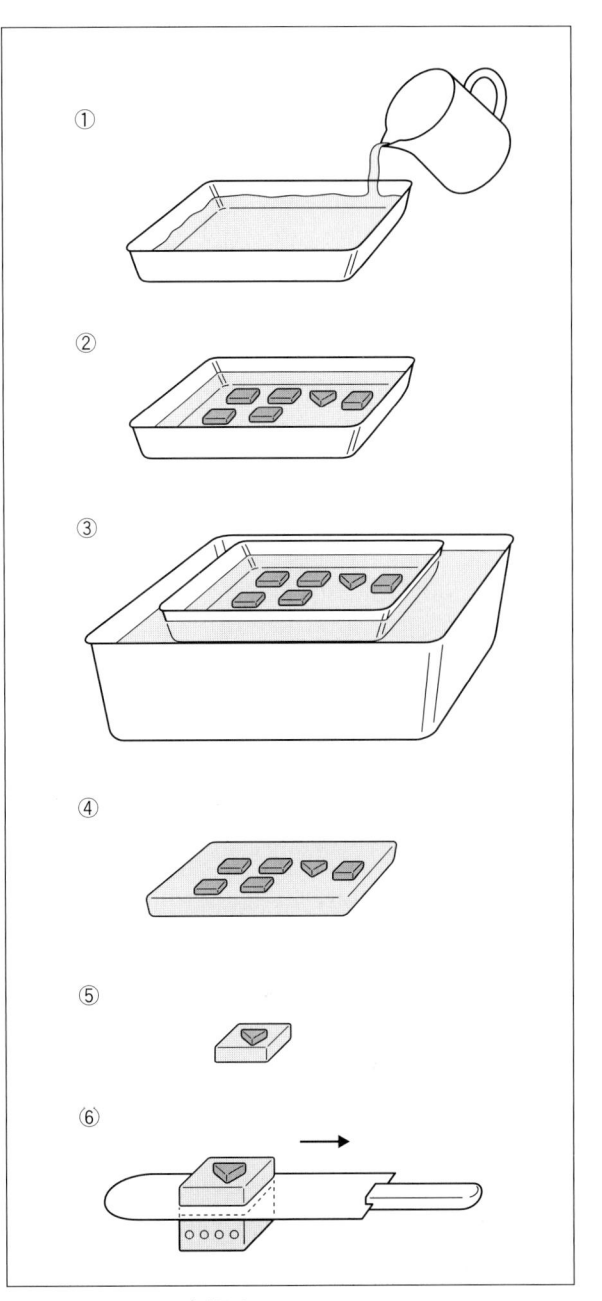

図5 パラフィン包埋法
① 加温した包埋皿に溶解したパラフィンを注ぐ．
② ピンセットを加温しながら組織片を薄切する面が皿の底面に接するように包埋する．
③ 包埋が終わり表面のパラフィンが固まったら，冷水に浮かべる．
④ パラフィンが十分固まったら，パラフィン塊を包埋皿から取り出す．
⑤ 組織片より少し大きめの直方体のブロックに切り取る．
⑥ スパーテルを使ってパラフィンを溶かしながら台木にパラフィンブロックを取りつける．

し，組織片が十分埋まる程度にパラフィンを入れる．

　あらかじめ包埋皿の内側にグリセリンなどを塗っておくと，冷却後固まったパラフィンを取り出しやすくなる．包埋皿はあらかじめ加温しておき，溶解したパラフィンを注いだ際に直ぐに固まらないようにしておく．

2）組織片の包埋

組織片は薄切する面を包埋皿の底面に接するように包埋する．検体番号などを記した小紙片を組織片のそばに一緒に包埋しておく．

　浸透用のパラフィン槽から組織片を包埋皿に移す際には，ピンセットをガスバーナーなどで熱しながら行い，組織片がピンセットの先で冷却されて固着するのを防ぐ．後で切り取りやすいように，各検体の間に適当な間隔をとって包埋する．包埋の途中でパラフィンが固まりかけた場合にはガスバーナーで溶かしながら包埋作業を続ける．

3）パラフィンの冷却

包埋したらパラフィンを冷やして固まらせる．

　しばらく放置して表面のパラフィンが固まったら静かに冷水中に浮かべ，しばらくした後に水中に沈めて流水中で十分パラフィンを固まらせる．気泡が入ったり不均質に白濁したりした場合にはパラフィンを溶かして包埋し直す．

g. 台木つけ

包埋皿から取り出したパラフィン塊を，薄切しやすい大きさのブロックに切り取り，検体番号を記した木製やプラスチック製の台木につける．

　パラフィンを切り取る際には，組織片の周りに2～3 mm程度パラフィンが残るようにする．ガスバーナーで熱したスパーテルと呼ばれる金属製のヘラの上にパラフィンブロックを薄切する面が上になるように載せて，パラフィンを少し溶かした状態で台木の上でスパーテルを抜き取るようにしてブロックを台木に接着する．

4. 自動包埋装置

脱水からパラフィンの浸透までの操作を自動で行う装置を自動包埋装置という（図6）．

　アルコールなどの槽を円状に置き，組織片を入れたカゴを回転・移動させていくロータリー式のもの

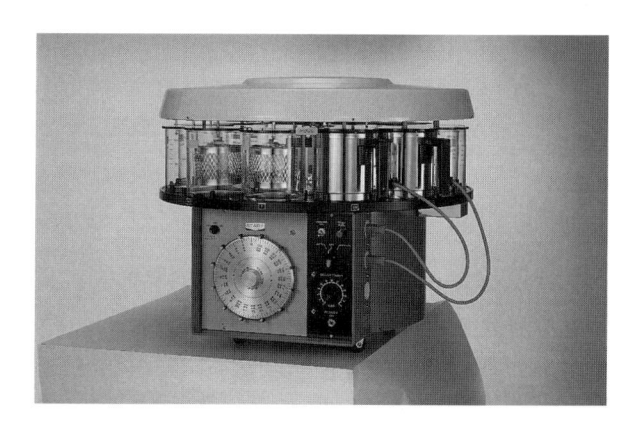

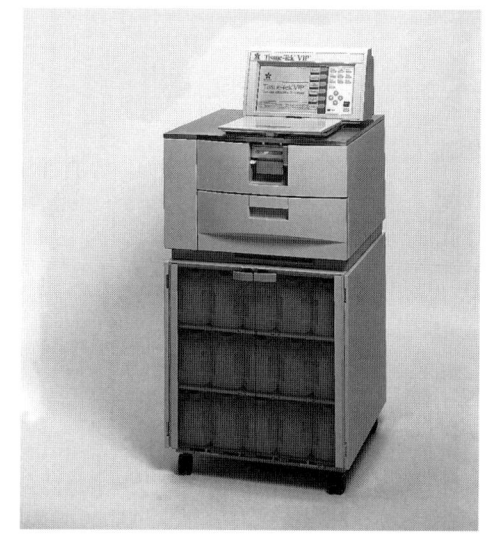

図6　自動包埋装置
ロータリー式(上)のものとバキューム式(下)のものとがある．

と，組織片のカゴを入れた密閉槽内にポンプを使ってアルコールなどを注入・吸引を繰り返しながら順次入れ替えていくバキューム式のものとがある．

5. ティッシュー・テックシステム

米国Lab-Tec社が開発したシステムで，規格化された包埋セットを使用する方法である．日本においても検査室などで広く用いられている．

　既製のプラスチック製カセットに検査番号を記入し，その中に組織片を入れて固定し，自動包埋装置にかける．カセットをそのまま台木の代わりに使用し，包埋センター（図7）と呼ばれるパラフィン溶解槽と冷却板，加熱台を備えた装置で包埋する．手間がかからず，検体の取り違えがない利点がある．決まった大きさのカセットを使用するため，大きな組

織片標本の作成はできない．

パラフィン包埋操作

① 固定
② 固定液の除去（③ 脱脂・脱灰）
④ 脱水（自動包埋装置では各槽1～2時間）
    70％アルコール
    80％アルコール
    90％アルコール
    純アルコール(1)
    純アルコール(2)
    無水アルコール(1)
    無水アルコール(2)
⑤ 脱アルコール
    クロロホルム(1)
    クロロホルム(2)
    クロロホルム(3)
⑥ パラフィンの浸透
    パラフィン(1)
    パラフィン(2)
    パラフィン(3)
⑦ パラフィン包埋（手作業の場合）
  (1) 包埋皿の内側にグリセリンなどを塗っておく．
  (2) 包埋皿を加温し，溶解したパラフィンを注ぐ．
  (3) ピンセットをガスバーナーなどで熱しながら，組織片を浸透用のパラフィン槽から包埋皿に移し，薄切する面が皿の底面に接するように包埋する．
  (4) 検体番号などを記した小紙片を組織片のそばに一緒に包埋する．
  (5) 包埋の途中でパラフィンが固まりかけたらガスバーナーで溶かしながら包埋作業を続ける．
  (6) 全部包埋し終えたら包埋皿を静置してパラフィンが冷えて固まるのを待つ．
  (7) 表面のパラフィンが固まったら静かに移動して冷水中に浮かべ，しばらくした後，水中に沈めて流水中で十分パラフィンを固まらせる．
  (8) パラフィン塊を包埋皿から取り出し，組織片を適当な大きさの直方体のブロックに切り取る．
⑧ 台木つけ
  (9) 台木に検体番号などを記入する．
  (10) スパーテルを使って台木にパラフィンブロックを取りつける．

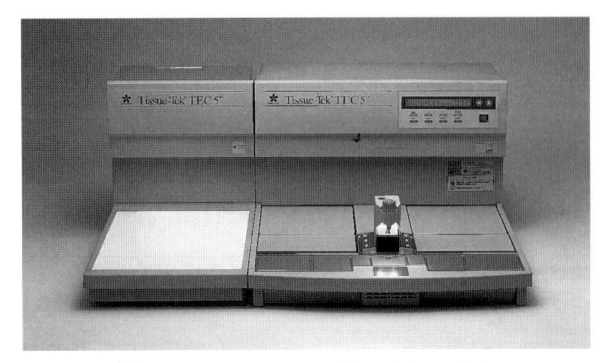

図7　ティッシュー・テックシステム

E.　パラフィン包埋標本の薄切法

　パラフィン包埋された組織ブロックは，ミクロトームで2～10ミクロン程度の切片に薄切した後，染色して顕微鏡観察する．

1.　ミクロトーム

　試料台上の組織片と刀台に取りつけたミクロトーム刀を交差させて薄切する機械をミクロトームという．ユング型に代表される滑走式と，ミノー型やザルトリウス型などの回転式の2種類に大きく分けられる．パラフィン切片の薄切にはユング型の滑走式ミクロトームが汎用されている．

a.　滑走式ミクロトーム

　右側に滑走路があり，刀台を滑走させて左側の試料台に載せた組織片を薄切する（図8）．試料台はミクロン単位で上下できるようになっている．ユング型，シャンツェ型，両者を組み合せたライヘルト型などがある．滑走式ミクロトームは非常に薄い切片を正確に薄切するのに適しているが，刀台が滑走路から浮き上がるため硬組織の薄切には適さない．
　ユング型は滑走路が左右に2本あり，左側の傾斜した滑走路上を微動装置で試料台をスライドさせることによって試料台の高さを上下するものである．

シャンツェ型は、試料台の滑走路がなく、固定した試料台を垂直移動軸で上下させる型である．

b. 回転式ミクロトーム

ミノー型が回転式ミクロトームの代表的な型で、回転軸で試料台を上下運動させながら試料台または刀台を水平方向にミクロン単位で移動させて薄切する．小組織片の連続切片や硬組織の薄切に適する．

凍結切片を薄切するクリオスタットや電子顕微鏡用のウルトラミクロトームはミノー型である．ザルトリウス型はミノー型と原理は異なるが回転式ミクロトームの一種で、凍結切片薄切用として以前使用されていたものである．

2. ミクロトーム刀

替え刃式のミクロトーム刀が広く使われている．専用のホルダーに使い捨ての替え刃を取りつけて使用する．従来の一本刀に比べ切れ味が良く、刃を研磨する必要がない．

3. 薄切法

ユング型ミクロトームの薄切法について述べる．

ミクロトームは精密機器なので、振動や衝撃のないしっかり固定した台の上に設置する．塵埃を避けるために使用しないときはカバーを掛けておく．

a. 刀台と試料台の固定

機械油を塗った滑走路上に刀台と試料台を載せ、滑走路上を滑走させて動きを確認する．試料台を移動させる微動装置のネジにも機械油を差し、動きを確認する．

機械油を塗りすぎると刀台が浮き上がって薄切し難い．刀台や試料台と滑走路との間にパラフィン屑などが挟まっていると滑らかな動きの妨げとなるのであらかじめ拭き取っておく．

b. 試料の取りつけ

試料台に試料（パラフィン包埋された組織ブロック）をしっかりと固定する．

試料の固定が不十分だと薄切中に試料が動き、試料を壊すことになる．直方体の組織ブロックは横長につけた方が薄切しやすい．ティッシュー・テックシステムのカセットでは、専用のホルダー（ミクロ

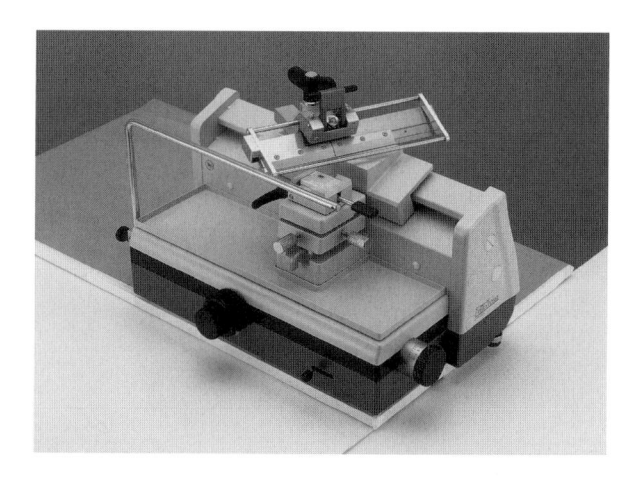

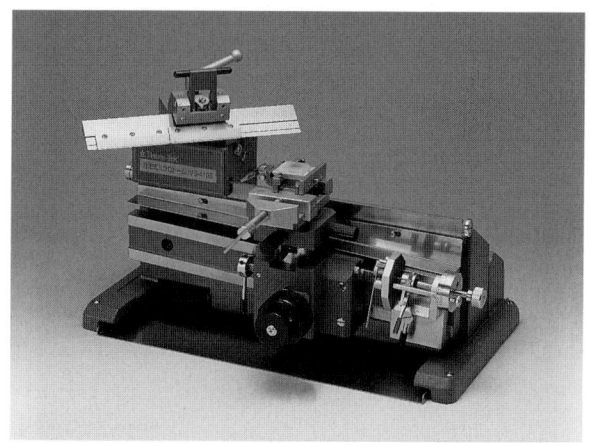

図8　滑走式ミクロトーム
クロスドローラーガイド機構（上）と逆V型機構（下）．

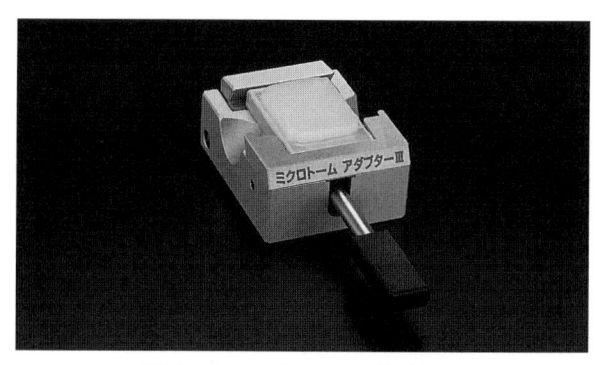

図9　ミクロトームアダプター

トームアダプター）を使用すると試料（カセット）の固定・着脱が簡単に行える（図9）．

c. ミクロトーム刀の取りつけ

刀台を滑走路の最も遠い端に移動した状態で、ミ

クロトーム刀（ホルダーに替え刃を装着したもの）を刀台にしっかりと取りつける．

刀の傾斜（引き角）を45°に，逃げ角を5°前後に調整する（図10）．ミクロトーム刀はよく切れるので落としたりしないよう取り扱いに気をつける．刃先を傷つけると薄切した際に切片にキズができるので傷つけないようにする．

d. 試料の面合わせ

刀台を手前にゆっくりと引き寄せ試料に刀を近づけた状態で，試料台を上下，左右，前後に動かし組織片上面が刀面に平行に近接するように合わせる．

e. 荒削り

左手で試料台を少しずつ上げながら，右手で刀台を前後に往復させて試料表面のパラフィンを少しずつ削り落とす．組織の全面が露出するまでこの作業を続ける．この作業を荒削りあるいは面出しという．

試料台を前方に進めて試料台を上げても良いが，試料台を移動させる微動装置のネジを回しながら試料台を上げてやった方が失敗が少ない．パラフィン屑や切片屑を筆で刀面から払いながら荒削りを行い，組織全面が露出したら，微動装置を使って4ミクロン前後の切片を1枚薄切して面出しを終了する．荒削りし過ぎると組織を無駄に失うので，やり過ぎないように注意する．

f. 薄切

組織の面出しができたら，パラフィン屑や切片屑を筆で刀面から払ってきれいにし，良く切れる替え刃に取り替えて薄切する．刀台を試料台の前方に押しやってから左手で微動装置のハンドルを動かして決められたミクロン数（通常4〜6ミクロン）だけ試料台を上げた後，右手で刀台を手前に引き寄せて薄切し，左手に持った紙片（なめ紙という）で薄切された切片を付着させ，水槽に浮かせる（図11）．

薄切する直前に組織表面に息を吹きかけると切片が丸まるのを防げる．ゆっくりと，平均した力で，一定のスピードで刀台を引き寄せる．なめ紙の端を濡らしておくと切片が付着しやすい．切片の裏面を水面に向けて浮かせる．

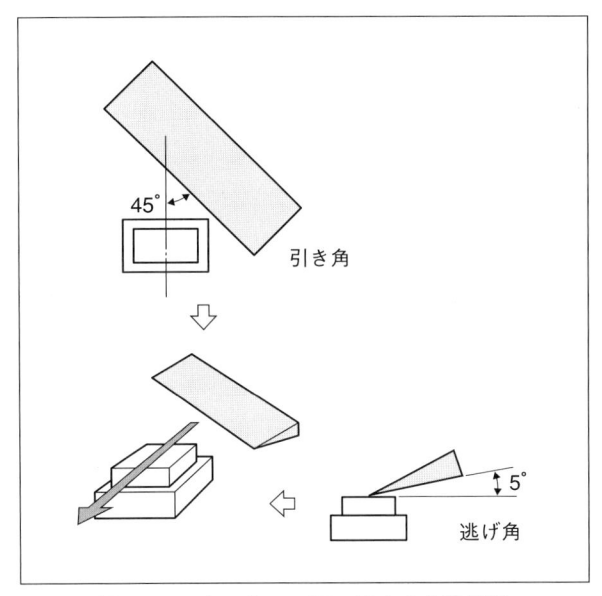

図10 ミクロトーム刀の引き角と逃げ角
引き角を45°，逃げ角を5°に調整する．

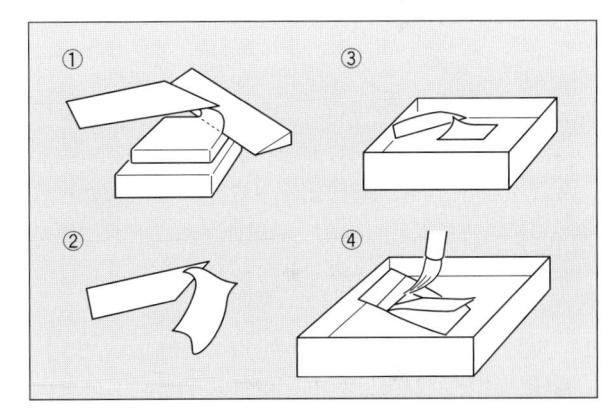

図11 パラフィン包埋ブロックの薄切法
① 薄切された切片になめ紙を付着させながらミクロトームを引き寄せる．
② なめ紙に切片を付着させて運ぶ．
③ 薄切された切片の裏面を水面に向けて切片を水槽に浮かせる．
④ 筆などを使って切片をスライドガラスにすくい取る．

g. 切片の貼りつけ

水槽に浮かべた切片が十分伸展したら，検体番号を記入したスライドガラスにすくい取る．スライドガラスに切片をすくい取ったらパラフィン伸展器（図12）の上に載せて十分伸展・乾燥させ，はしご状のスライドガラス立てに並べて恒温槽内に移しさ

らに一晩程度乾燥させる．

　左手にスライドガラスを持ち，右手に持った筆を使って切片を静かに押さえるようにすくうとよい．切片を汚さないように筆はきれいなものを使用する．水槽の水を温水にすると切片の伸展が良くなるが，温度の高い水に長く浮かべておくと切片が壊れやすくなる．十分乾燥させないと染色中に切片がスライドガラスから剝がれる原因となる．切片が剝がれるのを防ぐために，卵白グリセリンやシラン，リジンなどを表面にコートしたスライドガラスを使用することもある．コートしたスライドガラスにすくった切片はパラフィン伸展器上で伸展し難くなるので，温水で切片をよく伸展させてからすくうとよい．

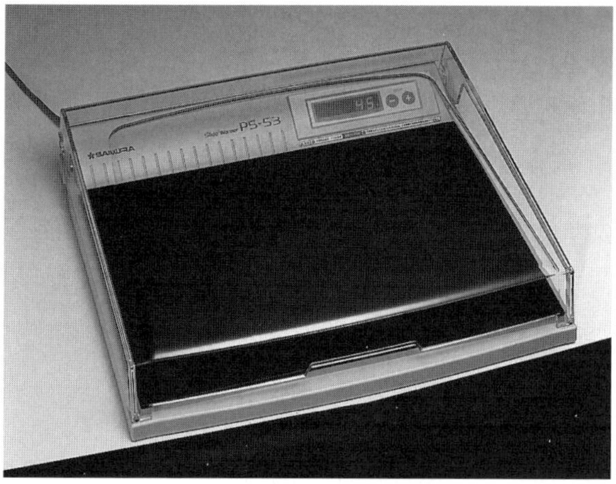

図12　パラフィン伸展器

h.　ミクロトームの清掃

　薄切が終了した際は，まずミクロトーム刀を取り外し，次に試料（組織ブロック）を取り外す．刀台や試料台，滑走路などに付着したパラフィン屑などを竹製の小箒を使って払い取り，錆びるのを防ぐために最後に機械油を少量滑走路に塗っておく．

i.　組織ブロックの保存

　組織ブロックは，薄切によって露出した組織片表面を溶解したパラフィンで被覆した後，低温で乾燥した場所に保存する．

4.　薄切失敗の原因

　薄切がうまくいかない場合には，ミクロトーム刀の刃が鋭利か，ミクロトーム刀の固定や，引き角，逃げ角の調整が良いか，刀台や試料台の滑走が滑らかか，試料がしっかり固定されているか，パラフィンブロックの包埋状態が良いか，室温が高すぎないかなどをチェックする．

a.　室　温

　室温が高いと刃に切片がべったりとついたり，切片にしわがよったりする．室温を下げるか，組織ブロックを冷やす．逆に室温が低すぎると，切片がバラバラになったり，刃の上でくるくると丸まってしまう．室温を上げるか十分息を吹きかけて薄切する．

　息の吹きかけが不十分な場合や，刃の切れ味が鈍ったり油で汚れたりした場合にも切片が刃につくことがある．

b.　パラフィンの浸透不良

　組織ブロックのパラフィンの浸透が悪いと切片が壊れやすくなったり，刃に切片がべったりとつきやすくなる．切片が壊れる場合には包埋をやり直す．

c.　刃のキズ

　刃にキズがあると，切片が割れたり縦にキズがついたりする．刃を新しいものと替えればよいが，組織中に硬いものが含まれている（脱灰不十分や，ペッツなどの金属片の混入）場合には，これを取り除く必要がある．

d.　刃や試料の固定不十分

　刃や試料の固定が不十分だと，切片に横波ができたり，厚い切片と薄い切片が交互に切れたりする．

　滑走路の油の量が多すぎる場合も同様である．組織片が硬い場合には一層しっかり固定しないとうまく薄切できない．滑走面が錆びて不整になっていたり，油が不足している場合にも切片の厚さが不規則になる．また刀台を引く力が均等でない場合にも切片に横波を生じたり厚さの違う切片ができたりする．

薄切法

① ミクロトームを固定した台の上に設置する．
② 機械油を滑走路上に塗る．
③ 刀台と試料台を滑走させて動きを確認する．
④ 組織ブロックを試料台にしっかり固定する．

⑤ 刀台を滑走路の最も遠い端に移動した状態で，ミクロトーム刀を刀台に取りつける．
⑥ ミクロトーム刀の引き角を45°に，逃げ角を5°前後に調整する．
⑦ 刀台を手前にゆっくりと引き寄せミクロトーム刀を試料に近づけた状態で，試料台を上下，左右，前後に動かし，組織片の上面が刀面に平行に近接するように合わせる．
⑧ 試料台を前方に進めるか微動装置のネジを回すかして試料台を少しずつ上げながら，右手で刀台を前後に往復させ，試料表面のパラフィンを少しずつ削り落とす．
⑨ 組織の全面が露出したら，パラフィン屑や切片屑を筆で刀面から払い，微動装置を使って4ミクロン前後の切片を1枚薄切し，組織面が出たことを確認する．
⑩ 良く切れる替え刃に取り替える．
⑪ 刀台を試料台の前方に押しやる．
⑫ 微動装置のハンドルを動かして決められたミクロン数だけ試料台を上げる．
⑬ 組織表面に息を吹きかける．
⑭ 左手になめ紙を持ち紙片の端を濡らしておく．
⑮ 右手でゆっくりと刀台を手前に引き寄せて，なめ紙に切片を付着させながら薄切する（図11①）．
⑯ なめ紙に付着した切片の裏面を水面に向けて水槽に浮かせる（図11③）．
⑰ スライドガラスに検体番号を鉛筆で記入する．
⑱ 左手にスライドガラス，右手に筆を持って，切片を静かにすくう（図11④）．
⑲ スライドガラスをパラフィン伸展器に載せ，切片を十分伸展・乾燥させる．
⑳ はしご状のスライドガラス立てに並べ，恒温槽に移しさらに一晩程度乾燥させる．

F. パラフィン包埋切片の染色法

薄切した切片はほとんど無色透明であるため，光学顕微鏡で観察するためには適当な染色を施す必要がある．

1. 色素と染色性

組織切片の染色に用いられる色素には，植物や動物，鉱物などから抽出された天然色素と，アニリン色素のように人工的に合成された合成色素とがある．これらの色素は細胞や組織構造を染め分け，組織染色に応用されているが，その染色の原理や理論は不明なものが多い．

a. 酸性色素と塩基性色素

色素は大きく酸性色素と塩基性色素とに分けられる．酸性色素の代表はエオジンで，水溶液中で負に荷電しており，アルコールに溶け難く水に溶けやすい．酸性溶液やアルコール溶液中で染色性が増し，細胞質の染色に適している．塩基性色素はヘマトキシリンに代表され，水溶液中で正に荷電しており，アルコールに溶けやすく水に溶け難い性質があり，核染色に用いられる．酸性色素に染色されやすい性質を好酸性，塩基性色素に染色されやすい性質を好塩基性という．ほかに両性色素や無極性色素がある．

b. 進行性染色と退行性染色

染色法には，特定の組織成分だけを染色する進行性染色と，非特異的に染色した後に余分な色素を特定の液で取り除く退行性染色とがある．特定の液で余分な色素を取り除くことを分別という．

c. 媒染染色

アルミニウムやクロム，鉄などの水酸化物の溶液をあらかじめ浸透させておくことできれいな発色をする場合があり，媒染染色と呼ばれる．アルミニウムやクロム，鉄などの溶液を媒染剤という．

d. 異染性

通常は組織を染色すると染色液と同じ色に染色される（正染性）が，ときに異なった色調に染色されることがある．染色液と異なった色調に染色される性質を異染性という．

酸性ムコ多糖類を含む組織をトルイジン青やチオニン，メチレン青，クリスタル紫で染色した際に異染性を示す．

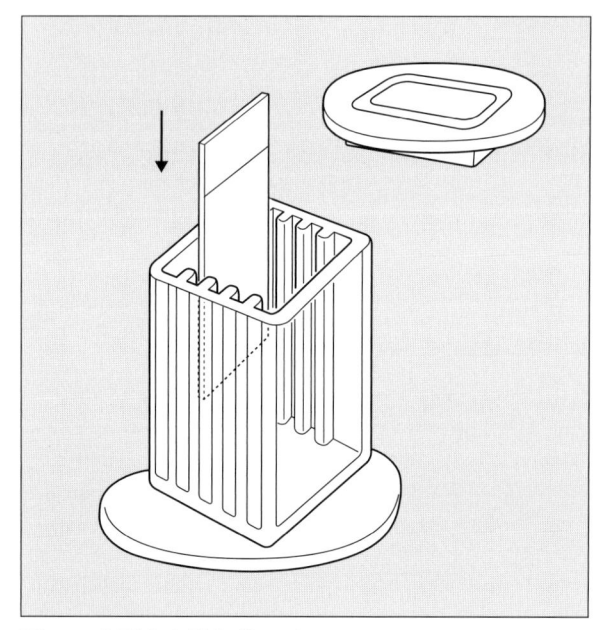

図 13　丸型さん付きドーゼ
鍍銀染色などのように金属製の器具を使用できない場合に使用する．

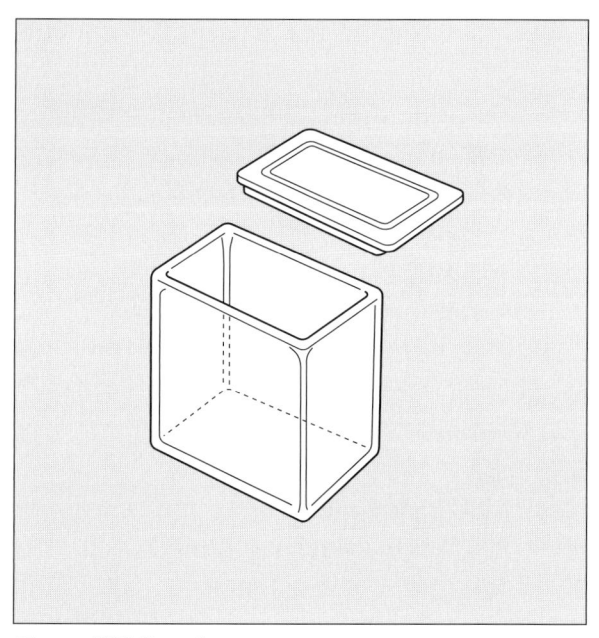

図 14　縦型ドーゼ
金属製の染色カゴにスライドガラスを入れた状態で使用する．

2. 染色器具

組織染色にはドーゼ（染色バット）や染色カゴなどの専用の器具を用いる．

a. ドーゼ（染色バット）

切片を染色する際に，キシロールやアルコール，各種の染色液などを入れるガラス製の容器を染色バットあるいはドーゼという（**図 13, 14**）．脱パラフィン，染色，脱水・透徹の各系列ごとに，使用する順番に液名をラベルしてドーゼ立てに並べておく（**図 15**）．

中に入れた液が蒸発しないように蓋がついている．丸型や横型，縦型などがあり，それぞれ仕切りのついているもの（さん付きドーゼ，図 13）とついていないものとがある．仕切りのついていない縦型ドーゼ（図 14）の容量は 200 ml 前後であるが，スライドガラスを入れた際に切片が十分液に浸る程度の液量（160〜170 ml 前後）を入れて使用する．

b. 染色カゴ

切片を貼りつけたスライドガラスは，特殊な場合を除いて，スリット状になった金属製の染色カゴ（キャリアー）に入れた状態で染色する（**図 16**）．

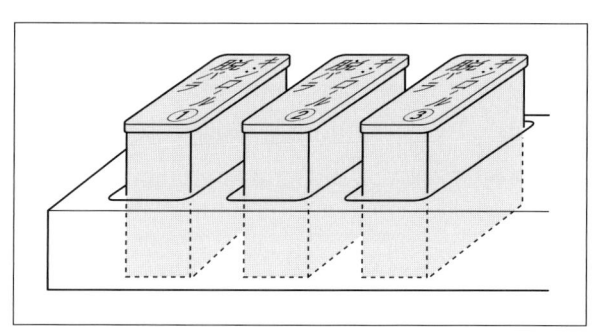

図 15　ドーゼ立て
ドーゼはラベルをつけて使用する順番にドーゼ立てに並べておく．

染色カゴは 15 枚用と 20 枚用が市販されている．鍍銀染色や鉄染色など，金属製の器具を使用できない染色では，さん付きドーゼを使用して染色する．

c. スライドガラスとカバーガラス

切片を貼りつけるスライドガラスは通常 76×26 mm の大きさのものが使用されている．鉛筆で検体番号などを記入できるように片端に 15 mm 幅のフロスト部分がついているものが使いやすい．カバーガラスは 24 mm 幅で 24〜60 mm の種々の長さ

のものがあり，組織片の大きさに合わせて使用する．

3. 染色法の概要

パラフィン切片は，パラフィンを取り除いて水に浸透させた状態にして染色する．染色後は再び水を取り除き，非水溶性の封入剤で封入する．

染色の途中で切片を乾燥させないように注意する．

a. 脱パラフィン

切片をキシロールに浸透させてパラフィンを取り除き，純アルコールから順次濃度の低いアルコールに移すことで水になじませる．流水でアルコールを十分取り除いた後（図17），純水ですすいでから染色液に入れる．

パラフィンの除去が不十分だと染色液の浸透を妨げて染色むらを生じるので，キシロールでパラフィンをよく取り除くことが重要である．パラフィンやキシロールが残っていると，切片をアルコールから水に移したときに組織片が白濁するので，この際にはアルコールからキシロールに戻り，脱パラフィンをやり直す．あらかじめ切片を恒温槽で温めておくと脱パラフィンが速やかに行える．

b. 染 色

各種染色法については後述する．ここでは染色前に行う処理について述べる．

1) ホルマリン色素の除去（46頁参照）

長時間ホルマリン固定された組織の標本ではホルマリン色素の沈着がみられ，顕微鏡観察の妨げになることがある．脱パラフィン後にアルカリ・アルコール液で処理するとホルマリン色素が除去できる．

2) 昇汞の除去

昇汞を含む固定液で固定した組織の標本では，色素に類似した結晶の析出がみられることがある．脱パラフィン後に，固定組織と同様の方法で脱昇汞操作を行うことができる（7頁，脱昇汞参照）．

3) 過ヨウ素酸処理

固定不良や過固定，死後時間の長い剖検材料などでは，ヘマトキシリンの染色性が低下する．固定不良の検体では，0.5%過ヨウ素酸水に10分間ほど浸し，水洗後に染色すると染色性がある程度回復する．

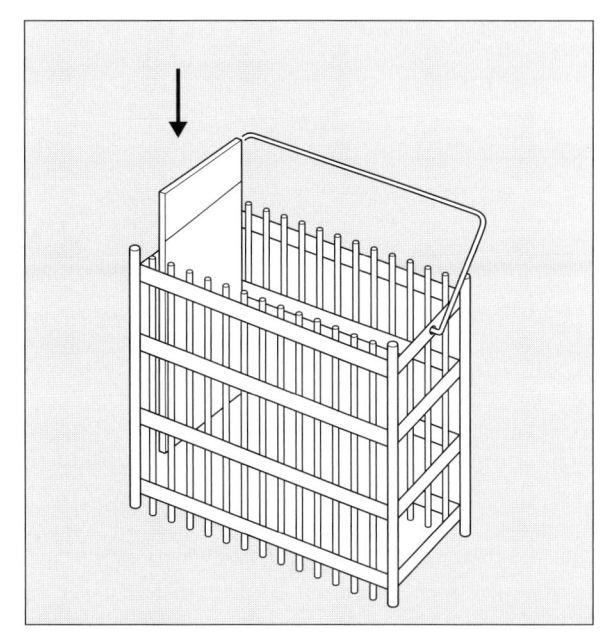

図16 染色カゴ
縦型ドーゼはスライドガラスを染色カゴに入れた状態で使用する．

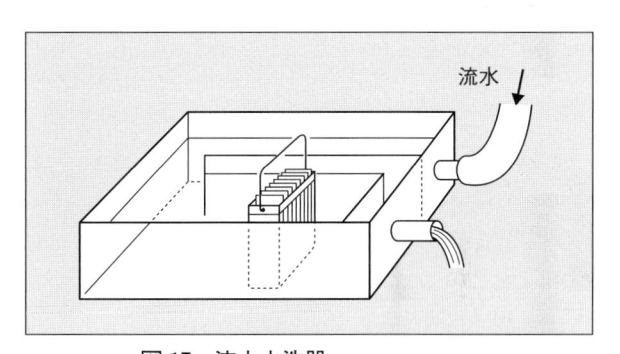

図17 流水水洗器
流水水洗には水洗器を使用する．

c. 脱水・透徹

染色の済んだ切片は，特殊な染色を除いて，アルコールで脱水しキシロールに浸透させて封入する．キシロールに浸透した切片は，十分脱水されている場合には透明になる．この操作を透徹という．

脱水が不完全だと染色した色が時間とともに退色する．脱水が不完全な場合には，アルコールからキシロールに入れた際にキシロールが白濁し，切片も透明にならず白濁する．この際には，アルコールに戻り脱水をやり直す．

d. 封　入

脱水・透徹の済んだ切片は，非水溶性の封入剤で封入する．この際，気泡の入らないように注意する（図 18）．

気泡が入るとカバーガラスが剝がれる原因になる．キシロールからスライドガラスを 1 枚ずつ取り出し，裏面のキシロールを拭き取り，きれいな濾紙などの上に置き，封入剤を適量垂らし，片側からゆっくりと空気を追い出すようにカバーガラスをかけていく．カバーガラスに封入剤を滴下してかけてもよい．カバーガラスの表面を汚すと顕微鏡観察の妨げとなるので注意する．カバーガラスを誤って 2 枚かけないようにする（ニュートンリングを生じて観察し難くなる）．封入を失敗したら，キシロールに入れてやり直す．

染色法
① 脱パラフィン
　　　キシロール(1)（5～10 分）
　　　キシロール(2)（5～10 分）
　　　キシロール(3)（5～10 分）
　　　純アルコール(1)（2～5 分）
　　　純アルコール(2)（2～5 分）
　　　70％ アルコール(1)（2～5 分）
　　　70％ アルコール(2)（2～5 分）
　　　流水水洗
　　　純水ですすぐ．
② 染色
③ 脱水・透徹
　　　純アルコール(1)（2～5 分）
　　　純アルコール(2)（2～5 分）
　　　純アルコール(3)（2～5 分）
　　　キシロール(1)（5～10 分）
　　　キシロール(2)（5～10 分）
　　　キシロール(3)（5～10 分）
④ 封入

4．パラフィン包埋切片を用いた各種染色法

一般染色としての HE 染色と，種々の特殊染色とがある．検索目的に応じた染色法を選び，観察したい構造物の観察に適した染色法を施す必要がある（表 2）．

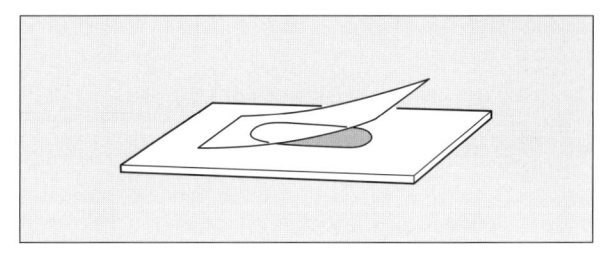

図 18　封入
封入剤を少量滴下し，組織片の片側からゆっくりと気泡が入らないようにカバーガラスをかける．

a． ヘマトキシリン・エオジン hematoxylin-eosin（HE）染色

HE 染色は，光学顕微鏡での形態観察に最も適した染色法であり汎用されているため一般染色とも呼ばれる．ほかの特殊染色を施す際にも同時に HE 染色標本を作成し，比較観察することが重要である（図 21, 33, 41）．

1）ヘマトキシリン

ヘマトキシリンは南米産の樹木から抽出される無色ないし淡褐色の結晶で，水に溶けにくく熱湯やアルコールに溶けやすい．酸化するとヘマテインという物質になり，アルミニウムや鉄などの媒染剤と結合すると染色性を生じる．

酸化剤としてヨウ素酸ナトリウム，媒染剤としてカリウムミョウバンを使用したマイヤーのヘマトキシリンやカラッチのヘマトキシリンがよく使用されている．ハリスのヘマトキシリンは酸化第二水銀を使用しており，染色時間が短くてすむため，以前は細胞診の核染色に使用されていたが，水銀の廃棄に問題があり現在はほとんど使用されていない．ほかにデラフィールドのヘマトキシリンなど酸化剤を加えないで空気中に放置して熟成（酸化）させる方法もある．

ヘマトキシリンは代表的な塩基性色素で，主として核を青紫色～藍色に染色する．マイヤーなどの酸性のヘマトキシリンは核のみを選択的に染色するため進行性染色を行うが，カラッチやハリスなどの中性に近いヘマトキシリンでは核以外に細胞質なども染色されるので退行性染色を行う．マイヤーのヘマトキシリンを進行性ヘマトキシリンと呼び，カラッチやハリスのヘマトキシリンのように分別を必要とするものを退行性ヘマトキシリンと呼ぶ．

表2　染色法一覧（パラフィン包埋切片）

一般染色	
ヘマトキシリン・エオジン染色（HE染色）	核：青紫色　　細胞質・結合組織：桃色
多糖類の染色法	
PAS染色（過ヨウ素酸シッフ反応）	グリコーゲンなどの多糖類：赤紫色
ベストのカルミン染色	グリコーゲンなど：赤色
ラングハンス反応	グリコーゲン：褐色
ムコ多糖類の染色法	
トルイジン青染色	酸性ムコ多糖類：赤紫色（メタクロマジー）
コロイド鉄染色	酸性ムコ多糖類：青色
アルシアン青染色	酸性ムコ多糖類：青色
HID-アルシアン青染色	スルホムチン：黒紫色　　シアロムチン：青色
マイヤーのムチカルミン染色	上皮性粘液：赤色
モリブデン・ヘマトキシリン染色	粘液：青色　　類粘液：紫赤色　　膠原線維：赤色
膠原線維の染色法	
マロリー染色	膠原線維：青色　　筋線維：赤色
アザン染色	膠原線維：青色　　筋線維：赤色　　核：赤色
マッソンのトリクローム染色	膠原線維：青色　　筋線維：赤色　　核：黒色
ワンギーソン染色	膠原線維：赤色　　筋線維：黄色　　核：黒色
弾性線維の染色法	
ワイゲルトの弾性線維染色	弾性線維：黒紫色　　核：赤色
エラスチカ・ワンギーソン染色	弾性線維：黒紫色　　膠原線維：赤色　　筋線維：黄色　　核：黒色
ゴモリのアルデヒド・フクシン染色	弾性線維：紫色　　結合組織：緑色　　HBs抗原：赤紫色
オルセイン染色	弾性線維：褐色　　HBs抗原：褐色
ビクトリア青染色	弾性線維：青色　　HBs抗原：青色
鍍銀法	
渡辺の鍍銀法	細網線維：黒色　　膠原線維：褐色
PAM（過ヨウ素酸メセナミン銀）染色	基底膜・細網線維：黒褐色　　膠原線維：褐色
グロコット染色	真菌：黒色
ボディアン染色	軸索・神経原線維・樹状突起・神経終末：黒褐色
フォンタナ・マッソン染色	メラニン・神経内分泌顆粒：黒色
グリメリウス染色	内分泌細胞顆粒：黒褐色
コッサ反応	カルシウム・銅など：黒褐色
線維素（フィブリン）の染色法	
ワイゲルトの線維素染色	フィブリン・フィブリノイド：青紫色
PTAH（リンタングステン酸ヘマトキシリン）染色	フィブリン・筋線維（横紋）・神経膠線維：青藍色
アミロイドの染色法	
コンゴー赤染色	アミロイド：赤橙色
DFS（ダイレクトファーストスカーレット）染色	アミロイド：橙色
ダイロン染色	アミロイド：橙色
ハイマンのメチル紫染色	アミロイド：赤紫色（メタクロマジー）
チオフラビンT染色	アミロイド：黄色蛍光（蛍光顕微鏡）
核酸の染色法	
フォイルゲン反応	DNA：赤紫色
メチル緑・ピロニン染色	DNA：緑青色　　RNA：赤
神経組織の染色法	
ニッスル染色（クレシル紫）	ニッスル顆粒：紫色
KB（クリューバー・バレラ）染色	ニッスル顆粒：紫色　　髄鞘：青色

表2 つづき

ボディアン染色	軸索・神経原線維・樹状突起・神経終末：黒褐色
ホルツァー染色	神経膠線維：青紫色
PTAH（リンタングステン酸ヘマトキシリン）染色	神経膠線維・フィブリン・筋線維（横紋）：青藍色
組織内病原体の染色法	
グラム染色	グラム陽性菌：濃青色　グラム陰性菌：赤色
レフレルのメチレン青染色	菌：濃青色
チール・ネルゼン染色	結核菌などの抗酸菌：赤色　その他：青色
PAS染色（過ヨウ素酸シッフ反応）	真菌・赤痢アメーバ：赤紫色
グロコット染色	真菌：黒色
ギムザ染色	リケッチア・マラリア原虫・トリパノソーマ：赤紫色
ゴモリのアルデヒド・フクシン染色	HBs抗原：赤紫色　弾性線維：紫色　結合組織：緑色
オルセイン染色	HBs抗原・弾性線維：褐色
ビクトリア青染色	HBs抗原・弾性線維：青色
生体色素・鉄・カルシウムの染色法	
ベルリン青染色	鉄：青色
シュモール反応	リポフスチン・メラニン・セロイド・胆汁色素：暗青色
フォンタナ・マッソン染色	メラニン・神経内分泌顆粒：黒色
コッサ反応	カルシウム・銅など：黒褐色
組織内血液細胞の染色法	
ギムザ染色	核：赤紫色　細胞質：青色　好酸性顆粒：赤色
内分泌細胞の染色法	
ゴモリのアルデヒド・フクシン染色	膵島α細胞：赤色　β細胞：青紫色　弾性線維：紫色
	結合組織：緑色　HBs抗原：赤紫色
フォンタナ・マッソン染色	神経内分泌顆粒・メラニン：黒色
グリメリウス染色	内分泌細胞顆粒：黒褐色

2）エオジン

エオジンは代表的な酸性色素で，アルコールに溶けにくく水によく溶ける．種類がいくつかあるが，エオジンYがよく使われる．pH 3〜4.6の酸性で染色性が強く，中性やアルカリ性では蛍光を発し染色性が弱い．

3）HE染色

ヘマトキシリンで核を青紫色〜藍色に，エオジンで細胞質や大部分の結合組織を淡紅色〜桃色に染色する．赤血球は赤〜赤橙色に染色される（図19, 21, 33, 41, 49）．

① 試薬

マイヤーMayerのヘマトキシリン

ヘマトキシリン	1 g[注1]
純水	1,000 ml
カリウムミョウバン	50 g[注2]
ヨウ素酸ナトリウム	0.2 g
結晶クエン酸	1 g
抱水クロラール	50 g

ヘマトキシリンを純水に加温しながら溶かす．これにヨウ素酸ナトリウムとカリウムミョウバンを加えてよく振って完全に溶かすと青紫色を呈する．さらに結晶クエン酸と抱水クロラールを入れると赤褐色となる．

カラッチCarazziのヘマトキシリン

ヘマトキシリン	1 g[注1]
純水	800 ml
カリウムミョウバン	50 g[注2]
ヨウ素酸ナトリウム	0.2 g
グリセリン	200 ml

ヘマトキシリンを純水に加温溶解し，ヨウ素酸ナトリウムとカリウムミョウバンを加えてよく振って完全に溶かす．酸化防止剤のグリセリンを加えて完成する．

注1：ヘマトキシリンは，少量のアルコールを加えて乳鉢でペースト状にすっておくと溶解しやすい．

注2：カリウムミョウバンは乳鉢ですっておくと溶けやすい．

1％塩酸70％アルコール
1％炭酸リチウム（薄いアンモニア水でもよい）
エオジン；

1％エオジン80％アルコール溶液を原液として保存し，使用時に80％アルコールで3〜4倍に希釈して酢酸を少量滴下して使用液とする．

② 方　法

1. 脱パラフィン，アルコール系列，水洗
2. ヘマトキシリン　5〜10分
3. 塩酸アルコールで分別[注1]
4. 薄いアンモニア水か1％炭酸リチウムで中和
5. 色出し（流水水洗）10分以上[注2]
6. 核の染色性を顕微鏡で確認する
7. エオジン　30秒〜2分
8. アルコールで分別しながら脱水[注3]
9. 透徹・封入

注1：マイヤーのヘマトキシリンでは分別の必要がない．

注2：流水で色出しすると青紫色になる．

注3：エオジンは純アルコール中ではあまり脱色しないので，染色が濃いときは低濃度のアルコールでゆっくり分別する．

染色の途中で切片を乾燥させるとエオジンの色が変色して戻らなくなる．

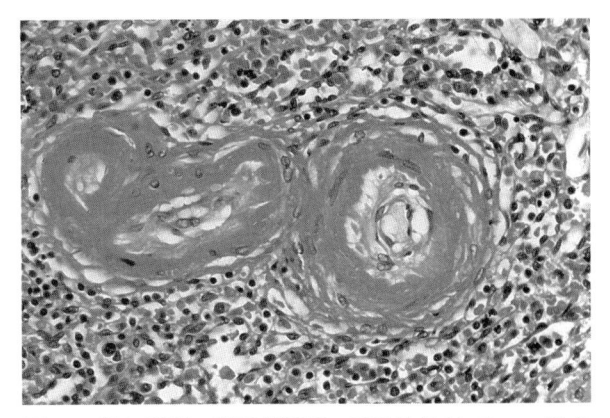

図19　脾細動脈の硝子様肥厚，HE染色（カラー口絵参照）

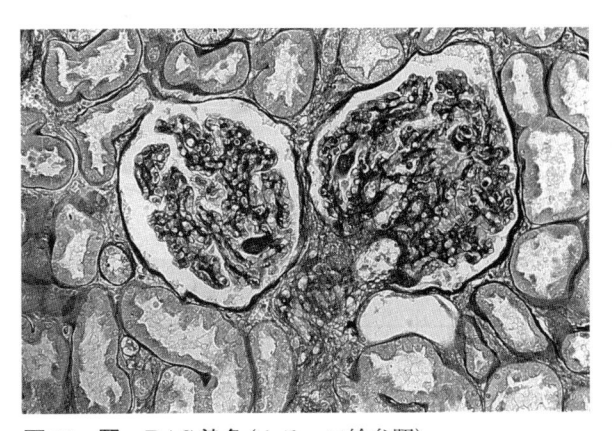

図20　腎，PAS染色（カラー口絵参照）
糸球体メサンギウム，毛細管基底膜，尿細管基底膜がPAS陽性で，赤紫色に染色されている．

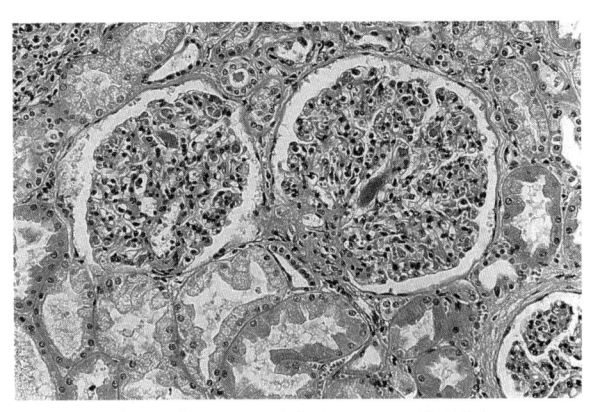

図21　腎，HE染色（カラー口絵参照）

b．多糖類の染色法

多糖類には，グリコーゲンやセルロース，デキストランなどの単純多糖類と，糖蛋白，アミロイド，核酸，糖脂質などの複合多糖類とが含まれる．多糖類は水に溶けやすいので，カルノア液やロスマン液などで固定するとよい．

1) PAS染色（periodic acid Schiff 過ヨウ素酸シッフ反応）

多糖類を過ヨウ素酸で酸化して生じたアルデヒド基にシッフ試薬を作用させて赤紫色に呈色させる．

① 試　薬

シッフ試薬
　　塩基性フクシン　　　1 g
　　純水　　　　　　　　200 ml
　　1 N 塩酸　　　　　　20 ml

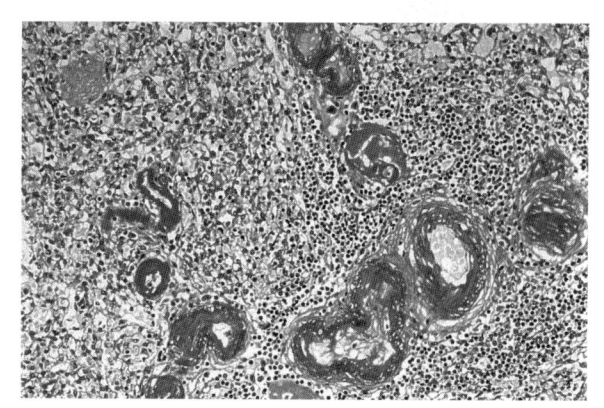

図22 脾細動脈の硝子様肥厚，PAS染色（カラー口絵参照）

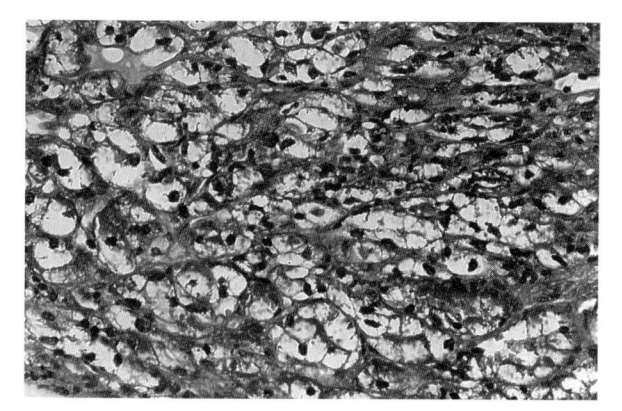

図23 腎淡明細胞癌，PAS染色（カラー口絵参照）
癌細胞内のグリコーゲン顆粒がPAS陽性で，赤紫色に染色されている．

  重亜硫酸ナトリウム 1 g
  活性炭末 0.4 g
 ビーカーに入れ煮沸した純水に，塩基性フクシンを撹拌しながら少しずつ加えて溶かす．完全に溶解したら50℃前後に冷却し，濾過した後に1N塩酸を加える．流水で25℃前後まで冷却し，重亜硫酸ナトリウムを加え撹拌して溶解する．濃い赤紫色となった液を密栓したびんに入れ，冷暗所に保存する．2時間ほどすると退色して麦黄色になる．2～3日後に，活性炭末0.4g入れて撹拌すると無色透明な液が得られる．

 冷蔵庫に保存して3～4ヵ月以内に使用する．赤く着色したものは使用できない．40％ホルマリン10 mlにシッフ試薬2～3滴落とし，直ちに赤紫色になれば使用可能である．着色が遅れたり，深青紫色になったりした場合には使用できない．

0.5％過ヨウ素酸水
重亜硫酸水
  10％重亜硫酸ナトリウム 6 ml
  1 N 塩酸 5 ml
  純水 100 ml
1 N 塩酸
 塩酸83 mlを純水に加えて全量を1,000 mlとする．
マイヤーのヘマトキシリン

② 方 法
 1．脱パラフィン，アルコール系列，水洗
 2．0.5％過ヨウ素酸水 5～10分
 3．純水で水洗 液を替えて2～3回
 4．シッフ試薬 15～30分
 5．重亜硫酸水 液を替えて3回
 6．マイヤーのヘマトキシリン 2～5分
 7．流水水洗（色出し）
 8．脱水・透徹・封入

③ 結 果
 グリコーゲン，中性粘液多糖類，糖蛋白，糖脂質は赤紫～赤色，線維素や膠原線維は桃色に染色される．基底膜，細網線維，赤痢アメーバや真菌なども陽性だが，酸性ムコ多糖類の多くは陰性（図20, 22, 23）．

2）その他のシッフ反応
 過ヨウ素酸の代わりにクロム酸で多糖類を酸化し，生じたアルデヒド基にシッフ試薬を反応させるクロム酸シッフ反応や，塩酸でDNAを酸化して生じたアルデヒド基をシッフ試薬で検出するフォイルゲン反応などがある．真菌を染色するグリドリー染色もクロム酸シッフ反応と同様の機序である．

 クロム酸シッフ反応はPAS染色より感度が低く，膠原線維や細網線維，基底膜，線維素などは染色されない．

3）PAS染色と組み合わされる重染色
 PAS染色をほかの染色法と組み合わせたアルシアン青・PAS染色，ルクソールファスト青・PAS染色，脂肪・PAS染色などの重染色が行われる．

4）ベスト BestのカルミンCarmin染色
 グリコーゲンが顆粒状に赤く染色される．PAS染色と同様に，粘液や線維素，肥満細胞の顆粒，赤痢アメーバ，真菌も赤色に染色される．

① 試　薬

ベストのカルミン液

炭酸カルシウム	1 g
塩化カリウム	5 g
カルミン	2 g
純水	60 ml
アンモニア	20 ml

炭酸カルシウムと塩化カリウム，カルミンを乳鉢でよく混合して純水を加え20〜30分間煮沸し，冷却後暗紫色になった液にアンモニア20 mlを加える．これを原液として，褐色びんに入れて冷蔵庫に保存する．使用時に濾過して，アンモニア30 mlとメチルアルコール30 mlを原液20 mlに加え混合して使用する．

マイヤーのヘマトキシリン

メチルアルコール

② 方　法

1. 脱パラフィン，アルコール系列，水洗
2. マイヤーのヘマトキシリン　2〜5分
3. 色出し
4. ベストのカルミン液　30〜60分
5. メチルアルコールで分別
6. 脱水・透徹・封入

5) ラングハンス Langhans 反応

ヨウ素によるグリコーゲンの検出反応を利用した染色法である．グリコーゲンは褐色に，アミロイドは濃赤褐色に染色される．

① 試　薬

ルゴール液（ヨード・ヨードカリウム液）

ヨード	1 g
ヨードカリウム	2 g
純水	300 ml

② 方　法

1. 脱パラフィン，アルコール系列，水洗
2. ルゴール液5〜10分
3. 水溶性封入剤で封入

6) ジアスターゼ消化試験

PAS反応や，ベストのカルミン染色，ラングハンス反応で陽性となった物質がグリコーゲンであることを証明するためには，唾液やジアスターゼで消化処理をした後に染色を行い，無処理のものと比較して染色性が失われることを確認する（図23, 24）．

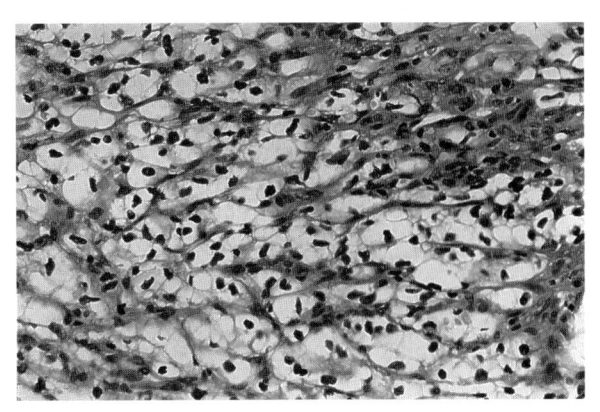

図24　腎淡明細胞癌，ジアスターゼ消化後PAS染色
（カラー口絵参照）

方　法

脱パラフィン後，唾液ないし1％麦芽ジアスターゼ―緩衝液を37℃で60分間前後切片に作用させる．水洗後，無処理の切片とともに，PAS反応や，ベストのカルミン染色，ラングハンス反応などのグリコーゲン染色を行う．

7) セロイジン膜被覆法

パラフィン切片で染色する際に，グリコーゲンや酸性ムコ多糖類の拡散・溶出を防ぐため，切片の表面にセロイジン膜を被覆する方法がある．

方　法

脱パラフィン後，純アルコールに浸透させ，無水アルコール・エーテル等量混合液に0.5％の割合にセロイジンを溶かした液に2分間入れ，乾燥した後に70％アルコールに入れてセロイジンを定着させる．水洗した後，染色に移る．封入の際には無水アルコール・エーテル等量混合液でセロイジンを溶かし，無水アルコールを経てキシロールで透徹し封入する．

c. ムコ多糖類の染色法

ムコ多糖類は，糖蛋白の一種であるムコ蛋白の糖鎖部分を構成する．組織中のムコ多糖類の多くは酸性ムコ多糖類で，間葉性のヒアルロン酸やコンドロイチン硫酸（軟骨基質），ヘパリン（肥満細胞顆粒）などと，上皮性のムコイチン硫酸（粘液）とに分けられる．上皮性のムコ蛋白を粘液と呼び，それ以外の類粘液（ムコイド）と区別する．

1) トルイジン青 toluidine blue 染色

酸性ムコ多糖類のような酸性高分子多糖類は，チオニンやメチレン青，トルイジン青などの塩基性タール色素に対して異染性（メタクロマジー）を示す．

　純アルコールやカルノア液などで固定するとよい．クロム酸を含む固定液は人工的な異染性を示すので使用しない．

① 試　薬

0.05％ トルイジン青溶液
　トルイジン青　　0.1 g
　緩衝液　　　　　200 ml

緩衝液　　　　　　　pH 2.5　　pH 4.1　　pH 7.0
　0.1 M クエン酸　　200 ml　　120 ml　　40 ml
　0.2 M リン酸水素
　　二ナトリウム　　　0　　　　80 ml　　160 ml

② 方　法

1. 脱パラフィン，アルコール系列，水洗
2. 0.05％ トルイジン青溶液(注1)　10〜30分
3. 純アルコールで2回手早く洗う
4. 透徹・封入

注1：pH 4.1 や pH 7.0 の緩衝液で調整した液ではヒアルロン酸，コンドロイチン硫酸，ムコイチン硫酸のすべてが陽性となるが，pH 2.5 ではヒアルロン酸は陰性である（表3）．ヒアルロン酸やコンドロイチン硫酸はアルコール溶液で染色性低下を示す．

③ 結　果

粘液，軟骨基質，肥満細胞顆粒などが赤紫色の異染性を示す．ほかは青色に染色される．

2) コロイド鉄 colloidal iron 染色

酸性ムコ多糖類と鉄イオンとの親和性を利用し，結合したコロイド状態の水酸化第二鉄を検出する．

　クロム酸を含む固定液はコロイド鉄の結合を阻害する．

① 試　薬

酢酸コロイド鉄液
　コロイド鉄原液　　80 ml
　酢酸　　　　　　　20 ml

コロイド鉄原液
　塩化第二鉄 30 g を純水 100 ml に溶解し，グリセリン 40 ml を加える．撹拌しながら 10％ アンモニア水 20 ml を 15 分程度かけて徐々に加える．暗赤褐色のコロイド液ができるので，半透膜に入れて純水中で 72 時間透析する．

フェロシアン化カリウム塩酸混合液
　2％ フェロシアン化カリウム液　　50 ml
　1％ 塩酸　　　　　　　　　　　　50 ml
　使用時に調整する．脱鉄してよく洗浄したさん付きドーゼを使用する．金属製ピンセットは使用しない．

ケルンエヒトロート液
　ケルンエヒトロート　　　　　　0.1 g
　5％ 硫酸アルミニウム水溶液　　100 ml
　乳鉢でよくすって溶解する．

3％ 酢酸液

② 方　法

1. 脱パラフィン，アルコール系列，水洗
2. 3％ 酢酸液に浮かせる　5分
3. 酢酸コロイド鉄液　5〜15分
4. 純水で無色になるまで水洗　5〜6回
5. フェロシアン化カリウム塩酸混合液　20分
6. 純水で水洗　2回
7. ケルンエヒトロート液　5分
8. 流水水洗
9. 脱水・透徹・封入

③ 結　果

上皮性粘液や肥満細胞顆粒は青色に染色される．ヘモジデリンなど3価の鉄イオンも青色に染まる（図25）．

3) アルシアン青 alcian blue 染色

酸性ムコ多糖類のカルボキシル基と硫酸基が反応して青色を呈する．pH 1 以下のときには硫酸基のみと反応する（表3）．

① 試　薬

1％ アルシアン青液（pH 2.6）
　アルシアン青　　1 g

表3　酸性ムコ多糖類の pH による染色性の変化

酸性ムコ多糖類の種類	トルイジン青（メタクロマジー）			アルシアン青	
	pH2.5	pH4.1	pH7.0	pH0.4	pH2.6
コンドロイチン硫酸	+	+	+	+	+
ムコイチン硫酸	+	+	+	+	+
ヒアルロン酸	−	+	+	−	+
ヘパリン	−	+	+	+	+

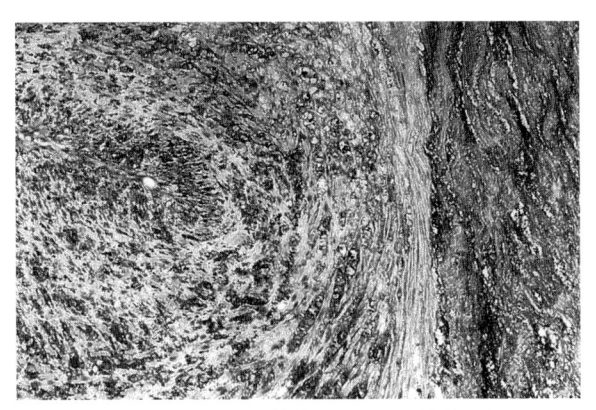

図25 臍帯，コロイド鉄染色(カラー口絵参照)
動脈壁および臍帯基質(ワルトン膠質)の酸性ムコ多糖類が青色に染色されている．

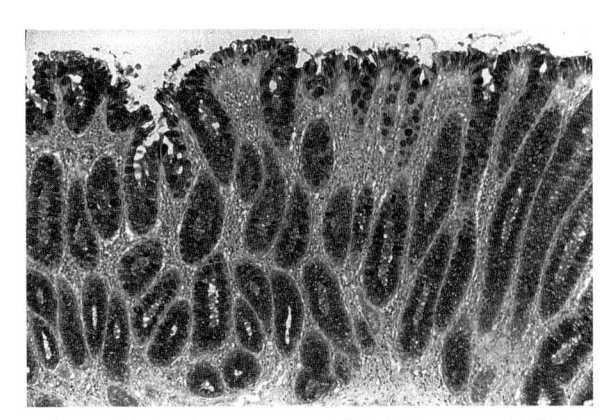

図26 大腸粘膜，アルシアン青染色(カラー口絵参照)
杯細胞の粘液が青色に染色されている．

純水	97 ml
酢酸	3 ml

ケルンエヒトロート液

② 方　法
1. 脱パラフィン，アルコール系列，水洗
2. 1%アルシアン青液　10〜30分
3. 純水で水洗　2〜3回
4. ケルンエヒトロート液　5分
5. 流水水洗
6. 脱水・透徹・封入

③ 結　果

杯細胞中の粘液，肥満細胞顆粒などが青色に染色される(図26)．

4) HID-アルシアン青染色

HID (high iron diamine) が硫酸基をもつ粘液を選択的に染色し，アルシアン青染色を加えることで，スルホムチンを黒紫色に，シアロムチンを青色に染め分ける．

5) コンカナバリン concanavalin A(ConA)染色

コンカナバリンAがマンノースやブドウ糖に特異的に結合することを利用した染色法である．

6) マイヤーのムチカルミン mucicarmine 染色

中性ムコ多糖類である上皮性粘液を選択的に赤く染色する．酸性ムコ多糖類は淡赤色か染色されない．

① 試　薬

ムチカルミン液

カルミン	1 g
塩化アルミニウム	0.5 g
純水	4 ml
50%アルコール	100 ml

磁性皿にカルミン，塩化アルミニウムと純水を入れ，ガラス棒で混ぜながら2〜3分間加熱する．赤紅色から暗赤色に変わったら火を止め，50%アルコールを加えて溶解し，24時間後に濾過して冷蔵庫に保存する．使用時に純水で10倍に希釈する．

② 方　法
1. 脱パラフィン，アルコール系列，水洗
2. ヘマトキシリンで核染色・色出し
3. ムチカルミン液　5〜10分
4. 軽く水洗
5. 脱水・透徹・封入

7) モリブデン・ヘマトキシリン molybdic hematoxylin 染色

粘液(ムチン)を青色，類粘液(ムコイド)を紫赤色に染め分ける．膠原線維は赤色を呈する．

8) ヒアルロニダーゼ消化試験

ヒアルロニダーゼで切片を処理した後にアルシアン青染色やトルイジン青染色を行い，未処理の切片と比較する．ヒアルロン酸やコンドロイチン硫酸A，Cは消化されるが，コンドロイチン硫酸Bやヘパリン，上皮性粘液は消化されずに残り，区別される．

d. 膠原線維の染色法

結合組織の主たる成分が膠原線維である．昇汞を

含むヘリーやツェンカーの固定液が染色に適する．
表4に膠原線維の各種染色法を示す．

1) マロリー Mallory 染色

アニリン青で膠原線維を青色に，酸性フクシンで筋線維を赤色に染め分ける染色法で，組織を24～48時間かけてクロム化した後に染色する．

2) アザン Azan 染色

マロリー染色を改良したもので，酸性フクシンの替わりにアゾカルミンGを使用し，クロム化を省いている．アゾカルミンGとアニリン青を使用しているのでアザン染色という．

① 試　薬

媒染剤
 10%重クロム酸カリウム　50 ml
 10%トリクロル酢酸　　　50 ml

アゾカルミンG液
 アゾカルミンG　0.2 g
 純水　　　　　100 ml
 酢酸　　　　　1 ml

0.1%アニリン・アルコール液
 95%エタノール　100 ml
 アニリン　　　　0.1 ml

1%酢酸アルコール
 95%エタノール　100 ml
 酢酸　　　　　1 ml

5%リンタングステン酸

アニリン青・オレンジG液
 アニリン青　0.5 g
 純水　　　　100 ml
 オレンジG　2 g
 酢酸　　　　8 ml[注1]

煮沸溶解した後冷却し濾過して原液とする．使用時に純水で2～3倍に希釈する．

注1：マロリー原法ではシュウ酸．

② 方　法

1. 脱パラフィン，アルコール系列，水洗
2. 媒染剤　10～30分[注1]
3. 流水水洗　5分
4. アゾカルミンG液　56℃の恒温槽　30～60分
5. 純水で軽く水洗
6. 0.1%アニリン・アルコール液で手早く分別
7. 1%酢酸アルコールに数回出し入れ
8. 流水で軽く水洗
9. 5%リンタングステン酸　1～3時間
10. 純水で軽く水洗
11. アニリン青・オレンジG液　1～3時間
12. 純アルコールで分別・脱水
13. 透徹・封入

注1：ヘリー液やツェンカー液で固定したものは媒染不要．媒染が長すぎるとアニリン青の染色性が悪くなる．

③ 結　果

膠原線維は濃青色に，細網線維や基底膜，硝子様物質，粘液は青色，核は濃赤色，筋線維や細胞質，硝子滴，線維素は赤～淡赤色に染まる．

3) マッソン Masson のトリクローム trichrome 染色

マロリー染色に鉄ヘマトキシリンを組み合わせたもので，核を鉄ヘマトキシリンで黒く，細胞質を酸性フクシンで赤く，膠原線維をアニリン青で青く，3色に染め分けるのでトリクローム染色という．

① 試　薬

媒染剤
 10%重クロム酸カリウム　50 ml
 10%トリクロル酢酸　　　50 ml

ワイゲルトの鉄ヘマトキシリン
 第1液
  ヘマトキシリン　1 g
  純エタノール　　100 ml
 第2液
  塩化第二鉄（$FeCl_3 \cdot 6H_2O$）　2 g
  蒸留水　　　　99 ml
  25%塩酸　　　1 ml
使用時に第1液と第2液とを等量混合．

0.5%塩酸アルコール

2.5%リンタングステン酸水溶液

表4　膠原線維の染色法

染色法	膠原線維	核	筋線維（細胞質）
アザン染色	青色	赤色	赤色
マッソン・トリクローム染色	青色	黒色	赤色
ワンギーソン染色	赤色	黒色	黄色

ポンソー・キシリジン・酸フクシン液
 ポンソー・キシリジン 0.12 g
 酸フクシン 0.04 g
 アゾフロキシン 0.02 g
 純水 100 ml
 酢酸 0.2 ml
1% 酢酸水
アニリン青
 アニリン青 0.4 g
 純水 100 ml
 酢酸 8 ml
湯煎で20～30分間煮立て冷却後濾過．

② 方　法
1．脱パラフィン，アルコール系列，水洗
2．媒染剤　10～30分[注1]
3．流水水洗　5分
4．ワイゲルトの鉄ヘマトキシリン　10分
5．0.5% 塩酸アルコールで分別
6．流水水洗　5分
7．2.5% リンタングステン酸　1分以内
8．純水で軽く水洗
9．ポンソー・キシリジン・酸フクシン　20～30分
10．1% 酢酸水　2回
11．2.5% リンタングステン酸　10分
12．1% 酢酸水　2回
13．アニリン青　3分以上[注2]
14．1% 酢酸水で軽く分別　2回
15．純アルコールで脱水・透徹・封入[注3]

注1：ヘリー液やツェンカー液で固定したものは媒染不要．媒染が長すぎるとアニリン青の染色性が悪くなる．

注2：ゴールドナーの変法ではライト緑を使う．

注3：イソプロピルアルコールで脱水すると色落ちが少ない．

③ 結　果
膠原線維や細網線維，基底膜，硝子様物質，粘液は青色，核は黒紫色，筋線維や細胞質，硝子滴，線維素は赤～淡赤色に染まる（図27～29）．

4) ワンギーソン van Gieson 染色
膠原線維を酸性フクシンで赤色に，筋線維をピクリン酸で黄色に染め分ける．核はワイゲルトの鉄ヘマトキシリンで黒色に染める．

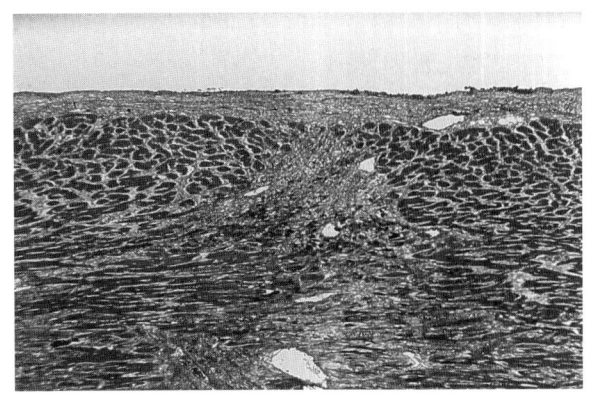

図27　陳旧性心筋梗塞巣，マッソンのトリクローム染色（カラー口絵参照）
膠原線維が青色に，筋線維が赤色に染色されている．

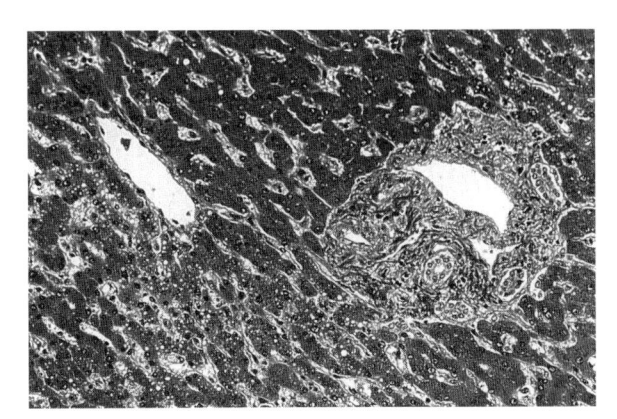

図28　肝，マッソンのトリクローム染色（カラー口絵参照）
グリソン鞘の膠原線維が青色に染色されている．

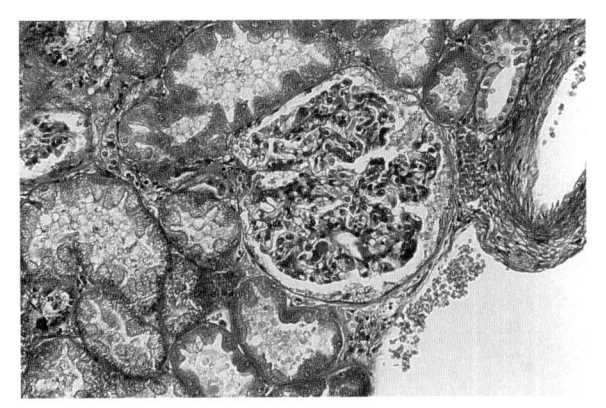

図29　腎，マッソンのトリクローム染色（カラー口絵参照）

e. 弾性線維の染色法

弾性線維は動脈や腱，皮膚などの伸展性に富む組織にみられ，エラスチンという蛋白より成る．

1) ワイゲルト Weigert の弾性線維染色

弾性線維をワイゲルトのレゾルシン・フクシンで黒紫色〜黒色に染色する．核や細胞質などその他の組織はケルンエヒトロートで赤く染色する．

2) エラスチカ・ワンギーソン Elastica van Gieson (EVG) 染色

ワンギーソン染色にワイゲルトのレゾルシン・フクシンを組み合わせた染色法である．

① 試 薬

ワイゲルトのレゾルシン・フクシン液

 塩基性フクシン　　　　2 g
 レゾルシン　　　　　　5 g
 純水　　　　　　　　200 ml
 29% 塩化第二鉄水溶液　25 ml

乳鉢で塩基性フクシンとレゾルシンをよくすりつぶし，純水を加えて磁性皿に移し，弱火で温めながらガラス棒でよく混ぜる．次第に火を強め，30分ほど沸騰させる．塩化第二鉄水溶液を少しずつ加えて5分間沸騰させた後，室温に放置して冷やす．濾過した沈殿物を乾燥させて保存する．この色素顆粒0.2gを乳鉢ですりつぶしながら2%塩酸・純アルコール20mlに溶解し，さらに1%塩酸・70%アルコールで5〜10倍に希釈して使用する．

ワイゲルトの鉄ヘマトキシリン

ワンギーソンの液

 ピクリン酸飽和水溶液　　　100 ml
 1% 酸性フクシン水溶液　　 15 ml

② 方 法

1. 脱パラフィン
2. 純アルコール
3. 70% アルコール
4. レゾルシン・フクシン液　30分以上[注1]
5. 純アルコールで分別　3回
6. 流水水洗　2分
7. ワイゲルトの鉄ヘマトキシリン　5分
8. 流水水洗　10分
9. ワンギーソン液　2〜5分
10. 70%アルコールで手早く分別　3回
11. 純アルコールで脱水・透徹・封入

注1：染色液によって時間を調節する．

③ 結 果

弾性線維は黒紫色〜黒色，膠原線維は赤色，筋線維や細胞質は黄色に，核は黒褐色に染色される（図30〜32）．

3) ゴモリ Gomori のアルデヒド・フクシン aldehyde fuchsin 染色

弾性線維を紫色に染色する．下垂体のβ細胞や膵島のβ細胞，メラニン色素，神経分泌物，HBs抗原，特定の粘液や硝子様物質も染色される．

① 試 薬

過マンガン酸カリウム・硫酸液

 0.3% 過マンガン酸カリウム水溶液　100 ml
 硫酸　　　　　　　　　　　　　　 0.3 ml

5% 重亜硫酸ナトリウム水溶液

アルデヒド・フクシン液

 塩基性フクシン　　0.5 g
 70% アルコール　　100 ml
 塩酸　　　　　　　1 ml
 パラアルデヒド　　1 ml

乳鉢の中ですりつぶしながら塩基性フクシンを70%アルコールによく溶解し，塩酸，パラアルデヒドの順に加える．褐色びんに入れて密栓をして3日間放置した後に使用する．

ポンソー・キシリジン・酸フクシン液

 ポンソー・キシリジン　0.5 g
 酸性フクシン　　　　　0.2 g
 オレンジG　　　　　　0.2 g
 0.5% 酢酸水　　　　　100 ml

0.5% 酢酸水

3% リンタングステン酸液

ライト緑液

 ライト緑SF　　2 g
 0.5% 酢酸水　 100 ml

② 方 法

1. 脱パラフィン，アルコール系列，水洗
2. 過マンガン酸カリウム・硫酸液　1分
3. 純水で静かに水洗　2回
4. 5% 重亜硫酸ナトリウム水溶液　1分
5. 流水水洗
6. アルデヒド・フクシン液　20〜30分
7. 70% アルコールで分別　2回
8. 流水水洗　3分
9. ポンソー・キシリジン・酸フクシン液　15分

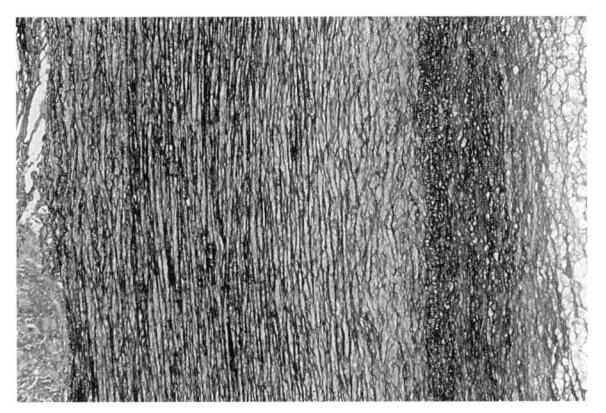

図30 大動脈，エラスチカ・ワンギーソン染色（カラー口絵参照）
弾性線維が黒色に染色されている．

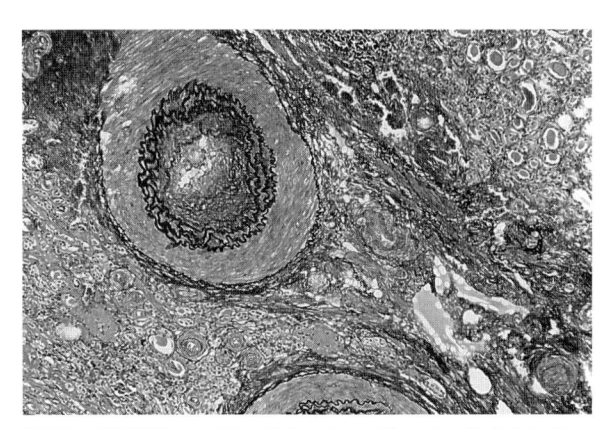

図31 透析腎，エラスチカ・ワンギーソン染色（カラー口絵参照）
内膜の肥厚した動脈の内弾性板が黒色に，平滑筋線維が黄色に染色されている．

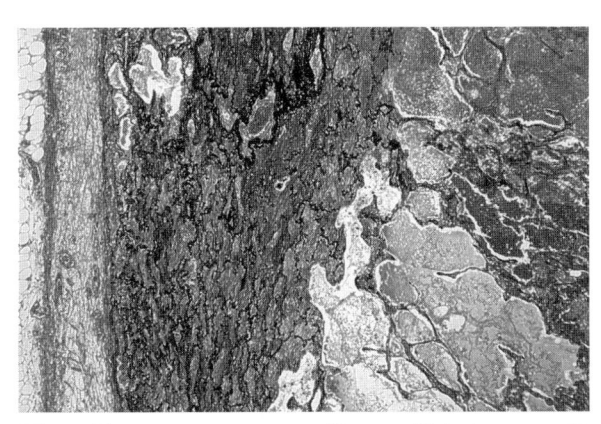

図32 肺，エラスチカ・ワンギーソン染色（カラー口絵参照）
虚脱して線維化した肺組織の肺胞壁の弾性線維が黒色に，膠原線維が赤色に染色されている．

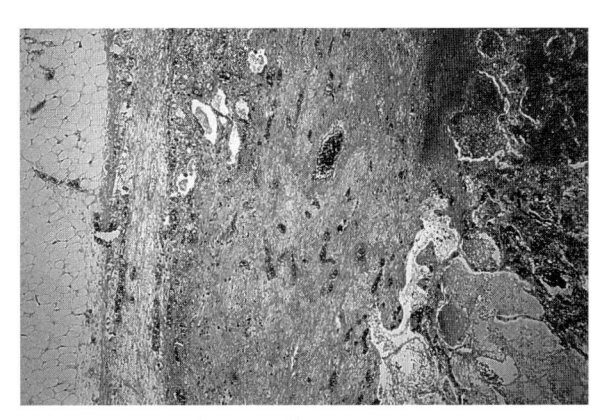

図33 肺，HE染色（カラー口絵参照）

10. 0.5%酢酸水で洗う
11. 3%リンタングステン酸液　1分
12. 0.5%酢酸水で洗う
13. ライト緑液　5分
14. 0.5%酢酸水で洗う
15. 純水　2回
16. 純アルコールで脱水・透徹・封入

③ 結　果

弾性線維は紫色，結合組織は緑色，膵島 β 細胞は青紫色，α 細胞は赤色，HBs抗原は赤紫色に染まる．

4) オルセイン orcein 染色

弾性線維と HBs 抗原が赤褐色に染色される．

① 試　薬

酸化液
　過マンガン酸カリウム　　0.15 g
　硫酸　　　　　　　　　　0.15 ml
　純水　　　　　　　　　　100 ml

還元液
　3%重亜硫酸ナトリウム水溶液
　または3%シュウ酸水溶液

オルセイン液
　オルセイン　　　　1 g
　塩酸　　　　　　　1 ml
　70%アルコール　　100 ml

マイヤーのヘマトキシリン液

② 方　法
1. 脱パラフィン，アルコール系列，水洗
2. 酸化液　2〜5分[注1]
3. 還元液　1分[注2]
4. 流水水洗
5. オルセイン液　10分〜4時間[注3]
6. 70％ないし純アルコールで分別　2〜3回
7. 流水水洗
8. ヘマトキシリン　5分
9. 流水水洗
10. 脱水・透徹・封入

注1：切片が茶褐色になるまで十分酸化する．
注2：切片が脱色されればよい．
注3：検鏡して弾性線維の染色性を確認する．

5）ビクトリア青 Victoria blue 染色

弾性線維とHBs抗原が青色に染色される（図34）．

① 試　薬

酸化液
　　過マンガン酸カリウム　　0.15 g
　　硫酸　　　　　　　　　　0.15 ml
　　純水　　　　　　　　　　100 ml

還元液
　　3％重亜硫酸ナトリウム水溶液
　　または3％シュウ酸水溶液

ビクトリア青液
　　ビクトリア青　　2 g
　　レゾルシン　　　4 g
　　デキストリン　　0.5 g
　　純水　　　　　　200 ml

混合液を徐々に加温し沸騰させる．これに煮沸した29％塩化第二鉄水溶液25 mlを加え，3分間煮沸し冷却後に濾過する．残渣を濾紙とともに恒温槽で乾燥し，70％アルコール400 mlに溶解して塩酸4 mlと石炭酸（フェノール）6 gを加え，2週間熟成させて使用する．

ケルンエヒトロート液
　　ケルンエヒトロート　　　　0.1 g
　　5％硫酸アルミニウム水溶液　100 ml

② 方　法
1. 脱パラフィン，アルコール系列，水洗
2. 酸化液　2〜5分[注1]
3. 還元液　1分[注2]

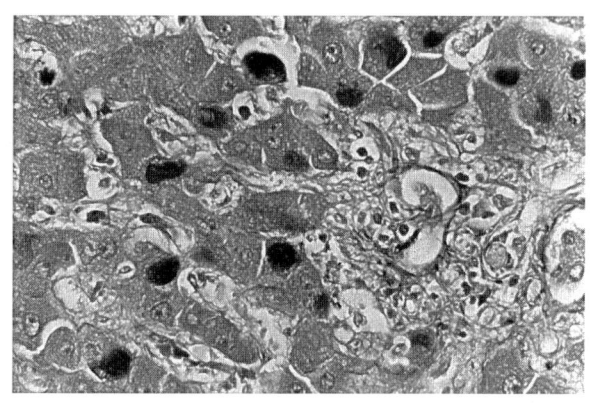

図34　B型ウイルス性肝炎，ビクトリア青染色（カラー口絵参照）
肝細胞内のHBs抗原と，グリソン鞘の弾性線維が青色に染色されている．

4. 流水水洗
5. 70％アルコール　2〜3分
6. ビクトリア青液　24時間[注3]
7. 70％アルコールで分別　2〜3回
8. 流水水洗
9. ケルンエヒトロート液　5分
10. 流水水洗
11. 脱水・透徹・封入

注1：切片が茶褐色になるまで十分酸化する．
注2：切片が脱色されればよい．
注3：検鏡して弾性線維の染色性を確認する．

f．鍍銀法

ビルショウスキーによって考案された神経原線維と軸索の染色法を応用した，ジアミン銀錯体との親和性を利用して細網線維を染色する方法を鍍銀法という．鍍銀法は種々の染色法に応用されている（表5）．

あらかじめ塩酸などで脱鉄してよく洗浄したさん付きドーゼを使用する．光で銀が沈着するので銀液を入れた容器は遮光する．銀液に金属製のピンセットや染色カゴを浸けないようにする．銀液は微量の塩素イオンと反応して塩化銀の白色沈殿を生じるので調整には超純水を使用する．銀液は放置すると雷銀を生じて爆発する危険があるので，使用時に作成し，使用後の廃液は塩酸を加えて塩化物として回収する．

表5 鍍銀法

染色法	銀液	染色目的
渡辺の鍍銀法	アンモニア銀	細網線維
PAM染色	メセナミン銀	腎糸球体の基底膜
グロコット染色	メセナミン銀	真菌
ボディアン染色	プロテイン銀	軸索，神経原線維，神経終末
フォンタナ・マッソン染色	アンモニア銀	メラニン，神経内分泌細胞
グリメリウス染色	硝酸銀	内分泌細胞
コッサ反応	硝酸銀	カルシウム

1) 渡辺の鍍銀法

細網線維を染色する．細網線維は膠原線維，弾性線維とともに結合組織を構成している線維の一種である．肝，腎，脾，リンパ組織などにみられる細い線維で，網目状の構造をしている．格子線維とも呼ばれる．凍結切片を使用する方法や，パラフィンの遊離切片を用いるパップ法などがあるが，貼りつけ切片を用いた渡辺法が広く行われている．

① 原 理

過マンガン酸カリウムなどで組織を酸化して，細網線維を膨化し銀粒子の沈着性を増大する．鉄ミョウバンなどの金属塩は組織との複合体を形成し銀への選択性を増加させる．ジアミン銀錯体（Ag(NH_3)$_2^+$）を嗜銀性の組織に付着させ，ホルマリンなどで還元して金属銀として沈着させる．塩化金により金属銀を金属金に還元させると安定性が増し，また，色調を整えコントラストが増す効果がある．最後にチオ硫酸ナトリウムで未反応銀を除去し定着する．

② 試 薬

0.5％過マンガン酸カリウム水溶液
2％シュウ酸水溶液
2％鉄ミョウバン水溶液
アンモニア銀
　10％硝酸銀水溶液　　　10 ml
　40％水酸化ナトリウム
　アンモニア（28％）
　超純水　　　　　　　　90 ml

10％硝酸銀水溶液10 ml に40％水酸化ナトリウムを駒込ピペットで11滴ほど滴下して黒褐色の沈殿を作る．よく振盪しながらアンモニアを滴下し沈殿を溶解する．沈殿顆粒が微量に残る状態でやめ，超純水を加えて全量を100 ml とする．沈殿が完全に消失してしまったら始めから作り直す．Naoumenko・Feign法では8％硝酸アンモニウム水溶液7 ml，4％水酸化ナトリウム水溶液8 ml，10％硝酸銀水溶液4 ml，超純水35 ml を順に混合する．

ホルマリン鉄ミョウバン（還元液）
　ホルマリン原液　　　　1 ml
　2％鉄ミョウバン　　　 2 ml
　純水　　　　　　　　　97 ml

0.2％塩化金水溶液

塩化金は1g入りガラスアンプルで市販されている．アンプルをよく洗って，ガラスカッターでキズを付けてから試薬びんの中に入れ，熱したガラス棒を付けるなどしてアンプルを割る．その中に100 ml の純水を入れて溶解すると1％塩化金水溶液となる．これを希釈して使用する．

1％チオ硫酸ナトリウム水溶液（ハイポ）

③ 方 法

1. 脱パラフィン，アルコール系列，水洗
2. 純水で水洗
3. 0.5％過マンガン酸カリウム液　3～5分[注1]
4. 流水水洗後，純水で水洗
5. 2％シュウ酸水溶液　2分[注2]
6. 流水水洗後，純水で水洗
7. 2％鉄ミョウバン水溶液　1分以内
8. 流水水洗後，超純水で水洗
9. アンモニア銀液　3～15分
10. 純アルコールで手早く洗う
11. ホルマリン鉄ミョウバン（還元液）　1分以上
12. 流水水洗後，純水で水洗
13. 0.2％塩化金液　10分～1晩
14. 純水で軽く洗う

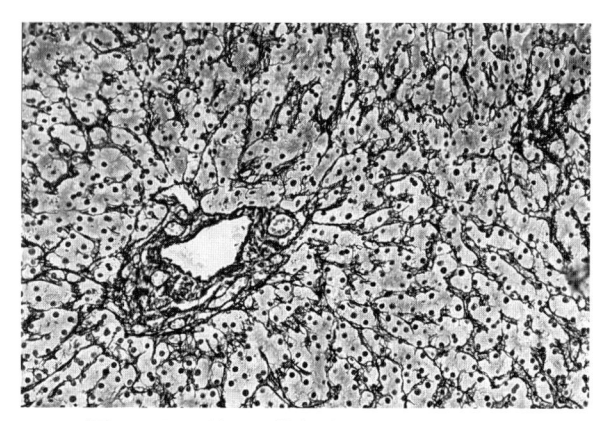

図35 肝，渡辺の鍍銀法（カラー口絵参照）
細網線維が黒色に染色されている．

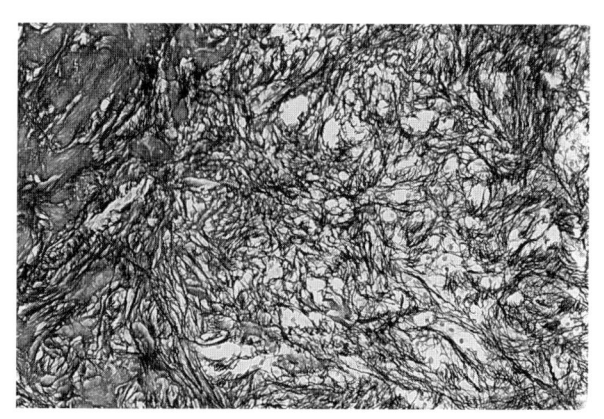

図36 線維化巣，渡辺の鍍銀法（カラー口絵参照）
膠原線維は赤紫色〜褐色に，細網線維は黒色に染色されている．

15. 2％シュウ酸水溶液　2〜5分
16. 流水水洗後，純水で水洗
17. 1％チオ硫酸ナトリウム液（ハイポ）　5分
18. 流水水洗
19. 脱水・透徹・封入[注3]

注1：臓器の種類などによって酸化時間を調節する．
注2：切片が白色に脱色されるまで浸す．
注3：キシロール中に長時間放置すると銀が溶出する．

④ 結　果

細網線維は黒色，膠原線維は赤紫色〜褐色，核は黒色〜えんじ色，細胞質は薄紫色に染色される（図35, 36）．

2）PAM（periodic acid-methenamine-silver 過ヨウ素酸メセナミン銀）染色

一般の鍍銀法では染色されない微細な線維を染め出し，腎糸球体の基底膜や毛細血管などを明瞭に染色する．切片は2〜3ミクロン程度の薄いものがきれいに染色される．ジョーンズの原法を改良した矢島の変法がよく行われる．

① 原　理

過ヨウ素酸で酸化することにより多糖類の隣接するグリコール基を開裂してアルデヒド基を形成し，銀鏡反応によりメセナミン銀錯塩が結合する．PAS反応と基本原理は同じで，シッフ試薬の代わりにメセナミン銀を使用している．

② 試　薬

1％過ヨウ素酸水溶液
メセナミン銀液
　3％メセナミン水溶液　　　　　50 ml
　5％硝酸銀水溶液　　　　　　　5 ml
　超純水　　　　　　　　　　　40 ml
　5％ホウ砂（ホウ酸ナトリウム）　5 ml

3％メセナミン（ヘキサメチレンテトラミン）水溶液に5％硝酸銀水溶液を加えると白濁し，振盪すると透明になる．このとき混濁したものは使用できないので作り直す．使用直前に超純水とホウ砂を加える．ホウ砂は37℃で加温溶解しておく．各溶液を作る水は超純水を用いる．長時間汲み置きした水は使用しない．

4％中性ホルマリン
0.2％塩化金水溶液
ジョーンズの補強液
　2％シュウ酸水溶液　　100 ml
　ホルマリン原液　　　　1 ml
5％チオ硫酸ナトリウム水溶液

③ 方　法

1. 脱パラフィン，アルコール系列，水洗
2. 純水で水洗
3. 1％過ヨウ素酸水溶液　10分
4. 流水水洗後，超純水で水洗
5. メセナミン銀液　60℃で60〜90分[注1]
6. 純水で水洗　2回
7. 4％中性ホルマリン　2〜3秒

8. 純水で水洗　3回
9. 0.2％塩化金水溶液　5分
10. 流水水洗後，純水で水洗
11. ジョーンズの補強液　2～3分
12. 流水水洗後，純水で水洗
13. 5％チオ硫酸ナトリウム水溶液　2分
14. 流水水洗
15. 後染色（HE染色あるいはマッソン・トリクローム染色，アザン染色など）
16. 脱水・透徹・封入

注1：メセナミン銀液は60℃前後に加温しておく．長く放置すると容器の内面に銀鏡反応を起こす．

④ 結　果

基底膜，細網線維は黒褐色，膠原線維は褐色，赤血球は赤色，PAS染色で陽性となる物質は，PAM染色で淡紅色に染色される（図37）．

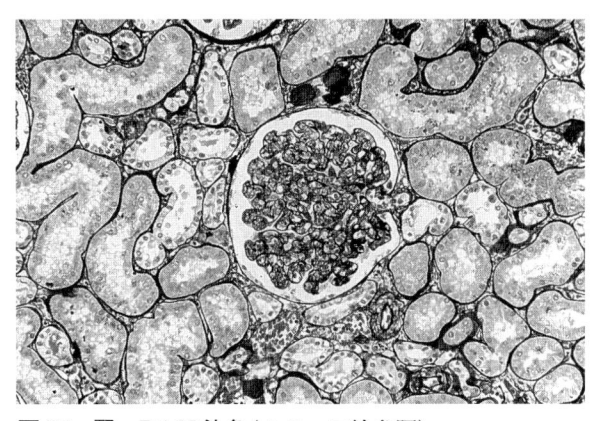

図37　腎，PAM染色（カラー口絵参照）
糸球体毛細血管基底膜と尿細管基底膜が黒色に染色されている．

3) グロコットGrocott染色

真菌の染色に最適な方法．クロム酸で酸化して生じたアルデヒド基にメセナミン銀を反応させる．

① 試　薬

5％無水クロム酸（三酸化クロム）水溶液
1％重亜硫酸ナトリウム水溶液
メセナミン銀液
　3％メセナミン水溶液　　100 ml
　5％硝酸銀水溶液　　　　5 ml
　混合・溶解してメセナミン銀原液とする．
　メセナミン銀原液　　　　25 ml
　超純水　　　　　　　　　25 ml
　5％ホウ砂水溶液　　　　2 ml
　使用時に混合する．
0.1％塩化金水溶液
2％チオ硫酸ナトリウム水溶液
ライト緑液
　ライト緑SF　　　0.2 g
　0.2％酢酸水　　　100 ml
　混合し原液として保存．純水で5倍に希釈して使用．

② 方　法

1. 脱パラフィン，アルコール系列，水洗
2. 5％無水クロム酸液　45～60分[注1]
3. 軽く水洗
4. 1％重亜硫酸ナトリウム液　1分[注2]
5. 流水水洗　5～10分
6. 超純水で水洗　3～4回
7. メセナミン銀液　60℃で60～90分[注3]
8. 純水で水洗　5～6回
9. 0.1％塩化金水溶液　2～5分
10. 純水で水洗　1回
11. 2％チオ硫酸ナトリウム水溶液　2～3分
12. 流水水洗　5分
13. ライト緑液　30～60秒
14. 流水水洗　1分
15. 脱水・透徹・封入

注1：切片が淡黄色になるまで浸す．
注2：切片が白色になる．
注3：メセナミン銀液を60℃恒温槽内に入れ，液温が40℃になったら切片を入れる．過染しないようにときどき検鏡する．

③ 結　果

真菌の菌壁が黒色～黒褐色に染色される（図38）．

4) ボディアンBodian染色

軸索や神経原線維，樹状突起，神経終末を黒色～黒褐色に染色する（図39）．

① 試　薬

1％重クロム酸カリウム水溶液
プロテイン銀溶液
　プロテイン銀　　1 g
　超純水　　　　　100 ml
　銅片　　　　　　4～6 g
　超純水にプロテイン銀を水面に浮かべるようにそっと載せる．30分～1時間室温に放置して自然に溶

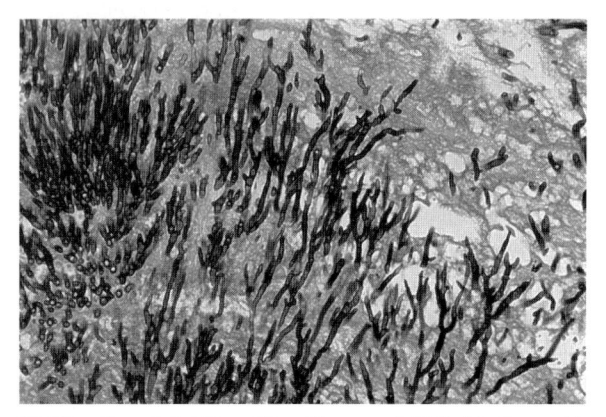

図38 アスペルギルス症，グロコット染色（カラー口絵参照）
菌糸の壁が黒色に染色されている．

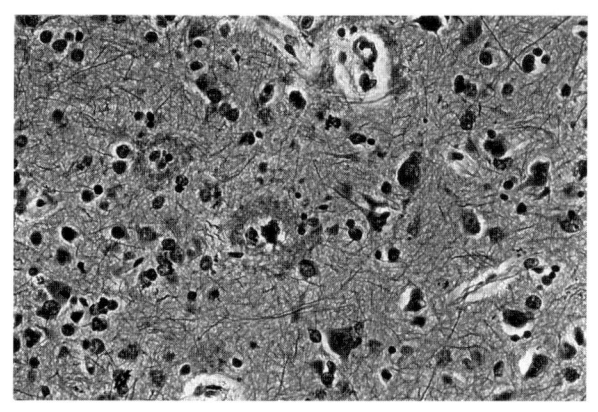

図39 大脳，ボディアン染色（カラー口絵参照）
神経原線維，軸索，樹状突起，老人斑が黒色に染色されている．

解させ，冷暗所に保存しておく．ドーゼに移して銅片を底に入れ，使用液とする．100 ml でスライドガラス 10 枚程度染色できる．繰り返しの使用は不可．

還元液

ハイドロキノン	1 g
無水硫酸ナトリウム	4 g
純水	100 ml

使用時に調整し，2～3時間室温に放置した後使用する．

0.5% 塩化金水溶液
2% シュウ酸水溶液
5% チオ硫酸ナトリウム水溶液

② 方　法
1. 脱パラフィン，アルコール系列，水洗
2. 純水で水洗
3. 1% 重クロム酸カリウム液　50～60 分
4. 流水水洗　5 分
5. 超純水で水洗　3 回
6. プロテイン銀溶液　37℃ で 18～30 時間
7. 純水で水洗　3 回で計 45～90 秒[注1]
8. 還元液　10 分[注2]
9. 純水で水洗　3 回で計 60 秒[注3]
10. 0.5% 塩化金水溶液　50 分以内[注4]
11. 純水で水洗　3 回で計 60 秒
12. 2% シュウ酸水溶液　5～30 分[注5]
13. 純水で水洗　3 回で計 5 分
14. 5% チオ硫酸ナトリウム水溶液　5 分
15. 流水水洗　10 分
16. 脱水・透徹・封入

注1：水洗時間を厳守する．手際よく余分なプロテイン銀を洗い落とす．
注2：淡褐色の切片が淡黄色～黄色になる．
注3：還元液を完全に洗い落とす．
注4：切片は淡灰白色となる．
注5：切片は赤紫色になる．

2．3．4．の重クロム酸カリウムによる処理は原法には含まれていない．省略してもよい．

5）フォンタナ・マッソン Fontana-Masson 染色

メラニンの銀還元性を利用した染色法である．スピロヘータの染色法としてフォンタナが使用したアンモニア銀を，虫垂カルチノイドの染色法としてマッソンが応用したものである．

① 原　理

鍍銀の原理は，銀親和性組織成分に銀イオンが結合し還元されて銀の核が形成されることによる．組織成分に還元能があると銀核が還元されながら周囲の銀イオンを吸着しつつ大きく成長し，黒く可視化される．これを銀親和性という．組織成分に還元能がないか弱い場合には還元剤が必要となる．これを銀嗜好性という．メラニンにはインドール環上に2個のフェノール性水酸基があり，還元能を有す．

② 試　薬

フォンタナのアンモニア銀
　5% 硝酸銀水溶液
　アンモニア

5% 硝酸銀液 5 ml をフラスコにとり，アンモニア

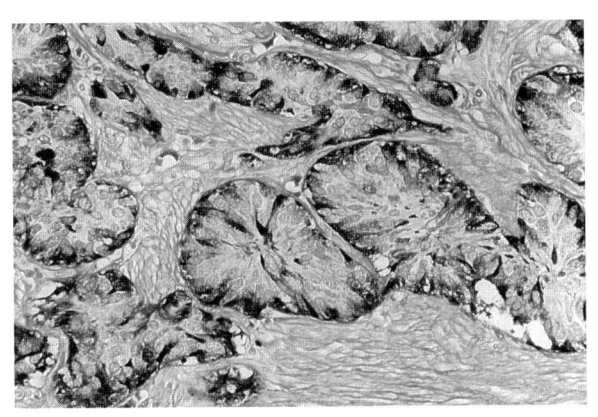

図40 虫垂カルチノイド，グリメリウス染色（カラー口絵参照）
腫瘍細胞内の好銀顆粒が黒色に染色されている．

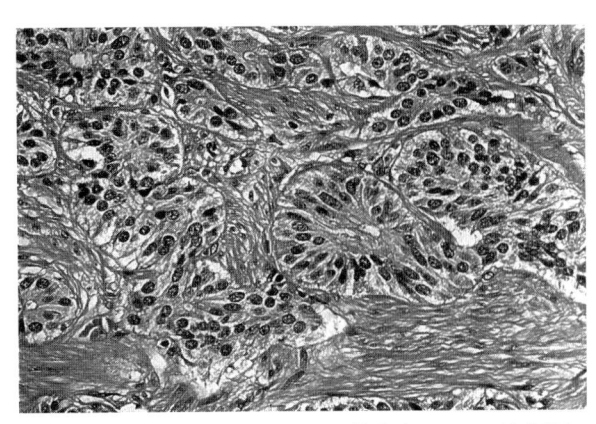

図41 虫垂カルチノイド，HE染色（カラー口絵参照）

を滴下してはよく振盪し，酸化銀の黒色顆粒が消失するまでこの操作を繰り返す．アンモニアの滴下が増すにつれ液は黒色調を増すが，やがてアンモニア銀錯イオン形成に伴い，液の色は次第に淡くなる．液が透明になる最低量のアンモニアを加えた後，別にとった硝酸銀液を滴下しては振盪し，わずかに混濁がみられたところで止め，密封して暗所に1晩静置した後に上清を使用する．

0.25％チオ硫酸ナトリウム水溶液
ケルンエヒトロート液
 ケルンエヒトロート   0.1 g
 5％硫酸アルミニウム水溶液 100 ml

③ 方　法
1．脱パラフィン，アルコール系列，水洗
2．超純水で水洗　4回
3．フォンタナのアンモニア銀　暗所で1晩[注1)]
4．純水で水洗　3回
5．0.25％チオ硫酸ナトリウム液　3分
6．流水水洗　3分
7．純水で水洗　1回
8．ケルンエヒトロート　10分
9．軽く流水水洗
10．脱水・透徹・封入

注1：室温で1晩鍍銀する代わりに，4倍に希釈した銀液を使用して60℃で60～90分染色してもよい．

④ 結　果
メラニンは，黒色～黒褐色の顆粒として観察される．内分泌細胞の分泌顆粒も染色される．リポフスチン，胆汁色素，ヘモジデリン，セロイド色素，マラリア色素，大半のホルマリン色素は溶出して消失する．

6) グリメリウス Grimelius 染色
膵島のA細胞（グルカゴン産生細胞）やカルチノイドなど，内分泌細胞の分泌顆粒を染色する（図40）．

① 原　理
還元剤を加えることにより生じる微細な銀粒子が分泌顆粒に吸着して黒褐色に染色される．

② 試　薬
ブアン液
0.03％硝酸銀液
 0.2 M酢酸・酢酸ナトリウム緩衝液 pH 5.6 10 ml
 超純水   87 ml
 1％硝酸銀水溶液   3 ml
還元液
 ハイドロキノン   1 g
 無水亜硫酸ナトリウム 5 g
 純水   100 ml
2％チオ硫酸ナトリウム水溶液
ケルンエヒトロート液

③ 方　法
1．脱パラフィン，アルコール系列，水洗
2．ブアン液　37℃で1時間
3．流水水洗　15～30分
4．超純水で水洗　3回
5．0.03％硝酸銀液　37℃で1晩

6. 還元液　37°Cで1分
7. 純水で水洗　3回[注1]
8. 2%チオ硫酸ナトリウム水溶液　2分
9. 流水水洗　2分
10. 純水で水洗
11. ケルンエヒトロート液　2分
12. 流水水洗　1分
13. 脱水・透徹・封入

注1：硝酸銀液から切片を出したら水洗せずに還元液に入れると切片は淡黄色となる．純水で洗い，検鏡して顆粒の染まり具合を確かめる．染色されていないときは純水で2～3回洗って再び硝酸銀液に戻し2時間ほど染色する．この操作を3回繰り返して反応がなければ陰性とする．

7）コッサ Kossa 反応

組織内カルシウム塩（石灰）の検出法である．
　重金属を含む固定液の使用は避ける．コッサ反応陽性の対照切片を同時に染色する．

① 原理

硝酸銀水溶液に浸すと，カルシウムイオンが溶出して銀イオンで置換されリン酸銀や炭酸銀を生じる．これを還元させて黒褐色に発色する．

$$Ca_3(PO_4)_2 + 6\,AgNO_3 \rightarrow 2\,Ag_3PO_4 + 3\,Ca(NO_3)_2$$

カルシウムのほかに，銅，水銀，鉛，さらに，ストロンチウム，バリウム，銅のリン酸塩も陽性となる．

② 試薬

5% 硝酸銀水溶液
5% チオ硫酸ナトリウム水溶液
ケルンエヒトロート液

③ 方法

1. 脱パラフィン，アルコール系列，水洗
2. 超純水で水洗
3. 5% 硝酸銀水溶液　1時間
4. 純水で静かに水洗　2回
5. 5% チオ硫酸ナトリウム水溶液　2～3分
6. 流水水洗　5分
7. ケルンエヒトロート液　5分
8. 流水水洗　5分
9. 脱水・透徹・封入

g．線維素の染色法

線維素（フィブリン）は血漿中のフィブリノーゲンに由来し，凝固因子の働きで凝固析出したものである．DICの際に微小血管内にフィブリン血栓がみられる．膠原病やアレルギー性疾患の血管炎でみられるのはフィブリノイド（類線維素）で，免疫複合体を主成分としており，フィブリンとは区別される．

1）ワイゲルト Weigert の線維素染色

塩基性アニリン色素であるメチル紫でフィブリンやフィブリノイドが非特異的に青紫色に染まる．

① 試薬

ケルンエヒトロート液
　ケルンエヒトロート　　　　　　0.1 g
　5% 硫酸アルミニウム水溶液　　100 ml

アニリン・メチル紫液
　純アルコール　　33 ml
　アニリン　　　　9 ml
　メチル紫
　メチル紫飽和水溶液

純アルコールとアニリンの混合液にメチル紫を過飽和に加え，この液1容に対し9容の割合でメチル紫飽和水溶液を混合して使用液とする．

ルゴール液
　ヨードカリウム　　2 g
　ヨード　　　　　　1 g
　純水　　　　　　100 ml

ヨードカリウム2gを純水10 mlに溶解した後，ヨード1gを加えて溶かし純水で全量を100 mlとする．

アニリン・キシレン混合液
　1：2と2：3の2種類を用意し適宜使い分ける．

② 方法

1. 脱パラフィン，アルコール系列，水洗
2. 流水水洗
3. ケルンエヒトロート　5～10分
4. 流水水洗
5. 濾紙で水分をとる
6. アニリン・メチル紫液　2分[注1]
7. 水洗せずに濾紙で水分をとる
8. ルゴール液　1～2分[注1]
9. 濾紙で水分をとる
10. アニリン・キシレン混合液で分別

11. 透徹・封入

注1：液を切片上に滴下して染色する．

2) PTAH (phosphotungstic acid hematoxylin リンタングステン酸ヘマトキシリン) 染色

神経膠線維と膠原線維を染め分ける方法であるが，線維素や筋線維も青藍色に染色される．

① 試薬
4％無水クロム酸（三酸化クロム）水溶液
1％亜硫酸水素ナトリウム水溶液
1％過マンガン酸カリウム水溶液
2％シュウ酸水溶液
リンタングステン酸ヘマトキシリン（PTAH）液

 ヘマトキシリン   1 g
 純水   800 ml
 10％リンタングステン酸水溶液 200 ml
 18％過マンガン酸カリウム水溶液 1 ml

純水300 ml にヘマトキシリン1 g を加温溶解し，残りの純水500 ml を加えてからリンタングステン酸水溶液を加え撹拌し，これに過マンガン酸カリウム水溶液を加えると赤紫色の透明な液となる．1ヵ月くらい熟成させて使用する．

② 方法

1. 脱パラフィン，アルコール系列，水洗
2. 流水水洗
3. 4％無水クロム酸液　1時間
4. 流水水洗
5. 1％亜硫酸水素ナトリウム液　1分
6. 流水水洗　5分
7. 純水で水洗　2回
8. 1％過マンガン酸カリウム液　5分[注1]
9. 流水水洗　2分
10. 純水で水洗　2回
11. 2％シュウ酸水溶液　3分
12. 流水で十分水洗　10分
13. 純水で水洗　2回
14. PTAH液　1〜24時間[注2]
15. 純アルコールで脱水・透徹・封入

注1：過マンガン酸カリウム処理の時間が短いと濃染気味になり，長いと染まりが淡くなる．

注2：線維素は1時間で染色されるが，筋線維は1〜5時間，神経膠線維は染色に5時間以上かかる．

③ 結果

線維素，神経膠線維，横紋筋内の横紋，平滑筋線維，核が青藍色に，膠原線維などの結合組織や神経細胞は茶褐色に染色される（図42）．

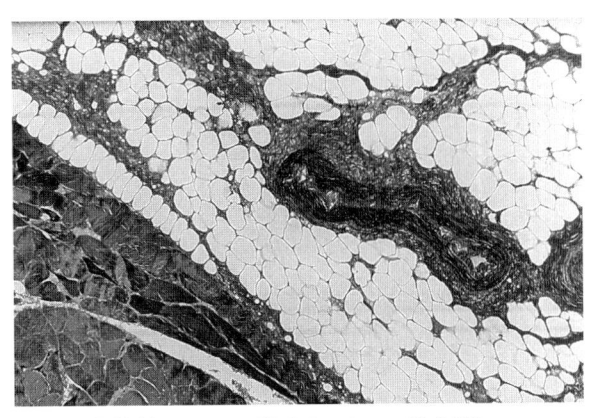

図42　骨格筋，PTAH染色（カラー口絵参照）
横紋筋線維の横紋，平滑筋線維が青藍色に染色されている．

h. アミロイドの染色法

アミロイドは，アミロイドーシスやその他の病的な状態で種々の臓器・組織に沈着する，特異な構造を示す蛋白と多糖類の結合した物質である．ヨード反応陽性を示すことから，類デンプン質（アミロイド）と呼ばれる．

アミロイド陽性の対照切片を同時に染色する．

1) コンゴー赤 Congo red 染色

組織に沈着したアミロイドを赤橙色に染色する（図43, 44）．

ベンホールド法，バトラー法，ハイマン法がある．

① 原理

酸性アニリン色素であるコンゴー赤とアミロイドとの物理的親和性を利用しており，特異性はない．偏光顕微鏡で緑色偏光を確認しアミロイドとする．

② 試薬（バトラー法）

コンゴー赤液

 80％アルコール　　100 ml
 コンゴー赤　　　　0.2 g
 塩化ナトリウム　　1 g

1晩撹拌した後に濾過し，使用直前に0.1％水酸化ナトリウム水溶液1 ml を加える．

アルカリ・塩化ナトリウム・アルコール液

 80％アルコール　　100 ml
 塩化ナトリウム　　2 g

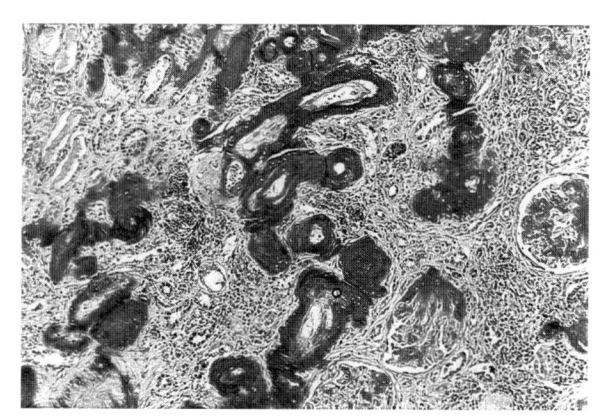

図43 アミロイド腎，コンゴー赤染色(カラー口絵参照)
血管壁に沈着したアミロイドが赤橙色に染色されている．

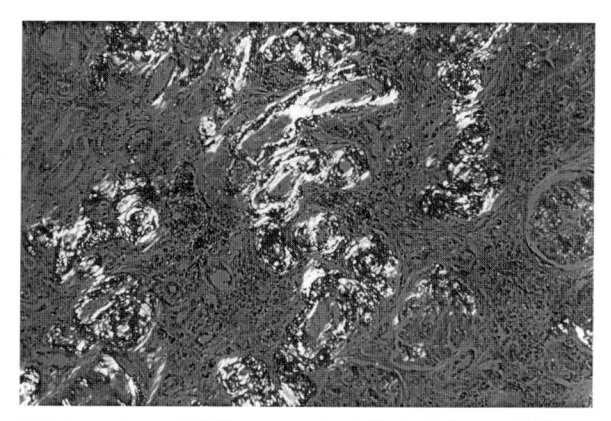

図44 アミロイド腎，コンゴー赤染色偏光顕微鏡像(カラー口絵参照)
アミロイド陽性部が黄緑色の偏光を発している．

1晩撹拌した後に濾過し，使用直前に0.1％水酸化ナトリウム水溶液1 mlを加える．
マイヤーのヘマトキシリン
③ 方法（バトラー法）
1. 脱パラフィン，アルコール系列，水洗
2. 流水水洗
3. マイヤーのヘマトキシリン　5分
4. 流水水洗
5. アルカリ・塩化ナトリウム・アルコール液　20分
6. コンゴー赤液　20分
7. 手早く脱水・透徹・封入

2) DFS（direct fast scarlet ダイレクトファーストスカーレット）染色
コンゴー赤と同様にアミロイドを橙色に染める．
偏光顕微鏡で黄緑色の偏光を確認してアミロイドとする．アミロイド陽性の対照切片を同時に染色する．
① 試　薬
DFS液
　DFS 4 BS　　　　　　　　　　0.2 g
　50％イソプロピルアルコール　100 ml
　無水硫酸ナトリウム　　　　　0.8 g
50％イソプロピルアルコールにDFS 4 BSを溶解し，無水硫酸ナトリウムを加え撹拌，濾過して染色液とする．
マイヤーのヘマトキシリン

② 方　法
1. 脱パラフィン，アルコール系列，水洗
2. 流水水洗
3. DFS液　5〜10分
4. 流水水洗
5. 純水で水洗
6. マイヤーのヘマトキシリン　3分
7. 希アンモニア水で色出し　2分
8. 流水水洗
9. 脱水・透徹・封入

3) ダイロン染色
木綿の染色に使用される方法で，アミロイドを橙色に染色する．
偏光顕微鏡で黄緑色の偏光を確認してアミロイドとする．陽性の対照切片を同時に染色する．

4) 過マンガン酸カリウム処理
アミロイドは由来する蛋白の違いから数種類に分類されている．原発性あるいは多発性骨髄腫に合併するアミロイドーシスでは免疫グロブリンのL鎖に由来し，ALアミロイドと呼ばれる．続発性アミロイドーシスはAAアミロイドと呼ばれる．過マンガン酸カリウム液で酸化処理した後にコンゴー赤などで染色するとALアミロイドは染色性や偏光に変化がないが，AAアミロイドは染色性，偏光ともに消失する．

5) ハイマン Highman のメチル紫 methyl violet 染色

塩基性アニリン色素であるメチル紫はアミロイドに特異的に異染性を示す．

① 試　薬

ワイゲルトの鉄ヘマトキシリン

0.1% メチル紫液

 メチル紫　　0.1 g
 純水　　　　97.5 ml
 酢酸　　　　2.5 ml

1% 酢酸水溶液

② 方　法

1. 脱パラフィン，アルコール系列，水洗
2. 流水水洗
3. ワイゲルトの鉄ヘマトキシリン　5〜10分
4. 流水水洗
5. メチル紫液　15〜30分
6. 1% 酢酸水　3回
7. 流水水洗
8. 純水で水洗
9. 水溶性封入剤で封入[注1]

注1：退色しやすいので染色後ただちに観察し写真撮影する．

③ 結　果

アミロイドは淡紅色〜赤紫色，他の組織は青色．

6) チオフラビン thioflavine T 染色

アミロイドはチオフラビンに反応して蛍光顕微鏡で観察すると黄色蛍光を発する．

i. 核酸の染色法

核酸は DNA と RNA に分けられ，DNA は核内で染色体の主成分を成し，RNA は核小体と細胞質の粗面小胞体リボゾームに分布している．

1) フォイルゲン Feulgen 反応

DNA の証明法として広く行われている．

① 原　理

DNA を塩酸で加水分解して生じたアルデヒド基にシッフ試薬が反応し，フォイルゲン色素を生じる．

② 試　薬

1 N 塩酸水

 塩酸 83 ml を蒸留水に加えて全量を 1,000 ml とする．

シッフ試薬

亜硫酸水

 10% 重亜硫酸ナトリウム　　6 ml
 1 N 塩酸　　　　　　　　　5 ml
 純水　　　　　　　　　　　100 ml

③ 方　法

1. 脱パラフィン，アルコール系列，水洗
2. 流水水洗
3. 純水で水洗
4. 1 N 塩酸水　60℃ に加温して 10分
5. 1 N 塩酸水で切片を冷却
6. シッフ試薬　30〜60分
7. 亜硫酸水　3回各3分
8. 流水水洗
9. 脱水・透徹・封入

④ 結　果

細胞核 DNA が赤紫色に染色される．

2) メチル緑・ピロニン methylgreen pyronin 染色

DNA をメチル緑で緑青色に，RNA をピロニンで赤色に染色する．ウンナ・パッペンハイム法として古くから形質細胞の染色に用いられている．RNA の証明にはリボヌクレアーゼ消化試験を行う．

① 試　薬

メチル緑・ピロニン液

 0.2% メチル緑水溶液　　75 ml
 0.2% ピロニン水溶液　　50 ml
 0.05 M 酢酸緩衝液　　　100 ml

n-ブタノール

② 方　法

1. 脱パラフィン，アルコール系列，水洗
2. 流水水洗
3. 純水で水洗
4. メチル緑・ピロニン液　5〜10分
5. n-ブタノールで分別・脱水　4〜5回
6. n-ブタノール・キシレン混合液（省略可）
7. 透徹・封入

j. 神経組織の染色法

中枢および末梢の神経組織は神経細胞，神経膠細胞，シュワン細胞などの細胞と，有髄・無髄の神経線維より成る．軸索と呼ばれる神経細胞の突起が神

経線維を形成し，有髄線維では神経膠細胞やシュワン細胞で構成される髄鞘がこれを取り囲んでいる．
表6に神経組織の各種染色法を示す．

1) ニッスル Nissl 染色

神経細胞内にあるニッスル顆粒を，塩基性色素のメチレン青やトルイジン青，クレシル紫，チオニン，ガロシアニンなどで染色する方法である．

2) KB (Klüver-Barrera クリューバー・バレラ) 染色

ルクソールファスト青で髄鞘（ミエリン）を青く，クレシル紫でニッスル顆粒を紫色に染色する方法（図45）．

ルクソールファスト青による髄鞘染色は，クレシル紫のほかに HE 染色や PAS 染色，PTAH 染色などとの組み合わせが可．

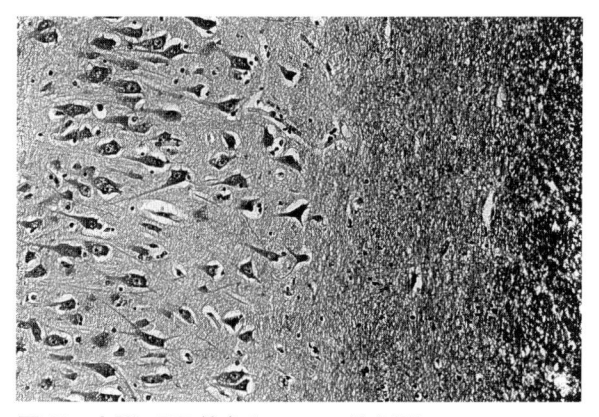

図45 大脳，KB染色（カラー口絵参照）
神経細胞のニッスル顆粒が紫色に，髄鞘が青色に染色されている．

① 試薬

酢酸水
　純水 100 ml に 10% 酢酸水を 20 滴入れる．
ルクソールファスト青液
　ルクソールファスト青 MBS　　0.1 g
　95% アルコール　　　　　　　100 ml
　10% 酢酸水　　　　　　　　　0.5 ml
0.05% 炭酸リチウム水溶液
クレシル紫液
　クレシル紫　0.1 g
　純水　　　　100 ml
　10% 酢酸水　15 滴

表6 神経組織の染色法

染色法	目的	染色性
KB染色		
ルクソールファスト青	髄鞘	青色
クレシル紫（ニッスル染色）	ニッスル顆粒	紫色
ボディアン染色	軸索，神経原線維	黒褐色
ホルツァー染色	神経膠線維	青紫色
PTAH染色	神経膠線維	青藍色

② 方法

1. 脱パラフィン，純アルコール
2. 95% アルコール　3 回
3. ルクソールファスト青液　58℃ で 16～24 時間
4. 室温で冷却
5. 95% アルコールで洗浄
6. 純水になじませる
7. 0.05% 炭酸リチウム液で分別　1～2 秒[注1]
8. 70% アルコールで分別　5 回[注1]
9. 流水水洗　3 分
10. 純水で水洗
11. クレシル紫液　15～30 分
12. 95% アルコールで分別　3 回
13. 純アルコールで脱水・透徹・封入

注1：1枚ずつ丁寧に分別し，染まり具合を検鏡して確認．分別が悪いときは純水，炭酸リチウム，アルコールのステップを繰り返す．

3) 神経原線維の染色法

軸索や神経原線維を染色する方法にボディアン染色がある（35頁参照，図39）．ほかに凍結切片を用いた鍍銀法もある．

4) 神経膠線維の染色法（ホルツァー Holzer 染色）

ホルツァー染色は神経膠細胞の細胞質突起である神経膠線維を青紫色に染色する．線維素の染色法である PTAH 染色（39頁参照）も神経膠線維を染色する．このほか，凍結切片を用いて神経膠細胞を染色する方法が多数知られている．

① 試薬

リンモリブデン酸アルコール
　0.5% リンモリブデン酸水溶液　　50 ml
　95% アルコール　　　　　　　　100 ml
　使用時に新調する．

アルコール・クロロホルム
　　無水アルコール　　　40 ml
　　クロロホルム　　　　160 ml
クリスタル紫液
　　クリスタル紫　　　　5 g
　　純アルコール　　　　20 ml
　　クロロホルム　　　　80 ml
　2週間くらい熟成させる．使用時に濾過する．
10% 臭化カリウム水溶液
アニリン・クロロホルム
　　アニリン　　　　　　40 ml
　　クロロホルム　　　　60 ml
　　1% 酢酸水　　　　　10 滴

② 方　法
1．脱パラフィン，アルコール系列，水洗
2．流水水洗
3．純水で水洗
4．リンモリブデン酸アルコール　3分[注1]
5．濾紙で軽く押さえる
6．アルコール・クロロホルム　1分[注2]
7．クリスタル紫液　30 秒
8．濾紙で軽く押さえる
9．アルコール・クロロホルムで軽く洗浄
10．濾紙で軽く押さえる
11．純水で軽く水洗　1～2 秒
12．10% 臭化カリウム水溶液　30 秒
13．濾紙で軽く押さえる
14．アニリン・クロロホルムで分別　3回
15．キシロールで透徹・封入
　注1：ここからはピンセットで1枚ずつ丁寧に染色する．
　注2：薄緑色の切片が透明になる．切片を乾燥させると染色むらを生じる．

k．組織内病原体の染色法

細菌や真菌，HBs抗原などを染色する方法がある．

1）グラム Gram 染色
細菌類をグラム陽性菌とグラム陰性菌とに染め分けるグラム染色を組織切片に応用できる．
① 試　薬
フッカー・コン Hucker-Conn のクリスタル紫液
　第1液
　　クリスタル紫　　　　2 g
　　95% アルコール　　　20 ml
　第2液
　　シュウ酸アンモニウム　0.8 g
　　純水　　　　　　　　80 ml
　第1液と第2液をそれぞれ完全に溶解した後に混合する．
ルゴール液
　　ヨード　　　　　　　1 g
　　ヨードカリウム　　　2 g
　　純水　　　　　　　　300 ml
サフラニン液
　　サフラニン　　　　　2.5 g
　　純エタノール　　　　100 ml
　使用時に純水で5～10倍に希釈して使用する．

② 方　法
1．脱パラフィン，アルコール系列，水洗
2．フッカー・コンのクリスタル紫液　30 秒
3．軽く水洗
4．ルゴール液　20～30 秒
5．濾紙で水分を吸い取る[注1]
6．純アルコールで分別　1分
7．流水水洗
8．サフラニン液　30 秒
9．アセトンで分別
10．イソプロピルアルコールで脱水
11．キシロールで透徹・封入
　注1：乾燥させないようにしながら十分水分を吸い取る．

③ 結　果
グラム陽性菌は濃青色，グラム陰性菌やフィブリンは赤色，核は濃赤色，細胞質は桃色に染色される（図46）．

2）レフレル Loffler のメチレン青 methylen blue 染色
桿菌と球菌を区別するための単染色法である．菌が濃青色に，核は青色，細胞質は淡青色に染まる．
① 原　理
細菌や細胞核は酸性で負に荷電しているため，塩基性色素のメチレン青に濃染する．
② 試　薬
レフレルのメチレン青液
　　メチレン青　　　　　1.4 g

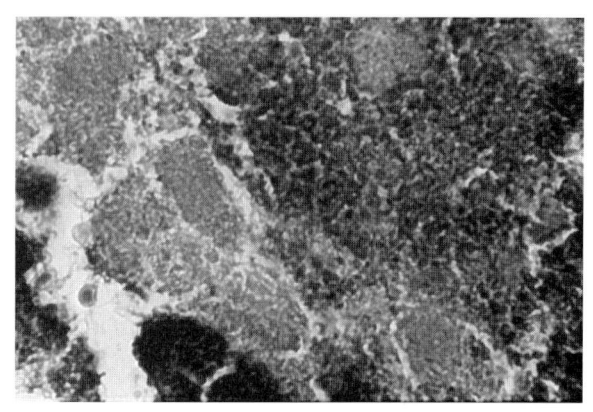

図46 肺炎巣，グラム染色(カラー口絵参照)
グラム陽性球菌のコロニーが青紫色に染色されている．

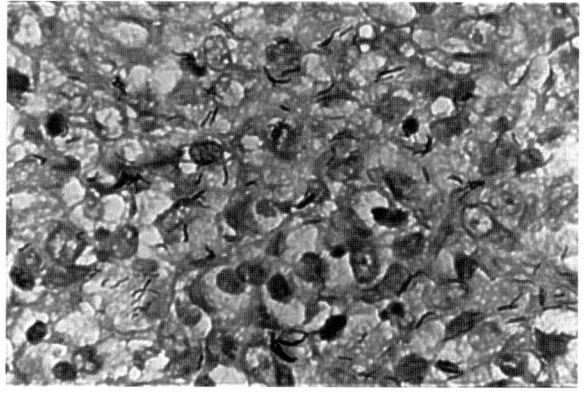

図47 結核症，チール・ネルゼン染色(カラー口絵参照)
結核菌が赤色に染色されている．

　　95％アルコール　　　100 ml
溶解してメチレン青原液とする．
　　メチレン青原液　　　　30 ml
　　純水　　　　　　　　100 ml
　　1％水酸化カリウム水溶液　1 ml
調整後1ヵ月程度熟成させてから使用する．
0.5％酢酸水
③ 方　法
　1．脱パラフィン，アルコール系列，水洗
　2．レフレルのメチレン青液　3〜5分
　3．流水水洗　30〜60秒
　4．0.5％酢酸水で分別
　5．流水水洗　2〜3分
　6．95％アルコールで分別　2回
　7．純アルコールで脱水
　8．キシロールで透徹・封入

3）抗酸菌の染色法（チール・ネルゼン Ziehl-Neelsen 染色）

結核菌などの抗酸菌を染色する代表的な方法がチール・ネルゼン染色である．ほかに蛍光色素のオーラミンによる抗酸菌染色法がある．
　　陽性コントロールを一緒に染色する．
① 原　理
　抗酸菌は表面がろう様物質で覆われているためフクシンなどの塩基性色素に染まり難いが，石炭酸を媒染剤として加えると強く染まり，脱色し難くなる．

② 試　薬
チールのカルボール・フクシン液
　　塩基性フクシン　　11 g
　　無水アルコール　　100 ml
　塩基性フクシンをガラス乳鉢ですりながら無水アルコールに溶解し濾過してフクシン原液とする．石炭酸（フェノール）5 ml を加温溶解して純水 95 ml に溶かす．使用時にこの5％石炭酸水 100 ml にフクシン原液 10 ml を混合し濾過する．
1％塩酸70％アルコール
レフレルのメチレン青液
③ 方　法
　1．脱パラフィン，アルコール系列，水洗
　2．カルボール・フクシン液　30分
　3．流水水洗
　4．1％塩酸70％アルコールで分別
　5．流水水洗　5分
　6．レフレルのメチレン青液　2〜3秒
　7．流水水洗
　8．脱水・透徹・封入
④ 結　果
結核菌やらい菌，ノカルジアなどの抗酸菌は赤色，核は青紫色，細胞質や膠原線維は淡青色に染まる（図47）．

4）真菌の染色法
　PAS 染色（23頁）やグリドリー Gridley 染色，鍍銀法のグロコット染色（35頁）などが真菌の染色に適している（図38）．

5) スピロヘータの染色法

マドレラ・パラ Madlaira-Para 染色などの鍍銀法が行われる．レバジチ Levaditi 染色は遊離切片で行う鍍銀法である．

6) リケッチアの染色法

リケッチアはギムザ染色（47頁参照）で赤紫色に染色される．

7) 原虫の染色法

アメーバの染色には PAS 染色やベストのカルミン染色，マラリアやトリパノソーマの染色にはギムザ染色が行われる．ニューモシスチス・カリニはグロコット染色で染色される．

8) HBs 抗原の染色法

オルセイン染色，ビクトリア青染色などが HBs の染色法として行われる（31頁，32頁参照）．アルデヒド・フクシン染色でも検出されるが，リポフスチンやビリルビン，粘液なども陽性となる．いずれの染色も弾性線維の染色法である（図34）．

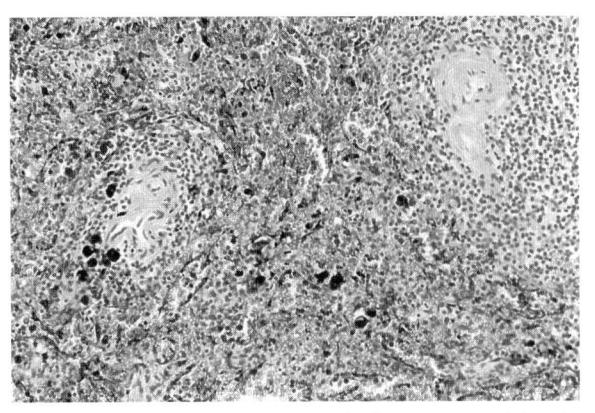

図48 脾ヘモジデローシス，鉄染色（カラー口絵参照）
沈着したヘモジデリン顆粒が青色に染色されている．

l. 生体色素・鉄・カルシウムの染色法

生体内には種々の色素が存在し組織に沈着する．ヘモジデリン，胆汁色素，ホルマリン色素やマラリア色素などの血色素（ヘモグロビン）に関連したものと，メラニンやリポフスチンなどの非血色素性の色素に分ける．生体色素のほかに炭粉や刺青などの異物や石灰沈着なども鑑別の対象となる．

1) 鉄の染色法（ベルリン青 Berlin blue 染色）

ヘモジデリンなどに含まれる3価の鉄イオンをベルリン青により青く染色する（図48）．

2価の鉄イオンを証明するにはフェリシアン化カリウムを用いたターンブル青 turnbull blue 染色をする．

① 原理

3価の鉄イオン（Fe^{3+}）がフェロシアン化カリウム（$K_4Fe(CN)_6$）と結合し，ベルリン青と呼ばれる青色のフェロシアン化鉄（$KFe^{III}Fe^{II}(CN)_6$）が形成される．

② 試薬

フェロシアン化カリウム・塩酸混合液
  2% フェロシアン化カリウム   100 ml
  1% 塩酸水   100 ml

使用直前に調整する．脱鉄してよく洗浄したさん付きドーゼを使用する．金属製のピンセットは使用しない．

ケルンエヒトロート液
  ケルンエヒトロート   0.1 g
  5% 硫酸アルミニウム水溶液   100 ml

③ 方法

1. 脱パラフィン，アルコール系列，水洗
2. 純水で水洗 3回[注1]
3. フェロシアン化カリウム・塩酸混合液 20分
4. 純水で水洗 5回
5. ケルンエヒトロート液 5分
6. 流水水洗
7. 脱水・透徹・封入

注1：水道水には鉄が含まれているのでよく洗い落とす．

2) 仮面鉄の証明法

ヘモグロビンの鉄のようにイオン化していない鉄は鉄染色で染色されない．このような鉄を仮面鉄という．4% 硫酸 90% アルコールで30分以上処理すると3価の鉄イオンとなり染色されるようになる．

3) シュモール Schmorl 反応

リポフスチンやメラニンなどの還元性をもつ物質の証明法である．リポフスチンは脂質蛋白の酸化物で，消耗色素とも呼ばれる．心筋，神経細胞，副腎皮質などの細胞の核周囲に黄色から褐色の細顆粒としてみられ，褐色萎縮の状態で増加する．

① 原理

フェリシアン化カリウムがリポフスチンやメラニンの還元作用によりフェロシアン化カリウムとなり，同時に加えた3価の鉄イオンと鉄染色と同様の

反応を起こしてベルリン青を生じる．
$K_3[Fe(CN)_6] \rightarrow K_4[Fe(CN)_6]$
$K_4[Fe(CN)_6] + FeCl_3 \rightarrow KFe^{III}Fe^{II}(CN)_6 + 3KCl$

② 試 薬

フェリシアン化カリウム・塩化第二鉄染色液
  1% フェリシアン化カリウム水溶液　50 ml
  1% 塩化第二鉄水溶液　150 ml

使用直前に調整する．脱鉄してよく洗浄したさん付きドーゼを使用する．金属製のピンセットは使用しない．
ケルンエヒトロート液

③ 方 法

1. 脱パラフィン，アルコール系列，水洗
2. 純水で水洗　3 回[注1]
3. フェリシアン化カリウム・塩化第二鉄液　5 分
4. 純水で水洗　3 回
5. 流水水洗　5 分
6. 純水で水洗　2 回
7. ケルンエヒトロート液　5 分
8. 流水水洗
9. 脱水・透徹・封入

注1：水道水には鉄が含まれているのでよく洗い落とす．

④ 結 果

リポフスチンは青緑色〜暗青色，メラニンは青〜暗青色，胆汁色素は緑色〜暗青色，セロイドは淡青色に染色される．

4) メラニンの染色法

メラニンは皮膚，毛髪，眼球，脳の黒質などに存在する褐色の生体色素で，チロシンからDOPAを経た酸化反応により合成される．メラニンのもつ銀還元性を利用した鍍銀法がフォンタナ・マッソン染色である（36頁参照）．DOPA反応は凍結切片を用いてDOPAを酸化する酵素を検出する方法で，メラニン産生細胞の証明に有効である．メラニンの染色では陽性対照を同時に染色する．メラニンは濃厚なアルカリに溶解し，また，種々の酸化剤で漂白される．

5) メラニン漂白法

過マンガン酸カリウムや過酸化水素などがメラニンの漂白に使用される．特異性は低い．

① 原 理

メラニンは過マンガン酸カリウムで酸化され分子構造に変化をきたす．過マンガン酸カリウムが還元されて生じた二酸化マンガンをシュウ酸で還元して無色とする．

② 試 薬

0.25% 過マンガン酸カリウム水溶液
2% シュウ酸水溶液
ケルンエヒトロート液

③ 方 法

1. 脱パラフィン，アルコール系列，水洗
2. 純水で水洗
3. 過マンガン酸カリウム液　1〜4 時間
4. 軽く流水水洗
5. 純水で水洗
6. シュウ酸液　2 分[注1]
7. 流水水洗　3 分
8. ケルンエヒトロート液　10 分
9. 脱水・透徹・封入

注1：切片が白色になればよい．長いと剥離の原因になる．

6) 胆汁色素の染色法

胆汁色素（ビリルビン）は黄疸の際に細胞内や間質に黄褐色の顆粒状沈着物としてみられる．ホルマリンや昇汞で酸化されて緑色調のビリベルジンとなる．胆汁色素の証明法にはスタインのヨード法や酸化剤で酸化して緑色に染色するホール法がある．

7) カルシウムの証明法

石灰（カルシウム塩）はヘマトキシリンで暗紫色に（図49），鍍銀法のコッサ反応（38頁）で黒褐色に染色される．

8) ホルマリン色素の除去法

脱パラフィン後の切片をアルカリアルコール溶液で処理するとホルマリン色素が除去できる．メラニン色素やヘモジデリン，炭粉，消耗性色素（リポフスチン）などは残るが，マラリア色素はホルマリン色素とともに消失してしまう．

ベロケイ法
  80% アルコール　100 ml
  1% 水酸化カリウム液　1 ml
  混合液に10分間以上浸し，流水水洗する．

カルダセビッチ法
  70% アルコール　100 ml

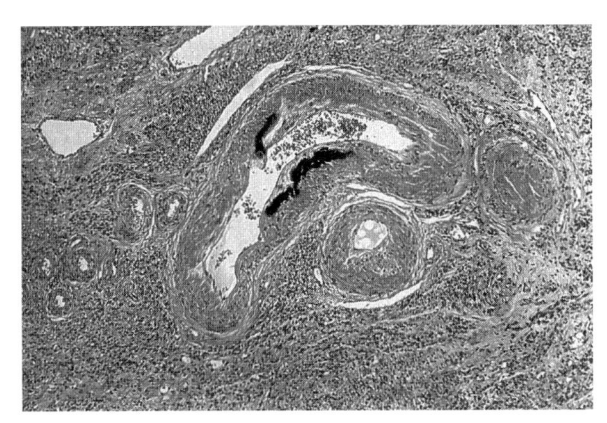

図49 動脈中膜の石灰化，HE染色（カラー口絵参照）
動脈中膜に沈着した石灰が暗紫色に染色されている．

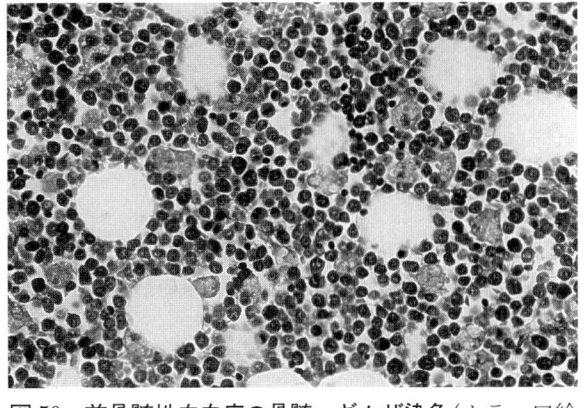

図50 前骨髄性白血病の骨髄，ギムザ染色（カラー口絵参照）

　　アンモニア水　　　　　　1〜5 ml
　　混合液に色素が消失するまで（5分〜4時間）浸し，流水水洗する．

m．組織内血液細胞の染色

骨髄やリンパ節などを組織学的に検索する際には，血液塗抹標本に用いられるギムザなどの染色を施すと塗抹標本との対応がしやすい．

1）ギムザGiemsa染色法

核構造や細胞質の形態をより鮮明に染色し，組織内血液細胞と血液塗抹像との対応に適している．
　胃粘膜のヘリコバクター・ピロリの染色にも使用される．

① 試薬

メイ・グリュンワルド液
　　メイ・グリュンワルド原液　　10 ml
　　純水　　　　　　　　　　　　40 ml
ギムザ液
　　ギムザ原液（市販のもの）　　1 ml
　　リン酸緩衝液（pH 6.4）　　　40 ml
酢酸水
　　純水100 mlに酢酸2〜4滴を加える．

② 方法

1．脱パラフィン，アルコール系列，水洗
2．流水水洗
3．純水で水洗　2回
4．メイ・グリュンワルド液　1時間（省略可）
5．ギムザ液　4時間〜1晩
6．純水で水洗　2回
7．酢酸水で分別[注1]
8．純水で水洗[注2]
9．アセトンで脱水[注3]
10．キシロールで透徹・封入

注1：赤紫色になるまで分別する．
注2：色調を検鏡して確認する．
注3：イソプロピルアルコールで脱水してもよい．エタノールでは脱色されやすいので使用しない．

③ 結果

核は赤紫色，細胞質は青色〜淡青色，好酸性顆粒は赤色，好塩基性顆粒は青色，赤血球は赤色〜ピンク色，肥満細胞は紫赤色に染色される（図50）．

2）その他の組織内血液細胞の染色

ペルオキシダーゼなどの種々の酵素を凍結切片で染色する方法がある．エステラーゼ染色のうちナフトールAS-D-クロロアセテートエステラーゼ染色はパラフィン切片にも応用できる．

n．内分泌細胞の染色法

内分泌細胞の染色法にゴモリのアルデヒド・フクシン染色（30頁）や，鍍銀法のフォンタナ・マッソン染色（36頁），グリメリウス染色（37頁，図40）などがある．

文献

1）カラー版　染色法のすべて．月刊Medical Technology別冊，医歯薬出版，1988

G. 凍結切片を用いた各種染色法

凍結切片の作成方法については（70 頁，凍結標本作成法）の項を参照のこと．

1. 脂肪染色法
a. ズダン III 染色法（図 51 左）

脂肪肝などの変性疾患の際に細胞内や組織に沈着した脂肪類の，あるいは脂肪細胞由来の中性脂肪の染色に用いられる．

① 原理

水に難溶で脂溶性の色素（ズダン III）を，あまり脂肪を溶かさない程度の 70％ アルコールに加温溶解した色素飽和液を染色液として，脂肪組織に作用させると，ズダン III の色素が一定の分配率に従って脂肪組織中に移行する．その後，濃度の薄いアルコール液（50％）で脂肪内以外の周囲の組織についた余分の色素を洗い流す．脂肪と色素の化学反応ではなく，物理学的な染色原理である．

② 試薬

1. ズダン III 染色液
   ズダン III　　　　　　1 g
   70％ エチルアルコール　100 ml

色素を乳鉢に採り，純アルコールを 2〜3 滴混ぜてペースト状にして，均一になったら 70％ アルコールを 1/3 容くらいずつ数回に分けて加えて溶かし，三角フラスコへ全部移す．色素は完全には溶けていないので，この色素液をラップなどで密栓して 63℃ のパラフィン溶融器に一晩入れておく．使用直前，液が熱いうちに濾過して 37℃ にて使用する．

③ 方法

1. ホルマリン固定材料の凍結切片（5〜10 μ）を純水になじませる．1 分
2. 50％ アルコール液に入れる．1 分
3. ズダン III 染色液に入れ，37℃，加温染色．30 分〜1 時間
4. 50％ アルコール液で組織周囲の染色液を洗い流す．1〜2 分
5. 純水になじませる．1 分
6. マイヤー・ヘマトキシリン液で後染色．5 分
7. 流水で水洗，色出し．10 分以上
8. 水性封入剤で封入．

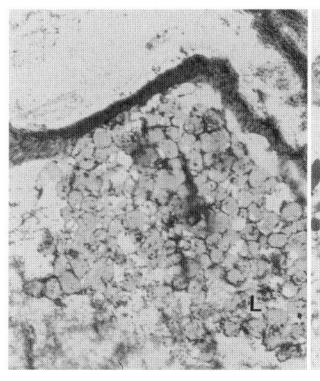

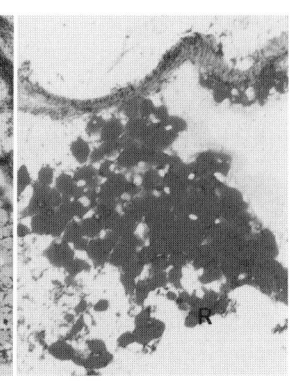

図 51　脂肪染色（左：ズダン III 染色，右：オイルレッド O 染色）（カラー口絵参照）
クリオスタット薄切，PVP 封入標本．腎盂周囲，正常脂肪組織．（弱拡大）

④ 結果

脂肪：黄橙色〜赤橙色
細胞核：青藍色

⑤ 注意点

1. ホルマリン固定の凍結切片であり，さらに加温染色であるので，大変剝がれやすい．あらかじめスライドガラスに卵白グリセリンを塗布してから貼りつけるなどの対策をしておく．
2. 染色液は使用ごとに必ず，染色温度（37℃）と同じくらいに加温し，濾過して使用する．組織切片に針状の色素の結晶が析出することを避ける．冷えた液を濾過して使用すると，色素の濃度が低くなり染まりが薄く，脂肪は黄色い色調に染まる．
3. 切片をガラスに貼りつけないでシャーレにて染色する方法（ゲフリール切片など）も行われる．その際は切片が破損しやすいので切片を液から液に移すときは丁寧に取り扱う．特にアルコールから水に移す際は，切片は水に浮かび，表面張力によりパッと広がって組織片はバラバラになりやすい．この際は 20％ くらいの中間濃度のアルコールを間に設けるとよい．
4. 染色液を繰り返し使用するときは，染色液をドーゼに入れ放し（色素の結晶が析出）にせずに，蜜栓びんに保存し，アルコール

の蒸発を防ぐ．

b. オイルレッドO染色（図51右）
① 原 理
　この染色法はズダンIIIよりも赤色色調が濃い色素，オイルレッドOを用いる方法で，染色原理はズダンIII染色と同様に脂溶性色素の脂肪組織への溶解移行による物理的染色法である．色素の溶媒にイソプロピルアルコールを用いることにより色素の溶解度や脂質への分配率も大きくなり短時間に染色され，小さな脂肪滴も観察でき，色素結晶の析出も少ない染色法である．

② 試 薬
1. オイルレッドO色素液（原液）
　　オイルレッドO（ズダンII）　0.5g
　　イソプロピルアルコール　　100ml
　　はじめ，乳鉢に採った色素にイソプロピルアルコールを2，3滴加え，よくペースト状にしてから全量の溶媒に溶かし密栓できる容器に移し，パラフィン溶融器（63℃）中に一晩放置，よく撹拌して飽和色素液をつくり保存する．
2. オイルレッドO色素使用液
　　1. の色素原液の上清6容に純水4容を混和する．はじめ混濁するが37℃に加温，10分ほど放置して溶解させてから使用する（必要に応じて濾過する）．
3. 後染色液
　　マイヤーのヘマトキシリン液がよい．

③ 方 法
1. ホルマリン固定材料の凍結切片（5〜10μ）を純水になじませる．1分
2. 60%イソプロピルアルコール液に漬す．1分
3. オイルレッドO染色液に入れ，37℃，加温染色．10分
4. 60%イソプロピルアルコール液で組織周囲の色素液を洗う．1〜2分
5. 純水になじませる．1分
6. 後染色，マイヤーのヘマトキシリン液で5分
7. 流水で水洗，色出し．10分以上
8. 水性封入剤で封入．

④ 結 果
脂肪：赤色
細胞核：青藍色
⑤ 注意点
ズダンIII染色法に同じ．

c. その他の脂肪染色法
　ズダンブラック法（染色原理はズダンIII染色法と同じ），ナイルブルー法（脂溶性で赤色のオキサゾンで脂肪を染め，水性で青色の硫酸オキサゾンで脂質，脂肪酸を染め分ける），およびオスミウム法（脂肪滴を少しも溶解させずに固定，黒化させる．電顕用にも光顕用にも利用できる）などがある．

2. 中枢神経組織の凍結切片染色法

　中枢神経組織の特有な好銀顆粒や微細な好銀線維を見出すために，種々の銀イオン液にて鍍銀染色が行われる．神経細胞はほかの細胞に比べて大きく，また神経線維，神経膠線維の走行を観察するためにも標本はかなりの厚さに薄切する．鍍銀液の浸透と鍍銀反応を特定なものに安定させて行うために，パラフィン包埋を避けて，凍結切片を用いた鍍銀染色が行われる．

a. ビルショウスキー Bielschowsky の神経原線維染色法
① 原 理
　中枢神経細胞の細胞質に存在する微細な神経原線維を，その好銀性に対してアンモニア銀錯イオンを反応させ鍍銀させ，後に還元黒化させる染色法．

② 試 薬
　アンモニア銀液など，すべて前記，細網線維染色法の試薬（32頁）を参照．

③ 方 法
1. 10%ホルマリン固定材料を数mmの厚さにトリミングし，48時間以上，十分にホルマリン抜きをした後，純水を頻繁に新しいものに替えて24時間以上水洗する．
2. 水性包埋して凍結し，5μに薄切．切片を純水に浮かべて，3〜4回，純水を替えて水洗．
3. アンモニア銀液に入れ，冷暗所にて黄褐色になるまで染色．20分くらい（または20%

硝酸液に1時間入れた後，アンモニア銀液に10分くらい入れる)．
4．純水で3回，水洗．各5秒くらい
5．20％中性ホルマリン液に組織が灰色になるまで入れる．10～30分
6．純水で3回，水洗．各3分
7．0.2％塩化金水溶液に3～10分
8．純水で水洗．3分
9．1％チオ硫酸ナトリウム液で定着．3分
10．流水水洗．5分
11．脱水・透徹・封入

④ 結　果

神経原線維，神経突起，軸索：黒色

⑤ 注意点

ほかの鍍銀染色と同様に，イ．容器の脱鉄操作，ロ．銀イオン液の遮光，ハ．高純度の純水を使用など一般的な注意点を確認して行う．

b．カハール Cajal の神経膠細胞の染色法

神経膠細胞（グリア細胞）は星状膠細胞（アストログリア），乏突起膠細胞（オリゴデンドログリア），小膠細胞（ミクログリア，オルテガ細胞）の3つに大別される．そのうち星状膠細胞は正常の灰白質にみられる原形質性星状膠細胞と，白質にみられる線維性星状膠細胞の2つのタイプがある．この2つはいずれも神経細胞と血管の間に介在して，栄養や酸素などの供給に関与している．神経膠細胞の染色は脳の炎症，循環障害，脳腫瘍などの診断や病変の状況を判断するうえで重要な意義を持っている．

① 原　理

ピリジン・アンモニア銀液を用いて，星状膠細胞の線維と細胞体を鍍銀する．

② 試　薬

1．ブロム・ホルマリン液
　　臭化アンモニウム　　　2 g
　　中性ホルマリン原液　　15 ml
　　純水　　　　　　　　　85 ml
2．強力ブロム・ホルマリン液
　　臭化アンモニウム　　　3 g
　　中性ホルマリン原液　　30 ml
　　純水　　　　　　　　　70 ml
3．ピリジン・アンモニア銀液（使用直前に作成）

100 ml 入りの三角フラスコに10％硝酸銀液 10 ml を入れ，4％水酸化ナトリウム液 5 ml をよく撹拌しながら1滴ずつ加えて黒色の沈殿物（水酸化銀）をつくる．これに約 85 ml の純水を加え，よく撹拌して沈殿物を洗い，上清の水，約半分を捨てて 50 ml 残す．強アンモニア水（28％）をよく撹拌しながら1滴ずつ加えると次第に黒色沈殿物は溶けて消えていく．白紙の上にフラスコを載せ，底に沈殿物がわずかに残るのがわかるまでアンモニアを加える．このアンモニア銀液の上清 10 ml に純水 10 ml を加え，さらにピリジン 0.5 ml を加え混和する．

③ 方　法

1．組織材料をブロム・ホルマリン液にて2日～1ヵ月間，固定をする．
2．固定液を水洗せずに水性包埋剤に漬し，凍結．25 μ くらいに薄切．
3．切片を強力ブロム・ホルマリン液に漬し媒染．37℃，4～6時間
4．切片をスライドガラスですくい，純水に入れて水洗する．3回，各1分
5．遮光処理した脱鉄シャーレに入れたピリジン・アンモニア銀液に漬し，蓋をして63℃のパラフィン溶融器に移し加温する．切片が赤褐色ないし赤灰色になる程度に鍍銀．30分～1時間
6．純水にてすばやく水洗．2～3秒，2回
7．直ちに5％中性ホルマリン液にて還元．切片が黄緑褐色になる程度．2～5分
8．純水にて水洗．2回，各1～2分
9．0.2％塩化金液で鍍金．10分～1時間
10．純水にて水洗．2回，各1～2分
11．5％チオ硫酸ナトリウム液で定着．6分
12．流水水洗．
13．スライドガラスに貼りつけ伸展器で乾燥．
14．脱水・透徹・封入

④ 結　果

星状膠細胞：暗褐色～黒褐色
細胞核：黒色
赤血球：黒褐色

皮質(弱拡大)：赤味を帯びた灰色〜赤紫色
髄質(弱拡大)：灰色

⑤ 注意点
1. 切片をシャーレに移しながら染色を行うので，組織が破損しやすい．特に鍍銀液の後は丁寧に．
2. この鍍銀液は使用直前につくり，1回しか使えない．
3. 鍍銀液に長く漬け過ぎると組織全体が真黒になり，星状膠細胞の観察ができない．
4. 小膠細胞は，この染色条件では細胞全体が濃黒色に染まり，観察が困難である．小膠細胞を染色するにはピリジン・アンモニア液の染色時間を切片が黄褐色になる程度(20〜30分)にするとよい．
5. 鍍銀染色液の後の水洗時間が長いと，黒化が薄いか染まらない．
6. その他，鍍銀染色法の一般的な注意．

c. 神経膠線維のホルツァー Holzer 染色法

神経膠線維は星状膠細胞によって産生されると考えられ，正常でも部位によりみられるが，慢性的な病変がある場合は損傷部の組織の修復に際して神経膠線維の増生（グリオーシス）をみる．このグリオーシスを観察する染色法としてホルツァーの神経膠線維染色が行われる．

① 原 理

神経膠線維を媒染剤で酸化させておき，塩基性色素（クリスタル紫）で過染させ，アニリン・クロロホルム液で分別させてほかの組織と染め分ける方法．血管周囲の結合線維も染色されるが，グリオーシスは肉眼でも観察できる．

② 試 薬
1. リンモリブデン酸アルコール液（媒染液）
   0.5% リンモリブデン酸水溶液 25 ml ＋純アルコール 75 ml
2. アルコール・クロロホルム液
   純アルコール 20 ml ＋ クロロホルム 80 ml
3. クリスタル紫染色液
   クリスタル紫　　2 g
   純アルコール　　20 ml
   クロロホルム　　80 ml
4. アニリン・クロロホルム液（分別液）
   アニリン　　　40 ml
   クロロホルム　60 ml
   氷酢酸　　　　0.2 ml

③ 方 法
1. 10% ホルマリン固定した材料を水性包埋剤に1時間漬し，凍結薄切．20 μ
2. 切片を 50% アルコールに漬す．12 時間
3. 切片をスライドガラスに載せ，上から濾紙で押さえて半乾きにする．
   以下，大きな蓋つきのシャーレを用意して，その中で染色操作を行う．液が乾燥しないように注意する．
4. 直ちにリンモリブデン酸アルコール液を切片の上に盛る．（媒染）3分
5. 上記の媒染液をスライドガラスを傾けて流し，アルコール・クロロホルム液を切片に盛る（肉眼で白質と灰白質が均一に透明になるまで）．時間は材料の固定状態と切片の厚さにより異なる．10 秒〜数分
6. 上記の溶媒が切片に浸透したら（透明になる），溶媒を濾紙で吸い取り，切片が乾燥しないうちにクリスタル紫染色液を盛り，染色する．10〜30 秒
7. スライドガラスを傾けて染色液を流すとともに，切片の上方より 10% 臭化カリウム水溶液を注いで十分に流す．はじめ緑色の金属性に光る被膜ができるが，これを洗い落とすと切片は黒青色に変わる．1分
8. 切片を濾紙で押さえて洗液を吸い取り，アニリン・クロロホルム液を盛って分別をする．はじめ乳白色に混濁するが，分別液でさらに切片を洗うと混濁は消失する．
9. キシロールに入れて分別液を落とす．
10. 新しいキシロールに移し，透徹・封入

④ 結 果
神経膠線維：鮮明な青紫色
正常状態の組織の膠細胞：淡青色
グリオーシスの膠細胞：濃青紫色
膠原線維：青紫色

⑤ 注意点
1. 染色過程で切片を乾燥させてはならない．一度乾燥させた切片は色素の分別ができな

い．また，切片は破損しやすく，剥がれやすい．
2. クリスタル紫の色素はメーカにより品質がかなり異なる．ドイツ・メルク社のKristall-violett（C.I. 42555）を推奨する．
3. 色素の間違いに注意．クリスタル紫の色素はKresylviolettやKresylechtviolettとは別の色素であり，これらは間違って使われやすいので注意．
4. この染色法は一定の色調，一定の濃さに染めることが大変むずかしい．そこで染色操作は，1枚ずつ染め具合をみながら行う．

H. 組織化学

組織化学 histochemistry とは一言でいえば，組織学的構造を基盤において，「どこに where」，「なにが what」，「どのように how」あるかを問題とする科学といえよう．

組織化学は検出しようとする物質と，その検出方法（技術）によって次のように分類できる．

A. 光学顕微鏡的組織化学
 1) 無機，有機物質の組織化学
 2) 酵素組織化学
 3) 免疫組織化学
 4) オートラジオグラフィ（放射性元素の組織化学）
B. 電子顕微鏡的組織化学
 1) 透過電子顕微鏡による金属類の検出（ガンマー線アナライザーとの組み合わせ）
 2) オスミウム酸による脂肪滴の観察
 3) 重金属塩を利用した酵素細胞組織化学
 4) 重金属を結合させた抗体を使用した免疫組織化学

1. 酵素組織化学染色

組織または細胞内のどの部位にいかなる酵素がどの程度存在しているか，酵素の局在を可視化させる（染色）方法である．酵素そのものを直接にみることはできないので，一定条件下にその酵素の基質を組織細胞の酵素に作用させ，いわゆる酵素反応によって基質が分解して生じた分解産物を不溶性の可視的な沈着物として補足する手段を用いている．

酵素組織化学は基礎の研究のみならず，各種の疾患に特定の酵素活性の増減がみられることにより診断や類似疾患との鑑別に，また遺伝性代謝疾患の酵素欠損症の鑑別証明に利用されている．

a. 酵素組織化学染色の基本的操作法

酵素組織化学染色の操作過程を，① 酵素（組織）の固定，② 酵素反応と反応産物の沈着化，③ 反応産物の可視化，の3段階に分けて考えることができる．

b. 酵素組織化学用固定液

酵素は薬品，保存条件などにより酵素活性に大きい影響を及ぼすので，未固定凍結切片を使用することが酵素活性保存に有利である．しかし，一般に酵素は水溶性であるため拡散を招きやすいし，組織細胞の構造をきちんと保持させるためにもある程度の酵素活性の低下を犠牲にしても固定は大切である．酵素活性の安定性は各酵素によりまちまちであるので，目的とする酵素により固定液，固定時間などの条件など，適切なものを選択することが大切である．表7によく使われる酵素組織化学用固定液と活性の保存度を表した．

c. 酵素組織化学染色の一般的方法

① 検査材料の採取

手術材料など試料を採取したら付加液にて試料に付着した血液を洗い，乾燥を防ぐ．付加液は生理食塩水が一般的であるが，Na^+イオンの細胞膜に与える影響を考慮すれば，リンゲル液を用いる方がよい．

② 固 定

目的酵素により固定液の種類，固定条件を選ぶ．よく使用されるものは，① アルカリ，酸ホスファターゼにはカルシウム加4％ホルマリン液による4℃，低温固定法，② エステラーゼ類には冷アセトン固定，③ 活性が失活しやすい脱水酵素，酸化酵素，ATPaseなどには4％グルタールアルデヒド，あるいは12.5％ヒドロキシアジポアルデヒドによる低温固定，などが一般に行われている．

③ 急速凍結

組織の凍結による損傷を小さくするために急速凍結する必要がある（70頁参照）．

表7　酵素組織化学用の固定液

固定液 \ 酵素名	pH	コハク酸脱水素酵素	乳酸脱水素酵素	NAD·H₂またはNADP·H₂脱水素酵素	チトクローム酸化酵素(C-を伴う)	非特異性エステラーゼ	アセチルコリンエステラーゼ	アルカリ性ホスファターゼ	酸性ホスファターゼ	ATPase	G-6-Pホスファターゼ
4% glutaraldehyde	7.2	×	↓↓	↓↓	↓↓	↓↓	↓	○	↓↓	↓↓	×
12.5% hydroxyladipoaldehyde	7.5	○	↓	○	○	×	↓↓	○	↓↓↓	○	↓↓
4% formaldehyde	7.4	×	↓↓	○	↓↓↓	↓↓	○	○	↓↓	○	×
10% formaldehyde	7.4	×	↓↓↓	○	↓↓↓	↓	↓↓	↓	↓↓	↓↓	×
加熱処理 63°C×10 min		×	↓↓	↓	×	↓↓	↓↓	↓↓	↓↓	↓↓	↓↓↓
加熱処理 100°C×3 min		×	×	×	×	×	×	×	×	×	×

○は活性の低下なし，(↓〜↓↓↓)は活性低下の程度を示す．×は失活
条件：クリオスタット切片を4°C，10分間固定，蒸留水にて水洗後，酵素組織化学反応，未固定標本と活性比較

④　薄　切

クリオスタットによる薄切（71頁参照）．

⑤　一般的な酵素反応染色の方法

恒温槽に浸す酵素反応箱を用意する（最新のプレート式のパラフィン伸展器は温度コントロールがよいのでこれを使用して，大きめの蓋つきのシャーレを載せてこの中で反応を行うこともできる）．

1. 冷凍保存してある切片標本は1〜2分間予熱．
2. 酵素反応液を組織切片上に盛り，反応を行わせる．蓋をして反応液の蒸発を防ぐ．反応時間は目的とする酵素の活性の強さに応じて決めるが，一般的には酸化酵素は5分間，脱水素酵素，エステラーゼなどの反応は15分間，ホスファターゼは30分間が好ましい．
3. 酵素反応の停止：反応停止は反応液を純水で洗い流せばよいが，多くの酵素は20%ホルマリン液で失活するので，同時に組織の固定を完全にするためにも20%ホルマリン液に浸す方法が用いられている．
4. 封入：よく水洗した後，水性封入剤（72頁参照）で封入する．

酵素反応では反応時間，反応温度，反応液のpHなど，酵素活性に影響を及ぼすことに細心の注意を払う必要がある．特に酵素欠損症の診断，判定には検査試料の脇に酵素陽性の対照組織切片を同時に置いて染色を行う必要がある．

d. 主な酵素の染色法

1) ペルオキシダーゼ染色

ペルオキシダーゼperoxidaseは，過酸化水素またはその他の過酸化物の存在のもとに，水素供与体からの水素を酸化させH₂Oに移行させる酵素で，広く種々の細胞中に認められる．血液細胞の中では骨髄系細胞に多く存在するが，リンパ球系細胞には存在しないことから，両者の鑑別に利用されてきた．

a) 3-3′-DAB（3,3′-diaminobenzidine tetrahydrochloride）法（図52）

① 原理

過酸化水素がペルオキシダーゼにより分解し，発生した酸素がDABを酸化して茶褐色の不溶性産物を生じる．

② 試薬

1. DAB反応染色液：3,3′-DAB・4 HCl
   50 mg＋0.05 Mトリス緩衝液（pH 7.6）
   100 ml＋1% H_2O_2 1 ml
2. 0.05 Mトリス緩衝液：
   A液：トリスヒドロキシアミノメタン 24.2 g＋純水 1,000 ml
   B液：塩酸（36.7%）16.8 ml
   ＋純水 1,000 ml
   A液50 mlにB液38.4 mlを加え純水を加えて全体を200 mlとする（pH 7.6）．

③ 方法

1. 10%ホルマリン，または中性緩衝ホルマリン固定の試料を流水水洗後，純水で洗い，水性包埋剤（OCT-compoundなど）に浸漬．
2. 凍結，薄切．5～10 μ
   （あるいは血液などの塗抹標本）
3. 純水になじませる．1分
4. DAB反応染色液で染色．37℃，5分
5. 純水で水洗．2～3分
6. 後染色（マイヤー・ヘマトキシリン液で10分）．
7. 流水水洗，色出し．10分
8. 水性封入剤で封入．

④ 結果

酵素陽性部：（はじめ緑青色）後…褐色～黒褐色
好中球と好酸球の顆粒，骨髄系顆粒球の顆粒：褐色，単球：薄褐色，核：藍色

⑤ 注意点

1. 組織片が剥がれやすいので，ゼラチン処理したスライドを使用する．
2. ペルオキシダーゼ反応の強さに応じて反応時間を調節する．
3. 後染色に軽くギムザ染色をすることもある．この場合，染色後，封入しないで乾燥し，鏡検する．急性白血病の病型分類（FAB分類）に有用である．
4. 過酸化水素を過剰に加えると酵素反応阻害が起こる（染まりが悪い）．

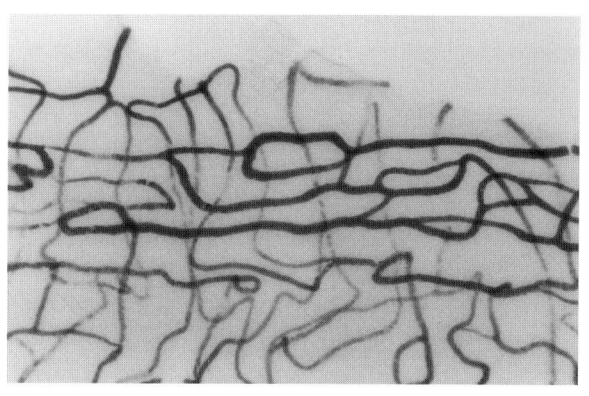

図52 酵素組織化学染色
ペルオキシダーゼ（3-3′-DAB法）．毛細血管網内の血球が強い酵素反応を示す．聴器血管条．ATP投与後，充血と血管の拡張が見られる．（強拡大）

b) FDA（2,7-fluorenediamine）法

① 原理

FDAを反応基質として用いて，過酸化水素を加えたペルオキシダーゼ酵素反応により不溶性のフルオレン青 fluorene blue が産生される．

② 試薬

1. FDA反応液
   2,7-fluorenediamine（FDA）　　　100 mg
   0.2 Mトリス塩酸緩衝液（pH 9.0）100 ml
   1%過酸化水素　　　　　　　　　　1 ml
   20%硫酸アルミ液　　　　　　　　　3 ml
   （FDAは過飽和である．上清液を使用する）
2. 20%硫酸アルミ液
   $Al_2(SO_4)_2・16 H_2O$　41 g
   純水　　　　　　　　　100 ml
3. 1%サフラニン液
   サフラニン 1 g＋純水 100 ml

③ 方法

1. ホルマリン固定，凍結切片．5～10 μ
2. 純水になじませる．1分
3. 0.5%硫酸銅液　2～5秒
4. 純水で軽く水洗　30秒
5. FDA反応液で染色．室温で2分
6. 流水水洗　1分
7. サフラニン-Oで後染色．2分

8. 流水水洗　1分
9. 水性封入剤で封入

④ 結　果

酵素陽性部：青色
骨髄系細胞顆粒：青色，核：赤色

⑤ 注意点

前記の 3-3′-DAB 法と同様．

2) DOPA オキシダーゼ DOPA-oxidase

この酵素は DOPA（3,4-dihydroxyphenyl-alanine）を酸化させて，いろいろな中間物質を経てメラニンを産生する．メラニン産生能力を有する細胞の検出に用いられ，その他，悪性黒色腫の診断においてメラニンを有していない場合でも DOPA オキシダーゼ陽性を示すことより，その診断の根拠としている．

① 原　理

DOPA 基質液を酵素反応（酸化）により黒色のメラニンを産生，沈着させる．

② 試　薬

1. 基質液（0.1％　l-Dopa 液）
   3,4-dihydroxyphenylalanine　　100 mg
   0.1 M リン酸緩衝液（pH 7.4）　　8 ml
   純水　　　　　　　　　　　　　92 ml
2. 後染色液（ケルンエヒト赤液がよい）．
   5％ 硫酸アルミニウム 100 ml を 80℃ くらいに加温して，ケルンエヒト赤色素 0.1 g を溶解し，使用前に濾過して使用．

③ 方　法

1. 未固定，または 10％ ホルマリン固定（新鮮な材料）の材料を水性包埋剤を使用して，凍結薄切．5〜10 μ
2. 蒸発しないように蓋をしたシャーレに入れ，基質液を切片に十分量を盛り，酵素反応．37℃，1時間
3. 軽く純水水洗
4. 未固定の場合は 10％ ホルマリン液．10分
   流水水洗，3分
5. 後染色（ケルンエヒト赤では 5分）
6. 流水水洗．3分
7. 水性封入剤で封入

④ 結　果

酵素活性部位：褐色〜黒褐色
皮膚基底層色素細胞，毛様色素細胞，結膜色素細胞，母斑細胞，蒙古斑の色素細胞，悪性黒色腫などが陽性である．

⑤ 注意点

1. 基質液は無色透明である．赤色に呈色した液は使用できない．
2. 反応陽性でも非特異反応があるので，判定にはこの点を考慮しなければいけない．
   白血球，単核球，特に炎症性細胞浸潤中の白血球の細胞質の顆粒が陽性に染まるが，これは polyphenolase による非特異反応であるといわれている．

3) チトクロムオキシダーゼ cytochrome oxidase

α-naphthol と dimethyl-p-phenylenediamine の混合液（Nadi 試薬といわれる）を酸化させ青色の不溶性の沈殿物を産生する反応はチトクロムオキシダーゼに起因する．TCA サイクルなど，エネルギー産生の際の脱水素酵素反応により遊離した水素はチトクロムオキシダーゼにより酸化されて水ができる．エネルギー代謝における最終の酸化反応に関与するのがこの酵素である．この反応は古くから血液または骨髄液の塗抹標本の染色に使われ，骨髄系，リンパ球系細胞を分けるのに利用された．

a) G-Nadi 反応（不安定 Nadi 反応）

① 原　理

G- は Gewebe 組織という意味で，組織 Nadi 反応といわれた．またこの反応は 10％ ホルマリン液固定で消失するので不安定 Nadi 反応ともいわれている．無色透明の基質液が酵素反応により青色の不溶性物，さらに酸化が進むと黒褐色の沈殿が生じる．チトクロムオキシダーゼに由来する特異反応染色は細胞のミトコンドリアが染まる．

② 試　薬

1. 反応液＜Ehrlich 1885 の処方＞
   0.1％ α-ナフトール/10％ アルコール
   　　　　　　　　　　　　　　　　25 ml
   0.12％ ジメチルパラフェニレンジアミン液
   　　　　　　　　　　　　　　　　25 ml
   0.1 N 水酸化ナトリウム液　　　　4 ml
   0.75％ グリココール液　　　　　6 ml

③ 方　法

1. 材料は必ず未固定のもので，水性包埋剤に 1〜3分間浸して，凍結薄切．5〜10 μ（ま

たは血液の塗抹標本）
2. 以下，酵素反応操作は前記方法と同様，蓋をしたシャーレのなかで反応液が蒸発，濃縮しないよう注意して酵素反応染色する．37℃，15分．

④ 結　果

陽性：褐色〜黒褐色

エネルギー代謝の大きい細胞のミトコンドリアが強い活性を示す．心筋，胃や腸の粘膜上皮，腎尿細管上皮などが強陽性である．

⑤ 注意点
1. 不安定な酵素であるので，固定を行わない．
2. 反応液もきわめて不安定であるから，使用直前に作成する．

b) **M-Nadi 反応**（骨髄性 myeloid，または安定 Nadi 反応）

① 原　理

この反応はホルマリン固定やパラフィン包埋標本（63℃熱変性）でも反応することから，酵素反応とは考えられていない．しかし骨髄系細胞は陽性，リンパ球系は陰性になるので，血液標本の染色に利用される．

② 試　薬

1. 反応液＜Burston 1961 の処方＞
   α-アミノジフェニルアミン　　10 mg
   エタノール　　　　　　　　0.5 ml
   0.2 M トリス緩衝液(pH 7.5)　15 ml
   バリアミンブルー B　　　　10 mg
   濾過後，直ちに使用．

③ 方　法

G-Nadi 反応に同じ．

④ 結　果

陽性骨髄系細胞：褐色〜黒褐色

4) **モノアミン酸化酵素** monoamine oxidase （MAO）

① 原　理

この酵素は一般アミンの解毒と活性アミンの解毒処理に関係し，ノルアドレナリン，セロトニンなどの神経伝達物質の代謝に関与する．副腎，肝，脳，神経などに存在する．反応メカニズムは次式のとおり，酵素反応で生じたアルデヒドが直接 tetrazolium 塩を還元して青色の不溶性のホルマザンをつくる．

$$R \cdot CH_2-NH_2 + O_2 + H_2O \cdots\cdots$$
モノアミン
$$R \cdot CHO + H_2O_2 + NH_3$$
アルデヒド
tetrazolium $\cdots\cdots$ formazan

② 試　薬

1. 酵素反応液＜Glenner 1957 の処方＞
   トリプタミン-HCl 塩　　　　25 mg
   硫酸ナトリウム　　　　　　 4 mg
   NBT（tetazolium）　　　　　 4 mg
   0.1 M リン酸緩衝液（pH 7.6）　5 ml
   純水　　　　　　　　　　　15 ml

③ 方　法

53頁，酵素組織化学染色の一般的方法の一般的な酵素反応染色の方法参照．

④ 結　果

陽性：青紫〜青色

⑤ 注意点
1. 反応産物が赤色（モノホルマザン）のものは酵素反応ではなく，組織中のグルタチオン，システインなどの還元性物質による．
2. この酵素反応の確認は反応液に 0.0001 M の Marsilid を加えると反応は完全阻止される．

5) **ホスファターゼ**

ホスファターゼはリン酸化合物を加水分解する酵素の総称であり，生体内には多くのリン酸化合物が存在し，それだけのリン酸分解酵素が存在する．ホスファターゼは基質特異性が低いので，いろいろなリン酸塩基質に働く酵素活性を一度に検出していることになる．臨床診断に役立つアルカリホスファターゼは pH 8.5 でリン酸化合物を分解して無機のリン酸を生成する酵素の総和を示している．また酸ホスファターゼは同様に pH 5.0 で働く酵素の総和を表している．

a) **アルカリホスファターゼ** alkaline phosphatase（ALP）（図 53, 54）

① 原　理

ALP の生理的意義は必ずしも明らかではないが小腸粘膜での糖，脂肪，カルシウムイオンの吸収や骨形成，DNA・RNA の合成，細胞の分化・増殖などに関与していることが推定される．ホスファターゼの染色方法は硝酸鉛を用いる方法とアゾ色素を

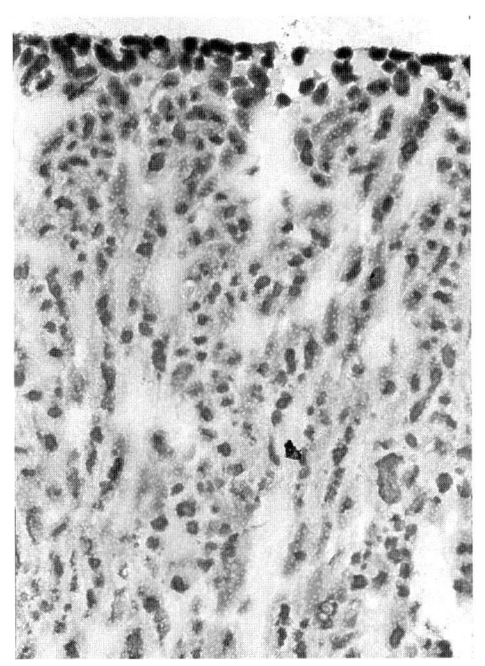

図53 酵素組織化学染色（カラー口絵参照）
アルカリホスファターゼ（Burston の処方）．腎臓皮質．近位尿細管の刷子縁に強い活性がみられる．再吸収能の大きいところに一致する．

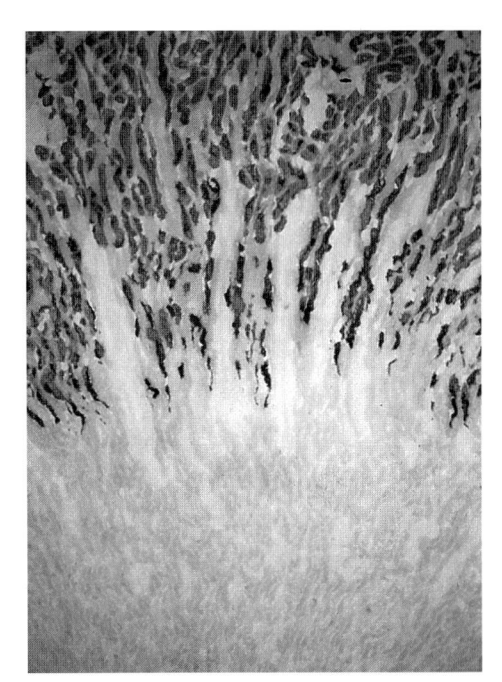

図54 酵素組織化学染色（カラー口絵参照）
アルカリホスファターゼ（Burston の処方）．腎臓髄質．近位尿細管のみ強い活性がみられる．ヘンレのわな，集合管には全く活性はみられない．

用いていろいろな色に染め出す方法とがある．前者は活性部位に電子密度の高い鉛塩の黒色粒子が沈着してみられる．この染色ではそのまま透過電子顕微鏡用としても使える．光顕的には後者の方が安定で，ジアゾニウム塩の種類を選ぶことによりいろいろな色調に染め出すことができる利点がある．

（ジアゾニウム塩と産生物質の色）
fast blue BB salt（濃青色），fast garnet GBC salt（茶色），fast red ITR salt（薄紫色），fast violet LB salt（濃紅色）

ここではアゾ色素法を取り上げる．

② 試 薬
1. カルシウム加 4% ホルマリン液（固定液）
   純水   100 ml
   ホルムアルデヒド原液   4 ml
   無水塩化カルシウム   1 g

   ホルムアルデヒド原液は重合防止剤であるメタノールを含まない化学用試薬を使用し，純水で 4% にしてから無水塩化カルシウムを溶かす．pH は酸性に傾き不安定であるから，使用ごとに直前に 1 N 苛性ソーダで pH 7.4 に調整して使用する．この固定液で 4℃，10 分固定では 10% の活性低下，24 時間では 75% の活性低下が起こるといわれている．

2. 酵素反応液＜Burston 1962 の処方＞
   基質（ナフトール-AS-MX リン酸ナトリウム）   5 ml
   基質の溶剤（NN-ジメチルホルムアミド）
                                  0.5 ml
   純水   25 ml
   0.2 M トリス緩衝液（pH 8.5）   25 ml
   賦活剤，0.05 M $MgCl_2$ 1 滴
   ジアゾニウム塩   20 mg

濾過後，直ちに使用．濁った液は使えない．

③ 方 法
1. 新鮮切片（5〜10 μ，厚さは常に一定に）をカルシウム加ホルマリン液で 10 分，固定
2. 純水で水洗．2 回，各 2 分
3. 以下 53 頁，酵素組織化学染色の一般的方

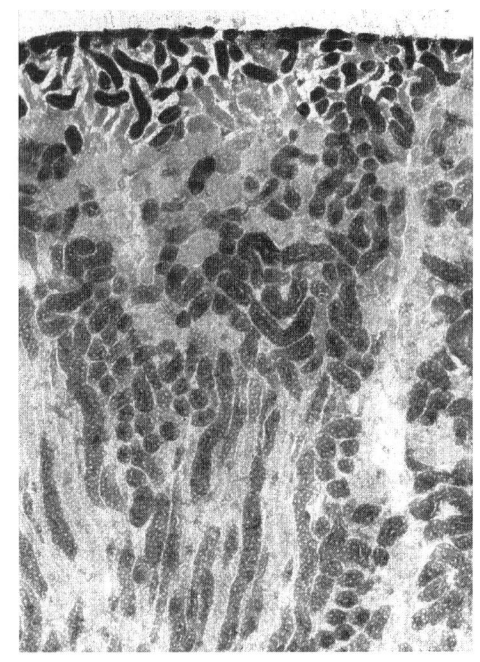

図 55 酵素組織化学染色(カラー口絵参照)
酸ホスファターゼ(Burston の処方). 腎臓皮質. 近位尿細管の細胞質全体に活性がみられる.

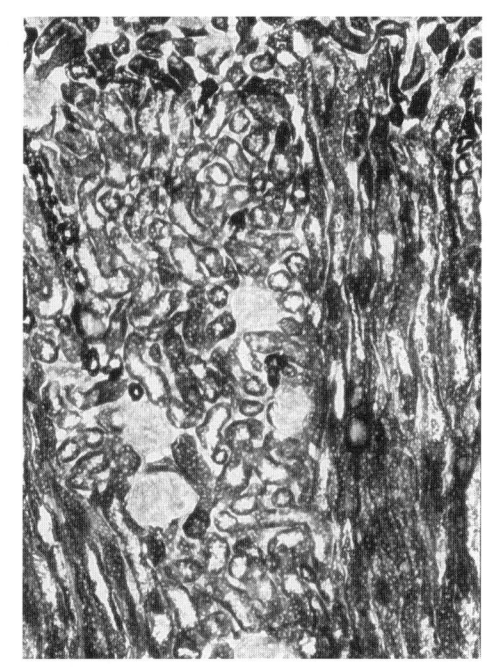

図 56 酵素組織化学染色(カラー口絵参照)
還元型 NAD 脱水素酵素. 腎臓皮質. 近位, 遠位尿細管ともに強い活性を示す. 糸球体はわずかに活性が認められる.

法の一般的な酵素反応染色の方法参照
④ 結　果
陽性：細かい顆粒状. 色は使用したジアゾニウム塩により色は異なる（色は57頁, ジアゾニウム塩と産生物質の色参照）. 腎近位尿細管の刷子縁, 肝毛細血管, 小腸粘膜上皮, 微絨毛が強陽性である.
⑤ 注意点
酵素反応液は上から順に溶かさないと溶けない. また, 使用直前に調合する. 30分以上たつと赤黄褐色に濁ってくるが濁った反応液は使えない.

b) 酸ホスファターゼ acid phosphatase(ACP)
アゾ色素法（図 55）
① 原　理
この酵素は前立腺, 肝, 腎, 脾に存在する. 大部分は細胞質のリソゾームに局在する. 染色原理はアルカリホスファターゼと同じ.
② 試　薬
　1. カルシウム加ホルマリン液（固定液）
　　アルカリホスファターゼの項に同じ.

　2. 酵素反応液＜Burston 1962 の処方＞
　　基質ナフトール-AS-MX ホスフェイト
　　　　　　　　　　　　　　　　　　　5 mg
　　基質の溶剤（NN-ジメチルホルムアミド）
　　　　　　　　　　　　　　　　　　0.5 ml
　　純水　　　　　　　　　　　　　　　25 ml
　　0.2 M 酢酸緩衝液（pH 5.5）　　　　 25 ml
　　賦活剤, 0.05 M $MnCl_2$　　　　　　1滴
　　ジアゾニウム塩　　　　　　　　　　20 mg
　　濾過後, 直ちに使用. 濁った液は使えない.
③ 方　法
アルカリホスファターゼの項と同じ.
④ 結　果
陽性：使用したジアゾニウム塩により色は異なる（56頁, ジアゾニウム塩と産生物質の色参照）.
⑤ 注意点
染色液の作成はアルカリホスファターゼに同じ.
6) 脱水素酵素 dehydrogenase
細胞のエネルギー代謝過程における水素供給体である, いわゆる基質から水素原子を水素受容体に移

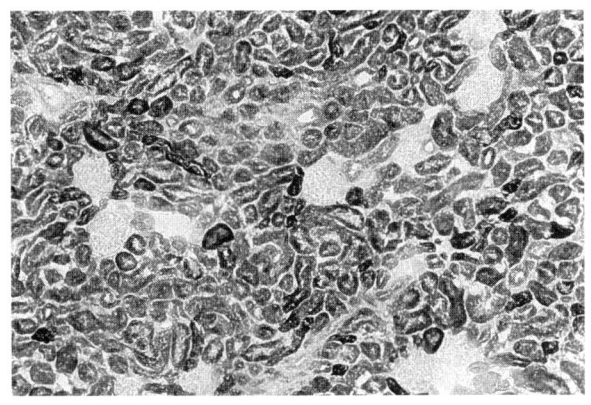

図57 酵素組織化学染色(カラー口絵参照)
コハク酸脱水素酵素(Nachlas らの処方). 腎臓皮質.
近位尿細管は強い活性(青色), 遠位尿細管は弱い活性
(紫色)を示す. (弱拡大)

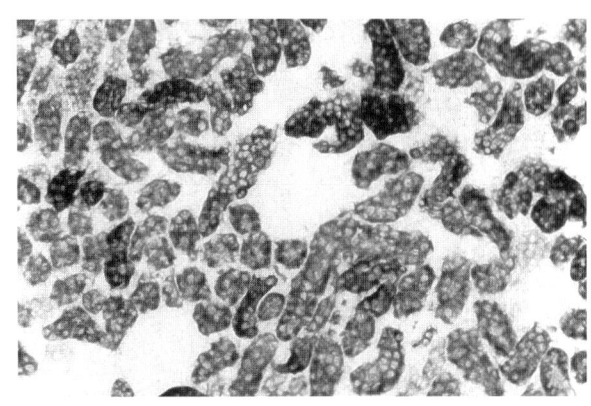

図58 酵素組織化学染色(カラー口絵参照)
コハク酸脱水素酵素(Nachlas らの処方). 腎臓皮質.
糸球体と血管には活性は認められない. 細胞内の丸く
白く抜けたところは核である. (強拡大)

す酵素である. 脱水素酵素は依存する助酵素の種類によって3つに分けられ, それぞれの酵素反応液の基本的組成も3種類に分けられる.

① 助酵素を必要としないもの：コハク酸脱水素酵素, アミノ酸脱水素酵素, 還元型 NAD 脱水素酵素 (図56), 還元型 NADP 脱水素酵素など
② NAD 依存性脱水素酵素：乳酸脱水素酵素, リンゴ酸脱水素酵素, アルコール脱水素酵素, グルタミン酸脱水素酵素など
③ NADP 依存性脱水素酵素：イソクエン酸脱水素酵素, グルコース-6-リン酸脱水素酵素など.

(脱水素酵素の染色原理)

脱水素酵素を可視化するのに脱水素酵素反応によって生じた水素を受容体(ユビキノンなど)より人工受容体にとらえ, 不溶性の発色体に変えて行われる. 人工受容体にニトロ・ブルー・テトラゾリウム塩 (NBT) が用いられている.

ここでは臨床的に意味の深い脱水素酵素の染色方法について述べる.

a) **コハク酸脱水素酵素** succinate dehydrogenase (SDH) (図57, 58, 59)

この酵素はミトコンドリア内にのみ存在するのでミトコンドリアのマーカー酵素といわれる. これに濃染する細胞はその細胞内にミトコンドリアが多数存在し, ATP 産生の旺盛なことを表している.

① 原 理
　前述.

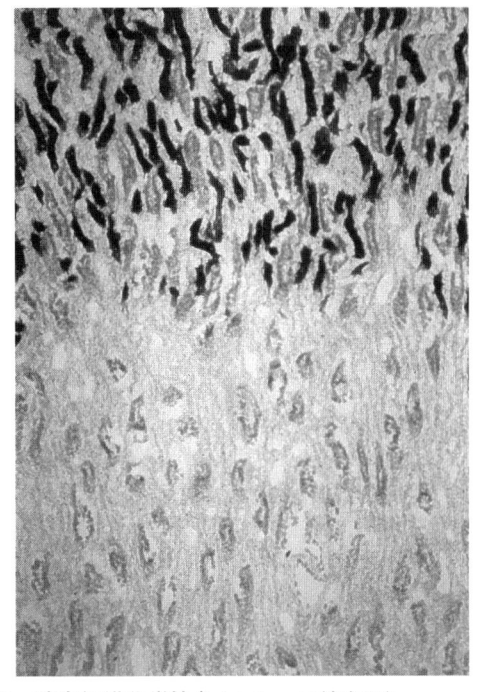

図59 酵素組織化学染色(カラー口絵参照)
コハク酸脱水素酵素(Nachlas らの処方). 腎臓髄質.
近位尿細管は強い活性, ヘンレのわなと遠位尿細管には弱い活性がみられる. 集合管はほとんど活性がみられない.

② 試 薬
　1. 反応液＜Nachlas ら 1963 の処方＞
　　0.2 M コハク酸ナトリウム　　　5 ml
　　0.2 M リン酸緩衝液 (pH 7.6)　　5 ml

0.1% NBT	10 ml

上記液を混和したら最終的に pH を再調整する．

③ 方　法

1. 新鮮未固定の凍結切片が用いられる．酵素反応直前に 4% グルタールアルデヒド液で，4℃，5分行うこともあるが，酵素活性の低下は免れない．以下の手順は前記（52頁，酵素組織化学染色の一般的方法）参照．

④ 結　果

陽性：青紫〜青色（ホルマザン形成）

重層扁平上皮においては基底膜層に反応は強く，表層にいくに従い活性は低くなる．胃粘膜では主細胞，副細胞，幽門腺は軽度の活性，壁細胞はきわめて強い活性を示す．小腸の絨毛上皮は強い活性を示す．肝細胞は中等度の活性を示すがグリソン鞘は弱い．気管粘膜，気管腺上皮，肺胞上皮の活性は弱い．腎においては近位尿細管は強く，ヘンレのわな，遠位尿細管に至るに従い弱くなる．糸球体はほとんど活性はない．組織全体にいえることは，障害を受けた細胞はその程度により活性が低下する．癌組織は正常の母組織より活性が低い．この酵素はマロン酸により阻害される．

b) 乳酸脱水素酵素 lactate dehydrogenase（LDH）

NAD を補酵素として必要な脱水素酵素で，心（好気性代謝）や筋（嫌気性代謝）のようにエネルギー代謝の活発な細胞が強い活性を示す．LDH はアイソザイムとして5つの型があり，H 型（心型）は好気的代謝に関係し，M 型（筋型）は嫌気的代謝に関係するがこの方法では区別できない．

① 原　理

SDH に同じ．NAD を補酵素とする脱水素酵素の反応はその基質液だけ替えればよい．

② 試　薬

1. 反応液＜Barka-Anderson 1963 の処方＞
   （基質）1.0 Md, l-乳酸ナトリウム液

	1 ml
4 mg/ml NAD	1 ml
0.1 M KCN	1 ml
0.05 M MgCl$_2$	1 ml
0.06 M リン酸緩衝液(pH 7.0)	2.5 ml
4 mg/ml NBT	2.5 ml
純水	1 ml

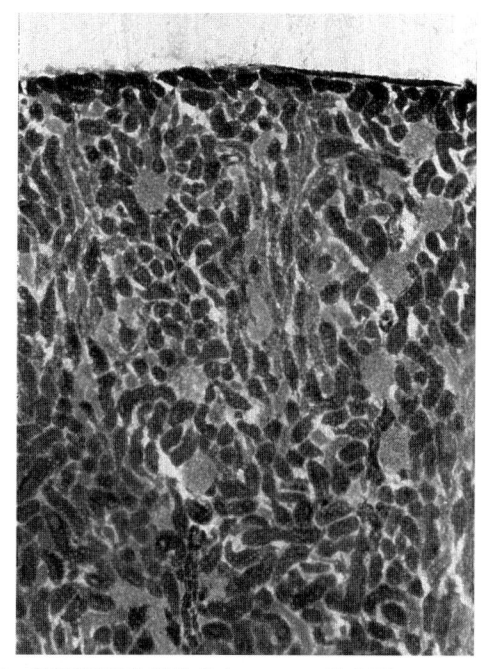

図60　酵素組織化学染色（カラー口絵参照）
G-6-P 脱水素酵素（Barka-Anderson の処方）．腎臓皮質．近位，遠位尿細管ともに中等度の活性を示す．

混合させたら pH 7.4 に最終調整してから用いる．

③ 方　法

1. この酵素はほかの脱水素酵素より強い活性を示すので酵素反応の前に冷アセトン，またはグルタール固定を施しても，よく活性を保持できる．以下の手順は SDH に同じ．

④ 結　果

陽性：青紫〜青色（ホルマザン形成）

ほかの脱水素酵素との違いは，腎の遠位尿細管，集合管により強い活性を示す．癌組織は強い活性を示す．

c) グルコース-6-リン酸脱水素酵素 G-6-P dehydrogenase（G-6-PDH）（図60）

この酵素は NADP の補酵素を必要とする脱水素酵素で，五炭糖回路，ステロイド合成に関与し，副腎皮質，卵巣の内莢膜細胞，精巣の Leydig 細胞，胎盤とそのトロホブラストが強い活性を示す．基質液を替えれば，ほかの NADPH 依存性脱水素酵素の染色に用いることができる．

① 原　理
LDH に同じ．
② 試　薬
1．反応液＜Barka-Anderson 1963 の処方＞
　　（基質）1.0 M グルコース 6 リン酸二ナトリウム塩　　　　　　　　　　　　　　　 1 mℓ
　　6 mg/mℓ NADP　　　　　　　　 1 mℓ
　　0.1 M KCN　　　　　　　　　　 1 mℓ
　　0.05 M MgCl$_2$　　　　　　　　　 1 mℓ
　　0.2 M トリス緩衝液（pH 7.4）　 2.5 mℓ
　　4 mg/mℓ NBT　　　　　　　　 2.5 mℓ
　　純水　　　　　　　　　　　　　 1 mℓ
　　　上記液を混合させたならば pH 7.4 に最終調整してから用いる．
③ 方　法
LDH 染色法に同じ．
④ 結　果
陽性：青紫〜青色（ホルマザン形成）
ステロイド分泌細胞，すなわち副腎皮質，卵巣の内莢膜細胞と黄体，精巣の Leydig 細胞，胎盤のトロホブラストなどが強い活性を示す．胃癌，肝癌では正常細胞よりも強い活性を示す．前立腺肥大ではやや低いが，前立腺癌では強い活性を示す．

7）エステラーゼ esterase
エステル R-COOR′ を加水分解して脂肪酸 R-COOH とアルコール R′-OH にする酵素．

a）非特異性エステラーゼ non-specific esterase
組織化学的証明に使用する酵素基質は，その基質にのみ特異的に作用する酵素だけでなく種々のエステラーゼによっても分解される．エステラーゼを鑑別するには阻害剤や賦活剤による酵素反応の影響より，特定の酵素を証明するほかない．
非特異性エステラーゼは細網内皮系細胞，ことに活動性の貪食細胞に強陽性で，貪食空胞辺縁に特に強い反応がみられる．またリソゾームに一致する部位に証明される．ヒトの腹水中の腫瘍細胞のように遊離の腫瘍細胞がしばしば強陽性反応を示す．
① 原　理
アセチル基をもった人工基質を使って，酵素反応により分解した人工基質の産物をジアゾ色素に結合させ，不溶性に変えて沈殿させる．

② 試　薬
1．反応液＜Pease 1972 の処方＞
　　（基質）1％ α-naphthol-AS-acetate
　　　　　　　　　　　　　　　　　 0.1 mℓ
　　0.05 M リン酸緩衝液（pH 7.0）　 10 mℓ
　　ジアゾニウム塩　　　　　　　　 10 mℓ
③ 方　法
染色方法はホスファターゼと同じ．酵素反応時間は組織の酵素反応の強さにより調整する．10〜30 分
④ 結　果
陽性：ジアゾニウム塩の種類により異なる（57 頁，ジアゾニウム塩と産生物質の色参照）．fast blue RR で青色．

b）アセチルコリンエステラーゼ acetylcholinesterase（AChE）
この酵素は神経系，筋，赤血球などに多く分布し，神経の伝達系の代謝に関与する．神経・筋疾患の診断に利用される．
① 原　理
酵素反応により基質から遊離したチオコリンが，フェリシアンイオンを還元し，生じたフェロシアンイオンが Cu^{++} と結合して不溶性のフェロシアン銅を生じることにより可視化される方法．

② 試　薬
1．反応液＜Karnovsky 1964 の処方＞
　　（基質）ヨウ化アセチル・チオコリン　5 mg
　　0.1 M マレイン酸塩緩衝液（pH 6.0）0.5 mℓ
　　0.1 M クエン酸ナトリウム　　　 0.5 mℓ
　　30 mM 硫酸銅水溶液　　　　　 1.0 mℓ
　　純水　　　　　　　　　　　　　 1.0 mℓ
　　5 mM フェリシアン化カリウム水溶液
　　　　　　　　　　　　　　　　　 1.0 mℓ
　　反応液は透明緑色．冷暗所保存
③ 方　法
1．（1％ カルシウム加）10％ ホルマリン液で試料を一晩固定．
2．凍結，薄切．
3．反応液に浸漬し，37℃，30 分．
　　（対照：阻害剤 1 mM 硫酸エゼリンを反応液に加える）．
4．水洗．
5．アルコール脱水，キシロール透徹，ビオラ

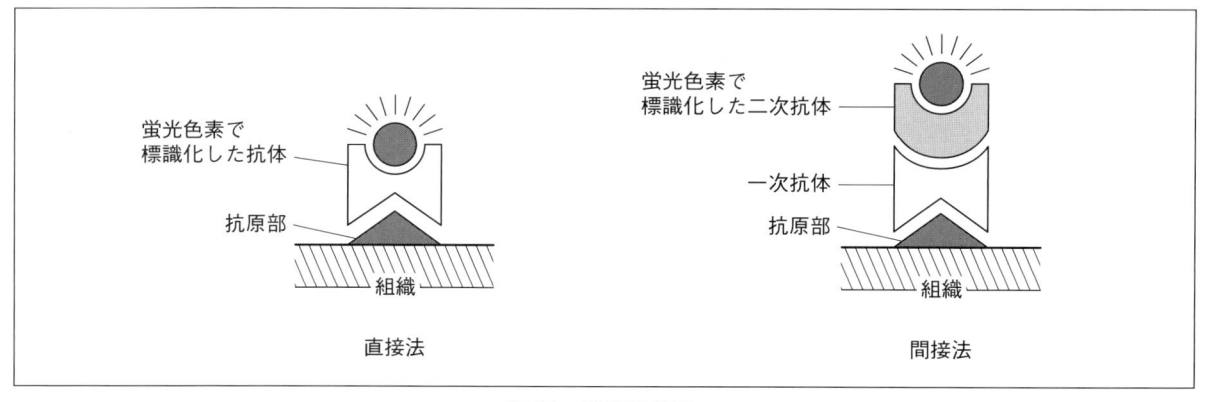

図61 蛍光抗体法

表8 蛍光色素と励起波長，蛍光色の波長

蛍光色素名	励起波長(nm)	蛍光色波長(nm)	主な用途
acridin orange	490	530, 640	核，(1，2本鎖)核酸
acridin yellow	470	550	核酸，抗酸菌
auramin O-feulgen	460	550	DNA
auramin O	460	550	抗酸菌
eosin-isothianate	524	548	アミンの標識
FITC	490	520	抗体の標識
thioflavin T	430	550	アミロイド
RITC	570	595	抗体の標識
rhodamin 123	500	540	ミトコンドリア

イト封入．

④ 結　果

反応陽性：赤褐色

2. 免疫組織化学染色

抗原に対する抗体活性をもった抗体蛋白質にその抗体活性を失うことなく標識して（マーカー），これが組織や細胞内に存在する抗原物質と特異的に反応して，その抗原の存在位置を標識（マーカー）位置から証明できる原理を使った方法である．マーカーに蛍光色素を用いた方法を蛍光抗体法，酵素を用いた方法を酵素抗体法という．また，免疫組織化学には目的とする抗原に直接，抗原抗体反応する抗体（一次抗体）に標識した方法を直接法といい，さらに反応特異性を高めるために一次抗体には標識せず，スライド上で抗原抗体反応（一次反応）させて免疫複合体を作ったのちに，一次抗体に対する抗体（二次抗体）を標識させて，その抗体をさらに反応させ目的抗原の存在を検出する方法を間接法という（図61）．また，2種の異なる標識を用いて2種の抗体を別々にマークして一つの標本上で同時に検出する方法を二重染色法という．

a. 蛍光抗体法

① 原　理

蛍光色素にはグリーン系のFITC（fluorescein isothiocyanate）とオレンジ系のRITC（tetramethylrhodamine isothiocyanate）とが用いられる．最近は新しい蛍光色素が数々使われているので主な蛍光色素名と適正な励起光，蛍光の波長を表8にまとめた．

蛍光抗体法の優れた点は

1. 蛍光顕微鏡下での背景は暗視野であるため特異的に反応する蛍光部位のコントラストがよく，非反応部とが明瞭に区別できる．
2. 一つの標本で2種の異なった物質の特異的

鑑別が可能である．

欠点としては
1. 蛍光顕微鏡によって観察されるため，細胞の種類の鑑別が困難なときがあり，細胞の微細構造まで観察することができない．
2. 蛍光の減衰が起こるので永久保存ができない．したがって，速やかに写真撮影しておかなければならない．
3. 抗体に結合させた蛍光色素は，アルカリ性か酸性に傾くと離れてしまい，非特異染色性が強く出現する．
4. 白血球，特に好酸球の顆粒は物理学的な染色親和性が高く，非特異的に陽性になることがある．

② 試　薬
1. 一次抗体：多くの抗体は市販されている．抗体の濃度（希釈倍数）などはメーカーの指示通りにする．
2. 二次抗体：一次抗体をつくった動物のIgGに対するほかの動物（多くはウサギ）でつくった抗体に蛍光色素を結合したものが間接蛍光免疫組織化学用のキットとして市販されている．一次抗体の動物種を確認して使用すること．
3. PBS：0.01 M リン酸緩衝液(pH 7.2)

③ 間接法の方法
1. 凍結切片，パラフィン切片，塗抹標本など可能である．切片の厚さは4ミクロンがよい．
2. 一次抗体液を組織の上に滴下し，蓋を被せて4℃，一晩（または室温，1時間），反応させる．
3. 冷（4℃）リン酸緩衝液PBSで抗体液を洗い落とす．10分間，3回
4. 濾紙で組織片の周辺の液を拭き取る．
5. 二次抗体（蛍光色素で標識した）を組織の上に滴下し，4℃，一晩（または室温で1時間），反応させる．
6. 冷PBSで二次抗体液を洗い落とす．10分間，3回
7. 無蛍光（精密分析用）グリセリンで封入．
8. 蛍光顕微鏡で観察（励起光のフィルタを合わせる．U，V，B励起の選択）

表9　蛍光顕微鏡の補助吸収フィルタと励起光

記号	励起光波長(nm)
U	370
V	400～410
B	470～490
G	530

9. 直ちに写真撮影．

④ 結　果
反応陽性部：蛍光（B励起で，FITCはグリーン色，RITGはオレンジ色）

⑤ 注意点
1. 陽性と陰性の対照標本をとることが必要．陰性対照は一次抗体の代わりに一次抗体と同種の血清を用いる．
2. 全操作中，組織が乾燥しないように気をつける．
3. 染色後は早く観察し，写真撮影すること．冷蔵庫に保存しても1～2週間までしか蛍光は保たれない．
4. 蛍光顕微鏡の観察では，励起光（一次フィルタ），発光（二次フィルタ）の波長を使用した蛍光色素に合った条件に合わせ，特異的な蛍光か非特異的な蛍光かは対照標本と比較して判断する．表9参照．

b． 酵素抗体法
　酵素蛋白質をマーカーとする免疫組織化学的染色法であり，抗体に標識した酵素の酵素反応を利用して目的とする抗原の所在を検出する方法である．標識酵素は安定性の高い植物性のペルオキシダーゼが用いられてきたが，多くの組織にはペルオキシダーゼ（内因性）が存在していて，はじめにこの内因性のペルオキシダーゼ活性を失活させておかなければならない．このような欠点を補うため，標識酵素として植物性アルカリホスファターゼが代わりに用いられる．アルカリホスファターゼはホルマリン固定後のパラフィン包埋標本では，活性はほとんど失活するので内因性アルカリホスファターゼを考慮する必要はほとんどない．その他，標識酵素として使用されるものにグルコースオキシダーゼ，β-ガラクトシダーゼとがあり，この2つの酵素はヒトの体内

にはほとんど存在しないので，内因性の酵素を心配する必要がない利点を有している．

この原理を利用して補体に酵素を標識して補体結合反応が起こった存在部位を観察する酵素補体法や抗原に酵素を標識してその抗体の存在部位を証明する方法も用いられている．

1) PAP（ペルオキシダーゼ・抗ペルオキシダーゼ）法（図62）

① 原 理

標識ペルオキシダーゼに対する抗体を作成し，この抗体とペルオキシダーゼを反応結合させたPAP (peroxidase-antiperoxidase) をつくり用いる．3分子のペルオキシダーゼと2分子の抗体が結合した形をつくる．組織切片の抗原部位と一次抗体が結合し，さらにそこに二次抗体が結合する．一次抗体をつくったと同じ動物によってつくられたPAPを反応させると，PAPは二次抗体と結合して，結局，1つの抗原抗体反応物（一次抗体）に3個のペルオキシダーゼが標識されたことになり，いわゆる検出感度が高められたことになる．一方，3回の免疫反応の工程を経るためにそれだけ非特異反応の出現が増える危険性が生じる．反応の模式図を図63に示す．

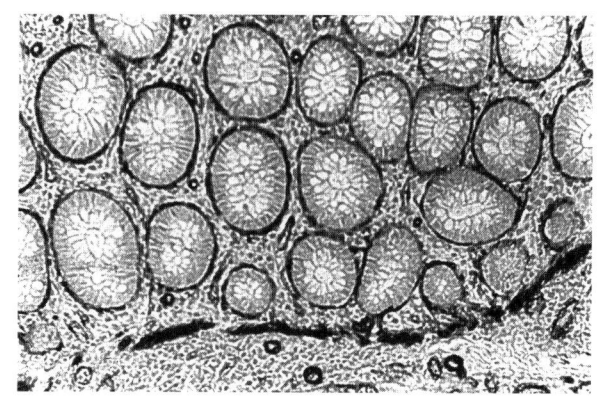

図62　免疫組織化学染色（カラー口絵参照）
胃粘膜．収縮蛋白 α-アクチン（PAP法）．

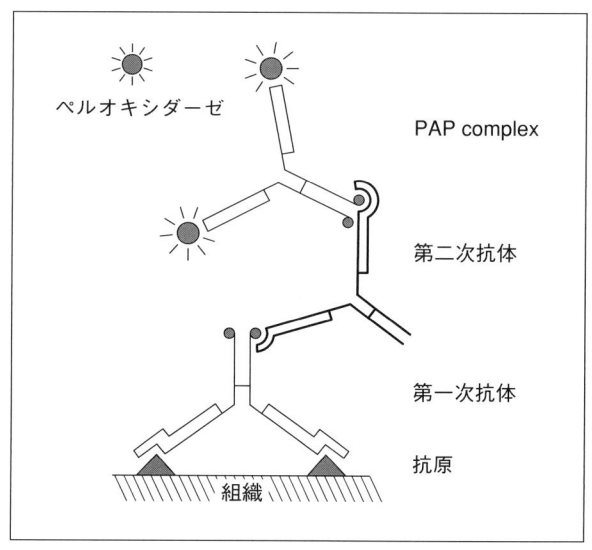

図63　PAP法の原理

② 試 薬

1. 希釈正常血清，一次抗体，二次抗体，PAP：いずれも個々に，あるいはキットで市販のものが容易に手に入る．動物の種類の組み合わせに注意する．市販品の中には二次抗体に抗ウサギ，ヤギ，マウス，モルモット抗体の混合してあるものがありいずれにも使えて便利である．
2. 発色剤（DAB液）：3,3′-diaminobenzidine 20 mg＋0.05 M トリス塩酸緩衝液（pH 7.6）
100 ml＋5％過酸化水素水 0.1 ml
3. メチル緑染色液：純水 280 ml＋酢酸ナトリウム三水塩 1.09 g＋バルビツール酸ナトリウム 1.68 g＋0.1 N 塩酸 120 ml＋メチル緑 4 g
混合の後，濾過して使用する．

③ 方 法

1. 脱パラフィン
2. 流水水洗 5分，純水水洗 1分
3. 内因性ペルオキシダーゼの失活操作

ⓐ，ⓑ，ⓒ のどれかを行う．
ⓐ 0.3％過酸化水素加メタノール液に30分
ⓑ 0.5％過ヨウ素酸水溶液に10分
ⓒ 6 mM 過ヨウ素酸水溶液に10分後，冷PBSで15分洗い，3 mM 水酸化ホウ素ナトリウム水溶液に30分
4. 冷PBSで3回洗う（各5分以上）
5. 二次抗体に用いる動物と同種の動物の5％正常血清を組織片に滴下．室温で20分
6. 組織片のまわりの余分な血清を濾紙で拭き取り，一次抗体を滴下し，よく撹拌して反応．室温，20分

7. 冷PBSで3回洗う（各5分以上）
8. 二次抗体を滴下し反応．室温，20〜30分
9. 冷PBSで3回洗う（各5分以上）
10. PAP（一次抗体の動物のもの）を滴下し，反応．室温，20〜30分
11. 冷PBSで3回洗う（各5分以上）
12. 発色剤（0.005％過酸化水素加0.02％DAB液）を滴下．室温にて酵素反応．3〜10分，染まり具合をみて反応を止める．
13. 冷PBSで洗う．5分．染まりが薄い場合は12.を繰り返す．
14. 流水水洗．2〜3分
15. 後染色（メチル緑で10分，またはマイヤー・ヘマトキシリンで1分）．
16. 流水水洗．5分
17. 脱水・透徹・封入

④ 結　果

陽性部位：茶褐色，核：緑色（メチル緑），青紫色（ヘマトキシリン）

⑤ 注意点

1. 染色時間が長く，たびたび液をかえるため，組織切片が剝がれやすいので注意する．ネオプレンなどの処理を施す．
2. 染色結果の確認のため，陽性対照と陰性対照の標本を同時に染色する．陽性対照には既知の陽性検体を用い，陰性対照には，一次抗体の代わりに同種の正常血清か，同種のほかの抗体を用いる．
3. 組織切片を前もってトリプシン処理することにより抗原性の賦活化が起こることがある．

    （トリプシン処理）

    市販トリプシン0.1g＋0.1％Ca加，0.05Mトリス塩酸緩衝液100 ml

    上記のトリプシン液で37℃，30分間，処理する．その後，冷PBSで洗う．抗原性の賦活化には，その他単純加熱やマイクロウェーブ照射/加熱，オートクレーブ処理などの加熱処理法がある．

4. 発色剤として，市販のキットではDABの代わりにAEC（3-アミノ-9-エチルカルバゾール）を使うものが多い．AECはDABよりも感度が低い．また退色しやすく，キシロールに溶けるので水性封入剤（グリセリン，グリセロゲルなど）で封入する．
5. メチル緑の後染色は，DAB発色反応後，十分に流水水洗しないと染色性が悪い．

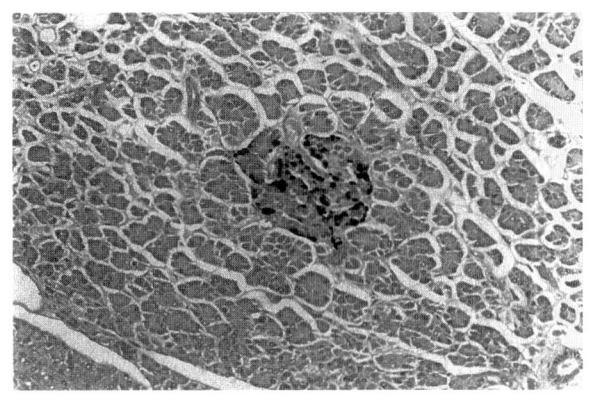

図64　免疫組織化学染色（カラー口絵参照）
膵臓ランゲルハンス島．ガストリン（ABC法），G細胞が陽性を示している．

2）ABC（アビジン・ビオチン複合体）法（図64）

① 原　理

アビジン（分子量68,000の糖蛋白質，4個のビオチン結合部位を持つ）とビオチン（ビタミンB$_2$のH因子，分子量244.3）がきわめて高い親和性を持っていること（通常の抗原抗体反応の100万倍といわれている）と，結合が不可逆的な反応であることの性質を利用した酵素抗体法である．ビオチンにペルオキシダーゼ（またはアルカリホスファターゼ）酵素を標識しておき，これにアビジンを結合してアビジン・ビオチン・酵素コンプレックス（avidin-biotin-enzyme complex），ABCを作成しておく．ビオチン化二次抗体を用いると，抗原部位に一致して二次抗体にABCがアビジンを介して結合することになる．ABCには多数の酵素が結合されているので，免疫染色の感度が著しく高まるということになる．図65に反応原理をシェーマで示す．PAP法に比較して，① 10〜40倍の高感度である．② コントラストがつきやすい．③ 短時間で染色することができる．などの特徴を持っている．

この方法はホルマリン固定，パラフィン切片（2μ）でのポリペプチドホルモン，糖蛋白ホルモン，活性アミン類，凍結切片でのリンパ球のマーカー染

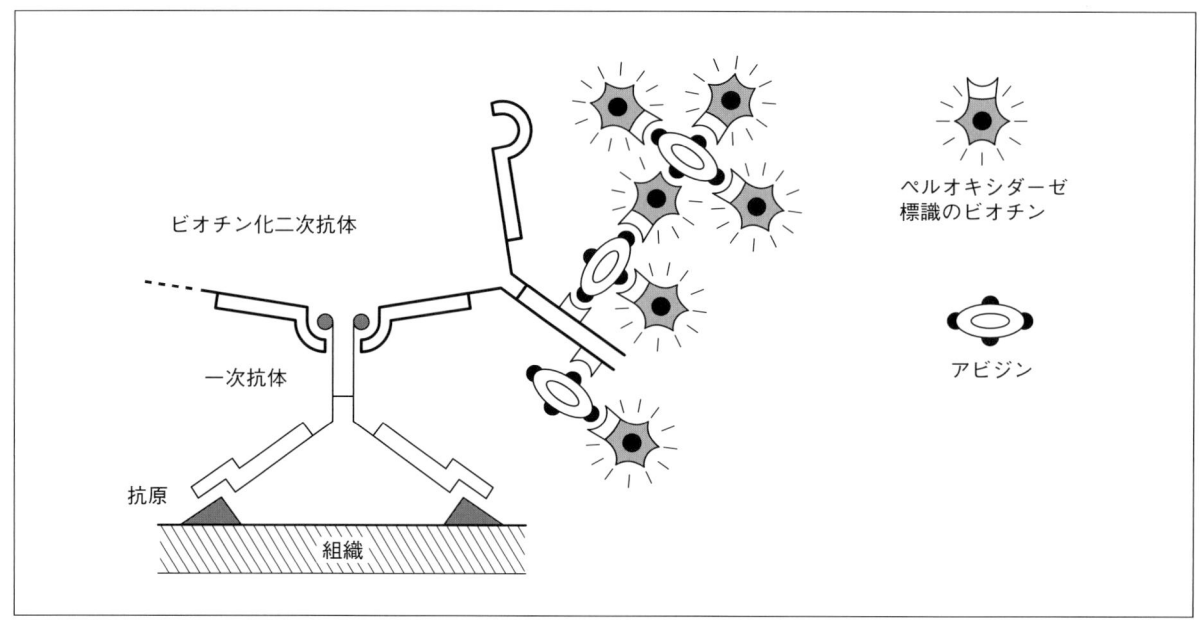

図65 ABC法の原理

色によく用いられる．

② 試　薬

すべて市販のもの（キットなど）を用いる．

③ 方　法
1. パラフィン，流水水洗5分，純水水洗，5分
2. 内因性ペルオキシダーゼの失活，3％過酸化水素水，室温，5分（標識酵素がアルカリホスファターゼの場合は2.は必要なし）
3. 冷PBS（またはTBS）で3回洗浄，各5分
4. 非特異反応の阻止
   正常動物血清を滴下．室温，20分
5. 過剰の血清を濾紙で拭き取った後，一次抗体を滴下．室温，30分
6. 冷PBS（あるいはTBS）で洗浄．3回，各3分
7. ビオチン化二次抗体を滴下．室温，30分
8. 冷PBS（あるいはTBS）で洗浄．3回，各3分
9. ABC複合体液を滴下．室温，30分
10. 冷PBS（またはTBS）で洗浄．3回，各3分
11. 発色反応，標識酵素がペルオキシダーゼの場合はDAB液，室温，10分
    （アルカリホスファターゼではナフトール-AS-MXホスフェイト＋ファストレッドTR液，室温，20分）
12. 後染色，0.2％メチル緑液で5分，マイヤー・ヘマトキシリン液，3分
13. 脱水・透徹・封入

④ 結　果

陽性反応：DAB（茶色）
（アルカリホスファターゼではファストレッドTRで赤色）

核：メチル緑では緑，ヘマトキシリンでは青紫色

⑤ 注意点
1. 陽性対照，陰性対照をPAP法と同様にとる．
2. 造血細胞などは内因性ペルオキシダーゼ活性が強いので，この場合は標識酵素にアルカリホスファターゼを用いる．
3. PBSはアルカリホスファターゼ活性を阻害するので，その場合はTBSを使用する．
4. 肝，腎組織は内因性ビオチン活性が強く，非特異反応を起こしやすいので，この場合はブロッキングが必要である．

3）LSAB（標識ストレプトアビジン・ビオチン）法

① 原　理
原理はABC法と同じで，アビジン・ビオチン複合体の代わりに，標識ストレプトアビジン・ビオチンを用いる方法．アビジンを使用の場合はアビジンが糖蛋白の一種のため，生体内の内因性レクチン様物質との結合が考えられるので，内因性レクチンのブロッキングが必要であるが，ストレプトアビジンを使用すれば問題にならない．

② 試　薬
すべて市販のもの（キットなど）を用いる．

③ 方　法
ABC法に準じる．

④ 結　果
ABC法と同じ．

⑤ 注意点
ABC法と同じ．

c．光顕的ISH（in situ hybridization）法

遺伝子検査法について詳細には159頁，Ⅴ．分子病理学の項を参照されたい．

細胞の構造や機能は遺伝的に規定されたプログラムにのっとって決定されている．そして，細胞分裂を繰り返すたびに，プログラムはもとの細胞から新しく生じた細胞へと正しく伝えられていく．もし，その伝達過程に誤りがあれば，遺伝情報が正しく伝わらず，細胞の構造や機能に障害が発生することになるが，普通にはこうした誤りは生体に備わった修復機構により矯正されて，問題を生じないようになっている．しかし，修復されないままに誤った遺伝情報が伝わってしまうと，本来の細胞の構造や機能に変化を生じ，その結果，疾病の発生につながることが起こってくる．遺伝情報を伝える基本的単位が遺伝子（gene）と呼ばれ，細胞の核の中で染色体（chromosome）に局在している．遺伝子はデオキシリボ核酸（DNA）という長い分子に書かれた暗号文にたとえられる．DNAは塩基・糖・リン酸から構成されるヌクレオチドが長く連なってできている．塩基にはアデニン：A，チミン：T，グアニン：G，シトシン：C，の4種類があり，その塩基は3個が1組となってそれぞれに対応した特定のアミノ酸を繋ぐ司令を出す．そして，そのDNAの指令に従ってアミノ酸を次々と結合して，ポリペプチド，蛋白質が合成されることになる．遺伝子はそれ自体が蛋白質をつくるものではなく，あくまでも設計図にすぎない．DNAは核内にあり，蛋白質が合成されるのは細胞質である．核内にある遺伝子の情報を細胞質の蛋白質合成の場に伝えるメッセンジャー役を担っているのがリボ核酸（RNA）である．DNA鎖に並んだ塩基配列はそれが鋳型となってRNAに移し替えられる．これを転写（transcription）という．つまり，核内のDNAを設計図とすれば，このRNAはその青写真といえよう．RNAもDNAと同じように塩基・糖・リン酸がつながってできている．ただし，RNAの塩基はアデニン：A，ウラシル：U，グアニン：G，シトシン：C，の4種からなり，DNAのチミンの代わりにウラシルが配列する．RNAの3つずつの塩基が1組となり，1つのアミノ酸を指定する．RNAに並んだ3つの塩基をコドン（codon）と呼ぶ．

DNA上の遺伝情報が発現されると，それぞれの固体に応じて特徴的な構造（形態）あるいは機能が発揮される．1つの遺伝情報は，それに対応する蛋白質合成として発現される．その遺伝情報，あるいは発現過程で誤り（過誤）があれば正しい蛋白質は合成されないことになり，その結果，疾患につながることになる．例えば先天性酵素欠損症，先天性代謝異常症，染色体異常，また種々の癌において特定の遺伝子異常が見出されている．さらに糖尿病や高血圧症など多くの後天性疾患でも特定遺伝子の関与が確認されてきている．また，特定ウイルスの検出にも利用される．こうした背景から，遺伝子検査が臨床検査としても重要となってきている．

ISH法とは組織標本，あるいは塗抹（細胞）標本上（in situ）で目的とするDNAの存在を，これと相補的に結合する核酸（DNA，RNA，oligonucleotide）をプローブとして検出する新しい組織化学的検出方法である．一本鎖のプローブDNA，またはRNAが，それに相補的な塩基配列をもつメンブレン上の一本鎖DNA断片と特異的に水素結合し，二本鎖を形成することをハイブリダイゼーション（hybridization）という．

① 原　理
DNAを標的とするときはDNAは二本鎖を形成しているので熱変性させて二本鎖間の水素結合を切断し，本来一本鎖のRNAと同様にしておく．これ

にビオチンやジゴキシゲニンなどのハプテンで標識された一本鎖の核酸（プローブ）とハイブリダイゼーションを行わせ，その後は免疫反応染色と同様に，ビオチンならば酵素標識のストレプトアビジンを，ジゴキシゲニンならば酵素標識の抗ジゴキシゲニン抗体を反応させ，最後に酵素反応染色を行い，反応部を可視化する．

② 試薬

1. DEPC液：純水100 ml＋diethyl pyro-carbonate 20 mg，よく撹拌して一晩放置，オートクレーブ滅菌（121℃，20分）して使用する．
2. PBS：DAPC加リン酸緩衝液，1/15 Mリン酸緩衝液にDEPCを0.02％加えた液．
3. プロテナーゼ液：protenase K（粉末）100 mgを滅菌純水10 mlで溶解し−20℃に保存．
4. トリエタノールアミン液：triethanolamine 10.1 mlに1.のDEPC液を約800 ml加え，よく撹拌して，濃塩酸でpH 8.0に調整後，全量を1,000 mlとしてオートクレーブ滅菌後，使用する．
5. ハイブリダイゼーション液：いろいろな組成の液が使われている．

    (1例)

ホルムアミド	5 ml
20×SSC	3 ml
20％SDS	0.5 ml
0.5 Mリン酸緩衝液(pH 7.0)	1 ml
滅菌純水	0.5 ml
デキストラン硫酸ナトリウム	1 g

    上記の液100 μlにつき，ビオチンなどで標識した熱変性DNAプローブを2 μl加えて使用する．

6. 20倍 standard saline citrate液，pH 7.0 (20×SSC)：

塩化ナトリウム	173.5 g
クエン酸ナトリウム・2水結晶	88.2 g
純水	約900 ml

    よく溶かしたら，塩酸でpH 7.0にあわせ，純水を加えて全量を1,000 mlとする．

7. 5×SSC：20倍SSC液を純水で4倍に希釈．
8. 2×SSC：20倍SSC液を純水で10倍に希釈．
9. 0.2×SSC：20倍SSC液を純水で100倍に希釈．
10. 2×SSC/50％ホルムアミド液：4×SSC 1容＋ホルムアミド 1容
11. TNE液：

1 Mトリス塩酸緩衝液(pH 7.5)	10 ml
5 M塩化ナトリウム	100 ml
0.5 M EDTA	2 ml

    純水で全量を1,000 mlとする．

12. RNase A液：RNase Aを11.のTNE液で1 mg/mlになるよう溶解し，100℃，15分間，加熱処理して，冷却，−20℃保存．使用直前にTNEで100倍に希釈して使用する．
13. トリス塩酸緩衝液：

1 Mトリス塩酸緩衝液(pH 7.5)	100 ml
5 M塩化ナトリウム	66.6 ml

    純水で全量を1,000 mlとする．

14. ブロッキング液：12.のトリス塩酸緩衝液でblocking reagentを1.5％に撹拌溶解し，その後，氷で冷却する．
15. 酵素標識抗DIG抗体液：酵素（アルカリホスファターゼなど）標識抗DIGポリクローナル抗体を13.のトリス塩酸緩衝液で500倍に希釈して使用する．

③ 方法

1. 脱パラフィン，エタノール系列．
2. DAPC加リン酸緩衝液（PBS）で水洗．1分，2回
3. 蛋白分解酵素処理：プロテナーゼ液，37℃，10分間
4. PBS洗浄．1分，2回
5. 前処理1：0.2 N塩酸水，室温，10分
6. PBS洗浄．1分，2回
7. 前処理2：トリエタノールアミン液，室温1分，ついで0.25％無水酢酸/トリエタノールアミン液，室温，10分
8. PBS洗浄．1分，2回
9. 脱水：エタノール系列
10. 組織切片の乾燥：送風機，室温，5分
11. ハイブリダイゼーション：ハイブリダイゼ

ーション液，50℃，16〜18時間
12. 5×SSCで洗浄．50℃，30分，その後2×SSC/50%ホルムアミド液で洗浄．37℃，30分
13. RNase処理：
    a) TNE液，37℃，10分
    b) RNase A液，37℃，30分
    c) TNE液，27℃，10分
14. 特異的洗浄：2×SSC液洗浄．50℃，20分，その後に0.2×SSC洗浄液．50℃，20分，2回
15. トリス塩酸緩衝液洗浄，室温，5分
16. 非特異反応の除去：ブロッキング液，室温，1時間
17. 抗原抗体反応：酵素標識抗DIG抗体液，室温，30分
18. 洗浄：トリス緩衝液，室温，15分，2回
19. 酵素反応発色操作
20. 流水水洗
21. 後染色．マイヤー・ヘマトキシリン液で3分
22. 流水水洗5分，脱水・透徹・封入

④ 結　果

使用する検出用標識酵素，その酵素反応に使用する発色剤により色調が選べる．酵素組織化学染色，免疫組織化学の項を参照．

⑤ 注意点

1. 使用する薬品はすべて高純度の精密分析用を用いる．
2. ここで使用する純水は再蒸留水のような超純水でなければならない．
3. 標識核酸プローブなど試薬の多くは単独にあるいはキットとして市販されているので，信頼できる評判の良いメーカーのものを選択して使用する．
4. ハイブリダイゼーション液は1組織切片につき標識プローブが2ミクロン当たりになるよう滴下量を配慮する．操作の際，液の蒸発を防ぐため，カバーガラスやパラフィルムで覆いその周囲をペーパーセメントなどで封じる．
5. 試薬は滅菌済みの液を用い，かびなどの繁殖に注意する．また染色反応操作中も無菌的操作に心がける．

d. FISH（fluorescence in situ hybridization）法

① 原　理

FISH法は標識に蛍光色素を用いたISH法である．蛍光色素は鏡検に蛍光顕微鏡を使用しなくてはならず，細胞の鑑別が困難なときがある．また，蛍光は減衰が起こるので永久標本を作れない欠点があるが，陽性部位のコントラストがよく，識別が容易なことや，2種類の蛍光色素を使うことにより二重染色が簡単に行える利点を有している．FISH法は遺伝子マッピングや種々の遺伝子異常（染色体数異常，増殖，欠損，転座など）の検出に用いられている．FISH法の染色原理，染色方法，各ステップでの操作方法などはISH法と同様なので染色手技は前項を参考にされたい．

② 試　薬

1. メタノール・酢酸固定液：
   メタノール3容＋氷酢酸1容
   使用直前に混合する．
2. 変性処理液：
   ホルムアミド　　　　　　7容
   20×SSC　　　　　　　　1容
   滅菌超純水（再蒸留水）　3容
   pH 7.0に塩酸で調整する．
3. ハイブリダイゼーション液：
   Master mix　　　　　　　7 μl
   human placenta DNA　　 1 μl
   標識プローブ（ビオチン，ジゴキシゲニン）
   　　　　　　　　　　　　1 μl
   滅菌純水　　　　　　　　1 μl
   使用直前に75℃，5分間，熱変性処理をして，氷冷後して使用する．
4. Master mix：
   ホルムアミド　　　　　　35 ml
   20×SSC　　　　　　　　5 ml
   デキストランサルフェイト　10 g
5. DAPI液：A液（DAPI原液）
   4,6-diamino-2-phenylindole（DAPI）
   　　　　　　　　　　　　10 mg
   純水　　　　　　　　　　1,000 ml
   B液
   tris-diamino-hydroxymethylaminome-thane　　　　　　　　　1.124 g

```
      EDTA・2 Na 塩            3.723 g
      NaCl                    5.844 g
    純水を加えて全量を 1,000 ml とする．
  C液
    mercaptoethylamine hydrochloride
                              1.136 g
    純水を加えて全量を 1,000 ml とする．
    使用時に A 液 0.25 ml＋B 液 49.25 ml＋C
    液 0.25 ml を混合して使用する．
```

③ 方　法

血球塗抹，細胞診，培養細胞の標本や組織凍結切片，あるいはパラフィン切片（30 μ）の染色が可能である．

1. 固定：メタノール・酢酸液（あるいはカルノアの液），10 分
2. 冷風による乾燥．
3. 熱変性処理：変性処理液，75℃，5 分
4. 脱水操作：冷（4℃）70％エタノール，5 分．その後に純エタノール，5 分
5. 冷風による乾燥．
6. 蛋白分解酵素処理：プロテナーゼ液，37℃，10 分
7. 脱水操作：冷 70％エタノール，5 分．冷・純エタノール，5 分
8. 冷風による乾燥．
9. ハイブリダイゼーション：ハイブリダイゼーション液，37℃，1 晩
10. 洗浄：ホルムアミド洗浄液，45℃，3 回，各 10 分
    その後 2×SSC，45℃，10 分．さらに 2×SSC，室温，10 分
11. 非特異反応の除去：ブロッキング液，室温，20 分
12. 抗原抗体反応：FITC アビジン，ローダミン標識抗ジゴキシゲニン抗体液，室温，30 分
13. 洗浄：4×SSC，室温，5 分，3 回
14. 純水水洗．室温，5 分
15. 後（核）染色：DAPI 液，10 分
16. 純水水洗．5 分
17. 無蛍光グリセリンで封入．
    12.～17. の操作，および標本の保存はすべて暗所で行う．

④ 結　果

陽性：赤色の蛍光（ローダミン），緑色の蛍光（FITC）
核：青色

⑤ 注意点

ISH 法を参照．

I. 凍結標本作成と迅速組織診

　脂肪染色のためにはアルコール，キシロールなどを使用するパラフィン包埋やセロイジン包埋は脂肪が溶出してしまうので利用できない．このような溶媒による溶出の障害を避けたい物質の染色や酵素組織化学染色，免疫組織化学染色などに凍結薄切が行われる．また，パラフィン包埋時のように脱水操作などの時間のかかる操作が省け，採取した試料を直ちに凍結薄切，染色して短時間のうちに標本を作成することができるので，手術中の患部の迅速診断（主に悪性腫瘍の診断）用標本の作成に凍結標本が利用される．

1. クリオスタットによる凍結切片作成法

a. クリオスタットの構造

　クリオスタットの構造は −30℃ くらいまで冷却できる冷凍庫の中にミノー型のミクロトームが備えつけられている装置で，上部ののぞき窓よりながめながら，外部（右側）に取りつけられた薄切用ハンドルを回転させることにより，薄切が行われる．クリオスタットではほとんどが未固定の生材料を薄切するので，殺菌用に装置室内に殺菌灯がつけられている．しかし薄切屑などが装置室内に飛散しているので感染の防止には十分注意を払わなければならない．

b. 組織切片の包埋

　クリオスタットで薄切する際は試料をそのまま凍結して薄切するよりは，後で述べる水性の包埋剤を使用した方が，薄切が容易である．凍結速度は迅速であるほど，組織の損傷は軽くすむのでできるかぎり急速に凍結させる．その理由は組織をゆっくり凍らすほど，組織中の氷の結晶が大きく成長し，凍る際に大きく膨張するため細胞の破壊など，損傷が大きくなるからである．

水性包埋剤としては，かつてはゼラチンが使われたが，現在はポリビニルピロリドン（PVP），ポリビニルアルコール（PVA），商品名OCT-CompoundやCry0-formなどの高分子合成剤が使われている．

c. 試料の凍結法

1）ドライアイス・アセトン法

広口の魔法びんにアセトンを入れ，ドライアイスを砕いて投げ込みアセトンを冷却する．はじめ気泡が烈しく発生するが，アセトンが冷やされるに従い泡の発生が少なくなる．金属製の包埋皿（アルミホイルでも容易につくれる）に水性包埋剤を入れ，試料を薄切面を下にしてセットして，包埋皿の底を冷えたアセトンに着けて包埋剤が白く固まるのを待つ．試料を皿から取り出すときは小刀で組織周囲の包埋剤を少し切ると容易に取れる．

2）液体窒素法

試料を適切な大きさのプラスチック包埋皿に水性包埋剤を入れ試料を薄切面を下にしてセットしておく．保存ボンベより液体窒素を耐冷プラスチック製の広口容器に注ぎ，そこにプラスチック包埋皿を浮かべ固める．包埋剤が固まらないうちに液体窒素中に沈めると，包埋剤が泡立ってきれいなブロックができない．

3）急冷用噴霧凍結剤を使用する法

クリオスタット内の試料凍結台に試料ホルダーを載せ，十分に冷却してから水性包埋剤に浸した試料を試料ホルダーに薄切面を上に押しつけて置く．すばやく急冷用噴霧凍結剤（商品名：クライオウィック，EMフリーザーなど）を，はじめシュ，シュと断続的に噴霧して包埋剤の表面を凍結させ，さらに一気に噴霧して全体を凍結させる．この凍結法は手間がかからず生検biopsy材料の凍結に最適であるが，大きい組織片の凍結には向かない．

d. クリオスタットによる薄切手順

① ミクロトーム刀，切りクズを掃く筆などをあらかじめ冷凍室内に入れて冷やしておく．室内の温度は薄切の至適温度である－20℃に下げておく．冷却器は薄切の半日前にスイッチを入れて，クリオスタット室内の温度が全体に均一にしておくことが大切である．ミクロトームの滑走路面は不凍結油を塗布するが，滑走面をよく乾燥させた状態で冷却し，頻繁に摺動させれば油は必ずしも塗布する必要はない．

② 金属製の試料ホルダーに前記の方法で凍結させた試料を取りつける．しっかり取りつけないと薄切中に取れて大変困る．凍結した試料の取りつける面を水に濡らし，少し表面を解かしてからホルダー表面のギザギザ面に試料を押しつけて凍らし，取りつける．

③ 刀台を手前に十分引いてから，試料を取りつけたホルダーを試料台にしっかり固定する．

④ 荒削り：回転ハンドルを回し，試料台が円滑に上下運動することを確かめる．刀台を刃先が試料に触れる位置まで移動して，刀台をしっかり止める．はじめ粗動送りで荒削りをして組織の面出しをする．

⑤ 本削り：薄切したい厚さに試料送り装置の目盛りを合わせる．生検材料の迅速診断では$2\sim6\mu$の厚さのものがよい．切片がカールするのを防ぐアンチロール板をセットして薄切をする．アンチロール板の適切位置は切れた切片が刀とアンチロール板との隙間に伸びてスムースに入り込むところであり，板を刃面に平行にして，板の端を刃よりもやや前方に出るようネジを回して前後移動させ適正な位置をさがす．

⑥ 薄切切片のスライドガラスへの貼りつけ：アンチロール板を静かにあげて，刀の面に乗った切片を筆で，あらかじめ冷やしたスライドガラスの上に載せ，ガラスの裏面に指を当てて暖めると切片は解けてガラスに貼りつく．または冷やしていないスライドガラスを直接，切片の上に近づけると切片がガラスに引きつけられるように貼りつく．卵白アルブミンまたはゼラチン処理したスライドガラスを用いれば染色時に剝がれにくくなる．

⑦ 酵素組織化学用であれば貼りつけた切片は直ちに冷風で乾かし，ビニル袋に入れて－40℃の冷凍庫に保管する．一般染色用であれば温風で乾燥し，10％ホルマリン液，20％ホルマリン・メタノール液，メタノール・エーテル等量混合液のいずれかに30秒つけて固定してから染色をする．

e. 固定した組織のクリオスタット薄切

脂肪染色が目的な場合のような10％ホルマリン

で固定した組織の凍結薄切はむずかしい．この場合は固定した試料を 0.88 M ショ糖液（アラビアゴム 10 g を純水 700 ml に溶かし，さらにショ糖 300 g を加え，防腐剤としてチモール 0.1 g を加える）に一晩浸漬した後，水性包埋剤に一晩浸漬してから凍結薄切すると切りやすくなる．

固定されている組織の切片は大変剥がれやすいので卵白アルブミンかゼラチン処理したスライドガラスを使用する．

f. 封　入

親水性封入剤はアルコールやキシロールで溶出しては困る脂肪染色標本，蛍光色素染色（結核菌染色など），酵素組織化学染色標本の封入に使用される．しかし，HE 染色など水溶性の色素で染めた標本の親水性封入では退色したり，色素が封入剤に拡散して滲んでくる．

（親水性封入剤の種類）

① グリセリン・ゼラチン（屈折率 1.46）

ゼラチン 5 g を純水 50 ml に加温して溶かし，グリセリン 50 ml と加温溶融した石炭酸 0.5 ml を加える．加温（37℃以上）して保存．

② アパッチ Apathy のゴムシロップ（屈折率 1.52）

純水 100 ml を加熱，アラビアゴム 100 g を加え，よく撹拌しながら溶かし，さらにショ糖 100 g を加え，溶かす．防腐剤としてホルマリン原液 1.0 ml かチモール 0.2 g を加える．固まらないので標本の永久保存がむずかしい．

③ 70％ポリビニルピロリドン（PVP）水溶液（固まるので標本の保存が可能）

PVP（K 30）25 g に対して純水 8 ml を加え（PVP は浮いて混ざらない），63℃パラフィン溶融器に一晩入れて，均一になったら冷蔵庫に保存．防カビ剤としてホルマリン原液を 1 滴入れるとよい．

④ 市販の水性封入剤

セルロゲルなど．

2. 迅速組織診断のための HE 染色方法

① 固定の終わった標本を純水に浸して水になじませる．2〜3 回出し入れ

② カラッチ，またはギルのヘマトキシリン液（2，3 倍ヘマトキシリン液）で核染色．1〜2 分

③ 流水で水洗し色素液を流す．1 分

④ 1％塩酸アルコールで分別．出し入れ 2〜3 回

⑤ 飽和（約 0.1％）炭酸リチウム液で色出し．出し入れ 3〜4 回

⑥ 純水で水洗．4〜5 回

⑦ エオジン液に 10〜30 秒

⑧ 脱水アルコール系列を出し入れ各 3〜4 回

⑨ カルボール・キシロール（またはヒストクリアなどの仲介液）を介してキシロール．出し入れ各 3〜4 回

⑩ ビオライトなどで封入

J. セロイジン包埋組織標本作成法

セロイジン包埋は，脳や心臓の全体を観察するときの大型標本やパラフィン包埋時の熱による収縮・硬化の著しい結合組織，軟骨，骨，歯，筋肉，胎生組織，あるいはパラフィン浸透の悪い甲状腺，卵巣嚢腫などの標本作成に使われる（図 66，67）．連続切片の作成も容易である．欠点としては，大変長い時間と手間やコストがかかること，パラフィンほどの薄さに切れないことなどである．

1. セロイジン包埋の手技

① 組織片をパラフィン包埋と同じように脱水アルコール系列を介して最後に無水エーテル・アルコール液（1：1 容量比）に移し 12〜24 時間放置する．

② 乾燥したセロイジンは小刀で細かくきざみ，あるいは市販されている 10％セロイジン液を無水エーテル・アルコールで 2％，4％，6％，8％のセロイジン希釈系列をつくり，おのおのの液に順次移し十分浸透させる．浸透時間は，各液とも組織片の大きさにより決めるが，厚さ 10 mm で各液とも 1〜2 週間くらいである．浸透時間は長くなっても組織の損傷はない．包埋を急ぐ場合は振盪器でごくゆっくりと撹拌する．

③（セロイジンの硬化操作 1）10％包埋用セロイジン液に組織片の薄切面を下にして沈め，ゆっくりと溶媒（無水エーテル・アルコール）を蒸発させて濃縮・硬化させる．蒸発が速すぎると表面だけが先に固まり，組織片が変形を起こす．シャーレまたはデシケータに入れて，蓋の隙間にパラフィン紙を 1

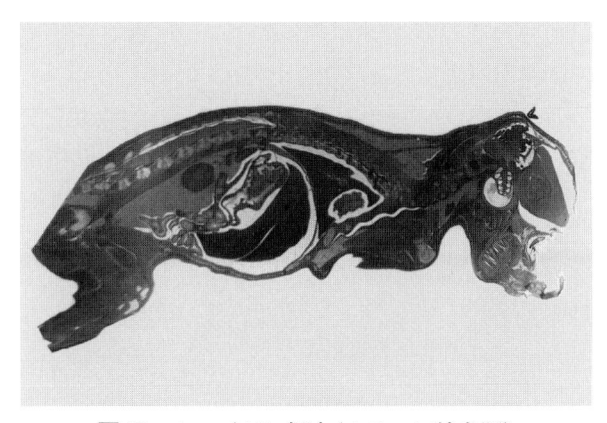

図 66　セロイジン標本(カラー口絵参照)
仔ラット全身 HE 染色標本.

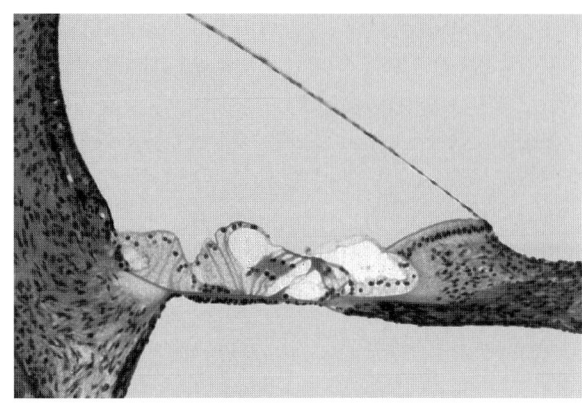

図 67　セロイジン標本(カラー口絵参照)
蝸牛内コルチ器 HE 染色標本．内，外のリンパ液に満たされているコルチ器の有毛細胞も熱変性がないため構造がよく保たれている．

枚挟んで，きわめてゆっくり蒸発させる．2週間以上かけて固まらせる．

④（セロイジンの硬化操作2）ある程度硬化した後，クロロホルムを入れて一晩置くと溶媒が置換してさらに硬化する．

⑤ 硬化したセロイジン包埋組織片の周囲2mm程度を残し，余分のセロイジンをナイフで切り落としトリミングする．

⑥（台木への貼付）セロイジン用の台木はエボナイト，合成樹脂を用いる．貼付面をナイフで平にして10％セロイジン液に3分程度浸し，台木に押しつけて10分程度乾燥させて固定させる．このセロイジンブロックは70％アルコール液中に保存する．

2.　セロイジン薄切方法

パラフィン薄切の際と同様な手順で薄切を行う．ミクロトーム刀は薄い刀で平凹面のセロイジン用の専用刀を使用するのがよいが，パラフィン用，替刃の刀でも薄切できる．薄切の際は以下のものを準備する．

・70％アルコールを入れた広口びん
・70％アルコールをブロックにつける筆
・薄切したセロイジン切片を貼りつけるパラフィン紙（薬包紙）
・薄切した組織切片を入れるシャーレ

① ミクロトーム刀を引き角20〜40°に取りつける（薄い切片をつくるときや硬い組織を薄切するときほど，引き角は小さくする）．

② セロイジンブロックを試料台にしっかり固定して，標本にしたい面（薄切面）を合わせる．セロイジンブロックは乾かないように常に筆を用いて70％アルコールを浸す．

③ 薄切面にたっぷり70％アルコールをつけ，小紙片の代わりにアルコールを浸した筆で切片がカールしないよう軽く押さえながら一気に薄切する（厚さは5〜15μくらい）．

④ 刀の刀面上で，薄切した切片をたっぷり70％アルコールを含ませた筆でもって切片の上から軽くたたいてしわを伸ばす．

⑤ パラフィン紙を切片の上から覆い，貼りつけて70％アルコールを入れたシャーレに切片を下にして保存する（試料の番号などはパラフィン紙に鉛筆で記入しておく）．

⑥ 薄切のすんだブロックは薄切面のアルコールを拭ってから10％セロイジン液で覆い，軽く乾かしてから常に70％アルコールの中に保存する．

⑦ 切片を染色するときは，組織の周囲のセロイジンはそのままにパラフィン紙を剥がして染色液に沈ませる（染色液はセロイジンの中へ良く浸透していく．またセロイジンは染色液に直接は染まらないので，もしセロイジンが着色していたときは長く水洗するか70％アルコールに浸してセロイジンの色を落す）．

⑧ セロイジン薄切後，アルコールに濡れたミク

ロトームの各滑走路面，および刀は大変に錆びやすいので，すぐに乾いた布，あるいは濾紙で拭き取り，よくミシン油を塗っておくことが大切である．

乾かし，70%アルコールに移し，水になじませてから染色する．

3. セロイジン切片の HE 染色方法

① セロイジン切片を直接，希釈ヘマトキシリン液に浸す．一晩
② 流水水洗．1時間
③ 1%塩酸アルコールで分別．1〜5分
④ 流水水洗．色出し．1〜3時間
⑤ 希釈エオジン液．1〜3時間
⑥ アルコール系列にて脱水．各1時間
⑦ 最後の純アルコールからキシロールIに移すときはセロイジン切片をスライドガラスに伸ばしてすくい，キシロールの表面に浮かべる．セロイジン切片は表面にピンと広がる．5分もするとセロイジンは硬化する．
⑧ セロイジンII，III（各20分）を介してアルコールを取り除きビオライトで封入する．
⑨ セロイジン標本は厚いので封入剤の量を十分に盛り，カバーガラスをかけたら上に重しを載せて，空気が入り込むのを防ぐ．

4. 染色液

① 希釈ヘマトキシリン液：カラッチヘマトキシリンを純水で10倍に希釈して使用してもよいが，ベーメル（Börmer）のヘマトキシリン液が優れている．

＜ベーメルのヘマトキシリン液＞

ヘマトキシリン	1 g
96%アルコール	10 ml
10%カリミョウバン水溶液	100 ml

② 希釈エオジン液

通常のエオジン液を70%アルコールで3〜5倍に希釈して使用．

5. 結 果

一般のHE染色に同じ．

6. 注意事項

一般のHE染色の項を参照．

II. 細 胞 診

細胞診とは

　細胞診 cytological examination は組織診とともに病理診断 pathological diagnosis を構成する検査・診断法の柱の一つである（図1）．

　多くの臨床検査の中でも，病理診断は病変の確定診断（最終診断）を受けもつという診療のかなめの役割をになっている．従来より，病理診断のうち，組織診は確定診断，細胞診は補助的診断と位置づけられてきた．これは，組織診がスタートした時点では剥離細胞診が主体で，その後もその状態が続いてきたために定着した概念であった．しかしながら，今日では細胞診の手法として穿刺吸引細胞診が大々的に導入されており，その一部は確定診断として用いられるようになってきている．すなわち，細胞診＝補助的診断という関係に終始していた時代はすでに過ぎ去り，細胞診の診断学的意義は新しい段階に入ったという認識をもって，今日の細胞診を理解せねばならない．

　組織診と比べると，細胞診にはいくつかの利点がある．まず，検体採取の簡便性と標本作成に要する時間が短いことがあげられる．検体採取時の患者への侵襲がないか，あるいは軽微であることも特徴である．たとえ穿刺が必要な場合でも基本的には麻酔は不要で，刺入部への消毒のみでよい．したがって，実施後の出血などの合併症もきわめて少ない．

　しかしながら，判定内容については，細胞診では組織診に匹敵するほどの情報の量と質が得られないことが多い．そのために"診断"自体も推定診断とされることが一般的である．そして多くの場合では，陰性・擬陽性・陽性の判定がひとまずのゴールとなる．

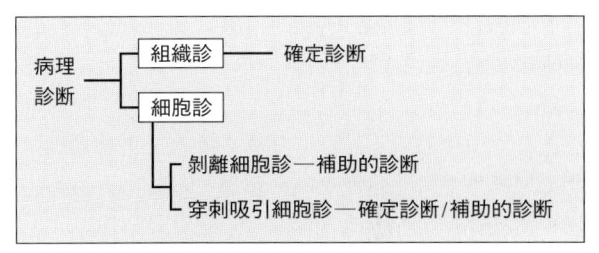

図1　病理診断における細胞診の位置づけ

　この状況に対し，細胞診のいくつかの分野では，細胞診の判定が確定診断として実質的に臨床応用され始めている．このような流れのさらなる発展を期待したい．前立腺・甲状腺・乳腺などの穿刺吸引細胞診ではこのような高度な診断的意義をもつ判定が下される症例も現れている．

　他方，従来からの手法で検体採取される剥離細胞診の判定でも新しい流れが広がりつつある．それは，子宮頸部・腟部細胞診におけるベセスダ・システムの登場である．ベセスダ・システムでは，古典的細胞診断学の判定のスタンダードであったパパニコロウ・クラス分類を廃し，記述的診断を推奨している．すなわち，補助的診断手法と位置づけられている剥離細胞診においても，組織診同様に判定内容として病名を記述しようとするものである．この動きが，下部女性生殖器の判定業務に浸透してゆけば，他領域の細胞診に対する影響も大きいものと思われる．

　ところで，細胞診は医師と検査技師との協同作業で進められる．両者はコ・メディカルという関係で相補的に作業を行えば，合理的かつ効率のよい細胞診を展開できる．関連学会により，専門家として認

定された医師（日本病理学会認定病理専門医，日本臨床細胞学会認定細胞診指導医）と同じく臨床検査技師（日本臨床細胞学会認定細胞検査士）による専門家集団が，臨床検査としての細胞診を中心的にになっている．

わが国では，医師は検体採取と判定，技師は標本作成とスクリーニングという役割分担が行われている．これら一連のプロセスが順調に機動してはじめて細胞診が機能している状態といえる．おのおのはこの流れの一部を担当しているわけであり，全体における自らの役割を適切に理解すべきことはいうまでもない．

とりわけ，技師の行うスクリーニングでは判定が陰性の場合は，実質的には技師のみの判断で報告書が作成されるのが通例である．したがって，スクリーニングに携わる技師は，実際の診断を下す最終判断者であるという自覚をもたねばならない．もしもスクリーニングの段階で病変の存在を見落とすと，患者は適切な治療をうける機会を失い，結果として健康や生命の維持に重大な障害を引き起こすおそれもある．この種の誤陰性を避けるために日々の研鑽はいうに及ばず，技師間でのダブル・チェックを含む内部精度管理体制の確立も望まれるところである．

他方，わが国ではこのような技師の責任の重さに見合うだけの社会的な制度的保障がないという現実がある．看護婦と助産婦・保健婦の関係のごとく，臨床検査技師と細胞検査士をとらえ，細胞検査士も国家資格として位置づけられれば，業務上の齟齬は解消しうるものと思われる．社会のニーズとして，そして医師や一般の臨床検査技師の理解も得ながら，この問題が一日も早く決着をみることが望まれる．

以上に述べたような背景の中で，わが国の細胞診業務は展開されている．本書では，細胞診の一連の作業プロセスのうち，特に技師が担当する過程である標本作成・スクリーニングを含む鏡検に主眼をおいた．技術解説的側面を強調したが，標本作成に関しては固定から封入までを特に染色に重点をおいて触れられる．スクリーニングも技師にとっては重要な技能でありその能力は一朝一夕に身につくものでないことは周知のことであろう．本書では細胞診断学各論として，主な臓器の重要疾患を中心にその細胞診における判定のポイントについても概説する．

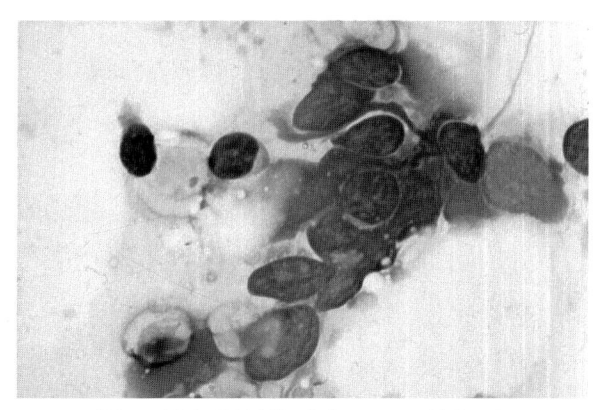

図2　固定前乾燥標本（カラー口絵参照）
核内構造が全くみえない．（対物×100）

A. 検体採取，処理，固定

細胞診にて的確な情報を得るためには良好な細胞診標本が作成される必要があり，検体採取，処理，固定の過程で一つでも不備があると良好な細胞診標本は得られない．その結果，判定不能例や不良標本における無理な評価による誤判定が生じる原因となる．喀痰，尿，などの被検者の自己採取による検体，穿刺材料など，最初から検体処理，固定を要するものとして提出される検体に対する留意はもちろんのこと，主に臨床医により，検体採取，処理，固定が行われることとなる擦過材料や穿刺材料においても，でき上がった細胞診標本の状態から適，不適を判断し，どの過程で不備があったのかをフィードバックし良好な標本作成すなわち細胞診による的確な情報を提出すべき努力が必要である．

検体処理，固定において特に大切なのは検体をスライドガラスに塗抹した後には直ちに95％エタノールにて固定することが必須である．これは，固定前に細胞が乾燥すると，特に，核の所見がわからなくなってしまうためであり，細胞診標本としては不適切な標本となってしまう（**図2**）．的確な検体採取，処理が行われても固定の失敗による犠牲は大きい．

以後の文中において，特に，断わりのない場合の「固定」は95％エタノール固定を意味する．

1. 婦人科材料

癌の検診やホルモン状態の評価，治療後の評価を目的に細胞診が行われるが，部位，目的により採取法が異なる（図3）．

a. 後腟円蓋（腟プールスメア）

後腟円蓋部に貯留している帯下をピペットや綿棒を用いて採取し，直接スライドガラスに塗抹する．塗抹したら直ちに固定する．

出現している細胞は自然に剝離し，ある程度の時間貯留しているため，変性所見を伴ってしまう．しかし，子宮体部腺癌が発見できたり，可視下にないコンジロームなどの腟病変を反映する細胞が発見できたりする．また，腟トリコモナスやカンジダなどの感染症に対しては発見率が高いために必須検査である．

b. 子宮頸部擦過

外子宮口周囲，特に，子宮頸部扁平上皮癌の好発部位である扁平-円柱上皮境界部 squamo-columnar junction（SCJ）付近を中心に綿棒，ヘラ，ブラシなどを用いて擦過し細胞を採取しスライドガラスへ塗抹，固定する．

採取器具によって細胞の出方に差があり，綿棒では剝離しやすい細胞を採取するため，標本上に出現する細胞は孤立散在傾向にあるが，ヘラ，ブラシでは細胞が集塊状に採取されるため，標本上にみられる細胞も細胞集塊として出現する傾向にある．綿棒で採取した場合とヘラ，ブラシで採取した場合では，特に，異形成，上皮内扁平上皮癌の判定基準に違いがある．

c. 頸管内膜擦過

頸管内にブラシ，綿棒などを挿入し細胞採取，塗抹，固定を行う．

頸管内に発生する癌の発見を目的に行うため子宮頸部腺癌や，高齢者では扁平-円柱上皮境界部が頸管内に移行するため，扁平上皮癌の発見に役立つ．

d. 腟壁擦過

ホルモン状態をみる，内分泌細胞診を目的に行う場合は腟側壁，上1/3を綿棒などで軽く擦過し細胞を採取し塗抹，固定を行う．

SCJ（扁平-円柱上皮境界部）
① 後腟円蓋（腟プールスメア）
② 子宮頸部
③ 頸管内膜
④ 子宮体内膜

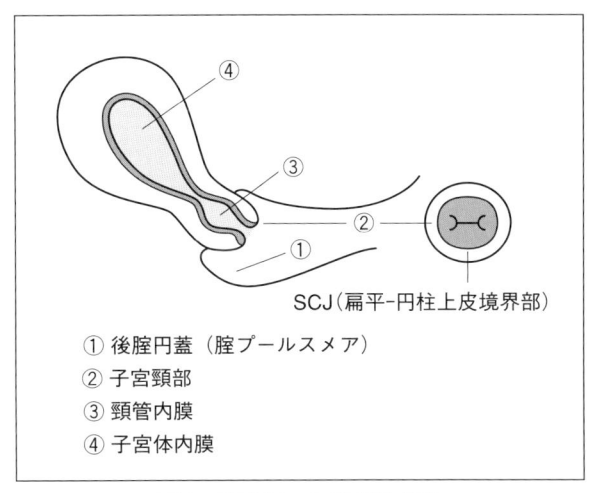

図3　婦人科・細胞採取部位

e. 子宮内膜

1) 吸引法

ポリエチレン製のチューブ（増淵式）を用いて専用のガラス製ポンプに接続後チューブの先端を子宮体内膜腔に挿入し，内容を吸引する．吸引後，チューブを専用のゴム球につけ替えチューブの内容物をスライドガラス上に吹き出し，塗抹，固定する．内膜腺癌，内膜増殖症，子宮体に発生する悪性腫瘍の検出が検査の主な対象であるが，卵管癌細胞が吸引採取されることはほかの内膜採取法では不可能であり特筆すべきである．また，経卵管的に卵巣癌，消化器癌などの二次癌が発見できることもある．

2) 擦過法

多くの器具は中軸と外筒より成っており，中軸の先端には細胞を擦過するためのブラシやループ，刃などの細胞採取部がついている．挿入時は中軸が外筒に収まった状態で行われ，子宮体内膜腔に挿入された後中軸の細胞採取部を出し，回転させることにより細胞を擦過採取する．細胞採取後は中軸を外筒に収めた状態で抜去する．スライドガラス上で中軸の細胞採取部を出し塗抹，固定する．挿入時，抜去時に中軸が外筒に収納されるため頸管内膜細胞の混入が避けられることや，出血や分泌物が多く吸引法では細胞採取が困難な場合に役立つ．

f. 自己採取法

採取器具はセットとして各種がある．地理的に専門機関にて検査を受けにくい場合に用いられること

があるが，細胞採取の不確実性，細胞変性など，マイナス面も多く特別な場合を除いて用いられない．

2. 呼吸器材料

呼吸器系の細胞診としては喀痰細胞診が最も一般的である．喀痰で癌細胞が検出されない場合や，組織型の決定を目的に気管支擦過法や洗浄法，針穿刺などが行われる．

a. 喀痰（生痰）

一般的に早朝，口腔を洗浄後，喀出したものを用いる．痰の出ない場合に必要に応じて誘発法（去痰剤，ネブライザー）を行うこともある．検体は採取後できるだけ早く処理を行うことが望ましいが，現実的には不可能な場合が多い．喀痰の性状，季節にもよるが，室温で12時間，冷蔵庫保存で4〜5日が限度とされている．癌のスクリーニングには精度を上げるため3日以上連続の検査が必要である．特に，肺門部に発生する扁平上皮癌の発見，画像診断にて発見が困難な早期肺癌の発見には有効な検査である．塗抹に関しては，喀痰中のどの部分をサンプリングするかにより癌細胞の検出率が異なってくるため喀痰をよく観察し効率的に標本を作成する必要がある（表1）．肺胞上皮癌のように特徴的な性状の喀痰がみられ，喀痰の性状より肺胞上皮癌が疑われることもある．癌細胞は血性部，不透明部からみつかることが多いため，血性部，特に陳旧性の血性部や不透明部がみられたら必ずこの部分からサンプリングする．一般的には性状の異なる部分5〜6箇所よりサンプリングするのが良いとされている．サンプリングにはピンセットを用いたり，2枚のスライドガラスを用いて挟み上げたり，切ったりし，量を調整する方法が良い．サンプリングする量は小豆大を目安にし，塗抹後，塗抹面を通して本の字が読める程度が適量である．塗抹は，すり合わせ法が標準的である（図4）．塗抹後は速やかに固定する．

喀痰細胞診において重要なことは，検体が唾液や鼻汁ではなく肺の末梢から喀出された喀痰であるか，否かを判断するのに標本中に塵埃細胞（肺胞組織球）の存在確認が必要である．塵埃細胞が確認できたら，検体が喀痰として評価して良い検体と判断できる．ただし塵埃細胞がみられない，喀痰ではないと判断して検体不適としてはいけない，唾液や鼻汁の中から，上部気道や口腔，鼻腔由来の癌細胞が検出されることもある．

表1 喀痰の肉眼的性状と病変

肉眼所見	病名
・漿液性透明	唾液成分・肺水腫
・粘液性透明	正常痰
・粘液性混濁	正常痰・気管支炎・喘息
・膿性（乳白〜淡緑）	肺化膿症・肺膿瘍・気管支炎
・膿性（黄色粘稠性）	肺結核・気管支拡張症・肺感染症
・血性（新鮮血）	気管支炎・肺癌・肺梗塞・肺結核
・血性（陳旧性）	肺癌・肺結核
・粘漿液性半透明	肺胞上皮癌

b. 喀痰保存液（蓄痰法）

喀痰を一定時間保存することを目的に作成した保存液で各種あるが，おおむね各50％メタノールやエタノールを主に，防腐剤や粘液融解剤を添加したものである．処理として生痰と異なるのは，検体を一定の方法に従って塗抹後，直ちに固定するのではなく，一回塗抹面を乾燥させてから直接染色を行ったり，乾燥後，新たに95％エタノールで再固定してから染色を行う．

集団検診や連続検査のために用いられる．

細胞が多少なりとも変性するため，細胞判定に苦慮することがあったり，スクリーニングに時間がかかる，検体処理に特殊な装置を有する方法がある，などの不利益な点も少なくない．

c. 気管支擦過法

気管支鏡直視下，あるいはX線透視下にブラシなどを用いて病巣部を擦過し細胞を採取する．採取後はスライドガラスに直接塗抹，固定する．針生検が行えない場合には，肺癌の確定診断となるばかりではなく，病巣範囲の推定に役立つこともある．

d. 気管支洗浄法

気管支鏡下，区域気管支別に生理食塩水などを注入し洗浄，洗浄液を回収し細胞診材料とする．

e. 経気管支穿刺法

気管支鏡直視下，あるいはX線透視下にて経気管支的に穿刺針を病巣内に穿刺，吸引する．スライ

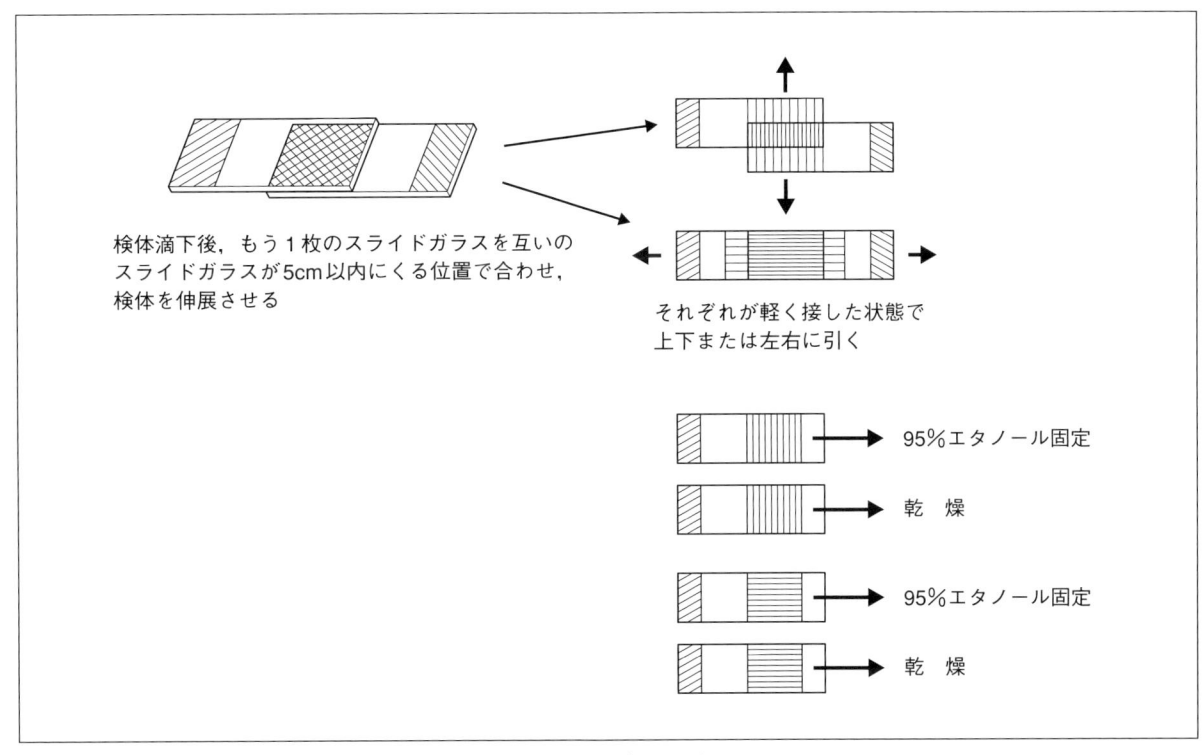

図4 すり合わせ法

ドガラス上で吸引物を吹き出し，固定する場合のほか，生検針にて採取された小組織片をスライドガラスに捺印する場合もある．末梢型肺癌，粘膜下腫瘍，気管支壁外腫瘍の診断に役立つ．

f. 経皮的肺穿刺法

X線テレビ透視下，CTガイド下にて皮膚から病巣部へ針を穿刺し検体を採取する方法である．末梢性の病変で喀痰細胞診，気管支擦過，経気管支穿刺法で診断できない場合に適応となる．

3. 頭頸部領域

口腔，鼻腔内病変では直視下，あるいは内視鏡下にて，綿棒，ブラシ，鋭匙で直接病巣部より細胞を採取し，塗抹，固定する．病巣が粘膜下にある場合や唾液腺，甲状腺の病変は針穿刺による細胞採取が行われる．採取された検体の状態により，直接塗抹，固定や集細胞後，塗抹固定を行う．

4. 食 道

内視鏡直視下で病巣部擦過や生検組織材料の捺印塗抹が主流である．擦過材料による細胞診は広い範囲の病変を反映するので，病巣部がはっきりしない場合に有効となる．

かつては病巣部洗浄法，abrasive balloon などの器具を用いた病巣部擦過が行われた．

5. 胃

内視鏡の可視下であれば容易に生検組織材料が採取できるようになったため，現実的にはほとんど細胞診が行われることはない．

表在部の病変に対しては内視鏡直視下で病巣部擦過や，生検材料の捺印，生検材料の圧挫が行われ，粘膜下病変では内視鏡下で針穿刺が行われる．

古典的な方法として，胃洗浄法があり，リンゲル液，生理食塩水，リン酸緩衝液，蛋白融解酵素液（α-キモトリプシン，ペプシン）にて胃内を洗浄し回収した洗浄液が細胞診の検体となった．検体採取後は細胞変性を避けるため直ちに集細胞し塗抹固定する必要がある．

6. 十二指腸，肝臓，胆嚢，膵臓

内視鏡の進歩により直視下に膵液，胆汁の採取，洗浄，擦過，針穿刺が行われるようになった．またCTや超音波などのガイド下に直接病巣部より針穿刺などで検体を採取できるようになった（**表2**）．

この領域での検体処理で注意すべきことは，膵液，胆汁および洗浄液などの液状検体である．これらの検体中には消化酵素が含まれているため消化酵素による細胞変性が起こりやすい．防止のため検体採取後は直ちに氷冷とし，迅速に集細胞，検体塗抹，固定を行う必要がある．また，粘液が検体中に含まれるために遠心沈殿による集細胞が不可能な場合がある．対策として検体と等量の50%エタノールや粘液融解剤を混和，撹拌し，遠心沈殿し集細胞，塗抹，固定を行う．

表2　十二指腸，肝臓，胆嚢，膵臓の検体採取法

1. 十二指腸ゾンデ 　・十二指腸液吸引 　　（パンクレオザイミン-セクレチンテスト） 2. 十二指腸ファイバースコープ 　・乳頭内挿管，十二指腸液吸引 　・乳頭内挿管，擦過，洗浄 　・直視下，針穿刺，生検 　・内視鏡的逆行性胆道膵管造影法(ERCP)後洗浄法 3. 経皮経肝造影法(PTC)後洗浄 4. 腹鏡下針穿刺 5. CT，超音波ガイド下針穿刺

7. 泌尿器

泌尿器領域では，自然尿が最初の検査材料となる場合が多い．自然尿は被検者の負担も少なく，尿路系の腫瘍性病変だけではなく，炎症などの所見が得られることもある．その他，必要に応じて膀胱洗浄液やカテーテル尿が用いられたり，生検材料からの捺印，圧挫細胞診が行われる．

a. 自然尿

自然尿を採取する場合，朝第一尿では尿は長時間膀胱内に貯留した状態にあり，中にある細胞も変性所見を伴っている場合が多く，細胞診に適した材料とはならない．1回排尿後の2回目の尿が適当とされる．また，採尿後は経時的な変性を防ぐために，可及的に早く検体処理を行う必要がある．検体処理としてはまず，集細胞を行う必要があり，一般的には遠沈1,500 rpm，5～10分行い，上清を十分除いた後の沈渣を塗抹する．通常は2枚のスライドガラスを用いた「すり合わせ法」による塗抹が行われる（図4）．この際，沈渣をそのままスライドガラスに塗抹したのでは細胞が剥離するため，沈渣にアルブミンなどの接着剤の役目をするものを数滴添加したり，細胞剥離防止剤の塗抹してあるスライドガラスを使用する．細胞剥離防止剤には数種ありポリエルリジンやシランが一般的である．古典的に用いられた卵白グリセリンは細胞保持が悪く，できれば避けた方が良い．また，細胞剥離防止の意味で塗抹後に乾燥しギムザ染色を行うのも一つの手段である．また，細胞成分が少ない場合にはフィルタ濾過法や自動遠心塗抹機の使用もある．

b. 膀胱洗浄尿

排尿後カテーテルを挿入し生理食塩水や専用の酵素を含んだ洗浄液にて膀胱内を洗浄し回収した洗浄液が細胞診の検体となる．検体処理法は自然尿と同様である．

c. 尿管カテーテル尿

膀胱鏡を挿入し可視下にて，膀胱鏡より尿管カテーテルを尿管口に導き，滴下する尿を採取する．尿管や腎盂の腫瘍が左右のどちらかに存在するかを明確にすることを目的に行われる．検体処理法は自然尿に準じる．

8. 前立腺

穿刺生検針の発達により，穿刺生検組織診が広く行われている．したがって，Franzén型の前立腺陰圧吸引器による方法が行われることが少なくなり，それに伴い細胞診が行われることも少なくなった．

Franzén型の前立腺陰圧吸引器は長さ20 cmの針と，それを誘導するための特殊な外套管よりなり，外套管についているリングで左手示指が支持できるような構造となっている．示指にて経直腸的に前立腺を触診し患部を穿刺し注射筒にて陰圧吸引する．陰圧を解いてから針を抜き，スライドガラス上に針の内容を吹き出し塗抹，固定する．

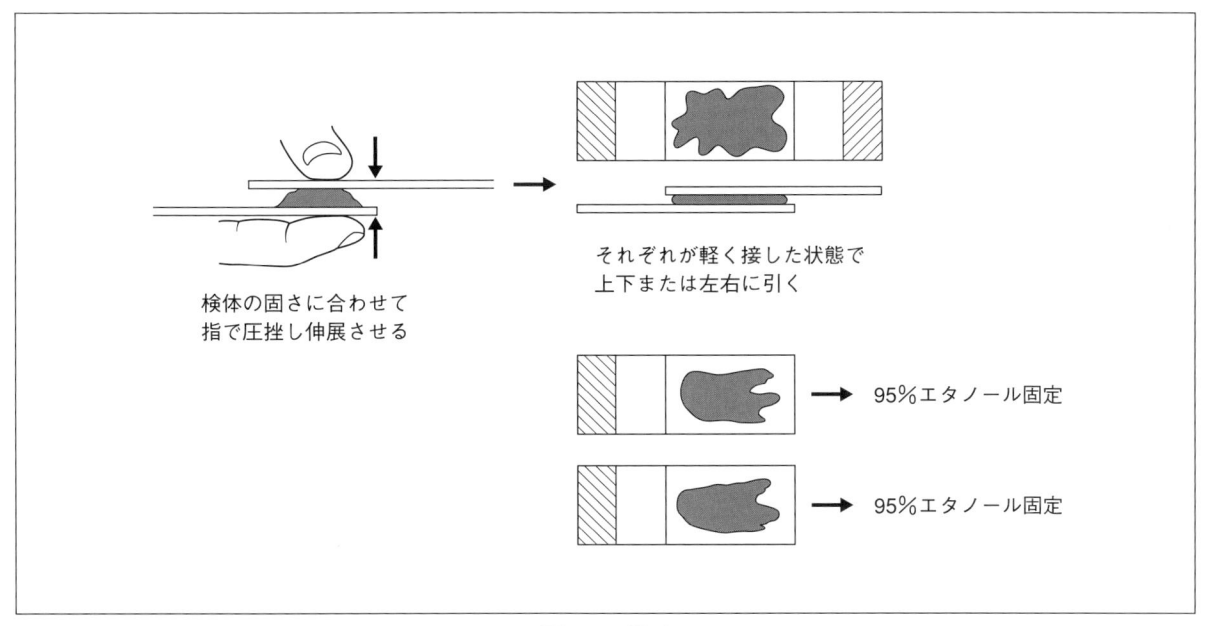

図5 圧挫法

9. 乳腺

腫瘤を触れる場合には穿刺吸引による検体採取が行われる．また，乳頭分泌物がある場合には分泌物が細胞診材料となる．Paget病には乳頭部の擦過細胞診が有効である．

a. 穿刺吸引法

腫瘤を示指と中指ないし母指で固定し，腫瘤内に針を穿刺吸引する．陰圧を解いてから針を抜去し，針内の材料をスライドガラス上に吹き出し塗抹，固定する．

b. 乳頭分泌物

母指と示指にて乳輪部を挟み，乳頭部にむかって軽い圧迫を加え分泌物を乳管口より押し出し，スライドガラスに塗抹，固定する．

10. 髄液

髄液の採取は第3または第4腰椎の下で，穿刺針をくも膜下腔に導入する腰椎穿刺が一般的である．通常，外套と内套よりなる専用の穿刺針が用いられる．穿刺後は内套を抜き外套から落ちてくる髄液を試験管などに採取する．髄液は抗凝固剤の使用で細胞変性が著しくなる場合があるため使用しない．採取された髄液はできるだけ早く検体処理を行う．通常は数 ml の採取量であり，また細胞成分が少ない場合が多いので，自動遠沈塗抹機の使用が望ましい．髄液には蛋白含有量が少ないため，中の細胞は変性しやすい状態にある．したがって，通常の1,500 rpm 5〜10分の遠沈条件では細胞が破裂してしまう．防止のため遠沈条件を 800 rpm としたり，髄液中にアルブミンなどを加えるなどの方法がとられる．

11. 軟部組織

軟部組織腫瘍に対して穿刺材料を得るには細い針では十分な材料を得ることがむずかしい場合が多く，材料不足による偽陰性をきたすことが多い．13〜15Gの組織生検針にて穿刺し，小組織片として採取された材料を圧挫標本とするのが望ましい（図5）．圧挫法で作成された細胞診標本中には組織切片より含まれる細胞数が多いため，同じ方法で採取された材料では組織診標本よりも有用な情報を得ることもある．

12. 体腔液・体腔洗浄液・その他の洗浄液

胸水，腹水，心嚢液，陰嚢水，関節液および開胸時胸腔洗浄液，開腹時腹腔洗浄液，皮下埋め込み型

のリザーバーを介した腹腔洗浄液，腫瘍穿刺後，穿刺針の洗浄液，病変を擦過したブラシの洗浄液などが液状検体として細胞診の材料となる．体腔液採取の際は，特に長時間寝たきりの患者に対しては，体腔液中に含まれる癌細胞が，底に沈殿している可能性があるため，穿刺部位によっては体腔中に存在する癌細胞を採取できない可能性がある．できる限り患者の体位を転換させて針を穿刺し体腔液を採取する必要がある．また，採取した体腔液はフィブリンの析出を防ぐため直ちに，二重シュウ酸塩，EDTA，ヘパリンなどの抗凝固剤の入った容器に入れ転倒混和する必要がある．検体処理は細胞変性を防ぐため，できるだけ早く行う必要があるが，不可能な場合は冷蔵庫保存で1～2日は鏡検に耐え得る標本が得られる．体腔洗浄液や穿刺針の洗浄液などは基本的には抗凝固剤は必要としない．これら液状検体に対してはまず集細胞を行う必要がある．通常集細胞には1,500～2,000 rpm 5～10分の条件で遠心沈殿が行われる．遠心沈殿後のスピッツ内では最下層部に赤血球層，その上に有核細胞層（バフィーコート），上清の順に遠心分離される．重要なのは癌細胞は有核細胞層中に含まれるため効率よくこの有核細胞層より検体をサンプリングし塗抹，固定する必要がある（図6）．通常，有核細胞層は白っぽい層として確認できるが，はっきりしない場合は赤血球層の上部をサンプリングする．上清はピペットで十分かつ赤血球層を撹拌しないよう注意深く除去し，上清除去後，有核細胞層よりサンプリングを行いスライドガラス上に滴下し塗抹を行う．塗抹法は引きガラス法が主体であるが（図7）検体の性状（粘性の場合）によっては，すり合わせ法を用いる（図4）．特に，引きガラス法で注意すべきは必ず引き終わりをつくることである．癌細胞などの比較的大きな細胞は引き終わりに集まる傾向にあるため，引き終わりがないとサンプリングした検体中には癌細胞があったにもかかわらずスライドガラス上には癌細胞がみられない可能性がある．スライドガラスの端まできても検体があり，引き終わりができそうにない場合は引き切らず，ある程度のところで引きガラスを上げ，固定する．また，引きガラス法で作成された標本は特に乾燥しやすいため，検体塗抹後は直ちに固定するように留意する．引きガラス法とすり合わせ法で作成された標本では，細胞とくに癌

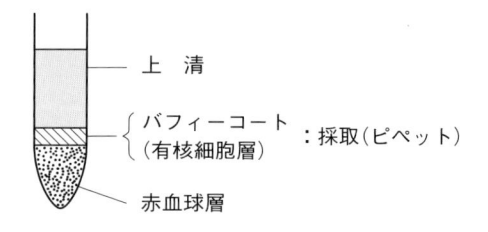

図6 液状検体

細胞の分布に差がみられる（図8）．その他洗浄液は検体の性状で体腔液に準じた検体処理で対応できる場合が多いが，微量検体に対しては自動遠沈塗抹機の使用，膜濾過法を行う．また各洗浄液は体腔液よりも含有蛋白量が少ないための細胞剝離が起こりやすいため，遠沈後の沈渣にアルブミンなどを添加したり，細胞剝離防止剤の塗布されたスライドガラスを用いたり，ギムザ染色を併用する．

　注1：フィブリンが析出してしまったら，フィブリンをピンセットでつまみ，ガラスの試験管壁を擦るように撹拌すると縮小する．

　注2：微量検体には自動遠心塗抹機や膜濾過法を用いる．

　注3：洗浄液は細胞剝離防止のため，細胞剝離防止剤の塗布してあるスライドガラスを用いる．

　注4：液状検体の沈渣をブアン固定液で固定し組織標本と同じ行程にてパラフィン包埋，薄切を行う方法をセルブロック法という．

13. 固定液

固定の目的は細胞内の物質を不動性にし細胞構造の保持，色素との結合性の安定化にある．細胞診で主体として用いる95％エタノールはエタノールの脱水作用による凝固固定である．組織診に用いるホ

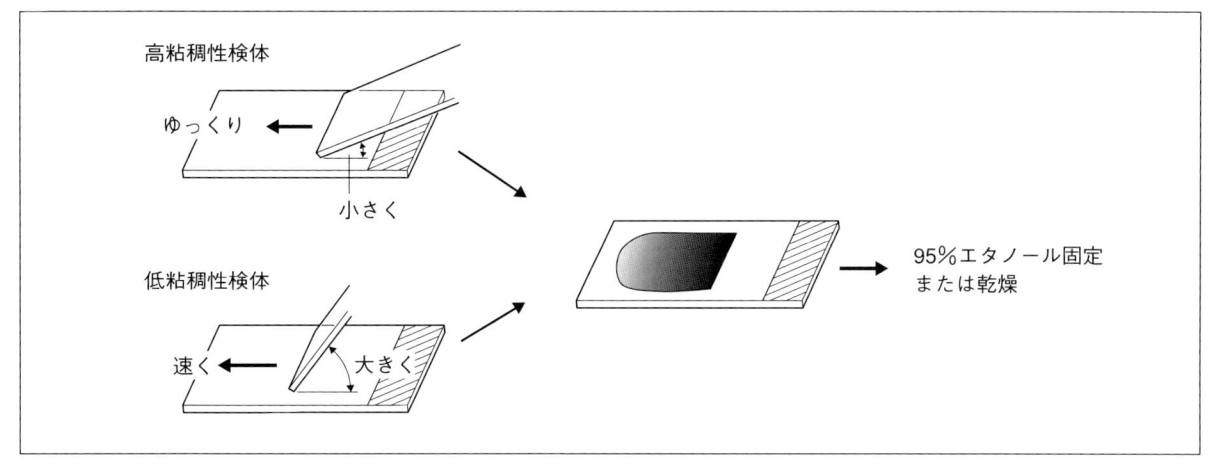

図7 引きガラス法

ルマリンはホルムアルデヒドによる蛋白質とのメチレンブリッジ形成による蛋白質の安定化でありエタノールの固定機序とは異なる．したがって色素との結合性も異なった機序によるもので，パパニコロウPapanicolaou染色を目的とした場合にホルマリン固定をしたのでは染色態度が異なり，実際には核内構造の不鮮明化，細胞質の赤染傾向が起こる．染色目的に合った固定法の選択が必要である．

a. エタノール（湿固定）

パパニコロウ染色の固定液は古典的には，95％エタノールとエチルエーテルの等量混合液を用いていたが，エチルエーテルの扱いが煩雑であること，95％エタノールの単独使用でも染色性に何ら影響を及ぼさないことから現在は95％エタノール固定が標準となっている．固定時間は成書により，また，検体によりさまざまな時間がいわれているが，おおむね15分の固定時間で固定不良を回避し，すべての検体に対応できる．血性の検体では，むしろ固定時間が長くなると赤血球の赤染傾向が強くなり，みにくい標本となるため，数時間以内に染色することが望ましい．

固定に際して特に重要なことは前述したように，検体塗抹後は乾燥は絶対に避けて，直ちに固定液に湿潤することである．

アルシアン青染色も95％エタノールで固定を行う．また100％エタノールを用いるものに，PAS反応，ムチカルミン染色，フォイルゲン反応，メチルグリーンピロニン染色がある．

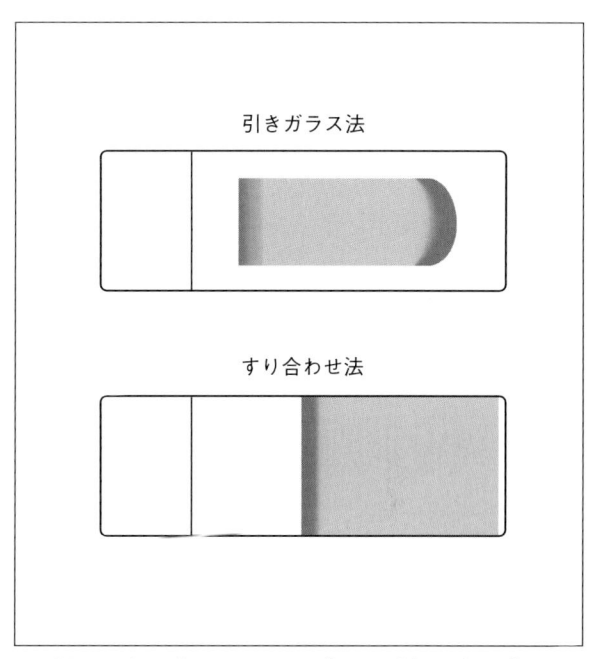

図8 引きガラス法とすり合わせ法細分布の違い

注1：固定液は濾過することによって数回用いることができる．また，濾過することによって固定液中でのコンタミネーションを防ぐ．

b. 乾燥固定

ギムザ染色，メイ・ギムザ染色を目的とする場合に用いるが，ペルオキシダーゼ反応やPAS反応にも応用できる．通常は検体塗抹後，冷風でドライヤーや扇風機を用いて急速乾燥を原則とする．自然乾燥では乾燥ムラによる細胞の大きさのばらつきが起

き，温風乾燥では冷風乾燥と比較し細胞の大きさが小さくなる．

　　注1：ギムザ染色では乾燥固定後100%メタノール固定，PAS反応には95%ないし100%メタノールによる固定を追加する．

c. コーティング固定

固定と同時にカーボワックスによる保護膜形成による細胞保持が行われる．未染色のままの標本を搬送する際に用いることがある．

滴下式と噴霧式があるがいずれもプロピルアルコールとメタノールを主成分としカーボワックスが混合されている．染色の前には水洗によるカーボワックスの除去と95%エタノールによる再固定を行うと染色性が良い．

d. その他

ブアン液はセルブロック法やマン染色を行うときに用いる．カルノア液はフォイルゲン反応やメチルグリーンピロニン染色を目的とする場合に使用する．

B. 染色

1. パパニコロウ染色

Papanicolaouにより創始された染色法であり細胞診染色の基本染色である．利点として，

① クロマチンの染色性が良好で核内の微細な構造が観察できる．

② 対比染色による細胞の種類識別，扁平上皮細胞の角化状態による染め分け，粘液をある程度染め分けることができる．

ことなどがある．

染色の行程は手作業で行う場合と機械で行う場合に違いがあり，また機械の種類による違いがあるばかりではなく，用いる染色液の種類や水洗に用いる水の状態，気温による影響があるため，施設によりそれぞれの条件にあった行程が行われる．本項では手作業による基本的な行程を示す．

染色手技

（1）	70%エタノール	10回出し入れ
（2）	50%エタノール	10回出し入れ
（3）	蒸留水水洗	10回出し入れ
（4）	ヘマトキシリン[注1]	2〜5分
（5）	流水水洗	1分
（6）	70%塩酸水による分別[注2]	5〜10回出し入れ
（7）	流水水洗	1分
（8）	色出し[注3]	
（9）	50%エタノール	10回出し入れ
（10）	70%エタノール	10回出し入れ
（11）	95%エタノール	10回出し入れ
（12）	OG-6[注4]	1〜2分
（13）	95%エタノール	10回出し入れ
（14）	媒染色[注5]	10回出し入れ
（15）	95%エタノール	10回出し入れ
（16）	EA-50[注6]	2〜3分
（17）	95%エタノール[注7]	10回出し入れ
（18）	95%エタノール	10回出し入れ
（19）	100%エタノール	10回出し入れ
（20）	100%エタノール	10回出し入れ
（21）	100%エタノール	10回出し入れ
（22）	キシロール	10回出し入れ
（23）	キシロール	10回出し入れ
（24）	キシロール	10回出し入れ
（25）	キシロール	10回出し入れ
（26）	封入	

注1：ヘマトキシリンについて：ハリスのヘマトキシリンが用いられてきたが，水銀処理の問題から不水銀ヘマトキシリンであるギルのヘマトキシリンを用いる施設が大部分となった．染色性はハリスのヘマトキシリンよりは核内の微細構造の鮮明さに欠ける．

染色法は進行性染色法として核だけが染まる時間に合わせ染色を停止し分別を行わない方法と退行性染色法として一定時間染色を行った後で，分別を行う方法があるが，染め上がりは退行性染色法がきれいである．

ヘマトキシリン液は原液で用いる方法とある程度希釈し，その分染色時間を伸ばす方法があるが，後者の法が染色性が良い．

ヘマトキシリンは毎日濾過する必要がある．これはヘマトキシリン中での細胞のコンタミネーションを防ぐ意味と，経時的に析出したミョウバン結晶によるコンタミネーションを防止する意味である．

・ギルのヘマトキシリンの組成

　ヘマトキシリン末　　2g

蒸留水	730 ml
硫酸アルミニウム	17.6 g
ヨウ素酸ナトリウム	0.2 g
エチレングリコール	250 ml
氷酢酸	20 ml

注2：分別について：一般的には0.5％塩酸水が用いられるが，機械染めでは0.5％塩酸・70％エタノール液を用いたほうが良好な場合がある．

分別は核染色の中でも特に大事な操作であり，分別不良による核濃染は核内構造が不明瞭となり判定できない（図9）．

注3：色出しについて：流水水洗でも時間をかければ十分な色出しを行うことができる．時間を早めたい場合には，温水を用いたり，1.5％前後の濃度のアンモニア水またはアンモニアアルコールを用いる．

注4：OG-6について：細胞質を染める染色液でオレンジGは分子量452.4である．

組成	95％エタノール	950 ml
	10％オレンジG水溶液	50 ml
	リンタングステン酸	0.15 g

注5：媒染色について：1％酢酸・95％エタノールと1％リンタングステン酸・95％エタノール液の等量混合液を用いてオレンジGの発色を鮮やかにする目的で行われる．しかし，媒染色を行うとできあがった標本が全体的に黄色味を帯びたり，粘液の染め分けができなくなるため，行わない傾向にある．

注6：EA-50について：EA-50には分子量691.9のエオジンYと分子量792.9のライトグリーン・イエローの色素が入っている．特に，手染めの場合にライトグリーンが入りにくいため染色中は絶えず染色カゴを上下する必要がある．

色素としてライトグリーン・イエロー，エオジンYのほかにビスマルクブラウンがあるが製品によってはビスマルクブラウンは入っていない．

注7：脱水系列について：脱水は95％および100％エタノールにて行うが，脱水不十分だと標本の退色が著しくなるため，特に注意して行う．

2. ギムザ染色，メイ・グリュンワルドギムザ染色

ギムザ染色は古くから血液塗抹や骨髄塗抹標本など血液系疾患に用いられてきた染色法である．細胞診でも同様に血液系疾患には欠かすことのできない染色法であると同時に，細胞剝離が少ないため，液状検体などパパニコロウ染色では細胞剝離の起こる検体に併用すべき染色法である．また，染色手技が簡便であるため，迅速細胞診としての応用もある．

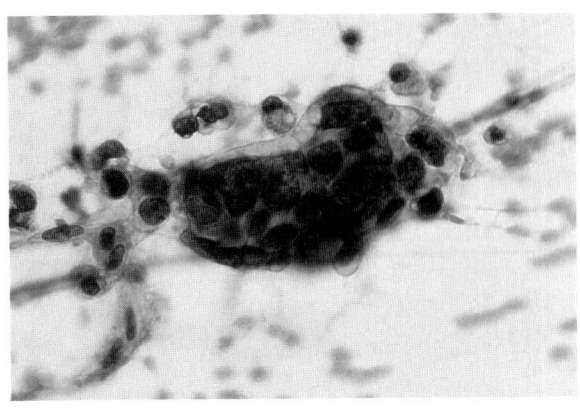

図9 ヘマトキシリン過染または分別不良標本（カラー口絵参照）
核が濃染しているため核内構造が不明瞭である．（対物×40）

a. ギムザ染色手技

(1) 検体塗抹後，急速乾燥
(2) 100％メタノールで3分固定
(3) ギムザ希釈液を標本上に満載し15〜20分[注1]
(4) 流水水洗
(5) 乾燥後，キシロール透徹，封入

注1：ギムザ希釈液はpH 6.0〜6.4のリン酸緩衝液1〜2 mlにギムザ原液1滴の割合に混合して用いる．

ギムザ原液の組成：

アズールⅡ・エオジン	0.6 g
アズールⅡ	0.16 g
グリセリン	40 ml
100％メタノール	50 ml

b. メイ・グリュンワルドギムザ染色手技

(1) 検体塗抹後，急速乾燥
(2) メイ・グリュンワルド液を盛る　　3分
(3) 等量のリン酸緩衝液を加え混和　　1分
(4) 流水水洗
(5) ギムザ希釈液　　　　　　　　　15〜20分
(6) 流水水洗
(7) 乾燥後キシロール透徹，封入

3. PAS（periodic acid Schiff）反応

多糖類が過ヨウ素酸で酸化されアルデヒドとなり，アルデヒドとシッフ試薬と呈色反応を起こすことを利用した染色法であり，グリコーゲンや粘液の証明に用いる[注1]．

染色手技
（1）50％エタノール液 → 流水水洗
（2）蒸留水水洗　　　　　　　　　　　　5分
（3）0.5％過ヨウ素酸水溶液　　　　　5～10分
（4）流水水洗 → 蒸留水水洗　　　　　　5分
（5）シッフ試薬[注2]　　　　　　　　　5～15分
（6）亜硫酸水（還元）[注3]　　　　　　2分×3回
（7）流水水洗 → 蒸留水水洗　　　　　　5分
（8）ヘマトキシリンで核染色　　　　　　2分
（9）流水水洗 → 分別
（10）脱水 → 透徹 → 封入

注1：グリコーゲンを証明する場合にはジアスターゼ溶解試験を追加する．また，グリコーゲンは水溶性であるため95％エタノール中に長時間放置すると溶解してしまうので100％エタノールやブアン液，カルノア液で固定保存する．

注2：シッフ試薬の組成
　塩基性フクシン　　　　1 g
　蒸留水　　　　　　　200 ml
　1 N 塩酸　　　　　　20 ml
　重亜硫酸ナトリウム　　1 g

注3：亜硫酸水について
　組成　10％重亜硫酸ナトリウム　　6 ml
　　　　1 N 塩酸　　　　　　　　　5 ml
　　　　蒸留水　　　　　　　　　100 ml
　　　・使用時調整

亜硫酸水を用いずに流水水洗を5分以上行うことで還元を代用することができる．

4. アルシアン青染色

アルシアン青はpH 2.5では酸性粘液多糖類のカルボキシル基および硫酸基と結合し，pH 1.0では硫酸基とのみ結合する．したがって目的に合わせて両者を使い分けるが，細胞診ではpH 2.5を用いることが多い．

染色手技
（1）アルコール系列を下げて流水水洗 → 蒸留水水洗
（2）ヘマトキシリンで核染色 → 水洗 → 分別 → 色出し[注1]
（3）アルシアン青液　　　　　　　　　5～20分
（4）流水水洗 → 蒸留水水洗
（5）1％リンモリブデン酸水溶液[注2]　　10分
（6）流水水洗 → 蒸留水水洗
（7）アルコール系列を上げて脱水
（8）キシロールで透徹 → 封入

注1：核染色はアルシアン青染色の後に行ってもよい．

注2：1％リンモリブデン酸水溶液は省略してもよい．

5. その他の染色

上皮性粘液を特異的に染色するためにはムチカルミン染色，DNAを染めるにはフォイルゲン反応，DNAとRNAを染め分けるにはメチルグリーンピロニン染色，脂肪の証明にはズダンIIIやオイル赤など，目的に合わせ数々の染色法があるが，実際に日常業務で用いることは少ない．

6. 免疫組織化学

免疫組織(細胞)化学 immunohisto(cyto)-chemistry とは組織内あるいは細胞内に存在する特定の物質（抗原）を抗原抗体反応と組織化学的手法を用いて特異的に検出する技法である．原理的には，特定物質に対する特異抗体を用いた抗原抗体反応と抗体に標識した物質を可視化する組織化学的技法から成り立っている．免疫組織化学は標識物質の違いにより，放射性同位元素標識抗体法，金属標識抗体法，蛍光抗体法，酵素抗体法に大別される．これらの中でも酵素抗体法は，1）抗原の局在観察を通常の光学顕微鏡で観察可能である，2）永久標本となる，3）電顕にも応用可能であることなどから現在最も広く応用されている手法であり，本項ではこの酵素抗体法について解説する．

a. 原理

酵素抗体法は抗原と結合した抗体の局在を酵素組織化学を用いて証明する技法である．抗体に標識される酵素には，西洋わさびから抽出したペルオキシダーゼ horseradish peroxidase (HRP)，アルカリホスファターゼ，グルコースオキシダーゼなどが用

いられているが，1）内在性酵素活性が存在しない，あるいは活性を阻止できること，2）組織細胞内での浸透性を良くするため分子量が小さいこと，3）少量で多くの反応生成物を形成すること，4）長期保存可能であること，5）永久標本となること，6）電顕的にも観察可能であることなどからHRPが主流となっている．

酵素抗体法には酵素標識抗体法（直接法，間接法，avidin-biotin peroxidase complex（ABC）法，labeled streptoavidin-biotin（LSABあるいはSAB）法）と非標識抗体法 peroxidase-antiperoxidase（PAP法）がある．直接法は目的の抗原に対する特異抗体に直接酵素を標識した抗体を用いる方法である．1ステップであるため簡便であり，非特異反応が少ない．しかし，感度が低く，何よりも各種特異抗体それぞれに酵素を標識した抗体を準備しなければならないため一般的ではない．間接法は特異抗体（一次抗体）に直接酵素は標識されてなく，一次抗体に対する二次抗体に酵素を標識した抗体を用いる2ステップの方法である（図10）．直接法と異なり，種々の抗原に対する一次抗体を用いても，一次抗体の動物種が同一であれば酵素標識二次抗体は一種類でよい．また，蛋白などの大分子量をもつ抗原は数個〜十数個の抗原決定基を有するため，抗原抗体反応を二度繰り返す間接法は感度が高い．ABC法およびLSAB法は卵白の塩基性蛋白であるアビジンとビタミンHとして知られるビオチンが特異的かつ強固に結合することを利用した3ステップの方法である．一次抗体に続いて，ビオチン標識した二次抗体を反応させ，次にABC（ABC法）あるいは酵素標識ストレプトアビジン（LSAB法）を反応させる（図11）．この方法の利点はその優れた感度にあるが，3ステップのため時間を要する．ABCに比べ，酵素に直接ストレプトアビジンを標識するLSAB法は，分子量が小さく組織細胞内での浸透性に優れている．また，保存性にも優れており，長期間安定であり，現在酵素抗体法の主流となっている．PAP法は酵素（HRP）を直接抗体に標識することなく，すべての反応が抗原抗体反応のみで行われる点が特徴である．一次抗体に続いて，非標識二次抗体を過剰に反応させる．次にHRPと抗HRP抗体（一次抗体と同一動物種）の抗原抗体複合物（PAP complex）を反応させる．二次抗体が過剰量存在する場合，二次抗体の一方の抗原結合部位は一次抗体に結合しているが，他方のそれはfreeになっていると考えられ，ここにPAP complexが結合する．PAP法はABC法，LSAB法と同様に3ステップの方法である．また，最近では高分子ポリマーに多数の二次抗体とHRPを標識した新しい高感度な方法が開発されている．1個の抗原結合部位に対し，10〜100個のHRPが反応するきわめて高感度な方法である．デキストランポリマーを用いたEnvision（Dako社）という試薬（図12）やアミノ酸ポリマーを用いたシンプルステイン（ニチレイ社）という試薬は間接法の二次抗体として用いられ，2ステップでLSAB法と同程度の染色性を可能にしている．

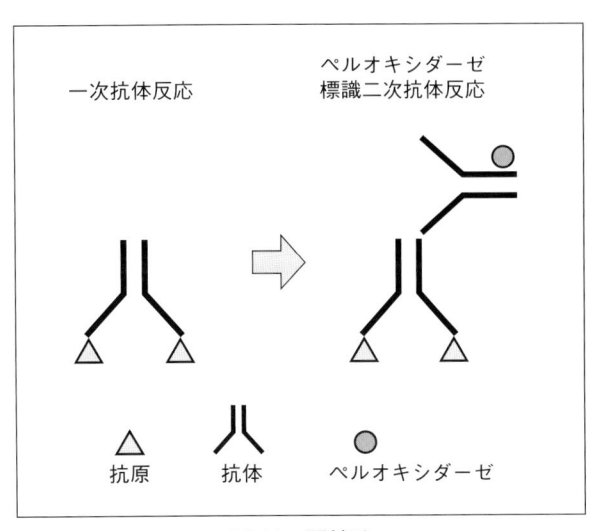

図10 間接法

b. 酵素抗体法前に行う前処理

1）カバーガラスの剥離および脱色

パラフィン切片では多くの同一検体を得られるが，細胞診検体は材料に限りがあるため，パパニコロウ染色標本を用いることが多い．目的の細胞を写真撮影してから酵素抗体法を行うと，同一細胞を免疫細胞化学的に観察できる．カバーガラスの剥離は，標本をキシレン中に浸し，70〜80℃の孵卵器内で加温すると早い．パパニコロウ染色の脱色は0.5％塩酸70％アルコールで行っても良いが，脱色しなくても洗浄や前処理（抗原賦活法や内因性酵素活性阻止）の過程でほぼ脱色されるため省略して

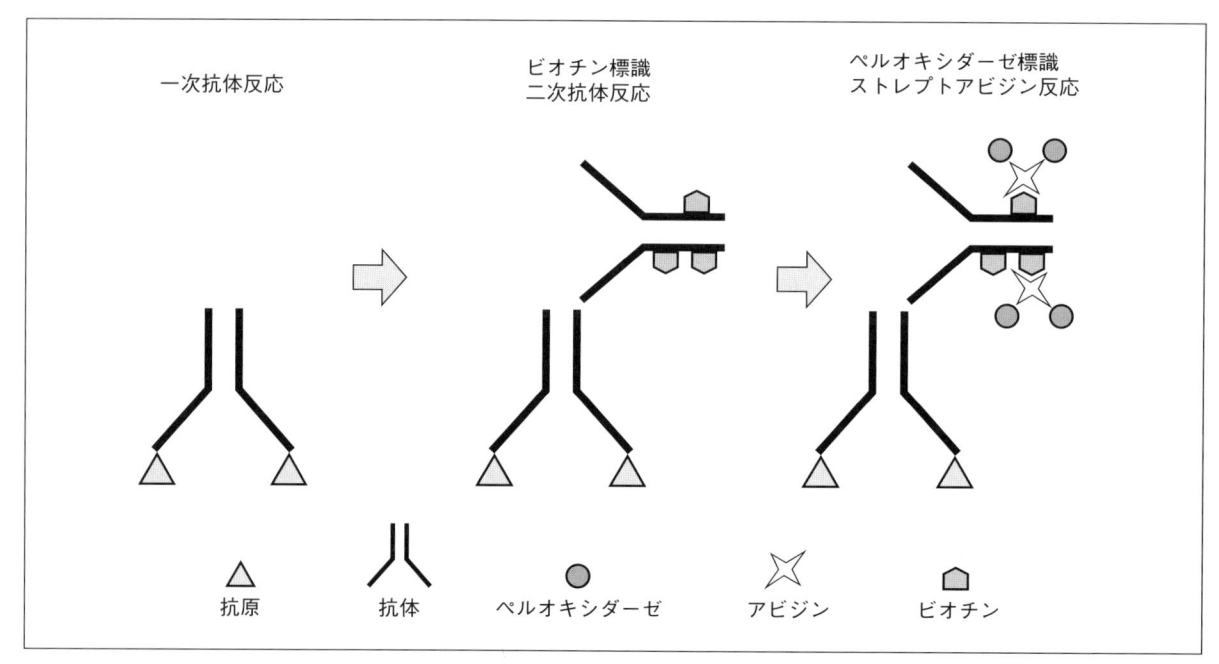

図11　LSAB法

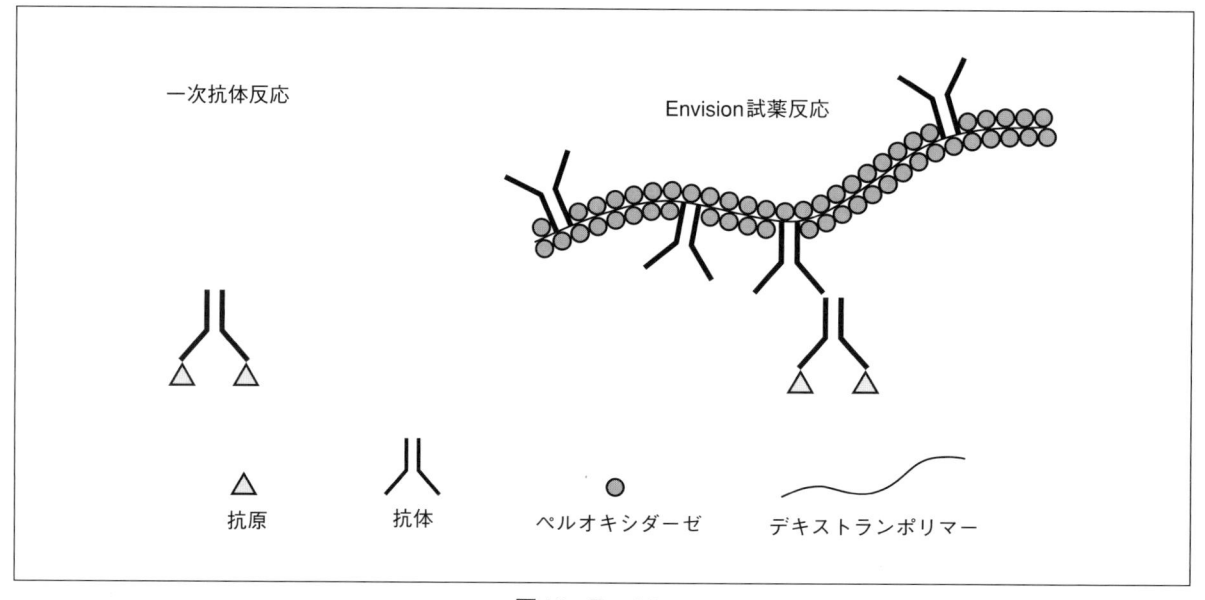

図12　Envision

も良い．ヘマトキシリンは落ちにくいが，残っていても特に問題はない．また，後述する内因性ペルオキシダーゼ活性阻止に0.5〜1％過ヨウ素酸（10分）を用いる場合には，脱色と内因性ペルオキシダーゼ活性の阻止が同時に行われるため脱色の処理は不要である．しかし，糖鎖が抗原である場合，過ヨウ素酸処理で抗原性が失われることが多いので注意を要する．

2) 加熱による抗原賦活処理

抗原賦活法にはいくつかの方法があるが，なかでもトリプシンやプロテアーゼを用いた蛋白分解酵素処理と，加熱による抗原賦活法 heat induced epitope retrieval (HIER) は多くの抗原に有効な方法である．しかし，蛋白分解酵素処理はアルデヒ

ド固定（ホルマリン）による蛋白質抗原の架橋 cross-linkage に基づく立体障害への作用であり，アルコール固定の細胞標本には無効である．HIER はアルコール固定の細胞診標本にも応用可能であり，パパニコロウ染色脱色後の細胞診標本においても有効な方法である．HIER は溶液に標本を浸漬し加熱するが，検出する抗原あるいは抗体によって至適条件が異なり，加熱方法（単純加熱：water bath など，マイクロウェーブ，オートクレーブ）と溶液（蒸留水，リン酸緩衝液，クエン酸緩衝液など）の組み合わせが重要である．一般的に 0.01 M クエン酸緩衝液（pH 6.0）を用い，単純加熱（95～100℃，20 分），オートクレーブ（121℃，5 分）程度で十分な賦活効果が得られる．この HIER は多くの抗原に対して有効であるが，特に PCNA，Ki-67 抗原（MIB-1 抗体），p53 蛋白，estrogen receptor（ER），progesterone receptor（PgR）などの核内抗原の検出には著明な効果がみられるものが多い．また，HIER を用いる場合，加熱により細胞の剝離が著明となるため，シランなどの細胞接着剤をコーティングをしたスライドガラスの使用が必須である．

3）内因性酵素活性の阻止

生体内にもペルオキシダーゼ活性が存在するため，内因性の酵素活性を除去する必要がある．0.3％過酸化水素加メタノール 20～30 分，0.5～1％過ヨウ素酸 10 分で阻止される．

4）非特異反応の除去

抗体が抗原抗体反応以外の理由で細胞に結合することがある．例えば高荷電物質，免疫グロブリン Fc receptor，補体 receptor などを介して，抗体が非特異的に細胞に結合する場合が知られている．この非特異的結合は二次抗体と同種の正常血清（1～5％）をあらかじめ反応させることで阻止できる．

c. 試　薬

1）0.01 M リン酸緩衝液（PBS）pH 7.2

$NaH_2PO_4 \cdot 2H_2O$	2.96 g
$NaHPO_4 \cdot 12H_2O$	29.01 g
NaCl	85 g

イオン交換水で 10 l とする．大量使用の際にはあらかじめ 10 倍濃度の PBS を作成保存し，使用時に 10 倍希釈すると便利である．

2）0.05 M トリス塩酸（Tris-HCl）緩衝液 pH 7.6

TRIZMA HYDROCHLORIDE（Sigma 社）	6.06 g
(tris(hydroxymetyl)aminomethane hydrochloride)	
TRIZMA BASE（Sigma 社）	1.39 g

イオン交換水で 1 l とする．

3）3,3′-ジアミノベンチジン発色液（3,3′-DAB・H_2O_2 反応液）

四塩酸塩（Dotite 試薬，和光純薬）	25 mg
NaN_3（アジ化ナトリウム，和光純薬）	65 mg
0.05 M トリス塩酸緩衝液（pH 7.6）	100 ml
30％H_2O_2（過酸化水素水）	20 μl

注 1：DAB 溶解後に H_2O_2 を加える．DAB は発癌性がとりざたされているので，取り扱いには細心の注意を払う．NaN_3（内因性ペルオキシダーゼ活性阻止剤）は入れなくてもよい．NaN_3 は猛毒なので注意を要する．

注 2：DAB 溶液は使用直前に作成するか，2～2.5％ DAB 保存液を作成して，使用時に 0.05 M トリス塩酸緩衝液（pH 7.6）で 100 倍希釈して使用してもよい．

＊DAB 保存液

DAB 四塩酸塩（Dotite 試薬，和光純薬）	2～2.5 g
ethylene glycol monomethyl ether	80 ml
イオン交換水	20 ml

褐色びんにいれて溶解し，-20℃で保存する．徐々に茶褐色に色づくが 1 年程度は使用可能．

注 3：DAB の反応液は，産業廃棄物となるので廃棄には十分注意する．トーホー（株）から，DAB を選択的に濾過するフィルタ（DAB OUT）が市販されている．

4）0.01 M クエン酸緩衝液 pH 6.0

A）0.1 M クエン酸水溶液

　クエン酸 $C_6H_8O_7 \cdot H_2O$ 21.01 g（あるいは $C_6H_8O_7$ 10.21 g）に蒸留水を加え，1 l とする．

B）0.1 M クエン酸ナトリウム水溶液

　クエン酸ナトリウム $C_6H_5O_7Na_3 \cdot 2H_2O$ 29.41 g に蒸留水を加え，1 l とする．

A：9.5 ml に B：41.5 ml を加え，蒸留水にて 500 ml にする．

d．手技：間接法

（1）95％アルコール固定標本を水洗[注1]
（2）抗原賦活法：クエン酸緩衝液に浸漬し，water bath（95〜100℃，20分）あるいはオートクレーブ（121℃，5分）[注2]
（3）室温放置：自然に室温に下がるまで放置する[注3]
（4）水洗[注1]
（5）内因性ペルオキシダーゼ活性の阻止：0.3％過酸化水素加メタノール20〜30分あるいは0.5〜1％過ヨウ素酸10分
（6）水洗後，PBSで洗浄
（7）非特異反応の除去：1％正常動物血清反応5〜10分[注4]
（8）一次抗体反応[注5]：湿潤箱で30分〜1時間
（9）PBS洗浄5分，×3回[注6]
（10）二次抗体反応[注4]：湿潤箱で30分〜1時間
（11）PBS洗浄5分，×3回[注6]
（12）発色反応：DAB反応液で1〜5分[注7]
（13）反応停止：PBS[注7]
（14）水洗
（15）ヘマトキシリンによる核染色[注8]
（16）脱水
（17）透徹
（18）封入

注1：抗原賦活法が必要のない場合は，水洗せずに95％エタノールから直接過酸化水素加メタノールへ浸漬．

注2：5分であるが，実際にはオートクレーブ内の温度が下がるまで時間を要するため1.5時間程度の加熱処理となる．

注3：必ず室温で自然冷却する．急激に冷却するとしばしば賦活化が無効となる．

注4：余分なPBSをティッシュペーパーなどで吸い取る（あるいは拭き取る）．

注5：スライドガラスを立て，濾紙（あるいはティッシュペーパーなど）に正常血清を吸収させ，一次抗体を滴下する．一次抗体は一般的に組織切片に用いる濃度の数倍から10倍程度希釈可能である．

注6：5分，3回程度を基本にするが，よく洗浄した方が背景染色が低い．

注7：鏡検しながら発色し，反応を停止する．発色時間は抗体の濃度によって異なり，この時間にこだわる必要はない．場合によっては10秒であっても問題ない．

注8：核染色が濃いと陽性反応が識別し難いため，薄めに染色するのがコツである．5倍程度に希釈したヘマトキシリンを用いると良い．

表3　中皮細胞の免疫組織化学的特徴

keratin	＋
vimentin	＋
desmin	＋
smooth muscle actin	＋
HBME-1	＋
thrombomodulin	＋
calretinin	＋
WT 1	＋
CEA	−
Leu-M 1	−
Ber-EP 4	−
MOC-31	−

e．応用

良性と悪性の鑑別，組織型の推定，腫瘍の機能的細分類，細胞増殖マーカー，ホルモンレセプター，癌遺伝子蛋白などの検索に応用されている．

1）体腔液細胞診

現在，細胞診において最も有用性が高く，実用的に応用されているのは体腔液細胞診である．体腔液細胞診において，通常，出現する細胞は炎症性細胞と中皮細胞に限られるが，腺癌と反応性中皮細胞との鑑別はしばしば遭遇する問題である．この鑑別に免疫組織化学を応用する場合，中皮細胞の免疫組織化学的特徴を理解することが重要である（**表3**）．中皮細胞が常に陰性である上皮性マーカーを用いることにより，"癌特異マーカー"的使い方が可能となる．体腔液中の異型細胞がCEA陽性を示した場合，ほぼ癌と確定診断されると考えてよい（**図13**）．しかし，CEAには一部共通な抗原活性をもつ数多くの交差抗原（CEA関連抗原：NCAなど）が存在するため，用いるCEA抗体の特異性に十分留意しなければならない．交差反応性を吸収除去したポリクローナル抗体あるいはCEA特異部分を認識するモノクローナル抗体を用いる．CEAと同様に用いられる上皮性マーカーとしては，Ber-

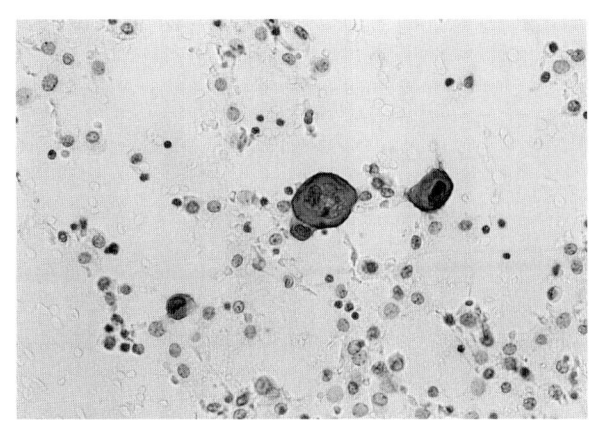

図13 腹水中の腺癌細胞(カラー口絵参照)
背景の中皮細胞はCEA陰性で,腺癌細胞のみが陽性を示す.

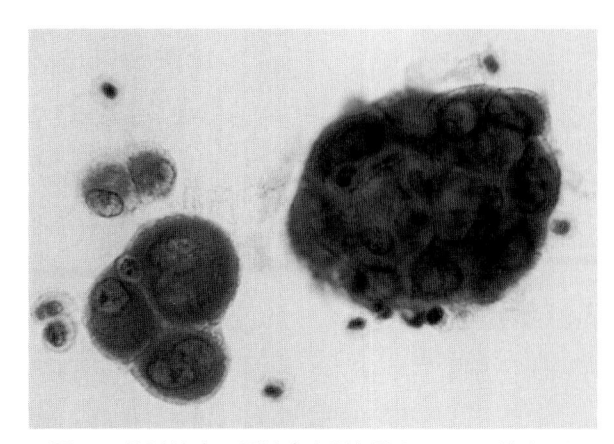

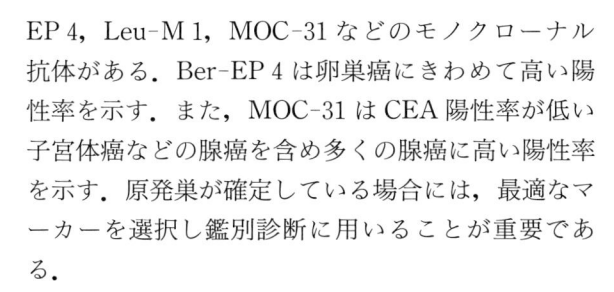

図14 体腔液中の悪性中皮腫細胞(カラー口絵参照)
核,細胞質はcalretinin陽性を示す.

EP 4,Leu-M 1,MOC-31などのモノクローナル抗体がある.Ber-EP 4は卵巣癌にきわめて高い陽性率を示す.また,MOC-31はCEA陽性率が低い子宮体癌などの腺癌を含め多くの腺癌に高い陽性率を示す.原発巣が確定している場合には,最適なマーカーを選択し鑑別診断に用いることが重要である.

胸腔,腹腔などは腺癌の転移が多く,まれに発生する原発性悪性中皮腫,特に上皮型悪性中皮腫との鑑別がしばしば問題となる.悪性中皮腫の診断に免疫組織化学的マーカー検索は必須である.鑑別には上皮マーカーと中皮マーカーの組み合わせが有用である(表4).これらの中でもCEA陰性が最も重要なキーポイントであり,そのうえでほかのマーカーを判定することが肝要である.中皮マーカーにはthrombomodulin,HBME-1,calretinin,Wilms' tumor 1(WT 1)などがあるが,これらの中でもcalretininが悪性中皮腫で陽性率が高く,腺癌で陽性率が低い有用性の高いマーカーである(図14).

反応性中皮と悪性中皮腫の鑑別が問題となる場合にはEMAが有用である.反応性中皮細胞も悪性中皮腫も免疫細胞化学的特性はほぼ同一であるが,EMAの発現性は反応性中皮細胞ではきわめて低いが,悪性中皮腫では陽性率が高く強陽性を示すことが多い.

2)乳腺細胞診

乳腺細胞診においては,筋上皮細胞の有無が良性,悪性の鑑別点として重要である.平滑筋アクチ

表4 悪性中皮腫と腺癌の鑑別に有用な免疫組織化学的マーカー

	悪性中皮腫	腺 癌
CEA	−	++
Leu-M 1	−	+
Ber-EP 4	−	++
MOC-31	−〜+	+++
HBME-1	+++	−〜+
thrombomodulin	++	−〜+
calretinin	+++	−〜+
WT 1	++	−〜+*

*:卵巣癌は陽性率が高い.

ン(SMA)は筋上皮細胞では陽性を示すが,腺細胞は陰性を示すため,上皮細胞集塊中のSMA陽性反応の混在は良性を示唆する.良性病変におけるSMAは,筋上皮細胞の突起が細胞集塊内に網目状,突起状,線状に陽性を示す(図15).

3)リンパ節細胞診

リンパ節は,悪性リンパ腫の各種細胞表面マーカー検索など本法の有用性の最も高い分野である.反応性病変とB細胞性リンパ腫の鑑別には,免疫グロブリン軽鎖(κ, λ)のclonarityの証明が有用である.実際の染色では細胞外にも多量の免疫グロブリンが存在するためバックグラウンド染色が高く,判定が困難な場合が多い.このような場合,穿刺材料をPBSあるいは培養液で細胞浮遊液とし,数回洗浄した後に,塗抹,染色すると良好な結果が得ら

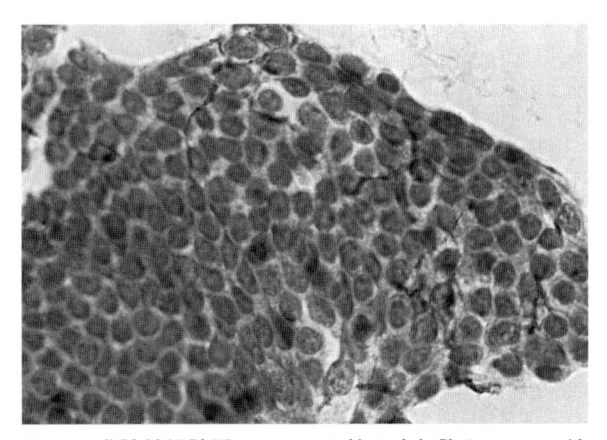

図15 乳腺線維腺腫にみられた筋上皮細胞(カラー口絵参照)
腺細胞集塊内の筋上皮細胞の突起状細胞質がSMA陽性を示す.

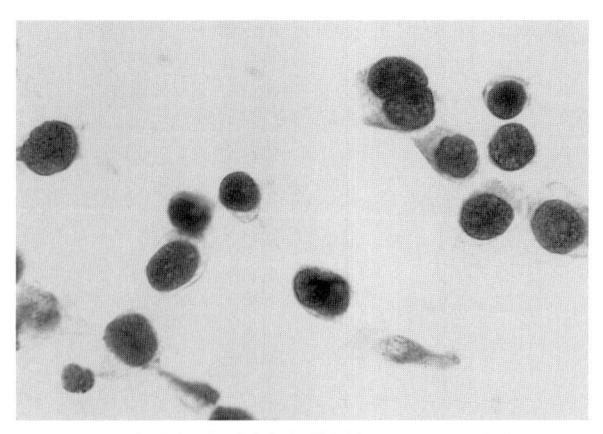

図16 乳癌細胞(穿刺細胞診)(カラー口絵参照)
癌細胞の核はestrogen receptor陽性を示す.

れる.また,リンパ腫と転移性癌の鑑別にもきわめて有用である.

4) 組織型の推定

組織診同様,各種中間径フィラメント,上皮系,筋細胞系,リンパ系,神経内分泌系マーカーなどの応用により,腫瘍の組織型推定には大きな威力を発揮する.

5) 細胞増殖マーカー

PCNA,Ki-67抗原(MIB-1抗体)などがあるが,認識する細胞周期が多少異なる.MIB-1抗体はKi-67抗原を認識するパラフィン切片に応用可能なモノクローナル抗体で,G_0以外のすべての細胞周期を認識し,染色性が最も安定している.

6) ホルモンレセプター

乳癌においてestrogen receptor(ER),progesterone receptor(PgR)は内分泌療法選択の指標となっており,また臨床的に重要な予後因子である.再発例などで原発巣の乳癌組織やその情報が得られない場合は穿刺細胞診で行われることがある(図16).

7) 癌(抑制)遺伝子蛋白

細胞診標本においてもc-erbB-2(HER2),p53などの癌(抑制)遺伝子蛋白の検出が可能である.乳癌におけるHER2蛋白の過剰発現は予後と関係があるといわれている.また,近年,乳癌の増殖におけるHER2の機能が明らかになるにつれて,HER2を標的とした新しい治療法が開発されきている.すなわち,HER2を過剰発現している進行性乳癌に,HER2に対するヒト化モノクローナル抗体(Herceptin)を使用し,治療する試みである.このHER2過剰発現の判定には免疫組織化学が用いられ,細胞診標本においても可能である.

8) その他

感染症における病原体の検出,腫瘍の原発巣推定など組織とほぼ同様に応用可能である.

文献

1) 渡辺慶一ほか編:酵素抗体法,改訂3版,学際企画,東京,1992
2) 長村義之編:細胞診と酵素抗体法,武藤化学,東京,1997
3) 長村義之ほか編:免疫組織化学とin situ hybridizationのすべて,文光堂,東京,2000

C. 迅速細胞診

臨床医のニーズに添って細胞診も迅速で行うことが増えてきている.特に手術中における体腔洗浄液,切除断端の細胞診は術式を左右する重要な情報を与える.また,腫瘍の穿刺細胞診は腫瘍が良性か悪性を決めるだけではなく,治療計画を立てるうえでの情報を与える.現実的には至急か迅速か線引きができない部分があるため,ここでは手術中の迅速細胞診について述べる.

1. 体腔洗浄液

開腹時・開胸時に体腔液が貯留している場合には

それが検体となる．体腔液が貯留していても少量の場合や貯留がない場合には，生理的食塩水などで体腔を洗浄し回収した液が細胞診の検体となる．これらの検体のなかに悪性細胞がみられた場合には，閉腹・閉胸前に体腔内を蒸留水や抗癌剤の入った液体で洗浄を行ったり，留置式カテーテルの設置が行われたり，場合によっては手術が中止となる．検体処理は通常の体腔液や洗浄液と同じく集細胞を行ってから塗抹，固定，染色を行う．

2. 切除断端の評価

切除断端に悪性細胞があるかないかを検索することを目的に行われる．通常，断端部より直接スライドガラスで捺印したり，ブラシなどで断端部を擦過してからスライドガラスに塗抹する方法がとられる．注意点として，断端部の広い範囲を擦過すると，断端陽性部の局在が不明となったり，摘出材料を強く握ったりすると管内癌が経管的に出現することがあり，誤陽性となってしまうこと，特に乳腺など脂肪組織の多い材料では脂肪組織を除いて塗抹しないと脂肪組織に邪魔された厚い標本となってしまい鏡検に耐えない標本となってしまう．

断端部に悪性細胞がみられた場合には追加切除が行われたり，術後化学療法や放射線照射が行われることがある．

3. 迅速細胞診の固定と染色

通常の固定はまず95%エタノールにて行うのが細胞形態保持のためには望ましい．必要に応じて固定時間を短縮したい場合には迅速固定液[注1]を滴下する．最初から迅速固定液を使用すると細胞が萎縮してしまい，特に小型細胞よりなる非ホジキンリンパ腫などでは判定困難な標本となってしまう．

染色は迅速用に各キットが市販されているのでそれを使用するのもよいが，染色性が通常のパパニコロウ染色と比較し劣るため，微妙な判断が要求される場合には避けた方が良い．染色手技，染色時間が短くて済むギムザ染色の併用も一つの手段である．

　　注1：迅速固定液について：イソプロピルアルコールとメタノール，カーボワックスの混合液からなるものが多い．

表5　スクリーニングのチェックポイント

核
1) 核の増大・N/C比の上昇
2) 大小不同
3) 核形の多様化
4) 濃染核
5) クロマチンの異常凝集
6) 核縁の肥厚
7) 核小体の腫大，増加
8) 核分裂像
細胞質
1) 大小不同
2) 形態の変化
3) 染色性の変化
4) 細胞相互封入・対細胞
背景
1) 壊死物質の存在
2) 出血および出血の存在を示唆する所見

D. スクリーニングの実際

細胞診は子宮癌，肺癌などスクリーニングを目的とした細胞診と診断を目的とし，病変部から直接，穿刺，擦過により得た材料を対象とする細胞診に大別できる．スクリーニングを目的とした細胞診の検体は剥離細胞である場合がほとんどで，ある程度の細胞変性を伴っていることは否めない．従来よりスクリーニングのチェックポイントとしてあげられてきた細胞所見は（表5），細胞の変性所見を含んだ所見でもある．したがって穿刺材料などの新鮮材料から得られた細胞とでは随所で判定基準も異なってくる．

本項では総合的なスクリーニングのチェックポイントについて述べるが，これらの所見はいずれも正常細胞が基準となり，正常細胞との隔たり，違いが基本となる．したがってまずは正常細胞の理解が第一となる．

1. 核/細胞質比（N/C比）の増大

核の大型化は核酸代謝異常を起因することが多く核の増殖性，活動性が盛んであることを意味する．良悪判定では特に重要な所見であり，必ずチェック

する．

2. 濃染核

一般的に核の濃染はクロマチンの増量と考えられている．剥離細胞，特に扁平上皮系細胞では濃染核は良悪性判定で重要な所見となる．しかし，細胞の変性によっても核は濃染する．また，新鮮材料では癌細胞であっても核が濃染しているとは限らない．

3. クロマチンの異常凝集，核縁肥厚

クロマチンの異常凝集，核縁肥厚は固定によるクロマチンの変化と考えられている．剥離細胞における扁平上皮系細胞では悪性細胞で正常細胞と比較しクロマチンの異常凝集，核縁肥厚をみる傾向にあるため重要な所見となる．

4. 核小体の増加，腫大

核小体の増加，腫大は蛋白合成促進を意味する．悪性細胞で著明なことが多いが，再生過程にある細胞，良性腫瘍でも増殖が盛んな細胞でもみられる現象である．

5. 細胞相互封入，対細胞

細胞相互封入，対細胞は細胞増殖は著明であることを意味し，したがって，悪性細胞でより多くみられる．

6. 細胞質の異常所見

大小不同，形態の変化，異常染色性が悪性所見を意味する場合もある．

7. 背景の異常物質

背景に壊死物質，壊死細胞がみられる場合は悪性腫瘍に起因する場合があるので注意する．出血や出血を意味するヘモジデリンを貪食した大食細胞の存在は出血性病変を意味し悪性腫瘍に起因する場合もある．

E. 細胞診断学各論

歴史的には婦人科の細胞診に始まった剥離細胞診のように癌のスクリーニングを目的とした細胞診のほかに，現在では，腫瘍性病変に対しては積極的に針穿刺を行い腫瘍の良悪性の判断，組織型の推定を目的とした細胞診が行われている．さらには治療効果の評価や予後推定のための細胞診も行われつつある．

本項では紙面の関係上，詳細な部分は成書に譲り要点を述べる．また，特に断りのない場合にはパパニコロウ染色についての所見を述べる．

1. 女性生殖器

婦人科領域，特に子宮頸部の擦過細胞診は子宮頸部扁平上皮癌の早期発見を目的に集団検診などに導入され，古くから行われてきた．ついで子宮体癌の発見を目的に子宮体部からも細胞を採取し細胞診を行うようになった．現在では卵巣腫瘍の診断に細胞診が応用されたり，術後の経過観察や各治療後の評価などにも細胞診が使われ，その応用範囲は広がってきている．

a. 正常細胞

1) 腟

重層扁平上皮よりなる，真の角化は示さない．

2) 子宮腟部

性成熟期の子宮腟部には，扁平上皮と頸管円柱上皮の移行部である，扁平・円柱上皮境界部が存在するため，細胞診標本には扁平上皮細胞や頸管円柱上皮細胞のほかに扁平上皮化生細胞がみられる．

扁平上皮細胞は表層部より，表層細胞，中層細胞，傍基底細胞，基底細胞に分けられる．表層細胞は濃縮核を有する細胞と定義され，中層細胞は10 μm大の核を有する細胞と定義される（図17，18）．

子宮頸部の円柱上皮領域の細胞が扁平上皮に置き換わる現象を扁平上皮化生と呼び，その際にみられる細胞を扁平上皮化生細胞と呼ぶ．扁平上皮化生細胞は初期，中期，晩期により細胞形態が多少異なるが，おおむね特徴的な突起のある細胞質を有している（図19）．

3) 頸管

頸管円柱上皮細胞が主にみられる．細胞質に粘液を有する細胞と細胞質辺縁に線毛を有する細胞がみられる．粘液を有する細胞は頸管腺を構成する細胞でもある（図20）．

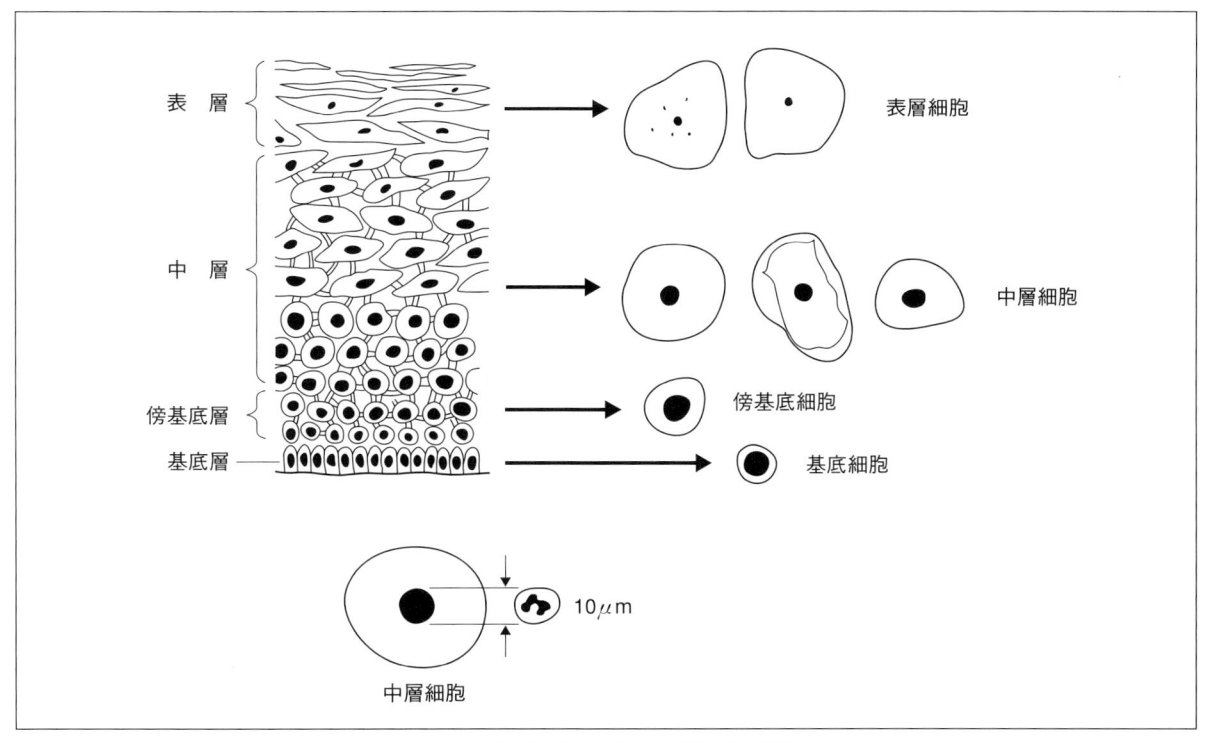

図17　子宮頸部・腟の扁平上皮細胞

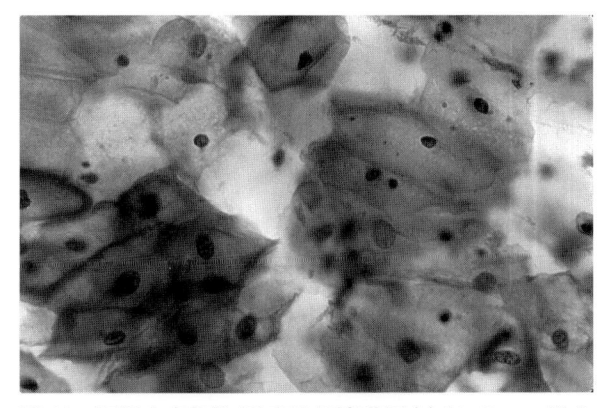

図18　扁平上皮細胞(子宮腟部擦過標本)(カラー口絵参照)
濃縮核をもつ表層細胞と，10μm大の核を有する中層細胞がみられる．(対物×40)

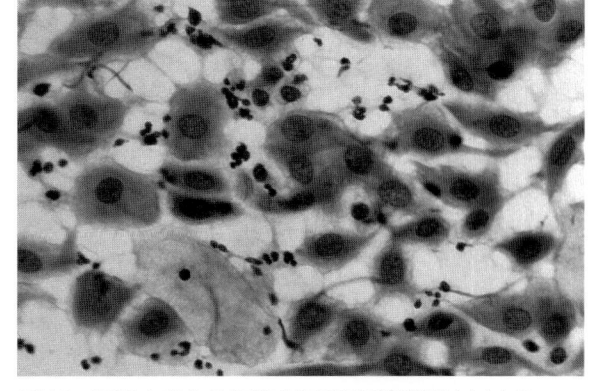

図19　扁平上皮化生細胞(子宮腟部擦過標本)(カラー口絵参照)
細胞質に突起がみられる．(対物×40)

4) 子宮内膜

内膜被覆上皮細胞と内膜腺細胞および間質細胞がみられる．内膜腺細胞は月経周期によって変化する．増殖期には細胞が密集し核が一部重なってみえる偽重層や核分裂像もみられる．分泌期には核間距離が一定となり細胞質には黄色のグリコーゲンがみられる．分泌後期には間質細胞間に好球や組織球の浸潤がみられる．月経期には背景が血性となり内膜腺細胞と間質細胞は一塊の細胞集塊となる傾向にある．

b. 炎症の細胞診

婦人科領域の感染症として治療の対象となるものに腟トリコモナス，カンジダ，ヘルペス，クラミジ

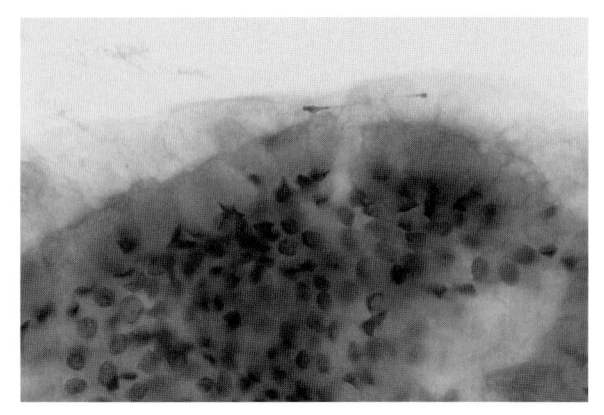

図20 円柱上皮細胞(頸管内擦過標本)(カラー口絵参照)
粘液を有する円柱上皮細胞．(対物×40)

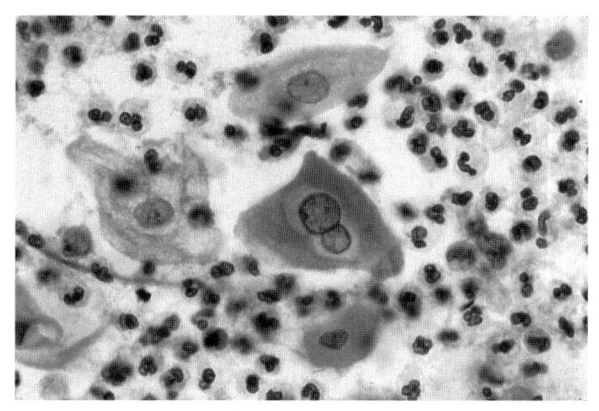

図21 炎症による細胞変化(カラー口絵参照)
扁平上皮細胞に核周囲暈輪や錯角化細胞(パラケラトサイト)が見られる．(対物×40)

アがある．また，老人にはリンパ濾胞を形成する頸管炎がある．そのほか大腸菌の感染や放線菌の感染をみることもある．

1) 腟トリコモナス

特に後腟円蓋(腟プールスメア)に多くみられる．通常背景に好中球を主体とした炎症細胞浸潤をみる，また扁平上皮細胞も核周囲暈輪や錯角化細胞(パラケラトサイト)といった炎症性の細胞変化を伴っていることが多い(図21)．トリコモナス原虫は基底細胞〜傍基底細胞大で洋梨様の形をしており，淡緑色に染まる．核がみられることはあるが，鞭毛がみられることは少ない．強い炎症のため核肥大細胞や再生上皮細胞が出現することがある．

2) カンジダ

酵母様真菌であり赤褐色に染まる細長い菌体と涙滴状の仮性菌糸をみる．背景に炎症を伴うことは少ない．通常は中層細胞が塊りとなって出現し，この塊の中にカンジダを認める．

3) ヘルペス

ヘルペス感染は外陰，腟，子宮頸部にみられ，そこから採取された標本中にはヘルペス感染細胞がみられる．ヘルペス感染細胞の特徴として，核のスリガラス様変化，多核化，核内好エオジン性封入体がある．

4) クラミジア

背景にリンパ濾胞由来の大小のリンパ球を認める．クラミジア感染細胞は通常，扁平上皮仮性細胞にみられ，細胞質にヘマトキシリンに染まる星雲状不入体や空胞状封入体としてみられる．

5) 濾胞性頸管炎

濾胞性頸管炎は閉経後の婦人で老人性腟炎の長期化に伴って起こる．リンパ濾胞が形成されるため，小リンパ球〜大型幼若リンパ球が出現する．さらに経過が長くなると，形質細胞の混在や割合が高くなる．

c. ヒトパピローマウイルス human papilloma virus(HPV)感染と婦人科病変

婦人科領域でHPV感染が関与する病変として，外陰部や肛門周囲に後発する尖圭コンジローマとHPV感染が関係していると考えられている，癌や異形成がある．尖圭コンジローマは上皮の乳頭状増殖性病変であり角化層の肥厚とコイロサイトと呼ばれる，核の周囲が大きく抜けた細胞の出現を特徴とする．ここから擦過された細胞診標本には角化層に由来するパラケラトサイト(後述)のみがみられる．HPV感染細胞がよくみられるのは軽度〜中等度異形成であり，異形成細胞に伴った出現が多い(表6, 図22)．

d. 異形成，上皮内癌の細胞診

子宮頸部に発生する扁平上皮癌は前癌病変である異形成を経て，上皮内癌から浸潤癌へと進んでいくと考えられている．また，これらに対する細胞診も古くから行われており細胞診の判定基準は確立している(表7)．

1) 軽度異形成の細胞像

表層細胞〜中層細胞に類似した扁平上皮細胞で正

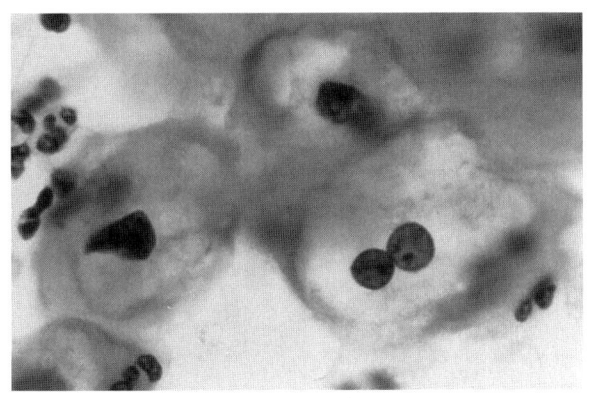

図22 コイロサイト(カラー口絵参照)
核周囲の大きく抜けた細胞でHPV感染で特異的にみられる．(対物×100)

表6 HPV感染細胞所見

パラケラトサイト(錯角化細胞)
小型の扁平上皮細胞で，エオジンやオレンジGに好染する細胞である．炎症でもみられるが，HPV感染で出現率が高い

コイロサイト
核の周囲が広く抜けた表層〜中層型の扁平上皮細胞で，HPV感染で特異性の高い細胞である

巨細胞
100μm以上の巨細胞である．HPV感染で比較的特異性が高いが出現率は低い

多核細胞
ウイルス感染にはよくみられる所見で，HPV感染でもみられる

表7 子宮頸部の扁平上皮系異型病変の分類

子宮頸癌取扱い規約	日母分類	CIN 分類	ベセスダシステム
・軽度異形成 mild dysplasia	Class III a	I	LSIL
・中等度異形成 moderate dysplasia	Class III a	II	HSIL
・高度異形成 severe dysplasia	Class III b	III	HSIL
・上皮内癌 carcinoma in situ (CIS)	Class IV	III	HSIL
・浸潤癌	Class V		

日母分類：日本母性保護医協会　子宮癌対策予防委員会
CIN 分類：cervical intraepithelial neoplasia (Richart, 1996)
ベセスダシステム：The Bethesda System
　　　　　　　　LSIL：low grade squamous intraepithelial lesion
　　　　　　　　HSIL：high grade squamous intraepithelial lesion

常細胞と比較し肥大濃染核を有している（図23）．

2) 中等度異形成の細胞像

中層細胞〜傍基底細胞大の異形成細胞をみる．実際には軽度異形成細胞とはっきり分けることがむずかしいこともある．

3) 高度異形成の細胞像

上皮内癌細胞（図24）と同等の傍基底細胞大の異形成細胞であるが，上皮内癌細胞の細胞質と核の長径比が80％以上であるのに対し60％前後であると考えると理解しやすい．

4) 上皮内癌細胞の細胞像

傍基底細胞大の小型癌細胞で細胞質/核比が80％以上である．単調な細胞であり多彩さがない，高度異形成細胞と比較し核に膨満感がある（図24）[注1]．

注1：微小浸潤癌について：癌の浸潤が基底膜から測定し5mm以内から水平方向の広がりが7mm以内と組織学的に規定されている初期の癌である．細胞診の判定基準として，上皮内癌細胞より細胞像に多彩さがみられる，少量の壊死がみられるなど，判定基準をあげている人もいるが，実際に細胞診と組織診断で微小浸潤癌の一致をみることは少ない．

5) 扁平上皮癌の細胞像

扁平上皮癌は子宮頸部に原発する悪性腫瘍の90％以上を占める．角化型，非角化型に大別され，さらに予後不良型として神経分泌癌があり，特殊型として疣状癌，乳頭状癌などがある．

角化型ではオレンジGやエオジンに染まる奇怪な形をした癌細胞がみられる（図25）．

非角化型では基底細胞大の小型癌細胞をみる(図26)．少数の角化した癌細胞がみられてもかまわな

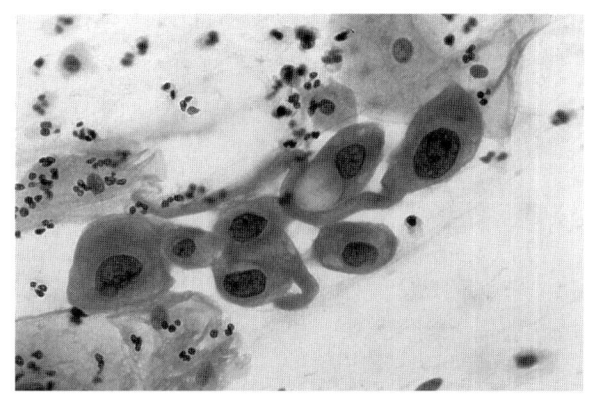

図23　軽度異形成細胞(カラー口絵参照)
大型核をもつ表層〜中層型細胞がみられる．(対物×40)

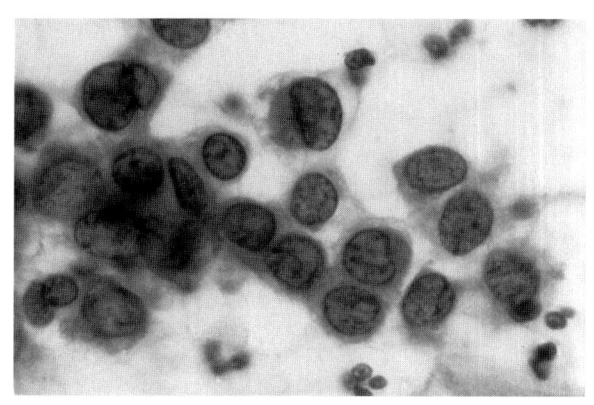

図24　上皮内癌細胞(カラー口絵参照)
N/C比の高い傍基底細胞大の癌細胞である．(対物×100)

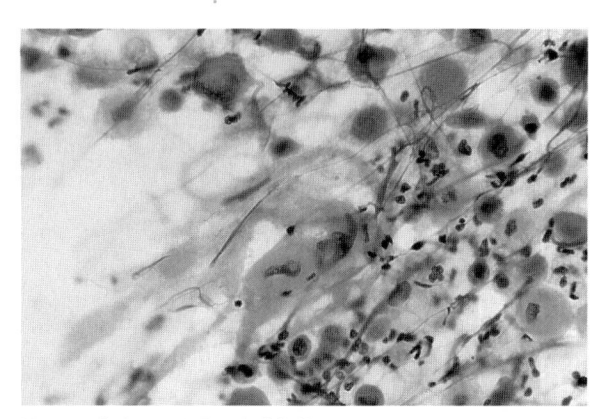

図25　角化型扁平上皮癌細胞(カラー口絵参照)
オレンジGに染まる奇怪な形をした癌細胞の出現をみる．(対物×40)

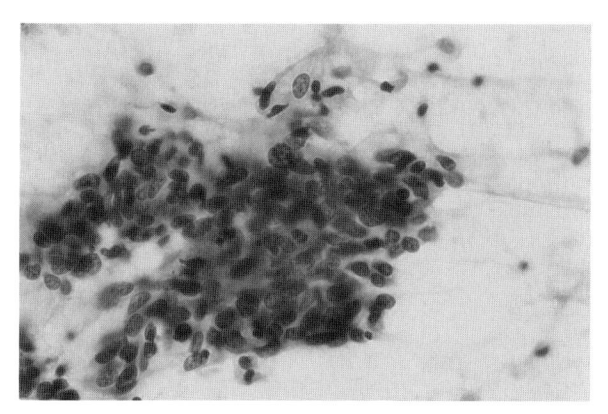

図26　非角化型扁平上皮癌細胞(カラー口絵参照)
小型癌細胞が層状の増殖を示す．(対物×40)

い．
　神経分泌癌は肺の小細胞癌に類似した小型細胞からなる癌で（図27），ときにロゼット様の細胞配列をみる．

6）腺癌，扁平上皮癌混合型の細胞像

　一つの病巣内に腺癌と扁平上皮癌が入り交じったもので，両者の移行像や中間型の細胞をみることがある（図28）．

7）頸部腺癌

　子宮頸部に発生する腺癌である．高分化型が多く，低分化型は少ない．
　高分化腺癌は頸管円柱上皮に類似した，円柱状の癌細胞がみられることが多い（図29）．細胞異型が強くはないことが多いため偽陰性としがちであるので注意を要する．

中分化型や低分化型腺癌では，細胞異型から悪性細胞と判定することは容易である．分化度が低くなるに従って頸部腺癌の特徴が少なくなる．
　注1：頸部腺癌の前癌病変として腺異形成や初期病変として上皮内腺癌がある．これらの一部は細胞診でも判定可能であるが，未だ判定基準が確率されたとはいえない．

8）子宮体部の腫瘍および関連病変

　子宮体部に発生する悪性腫瘍の中で最も頻度の高いものは類内膜腺癌であり，その関連病変として子宮内膜増殖症がある．類内膜腺癌は組織分化度によって，G1，2，3に分けられる．これらは高・中・低分化型に相当する．さらに腫瘍の一部が扁平上皮への分化を示すものとして，腺棘細胞癌や腺扁平上皮癌があり，これらは高分化型に伴うことが多い

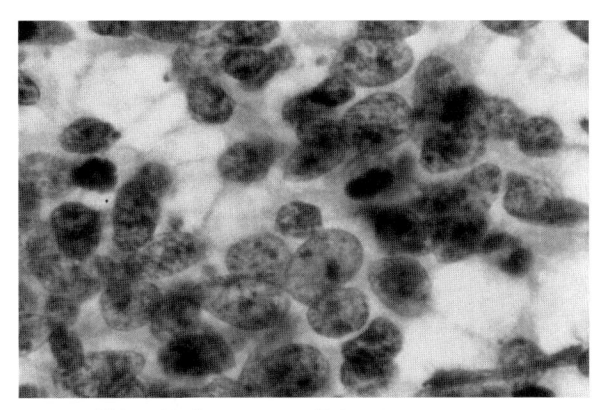

図27　神経分泌癌(カラー口絵参照)
肺の小細胞癌に類似した癌細胞がみられる．(対物×40)

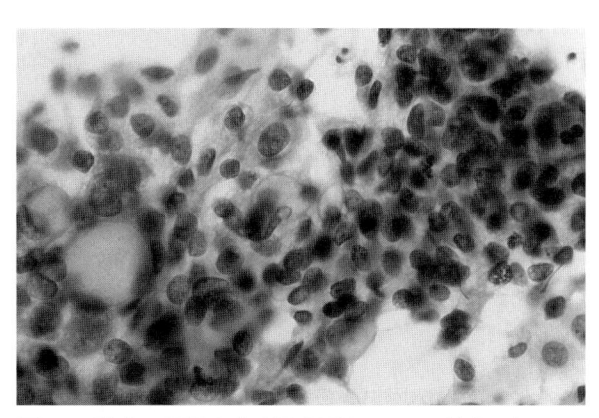

図28　腺癌，扁平上皮癌混合型(カラー口絵参照)
大部分は非角化型扁平上皮癌細胞様であるが，一部に粘液産生細胞がみられる．(対物×40)

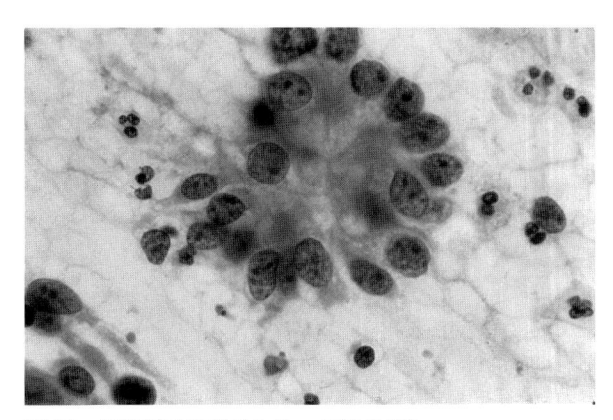

図29　頸部腺癌細胞(カラー口絵参照)
円柱状で偏在核を有する癌細胞が腺腔様の細胞配列を示す．(対物×40)

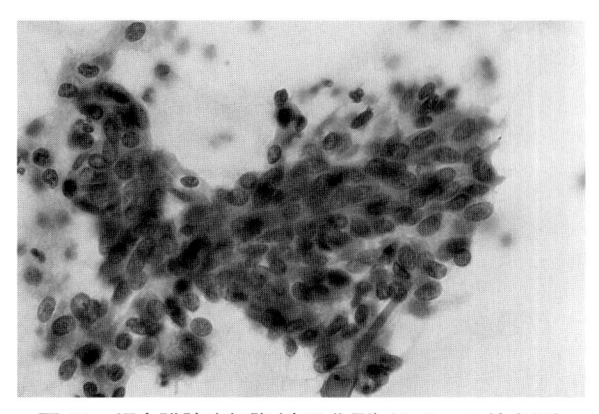

図30　類内膜腺癌細胞(高分化型)(カラー口絵参照)
一部に扁平上皮成分を伴う．(対物×40)

(図30)．子宮内膜の過剰増殖には細胞異型を伴わない子宮内膜増殖症と，細胞異型を伴う子宮内膜異型増殖症があり，さらに，それぞれ組織構築により単純型と複雑型に分けられる．細胞診で問題となるのは，細胞異型や構造異型を伴った子宮内膜異型増殖症と高分化型類内膜腺癌の鑑別にある．

その他，子宮体部に発生する腺癌に漿液性腺癌や明細胞腺癌がある．

9) 子宮体部の非上皮性腫瘍

子宮体部に発生する非上皮性腫瘍で最も頻度が高いのは子宮筋腫であるが，通常細胞診の対象とはならない．肉腫として平滑筋肉腫や子宮内膜間質肉腫や癌と肉腫の両方の成分を有する癌肉腫があるが，特に肉腫や癌肉腫の肉腫成分は通常の内膜採取法では採取できないことが多い．

10) 絨毛および絨毛性疾患の細胞診

細胞診では正常妊娠由来の絨毛性細胞と流産に由来する細胞や，胞状奇胎に由来する細胞の鑑別，侵入奇胎と絨毛癌由来の細胞の鑑別は必ずしも容易ではない．細胞診では，単核のラングハンス型絨毛細胞と多核のジンチチウム型絨毛細胞の細胞異型を指標に判定を行うが，組織構築が診断の決めてとなるこの分野での細胞診は有用な検査とはなっていない．

11) その他の婦人科細胞診

放射線治療や化学療法の治療効果の判定，内分泌細胞診，卵管，卵巣腫瘍の細胞診も必要に応じて行われている．

表8 喀痰細胞診の特徴

[目的]
- 癌の早期発見を目的としたスクリーニング
- 癌細胞の確認と組織型の推定
- 治療後の経過観察
- 感染症の判定

[長所]
- 被検者の負担が軽く繰り返し施行できる
- 肺門部の早期扁平上皮癌の発見率が高い

[短所]
- 癌が存在しても標本中に癌細胞が出現しないことがある
  ① 気道閉塞による喀出不能
  ② サンプリングミス
- 細胞が変性所見を伴う

表9 直接採取法の特徴

[目的]
- 腫瘍の良悪判定および組織型,組織分化度の判定
- 感染症など腫瘍以外の病因判定

[長所]
- 直視下に病巣より細胞採取を行うため採取不良が少ない
- 新鮮な検体が得られる

[短所]
- 被検者に対する負担がある

表10 集団検診における喀痰細胞診の判定基準と指導区分

判定区分	細 胞 所 見	指 導 区 分
A	喀痰中に組織球を認めない	材料不適,再検査
B	正常上皮細胞のみ 基底細胞増生 細胞異型軽度の扁平上皮化生 絨毛円柱上皮増生	現在異常を認めない 次回定期検査
C	細胞異型中等度の扁平上皮化生または核の増大や濃染を伴う円柱上皮増生	程度に応じて6ヵ月以内の再検査と追跡
D	細胞異型高度の扁平上皮化生または悪性腫瘍の疑いある細胞を認める	直ちに精密検査
E	悪性腫瘍細胞を認める	

註)1.個々の細胞ではなく,喀痰1検体の全標本に関する総合判定である.
　 2.全標本上の細胞異型の最も高度な部分によって判定するが,異型細胞少数例では再検査を考慮する.
　 3.扁平上皮化生の異型度の判定は写真を参考にして行う.

(日本肺癌学会:肺癌細胞診判定基準改訂委員会)

2. 下部気道の細胞診

気管,気管支,肺の細胞診検体は喀痰と針,ブラシなどによる病巣からの直接採取法に大別される.喀痰と直接採取法では目的が異なり,それぞれ長所,短所がある(表8,9).また喀痰を集団検診として行う場合は独自の判定基準と指導区分があり適応される(表10).

a. 正常細胞

気管・気管支は多列線毛上皮からなり,線毛円柱上皮細胞,杯細胞,基底細胞がある.細気管支・終末気管支では単層線毛上皮や線毛をもたないクララ細胞が存在する.肺胞にはⅠ型,Ⅱ型肺胞上皮が存在する.

気管支ブラシによる擦過標本では擦過部位によりこれら全部の細胞をみることになるが,パパニコロウ標本ではクララ細胞やⅠ型,Ⅱ型肺胞上皮の区別はできない.

b. 喀痰中にみられる非癌細胞

喀痰中には肺胞から気管支,気管,上部気道や食道,口腔に由来する細胞が出現する可能性がある.

喀痰としての評価は前示したように塵埃細胞（肺胞組織球）の確認が必要である（図31）．通常喀痰中に最も多くみられるのは扁平上皮細胞や炎症細胞である．気管支炎や喘息で線毛円柱上皮細胞や杯細胞をみることがある．ときに肺胞上皮由来の細胞をみるが，炭粉を貪食していない塵埃細胞と鑑別がむずかしい．

　喘息性疾患や肺吸虫症では好酸球が多数みられることがあり，さらに崩壊した好酸球に由来するシャルコライデン結晶と呼ばれる菱八面体の結晶をみることがある．

　アスベスト吸入によりアスベスト小体（含鉄小体，ダンベル小体）と呼ばれる鉄亜鈴状の物質をみることがある．アスベスト吸入は胸膜中皮腫の原因とされるので注意する．

　クルシュマンのらせん体と呼ばれるらせん状粘液物質がみられることがある．気管支腺に由来する粘液で中心部がヘマトキシリンに染まる．喘息や気管支炎でよくみられるとされるが，病変に特異的なものではない．

　食物残渣のなかで植物細胞はときに癌細胞に類似してみえることがあるので注意する．細胞壁の存在，確認がヒト細胞との鑑別になる．

　結核ではランゲルハンス型の巨細胞や類上皮細胞がみられることがある．ランゲルハンス型巨細胞は円形の大型細胞で腎型の小核が細胞質辺縁に並ぶ．類上皮細胞は腎型の細長い核を有する単核細胞である．結核では通常背景にリンパ球を伴っている．

　真菌感染症としてカンジダ，アスペルギルス，クリプトコッカス，ムコール，アクチノミセスがあり，菌体が確認できる．

　原虫感染症には肺吸虫，糞線虫，小型条虫があるがまれである．ニューモシスチスカリニはパパニコロウ染色では判定できないので，喀痰塗抹後に火炎固定を行いグロコット染色を行う．

c. 異型扁平上皮細胞，上皮内扁平上皮癌の細胞像

　慢性的な刺激に対して円柱上皮領域の細胞が扁平上皮に置き換わる現象を扁平上皮化生と呼ぶ．これに由来する細胞を扁平上皮化生細胞と呼び，小型多辺形の扁平上皮細胞がみられる．核は小型で異型を伴わない．この細胞に核異型および細胞異型が加わった状態の細胞を異型扁平上皮細胞と呼び，異型の

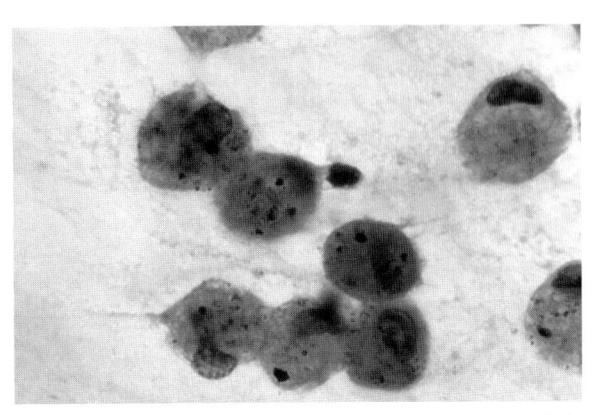

図31　喀痰中の塵埃細胞（肺胞組織球）（カラー口絵参照）
炭粉などの異物を貪食している．（対物×100）

程度により軽度，中等度，高度と分ける．異型度が増すにつれて扁平上皮化生細胞では多辺形であった細胞質から丸みを増し，細胞質が厚くなる傾向を示し，さらに，高度異型や上皮内扁平上皮癌では奇怪な形態を示す細胞が混在してくる．染色性は異型度が増すにつれて，ライト緑に染まる細胞が減り，エオジンやオレンジに染まる細胞が多くなる．核所見は扁平上皮化生細胞では10μm大の小型円形であったものが，異型度が増すにつれて大型になる傾向，すなわち核/細胞質比（N/C比）が増す．円形であった核も核形不整がみられるようになり，クロマチンも濃染傾向を示したり，核小体のみられる細胞が混在するようになる（図32）．

　細胞診ではこれらを異型度に従って厳密に分類することは困難である．しかし，これら異型扁平上皮が扁平上皮癌の発生源と考えられており，細胞診で高度異型扁平上皮細胞と判定された例では，実際に早期癌がみつかる割り合いが高くなる．したがって，見落としや誤判定を防止する必要がある．

d. 悪性腫瘍の細胞診

　肺癌には大別して，扁平上皮癌，腺癌，小細胞癌，大細胞癌，カルチノイド，および唾液腺型の腫瘍として腺様嚢胞癌，粘表皮癌がある．肺癌治療上最も重要なのは小細胞癌か非小細胞癌かの鑑別にある．小細胞癌では発見された時点ですでに転移が起こっていることが少なくないために，全身化学療法が治療の第一選択となる．したがって，第一に細胞診に求められるのは喀痰や病巣部より擦過や針穿刺

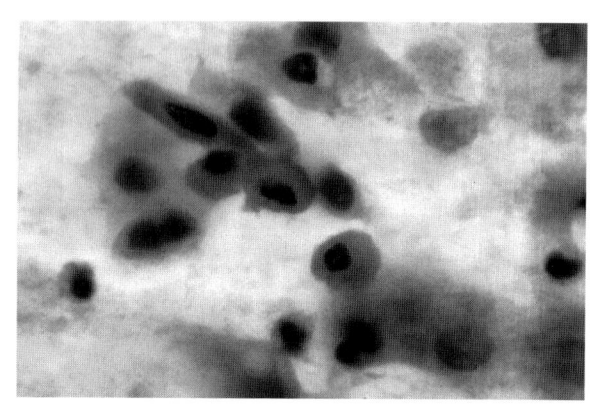

図32 高度異型扁平上皮細胞（カラー口絵参照）
オレンジGに染まる厚みのある細胞質をもつ異型細胞である．（対物×100）

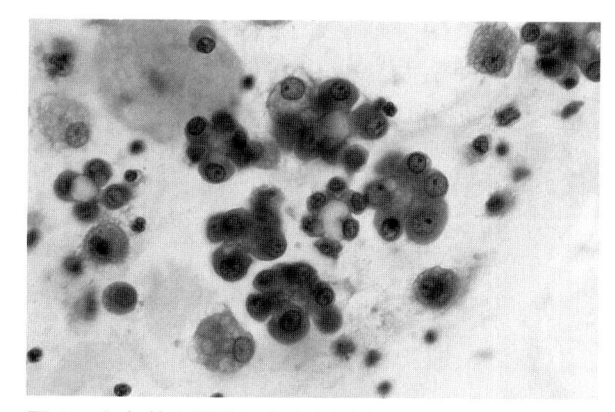

図33 細気管支肺胞上皮癌（喀痰）（カラー口絵参照）
比較的小型の癌細胞が乳頭状〜シート状の出現をしている．（対物×40）

により採取された材料中の癌細胞が小細胞癌なのか非小細胞癌なのかの鑑別にある（表11）．

扁平上皮癌は角化型と非角化型に大別される．角化型ではオレンジやエオジンに染まる奇怪な形状の癌細胞の出現をみる．非角化型は低分化型とも呼ばれ傍基底細胞や基底細胞に類似した癌細胞をみる．小型の癌細胞が主体となる場合には小細胞癌との鑑別が問題となるが，小細胞癌と比較し，クロマチンが粗い，核小体が目立つ，わずかながらも細胞質が確認できる細胞が混在する，などの所見から鑑別する．

腺癌も組織分化度によって高分化〜低分化型に分類される．発育が肺胞に這うように進展し間質浸潤のほとんどみられない高分化腺癌として**細気管支肺胞上皮癌**が別分類される．細気管支肺胞上皮癌の中で粘液産生型はすべての腫瘍細胞に粘液がみられる乳頭状〜シート状として出現し鑑別可能である．粘液産生のない細気管支肺胞上皮癌は高分化腺癌と同様な所見で，比較的小型の癌細胞が単層シート状や乳頭状細胞集塊として出現する（図33）．低分化腺癌は大型で細胞異型の目立つ癌細胞がみられるため，大細胞癌との鑑別が問題となることがある．

小細胞癌は組織学的にヘマトキシリンに濃染する小型の核ときわめて少量の細胞質を有する小型細胞からなり，少量の血管結合組織を介在し充実性，索状，リボン状，ロゼット状の細胞配列を示して増殖する腫瘍である．さらに，リンパ球よりやや大きく単調な細胞からなる燕麦細胞型とやや大型で細胞質も多少は豊富な中間細胞型に分けられる．細胞診で

表11 小細胞癌と鑑別を要する腫瘍

- 低分化型扁平上皮癌
- 低分化型腺癌（胎児肺型）
- 大細胞神経分泌癌
- 非定型カルチノイド
- 非ホジキンリンパ腫
- 腺様嚢胞癌の一部
- 小円形細胞肉腫

燕麦細胞型は裸核様の腫瘍細胞が「木目込み細工様細胞配列」と表現されるように，細胞どうしが圧排するかのように配列する．腫瘍細胞のクロマチンは微細で，核内に密在する様子が特徴的である（図34）．また，背景に壊死物質がみられることが多いのも特徴の一つである．中間細胞型では，燕麦細胞型より，やや大型でクロマチンも粗いため，悪性リンパ腫細胞と鑑別が必要となる．

大細胞癌は大型の癌細胞で，特定の分化傾向を示さない癌である．特殊型として巨細胞が目立つ巨細胞型や神経分泌型がある．細胞診では，細胞異型の目立つ大型細胞が出現するため，悪性細胞と判定することは容易であるが，特に低分化型の腺癌や扁平上皮癌との鑑別がむずかしい．

カルチノイドは気管支円柱上皮間に存在するクルチッキー細胞由来の腫瘍で，太い気管支に発生することが多い．粘膜下腫瘍であるため，喀痰中に腫瘍細胞が出現することは少ない．したがって，針穿刺により細胞診材料を得る．腫瘍細胞は小型リンパ球大の円形核を有し細胞質は泡沫状で淡く，核は偏在

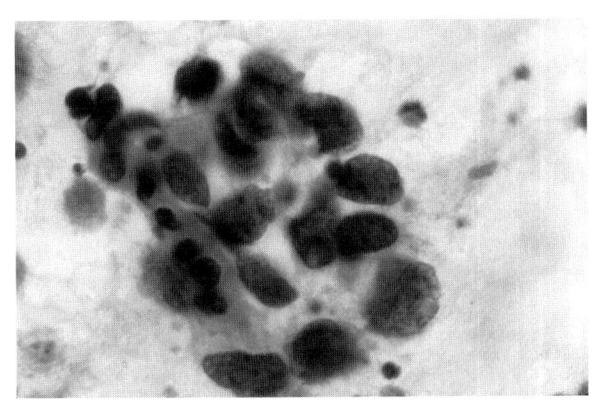

図34 小細胞癌（燕麦細胞癌）（カラー口絵参照）
微細なクロマチンが核内に充満する特徴ある所見を示している．（対物×100）

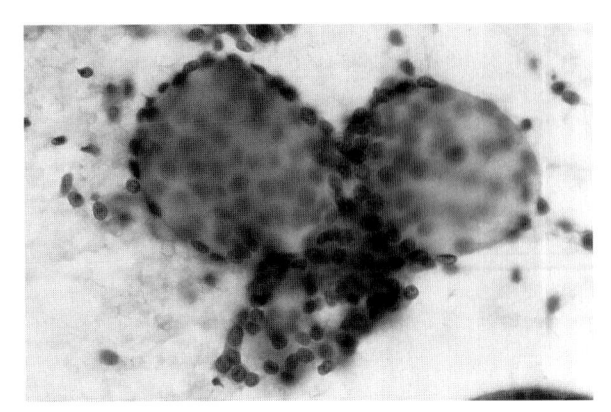

図35 腺様嚢胞癌（カラー口絵参照）
粘液球を取り囲むように小型核よりなる癌細胞がみられる．（対物×40）

性である．ときにロゼット様の細胞配列がみられる．カルチノイドの証明にはグリメリウス染色が有効である．非定型カルチノイドは核異型が強くなり，小細胞癌との鑑別がむずかしくなる．

腺様嚢胞癌は気管支腺由来の腫瘍で，気管支腔内に突出した発育を示す，粘膜下腫瘍であるため喀痰には出現しにくい．組織学的には特徴的な篩状構造を示すが，細胞診では粘液球を小型核を有する腫瘍細胞が取り囲む，特徴的な像がみられる（図35）．

粘表皮癌は腺様嚢胞癌と同様に気管支腺由来の腫瘍で発育様式も類似している．扁平上皮癌と粘液産生癌が混在する．また両者の中間型とのいえる細胞をみる．

転移性腫瘍は血行性に肺に転移することが多く，あらゆる部位から発生した悪性腫瘍の転移がある．特に大腸癌の転移では肺の転移巣より採取された細胞像で原発巣が推定可能な場合があり，ときに原発巣より先に転移巣からの細胞診で原発巣が推定される場合がある．

3. 頭頸部領域の細胞診

口腔や咽頭，喉頭，鼻腔などの表在性病変に対しては擦過細胞診が行われていたが，病変の表在部のみでは全体像を反映しないことが多く，現在では内視鏡下に生検組織診が行われることが多い．したがって，頭頸部領域の細胞診の主体は耳下腺や甲状腺などの穿刺細胞診が主流となっている．

a. 舌の細胞診

舌病変は扁平上皮癌とその前病変である白板症の鑑別に注意を要する．舌に発生する扁平上皮癌は高分化型が多く，細胞異型が弱く判定がむずかしいことと，病変の表在部の細胞だけでは白板症や炎症による細胞変化と鑑別がむずかしいことが多いことである．

b. 唾液腺の細胞診

唾液腺には耳下腺，顎下腺，舌下腺などの大唾液腺と小唾液腺があり良性腫瘍，悪性腫瘍が発生する．良性腫瘍には多形腺腫や基底細胞腺腫，ワルチン腫瘍があり悪性腫瘍には腺様嚢胞癌や粘表皮癌，腺房細胞癌がありこれらすべてが針穿刺により細胞採取が行われ細胞診の対象となっている．

多形腺腫では粘液性の背景下，この粘液に混じるように，上皮性細胞や線維性細胞がみられる．上皮性細胞は類円形ないし立方状である．線維性細胞に混じって，軟骨性成分がみられることもある．

基底細胞腺腫は小型の基底細胞大の細胞が単調な増殖を示す．注意すべきは腺様嚢胞癌に類似した篩状構造がみられることがあり鑑別を要する．

ワルチン腫瘍は腺リンパ腫ともいわれリンパ球を背景に膨大細胞と呼ばれる広い顆粒状の細胞質を有する細胞がみられる．

腺様嚢胞癌や粘表皮癌は元来唾液腺型の腫瘍で肺に発生するものと組織像，細胞像とも同じである．

腺房細胞癌は腺房細胞に類似した細胞からなる癌で，細胞異型から良悪性を判断するのはむずかし

c. 甲状腺の細胞診

甲状腺は古くから細胞診の対象となっていた臓器であり，あらゆる病変に対し細胞像は確立されている．

嚢胞および嚢胞を伴う腺腫様甲状腺腫や乳頭癌では泡沫細胞と呼ばれる，泡沫状の淡い細胞質と小型円形の核を有する細胞がみられる．

亜急性甲状腺炎ではリンパ球や線維芽細胞，多核組織球などの肉芽成分と，変性した濾胞上皮をみる．

慢性甲状腺炎ではリンパ球を背景に細胞異型を伴った濾胞上皮が出現する．濾胞上皮の一部は好酸性の変化を示し細胞質が広く顆粒状となる．細胞異型を伴った濾胞上皮は悪性細胞と鑑別を有することもあるが，慢性甲状腺炎でみられる濾胞上皮の核はクロマチンが変性様に濃染する．

腺腫様甲状腺腫は変性，崩壊，修復過程における多彩な像を示すのが特徴で，その細胞像も変性を伴った濾胞上皮の出現，乳頭状の増殖を思わせる濾胞上皮の細胞集塊，泡沫細胞や線維細胞などがみられる場合には細胞像で推定可能であるが，部分像のみであると推定はむずかしくなる．

濾胞性腫瘍（図36）は大小の濾胞がみられることが特徴であるが，細胞像だけでは濾胞腺腫なのか濾胞癌であるのかむずかしい例が多く，濾胞性腫瘍として扱うことが多い．好酸性腺腫は濾胞腺腫の一型で，特徴的な厚く広い顆粒状の細胞質を有する腫瘍細胞がみられる．

乳頭癌の診断は組織学的にも細胞診断学的にも細胞形態的特徴を重視した診断が行われる．特に核所見が重要であり，スリガラス様核，核内細胞質封入体，核溝，核の重積が診断の決め手となる．核所見が乳頭癌であれば濾胞状の細胞配列がみられても乳頭癌と診断する．しばしば，砂粒小体もみられる．

未分化癌は先行する乳頭癌，濾胞癌より発生すると考えられている．きわめて細胞異型の強い癌細胞の出現をみる．悪性と判定することは容易であるが，髄様癌と鑑別がむずかしい例もある．

髄様癌はC細胞より発生するためカルシトニンを分泌する．グリメリウス染色やクロモグラニンA免疫染色は陽性である．腫瘍細胞の充実性増殖

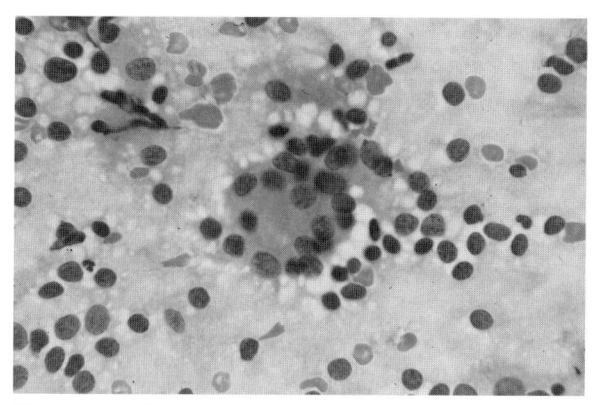

図36 甲状腺濾胞性腫瘍（カラー口絵参照）
細胞レベルでは腺腫か癌かの鑑別はむずかしく，濾胞性腫瘍として扱われる．（対物×40）

とアミロイド沈着が特徴であるが，アミロイド沈着は必発ではない．特に細胞診ではアミロイドの確認できない例では未分化癌との鑑別に苦慮する．癌細胞の形は紡錘形であったり多辺形であったり一様ではない．アミロイドは通常ライト緑に染まる無構造物質として確認できる．

そのほかに，原発性悪性腫瘍として悪性リンパ腫や扁平上皮癌が発生する．

4. 消化器領域の細胞診

内視鏡の発達により内視鏡の到達する部位は内視鏡下に生検が行われるようになった．すなわち食道，胃，腸の細胞診はあまり行われていない．消化器領域で細胞診が有用なのは十二指腸液，膵液，胆汁などの液状検体である．多くは腫瘍性疾患に対して行われ，これらの大部分が腺系細胞の腫瘍である．また，これらの検体中には非腫瘍性病変としてランブル鞭毛虫，糞線虫，肝吸虫卵，横川吸虫卵などがみつかることもある．

5. 尿路系腫瘍の細胞診 （図37）

泌尿器領域でも特に尿路系疾患に対し最初に行われるのが尿検査である．尿検査で細胞診に求められ，かつ有用なのは非乳頭状膀胱癌細胞の検出にある．膀胱腫瘍の発育型式は大別して乳頭状発育を示す乳頭状腫瘍と非乳頭状癌がある．非乳頭状癌は膀胱鏡では病変の局在を検出しにくいが，自然尿中への癌細胞の出現率が高く，また，細胞異型も乳頭状癌（組織学的には尿路上皮癌（移行上皮癌））の

Grade III ないし Grade II に相当する細胞異型の目立つ癌細胞の出現をみるために細胞判定が容易である．一方，乳頭状腫瘍に対しては，特に細胞判定上，移行上皮乳頭腫（grade 0）と乳頭状癌（尿路上皮癌 Grade I）の鑑別が困難であり，なおかつ乳頭状腫瘍に対しては，膀胱鏡直視下に容易に生検が行われるため，乳頭状腫瘍に対する診断の基本は組織診断となっている．また，尿細胞診は膀胱癌の治療効果や経過観察に対して有用で，被験者に対する負担も少なく，繰り返し行われるので，必須検査となっている．

尿細胞診では，膀胱腫瘍だけではなく，尿道や，尿管，腎盂に発生した腫瘍の細胞が検出できたり，他臓器から浸潤してきた悪性腫瘍に由来する細胞をみることがある．ただし腎細胞癌に対する検出率は低く，癌が尿路に露出していても尿中に癌細胞が出現することは少ない．

6. 前立腺の細胞診

かつては，前立腺腫瘍の診断やホルモン療法の経過観察に Franzén 型の前立腺陰圧吸引器を使用した穿刺吸引細胞診が行われていたが，生検針の改良により生検組織診断が主流となった．

7. 体腔の細胞診

a. 体腔液細胞診

体腔液細胞診目的の多くは，体腔液貯留の原因が悪性腫瘍によるものか，悪性腫瘍であればその組織型は何か，原発臓器の推定は可能であるかにある．また，体腔液に出現する悪性細胞はすべての臓器に由来し，癌だけではなく，悪性リンパ腫や肉腫などが出現する可能性がある．したがって，組織型推定や原発巣推定のためにはパパニコロウ染色やギムザ染色だけでは対応できない場合もあるので，PAS 染色，アルシアン青染色などの特殊染色用標本を用意する必要がある．

体腔液の細胞診で細胞の良・悪性判定で注意すべきは，反応性中皮細胞との鑑別である．反応性中皮細胞は大型になって，核小体が目立ったり（図38），一見，乳頭状増殖，すなわち腺癌細胞の増殖を思わせることがあるので注意が必要である（図39）．

心嚢液中に出現する悪性腫瘍細胞の大部分が腺癌

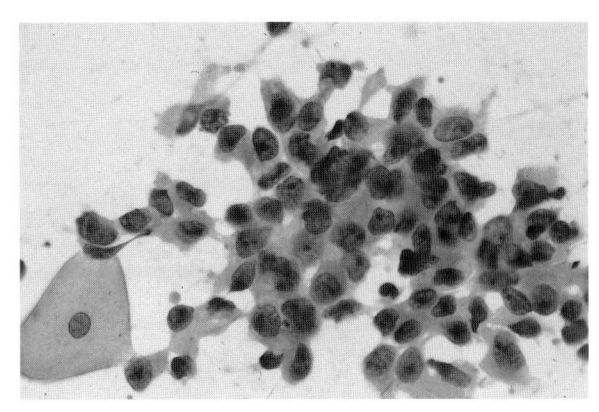

図37 尿路上皮癌（移行上皮癌）G2（カラー口絵参照）
自然尿中に癌細胞が出現する場合は変性所見を伴うことが多い．（対物×40）

細胞であり肺，乳腺由来である．胸水に腺癌細胞がみられた場合には肺癌である可能性が最も高いが，胃癌や乳癌の場合もある，扁平上皮癌がみられた場合には食道癌である場合が多い，また，胸水中には悪性リンパ腫細胞の出現する割合が高い．

腹水には腹腔内臓器に由来する悪性細胞が出現するため多種多様な悪性細胞が出現するが消化器に由来した腺癌細胞をみることが多い．治療に対する応用例として，卵巣癌では進行癌で手術不可能例の化学療法のための組織型推定，薬剤の選択に細胞診が用いられている．

b. 体腔洗浄液

開腹時，開胸時に体腔内を生理食塩水などで洗浄し回収した液を細胞診材料とするものである．胃癌，卵巣癌では癌細胞の有無が臨床進行期分類を左右する．また，洗浄液中に癌細胞がみられた場合には，閉胸，閉腹前に体腔洗浄が行われたり，ドレーンの設置や手術自体が中止となることもある．

c. 胸膜・腹膜穿刺

中皮腫が疑われる場合に行われる．中皮腫には良性～悪性まであり，また上皮型，線維型，混合型がある．悪性中皮腫であっても体腔液中に腫瘍細胞が必ず出現するとは限らず，また，反応性中皮細胞や肺の高分化腺癌細胞との鑑別がむずかしいことがある．特に線維型では体腔液中に腫瘍細胞が出現することはまれで穿刺による細胞採取が必要となる．

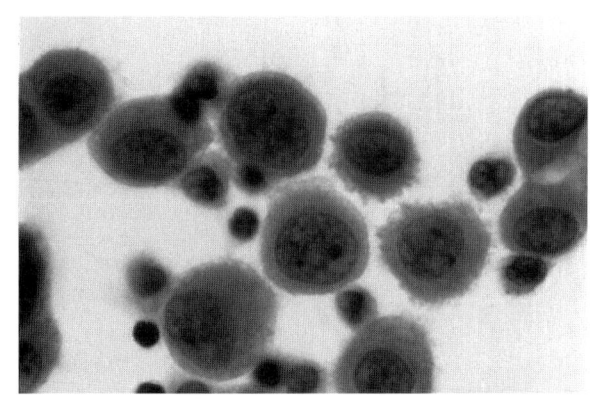

図38 反応性中皮細胞(カラー口絵参照)
大型化した中皮細胞.(対物×100)

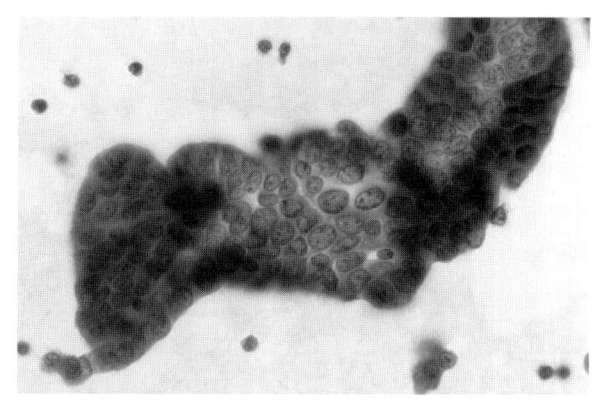

図39 反応性中皮細胞(カラー口絵参照)
乳頭状の増殖を思わせる中皮細胞の集塊.(対物×40)

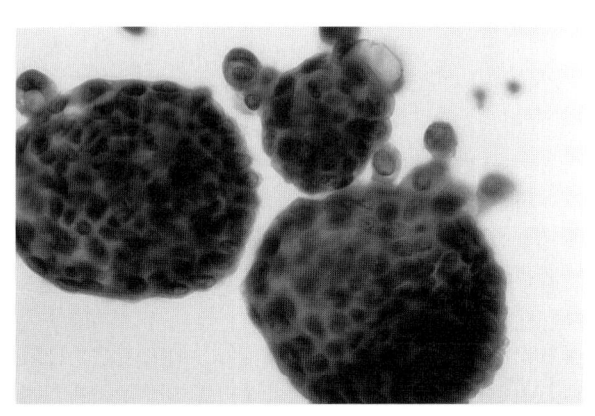

図40 小型腺癌細胞からなる球状細胞集塊(カラー口絵参照)
乳癌,卵管・卵巣癌でみられることがある.(対物×40)

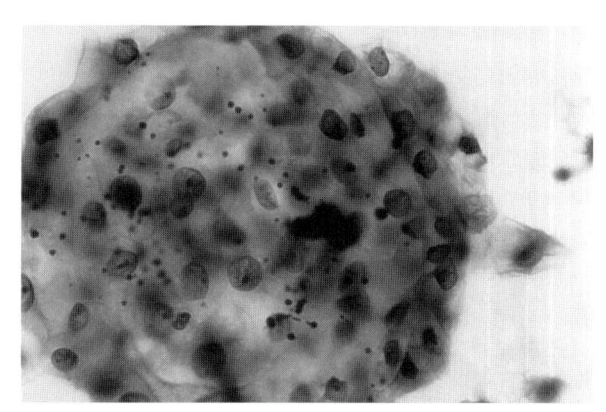

図41 大型腺癌細胞からなる球状細胞集塊(カラー口絵参照)
大腸癌,腎細胞癌,卵巣癌でみられることがある.(対物×40)

d. 体腔液に出現する腺癌細胞の特徴について

体腔液中に出現する癌細胞の多くは剥離細胞であり,また液体中に浮遊した状態にある.したがって,体腔液の浸透圧による細胞形態の変化を含んでいる.多くの腺癌細胞の細胞集塊は球状ないし乳頭状の細胞集塊として認める.特に,球状の細胞集塊がみられた場合に原発巣を推定できる場合がある.

小型細胞からなる球状細胞集塊を形成する癌の多くは乳頭状の増殖を示す高分化腺癌で,原発巣として卵管・卵巣(漿液性腺癌)や乳腺(乳頭腺管癌)が多い(図40).

大型細胞からなる球状細胞集塊を形成する腺癌の原発巣としては,大腸,腎,卵巣(明細胞癌)がある(図41).

乳頭状の細胞集塊を示す腺癌の原発巣は多岐であるため,原発巣の推定はむずかしいことが多い.

低分化腺癌の一型として印環細胞癌があるが,多くは原発巣と同様な形態で出現する.

8. リンパ節の細胞診

リンパ節細胞診の目的はリンパ節の腫脹が腫瘍性か非腫瘍性か,腫瘍であれば原発性であるか転移性であるかを診断するためである.原発性腫瘍は悪性リンパ腫であり,ギムザ染色で有用な所見が得られるため塗抹標本の一部は乾燥固定を行う.

a. 非腫瘍性疾患の細胞診

リンパ節は種々の刺激に対し反応を示し,反応の程度により濾胞の増生が起こり,小リンパ球(成熟リンパ球)に対する中リンパ球,大リンパ球(幼若

リンパ球）の割合が増える．この状態を反応性リンパ節炎と呼び，特異性のない場合には非特異性リンパ節炎という．特異性リンパ節炎では特異物質や細胞により病変を反映する所見が得られる場合もある．

結核性リンパ節炎では乾酪壊死やラングハンス型巨細胞，類上皮細胞，線維芽細胞の出現をみる．**サルコイドーシス**では結核性リンパ節炎に類似した所見であるが，乾酪壊死を欠き，ラングハンス型巨細胞よりは異物型巨細胞のみられる割合が多く，巨細胞中にシャーマン小体やアステロイド小体をみる場合は診断的である．

好酸性リンパ節炎（木村病）では好酸球浸潤と膿瘍形成を特徴とする．

亜急性壊死性リンパ節炎では核の破壊片を貪食したマクロファージがみられる．

伝染性単核球症では異型リンパ球の出現を特徴とし，ギムザ染色でDowneyの分類I〜III型に分類される．Downeyの分類I型は単球に類似した異型リンパ球，II型は形質細胞に類似した異型リンパ球，III型はリンパ芽球に類似した異型リンパ球である．

膿瘍形成と肉芽形成の起こるリンパ節炎として**野兎病**や**鼠径リンパ肉芽腫**，**猫ひっかき病**があるが，これらの鑑別はむずかしく，免疫血清学的手法が必要となる．

b. 悪性リンパ腫の細胞診

原発性腫瘍の悪性リンパ腫はホジキン病と非ホジキンリンパ腫に大別され，また，それぞれが細分類される．

ホジキン病はRye分類により4型に分けられるが，いずれも診断の決め手は**ホジキン細胞**と呼ばれる大型の腫瘍細胞の確認による．ホジキン細胞の核は単核，2核，多核があるが，そのうち2核で鏡面像を示す細胞を**リードステルンベルグ巨細胞**と呼ぶ．**リンパ球優勢型**は小型リンパ球の割合が多く，ホジキン細胞が少数みられる型でありホジキン細胞の見落としに注意が必要である．**結節硬化型**では小型リンパ球のほかに好酸球や，好中球が混在する．混合細胞型ではホジキン細胞の割合が多くなり，小型リンパ球のほかに好酸球，好中球形質細胞，線維芽細胞などが混在し，多彩な様子となる．**リンパ球**

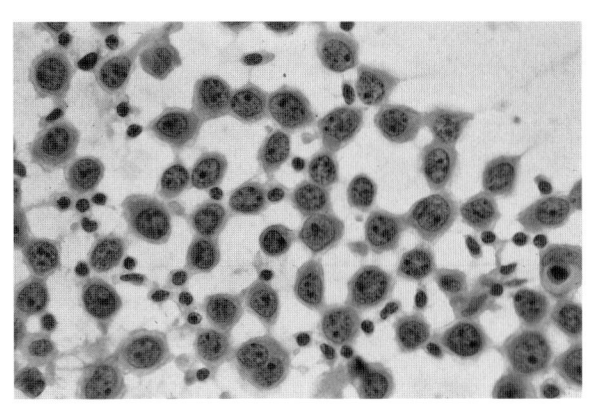

図42 非ホジキンリンパ腫（びまん性大細胞型）（カラー口絵参照）
大型で細胞異型の目立つ異型リンパ球がみられる．（対物×40）

減少型ではホジキン細胞が多数みられる．背景には小型リンパ球よりは中型，大型リンパ球が多くみられる．

非ホジキンリンパ腫（図42）にはREAL分類，WHO分類，LSG分類やWF分類などの複数の分類が提唱されてきた．また，増殖様式で濾胞性リンパ腫，びまん性リンパ腫と分けたり，免疫学的に表面形質でB細胞型，T細胞型と分けたり，細胞の大きさで分けたりと細分類したうえで，それぞれの分類に対応しているため細胞のみかたも複雑であり，すべてを同じ判定基準では対応できない．基本的なみかたとして**単一性細胞の増殖**と**異型リンパ球の確認**がある．単一性細胞の増殖とは，特定の大きさのリンパ球の増殖した状態，すなわち腫瘍性の増殖を意味する．異型リンパ球のみかたとしては，特に，核所見が大切であり，核に溝，くびれ，切れ込み，ねじれ，花びら様，脳回転様といった不整がみられた場合にはリンパ腫である可能性が高い．

注1：非ホジキンリンパ腫の中には，光顕レベルでは対処できない細胞異型の弱いものがあり免疫組織学的手法や遺伝子検索を行わなければ診断できないものがある．

注2：菌状息肉腫（セザリー症候群）：皮膚原発のT細胞型リンパ腫である．病期により紅斑期，丘疹期，腫瘍期と進行する．紅斑期（セザリー症候群では診断がむずかしい），また丘疹期ではマイコーシス細胞と呼ばれる核に特異な切れ込みを有する腫瘍細胞をみる．

注3：未分化大細胞型リンパ腫（Ki-1陽性リンパ腫）はKi-1抗原活性を有し，特異的な増殖を呈する非ホジキンリンパ腫をいう．染色体では2番と5番に相互転座がみられる．

c. 転移性腫瘍

リンパ節では転移性腫瘍がみられる割合が高い，中でも腺癌の割合が高いが，人体に発生するあらゆる悪性腫瘍が転移してくる可能性を考えた対応が必要である．

9. 乳腺の細胞診（図43）

乳腺病変のうち病変が腫瘤として触知できる場合には穿刺細胞診が積極的に行われる．また，乳頭部の異常分泌物に対しては分泌物の細胞診が行われる．最近では乳管内洗浄液も細胞診の対象となっている．

乳腺細胞診の主な目的は採取された細胞が良性か悪性かの鑑別にある，また腫瘍であれば組織型の推定を行う．乳腺腫瘍には一見して良性・悪性の鑑別や組織型の判定可能な腫瘍も少なくないが，良性病変であっても細胞増殖が激しいために異型を伴ってみえる細胞が出現したり，悪性腫瘍であっても細胞異型に乏しいものが存在し古典的な細胞診の判定基準では対処できない場合もある．

a. 良性を示唆する所見

筋上皮の存在（二相性の保持）：筋上皮を伴った乳管上皮の増殖，すなわち二相性を保持した増殖は通常良性を意味する．ただし非浸潤癌の一部で筋上皮が少数存在する場合がある．

注1：二相性を保持した上皮がみられる腫瘍として線維腺腫がある．線維腺腫では二相性を保持して増殖した乳管上皮と線維性間質由来の紡錘形細胞がみられる．

アポクリン化生細胞の存在：アポクリン化生は通常良性の細胞変化であり，大部分では良性であるが，癌の一部にアポクリン化生がみられたり，アポクリン癌もある．

注1：アポクリン化生細胞がみられる疾患として乳腺症やアポクリン嚢胞がある．

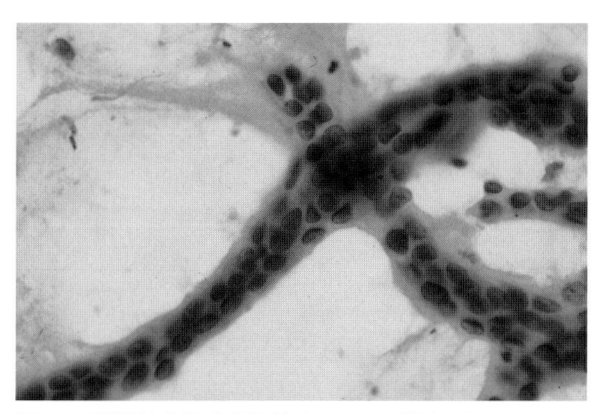

図43 浸潤性乳管癌（硬癌）（カラー口絵参照）
硬性浸潤を示す索状の細胞集塊が見られる．（対物×40）

b. 悪性を示唆する所見

上皮の単一性の増殖：乳腺では基本的に筋上皮を伴わない細胞の増殖は癌を意味する．単一性増殖を示す細胞集塊中に篩状構造や乳頭状構造，管状構造など組織型を反映する細胞配列がみられることがある．

細胞質内小腺腔 ICL（intra cytoplasmic lumina）：細胞質内にみられる3〜12μm大の小腺腔様構造で中に分泌物を含む．良性疾患ではほとんどみられない．また，硬癌，浸潤性小葉癌で出現率が高い．

対細胞・細胞相互封入像：1個の細胞がもう1個の細胞を包み込むような像であり，細胞増殖が盛んな場合にみられる．すなわち癌でみられる場合が多い．

壊死物質：腫瘍細胞が壊死を起こした場合や周囲組織の破壊に由来する場合があるが，癌で多くみられる．面疱癌でよくみられる．

粘液：粘液癌でみられ，有用な所見であるが，粘液貯留嚢胞でもみられる．

篩状構造を示す細胞配列：単一細胞からなる篩状構造がみられた場合には癌と判定する有力な所見となる．篩状構造がみられる癌として乳頭腺管癌がある．

10. 脳脊髄液の細胞診

脳脊髄液中に悪性リンパ腫細胞や白血病細胞は出現しやすく，これら血液系疾患を対象とした細胞診が比較的古くから行われていた．原発性脳腫瘍は髄液中に腫瘍細胞が出現することが少ないためあまり

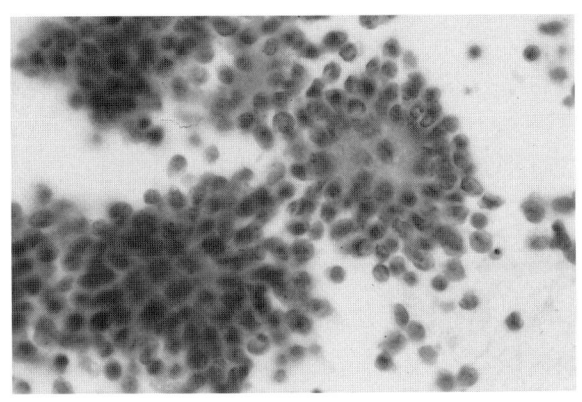

図44 原始性神経外杯様性腫瘍(カラー口絵参照)
小円形細胞がロゼット様の細胞集塊を形成して出現している．(対物×40)

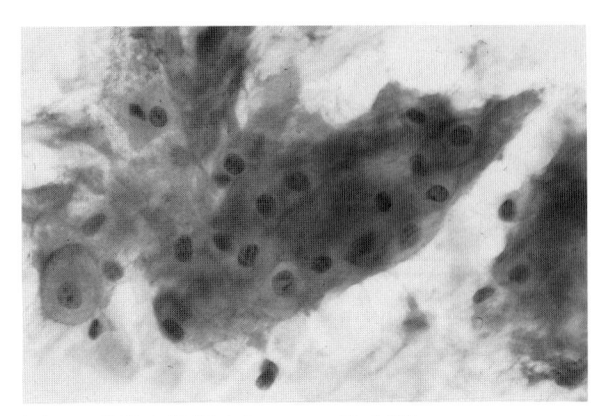

図45 軟骨肉腫(G2)(カラー口絵参照)
軟骨基質を背景に細胞異型を伴った軟骨細胞様の腫瘍細胞が見られる．(対物×40)

細胞診の対象とはならない．転移性癌では肺癌，乳癌，胃癌の割合が高いが，髄液中に腫瘍細胞が出現した場合は末期的症状である．

11. 中枢神経の細胞診

中枢神経（脳・脊髄）腫瘍で細胞診の対象となるものの大部分が脳腫瘍である．特に手術中の迅速診断に役立っている．脳腫瘍はKermohan and Sayreの分類により組織学的悪性度が付記される．この悪性度判定の指標となる所見は，細胞ないし構造の異常，細胞密度，核分裂像，血管の反応，壊死巣の有無である．したがって細胞診で以上の所見に対応するには圧挫法による標本作成が必要である．また，圧挫法で作成された細胞診標本では組織型推定の決めてとなる特徴的な細胞配列，構造が保持される．

12. 骨の細胞診（図44）

骨疾患では針穿刺による細胞採取が困難である例が多く，また穿刺材料などの少ない材料では診断に十分な量が得られないといった理由から，術前診断として穿刺細胞診が行われることは少ない．穿刺細胞診が行われる場合は，転移性癌などが疑われ，骨皮質が菲薄化し穿刺が可能な場合に行われる．切開生検では組織材料の作成できない，囊胞内溶液や骨形成が強く凍結切片が作成できない例で捺印細胞診，擦過細胞診，洗浄細胞疹が威力を発揮している．また，迅速組織診では鑑別のむずかしい小円形細胞肉腫の鑑別に役立っている．

13. 軟部腫瘍の細胞診（図45）

軟部組織に発生する腫瘍は発生母地が多種類であり多岐にわたる．また，良・悪性の鑑別困難な腫瘍や腫瘍様病変も多いため組織診断のむずかしい領域とされている．しかし，その一方では特徴的な組織像を示す腫瘍があり，細胞像でも同様に組織型の判定が容易な腫瘍も少なくない．軟部腫瘍における細胞診はある程度太い針（15Gくらい）を用いて十分な細胞量を採取すべきであり，また，細胞診標本も圧挫法が行われるべきである．これは，圧挫法で作成された細胞診標本には，同じ方法で組織採取が行われ組織切片となった標本より遙かに細胞数が多いため，組織診標本に勝るとも劣らない情報が得られることが多い．なかでも，組織診断では診断のつきにくい高分化脂肪肉腫と脂肪腫の鑑別や良悪判定のむずかしい線維性腫瘍の鑑別に役立つ．

文 献

1) 坂本穆彦：臨床細胞診断学アトラス，文光堂，東京，1993
2) 坂本穆彦ほか：細胞診―細胞のみかたと判定へのアプローチ，中外医学社，東京，1994
3) 坂本穆彦ほか：細胞診のベーシックサイエンスと臨床病理，医学書院，東京，1995
4) 矢谷隆一ほか：細胞診を学ぶ人のために，第3版，医学書院，東京，1998
5) 坂本穆彦ほか：細胞診セルフアセスメント，医学書院，東京，1998
6) 野澤志朗編：婦人科腫瘍の細胞診．新女性医学体系40，中山書店，東京，1999

III. 電子顕微鏡

電子顕微鏡には，透過型と走査型がある．いずれも電子線 electron を光学顕微鏡の原理に応用して作成されたもので，光学顕微鏡における光線の屈折，集束がガラスレンズによるものであるのに対し，電子顕微鏡では電子線を磁場（電子レンズ）により屈折・集束させるものである．その倍率は光学顕微鏡（分解能約 0.2μ）と比較してきわめて高い（透過型：1Å，走査型：2 nm）ため，医学・生物学に応用され，威力を発揮してきた．

A. 透過型電子顕微鏡

透過型電子顕微鏡 transmission electron microscopy の特性を理解するためには，その原理と構造を知る必要がある．原理は，テレビのブラウン管と同様に，真空空間内にフィラメント，陽極および蛍光板がこの順に配置され，フィラメントに電流を流して電子を放出し，この電子が陽極で加速され蛍光板に当たると蛍光を発し，可視的になる．この電子が蛍光板に当たる前に試料を通過すると，試料内の電子の吸収の差により蛍光板に像が現れる．電子の流れ（電子線）に磁場（電子レンズ）をかけると，電子線は屈曲するので，磁場を変化させることにより，像を拡大したり，焦点を合わせたりすることができる（図1，2）．

電子顕微鏡の構造は，図3に示すごとく，(a) **鏡体系**，(b) **排気系**，(c) **電気系**からなり，**鏡体系**には，(i) 照射系（電子銃，集光レンズ），(ii) 形像系（対物レンズ，中間レンズ，投射レンズ），(iii) 観察系（観察室，カメラ室）がある．また，**排気系**には，(i) 予備排気ポンプ（低真空系），(ii) 油拡散ポンプ（高真空系），(iii) 真空計があり，**電気系**には高圧発生装置などがある．

透過型電子顕微鏡の具体的な操作法は，各機種により異なるので省略する．

技術的に最も重要な点は，観察用の試料作成法であるので，以下，その手順について説明する．

医学領域における電子顕微鏡用の試料は，一般にはヒトおよび動物の臓器・組織であるが，光学顕微鏡の場合と同様，(a) 組織採取，(b) 組織固定，(c) 包埋，(d) 薄切，(e) 染色，の過程を経て，(f) 電顕観察，(g) 写真撮影がなされ，撮影フィルムの，(h) 現像，がなされる．

1. 組織採取

病理学の領域で扱う電顕観察用の試料（組織）には，(a) **人体の組織**と，(b) **実験動物の組織**とがある．

採取される**人体組織**には，(i) 生検的，手術的摘出組織，浮遊細胞，剥離細胞などと，(ii) 病理解剖時摘出組織とがある．いずれにおいても採取される組織はごく小さな組織片であるが，組織採取に際しては細心の注意を払い，よく切れるカミソリの刃を用いて**組織挫滅**を可能な限り軽微にしなければならない．すなわち，観察がきわめて高倍率で行われるため，わずかな人工的細胞・組織傷害でも，超微形態に影響を及ぼす．特に，人体材料では灌流固定ができない場合がほとんどで，組織は軟らかく，その切除，浸漬固定のときの細切に際しては，できる限り機械的な挫滅をなくすよう努力しなければならない．

実験動物組織の場合には，灌流固定が可能であ

112　III. 電子顕微鏡

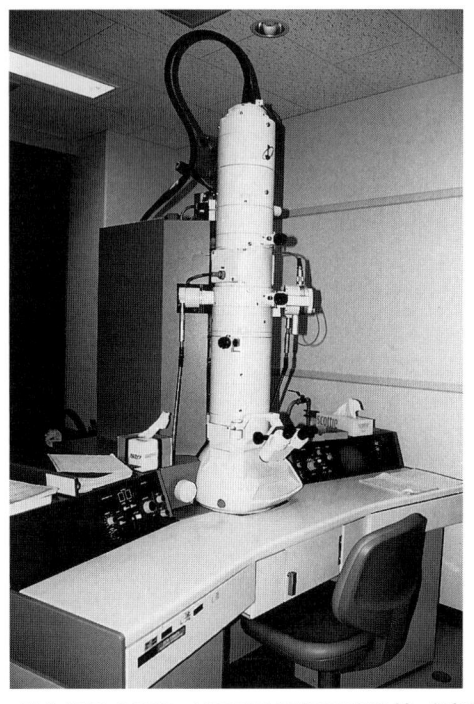

図1　日本電子 JOEL-1200EX 型電子顕微鏡（透過型）

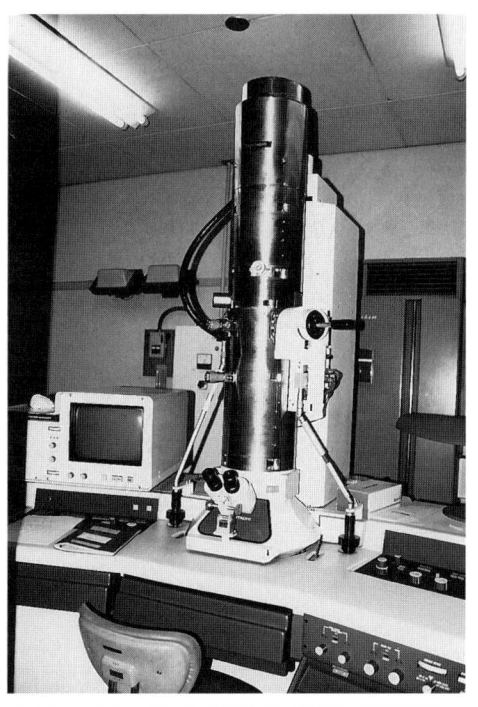

図2　日立 H7000 型電子顕微鏡（透過型）

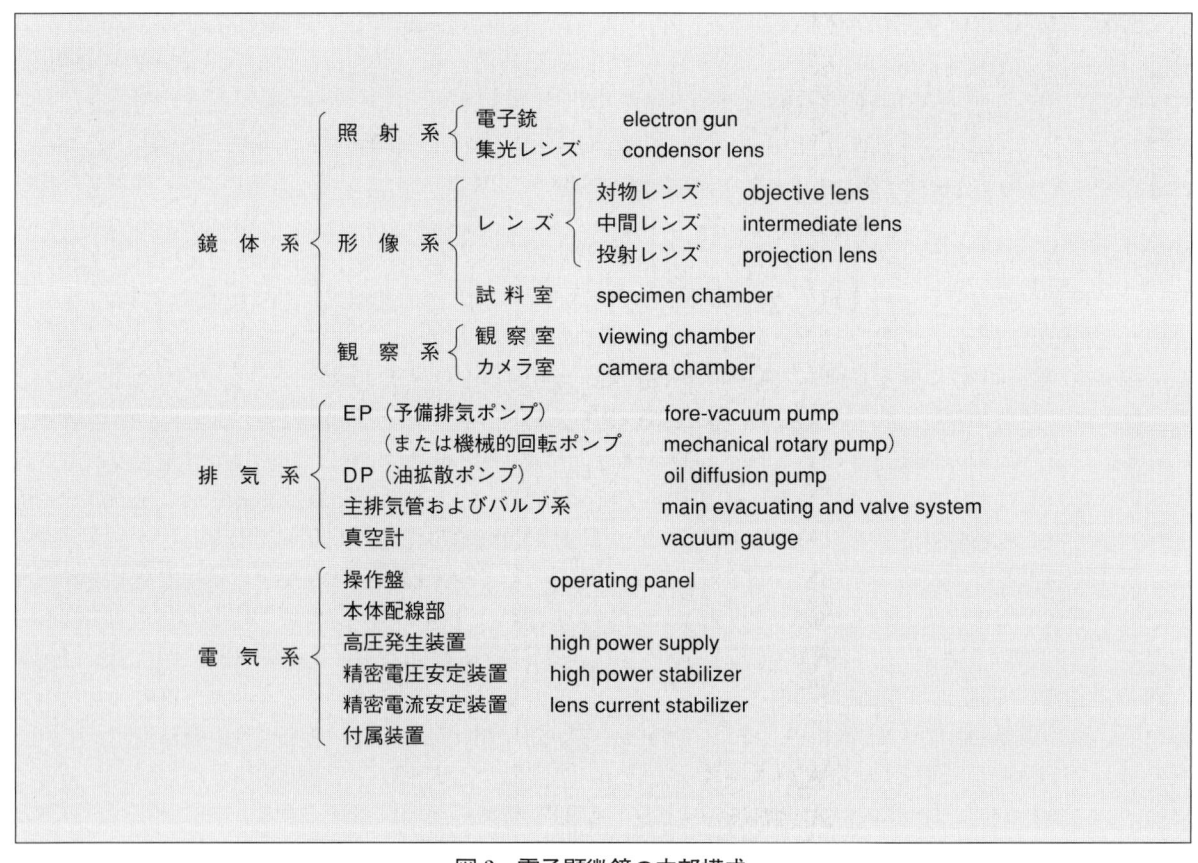

```
                    ┌ 照 射 系 ┌ 電子銃       electron gun
                    │         └ 集光レンズ    condensor lens
                    │
                    │         ┌ レンズ ┌ 対物レンズ   objective lens
          鏡 体 系 ┤ 形 像 系 │        ├ 中間レンズ   intermediate lens
                    │         │        └ 投射レンズ   projection lens
                    │         └ 試 料 室       specimen chamber
                    │
                    └ 観 察 系 ┌ 観 察 室       viewing chamber
                              └ カメラ室       camera chamber

                    ┌ EP（予備排気ポンプ）              fore-vacuum pump
                    │   （または機械的回転ポンプ        mechanical rotary pump）
          排 気 系 ┤ DP（油拡散ポンプ）                oil diffusion pump
                    │ 主排気管およびバルブ系            main evacuating and valve system
                    └ 真空計                            vacuum gauge

                    ┌ 操作盤              operating panel
                    │ 本体配線部
          電 気 系 ┤ 高圧発生装置        high power supply
                    │ 精密電圧安定装置    high power stabilizer
                    │ 精密電流安定装置    lens current stabilizer
                    └ 付属装置
```

図3　電子顕微鏡の内部構成

り，その際にはすでに組織が固定されているので，組織挫滅が比較的少なく組織採取ができる．しかし，人体材料と同様新鮮組織の場合にはできる限り機械的な挫滅を少なくするよう細心の注意を払わなければならない．

2. 組織固定法
a. 固定剤

組織の固定は，光学顕微鏡の場合と同様強力な蛋白凝固剤が用いられるが，一般的にはホルムアルデヒド formaldehyde，パラホルムアルデヒド paraformaldehyde，グルタールアルデヒド glutaraldehyde，四酸化オスミウム osmium tetrodide (OsO_4) が使用される．

1）グルタールアルデヒド

グルタールアルデヒドは蛋白質，核酸をよく固定し，細胞の一般構造をよく保つ．特に，細線維 filament，細小管 microtubule，膜構造などの形態保存に優れ，細胞内の酵素活性をよく保存することから，電顕的酵素化学研究に賞用される．しかし，物質の抗原性を減弱させるため，免疫電顕の固定にはあまり賞用されない．また，脂質の固定が不十分で，しばしばミエリン像の出現や，ミトコンドリアの腫大などの人工産物をきたす．この欠点を補うために，パラホルムアルデヒドとの混合液を用いたり，四酸化オスミウムによる後固定が行われる．

組織固定用には，25％，50％のグルタールアルデヒド溶液が市販されている．これを使用する．

2）パラホルムアルデヒド

パラホルムアルデヒドも蛋白質や核酸をよく固定し，物質の抗原性をそれほど損なわないため，免疫電顕の固定に賞用される．また，グルタールアルデヒド固定の不完全さを補うため，しばしばグルタールアルデヒドと混合して用いられる．

パラホルムアルデヒドは，白色の粉末として市販されている．

[8％ パラホルムアルデヒド溶液の作成法]

50 ml の蒸留水に，4 g のパラホルムアルデヒドを加え，撹拌しながら約60℃に加温し，その後 0.1 N NaOH を数滴加えて撹拌すると，液は透明になる．これを冷却すると8％パラホルムアルデヒド溶液となる．

3）四酸化オスミウム

四酸化オスミウム（以下オスミウム酸）は，蛋白質のみならず，脂質，特にリン脂質の固定に優れており，膜の構造がよく観察できる．したがって，グルタールアルデヒド（パラホルムアルデヒド）固定後の後固定に用いられ，グルタールアルデヒド（パラホルムアルデヒド）の短所を補ってよい結果が得られている．

オスミウム酸は高価な重金属塩で，結晶状のものが 0.5 g，1.0 g 単位で褐色ガラス管に密閉されて市販されている．強い刺激臭があり，組織（特に眼球結膜，角膜や鼻腔粘膜）を傷害するので，この固定液作成，使用の操作は必ずドラフト内でする．

固定液の作成は，密閉性の高い褐色びん（二重蓋のあるもの）に 25 ml の蒸留水を入れ，その中に 1 g のオスミウム酸を加えて溶解させ，4％オスミウム酸溶液として保存する．

注：オスミウム酸溶液を入れる褐色びんとオスミウム酸の入ったガラス管はクロム硫酸でよく洗浄し，脱脂することが必要である．オスミウム酸（1 g）の入ったガラス管は，洗浄後乾燥し，中央部をガラス切りで切ってガラス管を二つに割ると同時に 25 ml の蒸留水の入った褐色びん内にガラス管とともに入れる．これを4％オスミウム酸溶液として使用する．オスミウム酸は水に溶けにくいので，使用する 2～3 日前に作成しておく．作成後および使用後は冷蔵庫に入れて保存する．

b. 緩衝液

固定剤は生体の組織液の pH とほぼ等しい pH の緩衝液（pH 7.2～7.4）で適当な濃度に調整されて使用される．

1）0.1 M リン酸緩衝液（phosphate buffer）

リン酸緩衝液は，表1に示すごとく水酸化第一リン酸ナトリウム（$NaH_2PO_4 \cdot H_2O$）と水酸化第二リン酸ナトリウム（$Na_2HPO_4 \cdot 12 H_2O$）を用いて作成される．

- A液：0.2 M 水酸化第一リン酸ナトリウム（NaH_2PO_4）溶液［27.8 g の NaH_2PO_4 を 1,000 ml の蒸留水に溶かす］
- B液：0.2 M 水酸化第二リン酸ナトリウム（$Na_2HPO_4 \cdot 12 H_2O$）溶液［71.7 g の $Na_2HPO_4 \cdot 12 H_2O$ を 1,000 ml の蒸留水に溶かす］

x ml の A 液 + y ml の B 液を混合して目的の pH の溶液に調整し，蒸留水を加えて 200 ml にすると 0.1 M のリン酸緩衝液が得られる．

2) Millonig のリン酸緩衝液

A 液：2.76% $NaH_2PO_4 \cdot H_2O$
B 液：2.84% Na_2HPO_4
緩衝液調整：A 液 19 ml + B 液 81 ml（pH 7.6）

3) カコジール酸緩衝液

この緩衝液は**表2**に示すごとく，カコジール酸ナトリウムと塩酸によって作成されるもので，電子顕微鏡用組織化学的研究のための緩衝液としてよく使用される．なお，この緩衝液は冷所で比較的長期保存が可能である．

- A 液：0.2 M カコジール酸ナトリウム（$Na(CH_3)_2AsO_2 \cdot 3H_2O$）溶液 [42.8 g の $Na(CH_3)_2AsO_2 \cdot 3H_2O$ を 1,000 ml の蒸留水に溶かす]
- B 液：0.2 M 水酸化第二リン酸ナトリウム（$Na_2HPO_4 \cdot 12H_2O$）溶液 [71.7 g の $Na_2HPO_4 \cdot 12H_2O$ を 1,000 ml の蒸留水に溶かす]

x ml の A 液 + y ml の B 液を混合して目的の pH の溶液に調整し，蒸留水を加えて 200 ml とすると 0.1 M の緩衝液が得られる．

4) 0.14 M 酢酸ベロナール緩衝液（veronal acetate buffer）

酢酸ベロナール緩衝液は，**表3**に示すごとく，酢酸ナトリウム・ベロナールナトリウム溶液と塩酸により作成される．

- 0.14 M 酢酸ナトリウム・ベロナールナトリウム溶液

  [・酢酸ナトリウム（$CH_3COONa \cdot 3H_2O$）　9.714 g
  ・ベロナールナトリウム（局方溶性バルビタール）　14.714 g
  ・蒸留水　500 ml]
- 0.1 N 塩酸

  [比重 1.19 の濃塩酸 8.35 ml に蒸留水を加えて 1,000 ml にしたもの]

0.14 M 酢酸ナトリウム・ベロナールナトリウム溶液と 0.1 N 塩酸溶液を表 3 の割合で混合すると目的の pH の 0.14 M 酢酸ベロナール緩衝液が得られる．

上記の緩衝液のほかに，トリス・マレイン酸緩衝

表1 0.2M リン酸緩衝液の作成表

pH	x	y	pH	x	y
6.5	68.5	31.5	7.3	23.0	77.0
6.6	62.5	37.5	7.4	19.0	81.0
6.7	65.5	43.5	7.5	16.0	84.0
6.8	51.0	49.0	7.6	13.0	87.0
6.9	45.0	55.0	7.7	10.5	90.5
7.0	39.0	61.0	7.8	8.5	91.5
7.1	33.0	67.0	7.9	7.0	93.0
7.2	28.0	72.0	8.0	5.3	94.7

表2 0.2M カコジール酸緩衝液の作成表

pH	x	pH	x
5.0	47.0	6.2	23.8
5.2	45.0	6.4	18.3
5.4	43.0	6.6	13.3
5.6	39.2	6.8	9.3
5.8	34.8	7.0	6.3
6.0	29.6	7.2	4.2
		7.4	2.7

表3 0.14M 酢酸ベロナール緩衝液の作成表

0.14 M 酢酸ソーダ・ベロナール液	0.1 N HCl	pH
5 ml	0.25	9.16
〃	1.0	8.55
〃	3.0	7.90
〃	4.0	7.66
〃	5.0	7.42
〃	6.0	6.99
〃	6.5	6.75
〃	7.0	6.12

表4 0.2M トリス・マレイン酸緩衝液の作成表

pH	x	pH	x
6.8	45.0	7.6	58.0
7.0	47.5	7.8	63.5
7.2	51.0	8.0	69.0
7.4	54.0	8.2	75.0
		8.4	81.0

A：0.2 M・tris acid maleate（$CH_2OH_3CHN_2$ 24.2 g + maleic acid 23.2 g または maleic anhydride 19.6 g を 1,000 ml の蒸溜水に溶かす）．
B：0.2 M の NaOH
求める pH は表 4 による．50 ml の A 液 + x ml の B 液（上記）を混じて pH を確かめ 200 ml とする．

液（表4），トリス緩衝液などが使用される．

c. 緩衝固定液の作成法
1) 2.5%グルタールアルデヒド緩衝固定液（pH7.4）

25%グルタールアルデヒド溶液とpH 7.4の緩衝液（0.1 Mリン酸緩衝液；0.1 Mカコジール酸緩衝液など）を1：9の割合で混合すると2.5%の緩衝固定液ができる．この固定液は二重固定の前固定に使用される．

2) 2%パラホルムアルデヒド，0.5%グルタールアルデヒド緩衝固定液（pH7.4）

この固定液の特徴は，グルタールアルデヒドのみによる固定の不完全さをパラホルムアルデヒドが補うとされており，パラホルムアルデヒドの補助的作用効果を期待したものである．

8%パラホルムアルデヒド溶液	25 ml
25%グルタールアルデヒド溶液	2 ml
緩衝液（pH 7.4）	72.5 ml
全　量	100 ml

この固定液は二重固定の前固定に使用される．

3) 1〜2%オスミウム酸緩衝固定液（pH7.4）

4%オスミウム酸溶液と緩衝液（pH 7.4）を1：3，または1：1の割合で混合すると1または2%オスミウム酸緩衝液固定液（pH 7.4）ができる．

オスミウム酸単固定の場合には2%オスミウム酸緩衝液固定液（pH 7.4）が使用され，グルタールアルデヒド固定後の後固定として使用される場合には1%のオスミウム酸緩衝液固定液（pH 7.4）が使用される．

4) グルタールアルデヒド・オスミウム酸混合固定液

グルタールアルデヒドは，蛋白質，核酸などをよく固定し，細胞の一般構造をよく保存するが，脂質の固定は不十分であるので，オスミウム酸を同時に混合して，両者の特徴を利用することを目的とした固定液である．

しかし，アルデヒドとオスミウム酸は還元剤と酸化剤であるので，そのまま混合すると，オスミウム酸は還元されて固定液は黒色し，固定力が低下する．したがって，オスミウム酸固定液にあらかじめショ糖を加えておくと，ショ糖の保護作用によってオスミウムによる黒化を免れる．

25%グルタールアルデヒド	1 ml
4%オスミウム酸	5 ml
0.1 M緩衝液（pH 7.4）	4 ml
ショ糖	0.45 g
全　量	10 ml

上記の混合液は，2.5%グルタールアルデヒド，2%オスミウム酸緩衝固定液（pH 7.5）となる．

［等張液の作成］

組織液と等張になるようショ糖 sucrose で調整した固定液を等張固定液という．

通常，固定液10 mlにショ糖を0.85 g加える（0.25 M）．また，固定液10 mlに0.45 gを加えても良好な結果が得られるという．

d. 組織固定法 tissue fixation
1) 浸漬固定 immersion fixation
a) 試薬と器具
① 固定液（4°Cに冷却しておく）
② ポリエステル板
③ 剃刀の刃
④ ピンセット
⑤ 蓋つき小ガラスびん（あらかじめ少量の固定液を入れておき，細切固定した組織を入れる）
⑥ 氷を入れたシャーレ（固定液冷却用）

(1) 単固定

古くから単固定には2%オスミウム酸緩衝液（pH 7.4）が用いられる．

［固定操作］

ポリエステル板に冷却（4°C）した2%オスミウム酸緩衝液（pH 7.4）を数滴滴下し，その中に固定すべき組織小片を入れ，固定液内で細切する（図4）．

この操作中に，固定液からオスミウム酸が蒸発し，それを吸入すると気道粘膜が傷害され，眼球結膜に及ぶと結膜が傷害されるので，この操作は必ずドラフト内で行う．

固定液中で細切した組織は，同じ固定液の入った蓋つき小ガラスびんに入れ，蓋をして冷所（4°C）に保つ．

オスミウム酸で固定すると，組織の脂質がオスミウム酸で酸化されて黒化するので，組織は黒色に変化する．固定時間は2〜3時間．固定終了後は冷却緩衝液（4°C）で数回洗浄し，次の脱水過程に移る．

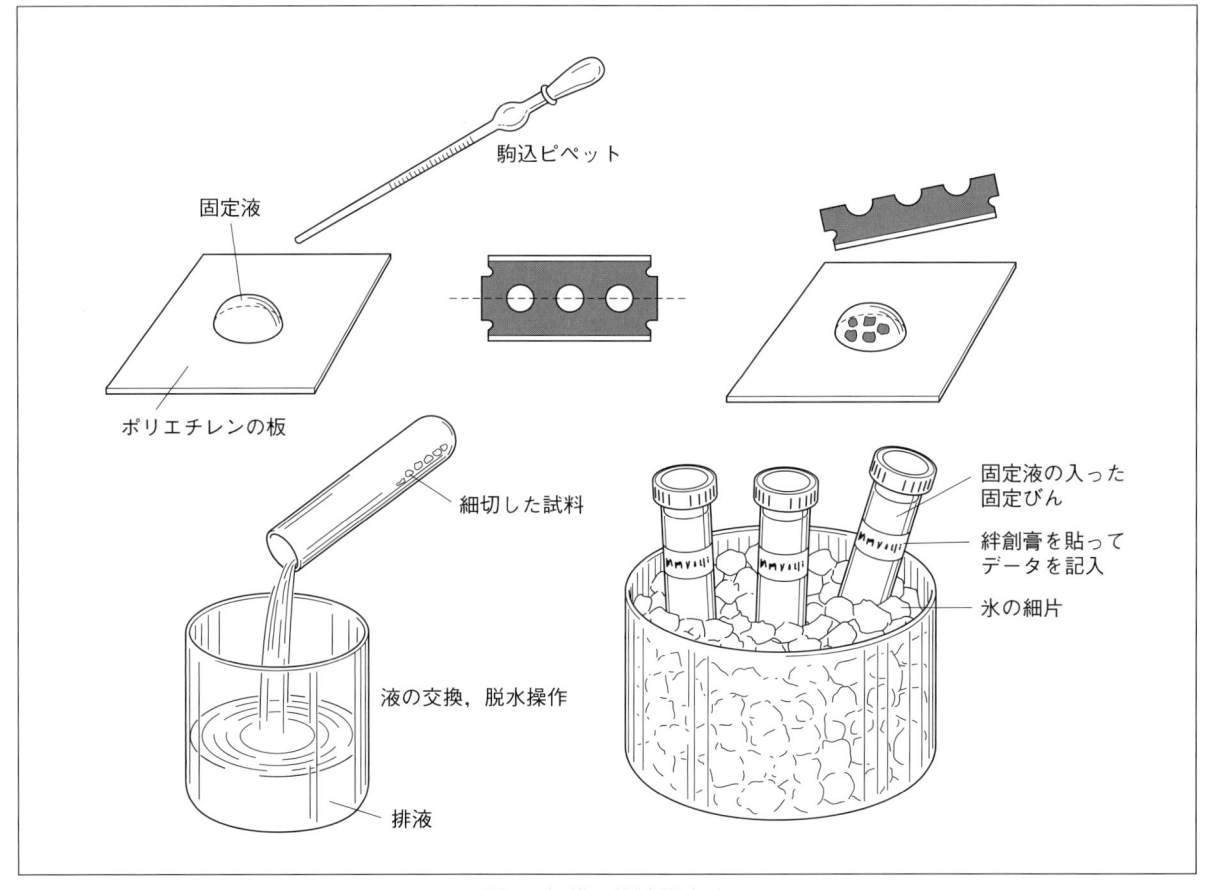

図 4　組織の浸漬固定法

(2) 混合単固定

固定液は蛋白質や核酸の固定に優れたグルタールアルデヒドと脂質固定に優れたオスミウム酸を同時に混合した固定液で固定する方法である．

通常は，1.5～2.0% グルタールアルデヒド・1% オスミウム酸緩衝固定液（pH 7.4）が使用される．

[固定操作]

固定操作は，オスミウム酸単固定と同様である．

この固定液は，グルタールアルデヒドとオスミウム酸の混合による影響で，徐々に黒色に着色するが，少量のショ糖（0.1～0.2 M）を加えることにより着色を免れる．固定時間は2～3時間．オスミウム酸単固定と同様，オスミウム酸が組織の脂質を酸化して黒色となるので，組織全体が黒化する．固定終了後は冷却緩衝液（4℃）で数回洗浄し，次の脱水過程に移る．

(3) 二重固定

今日，一般に用いられている固定法である．すなわち，アルデヒド系の固定液（グルタールアルデヒド，パラホルムアルデヒド，あるいは両者の混合液）で前固定し，オスミウム酸で後固定する方法である（図5）．

前固定の溶液は，① 2.5% グルタールアルデヒド緩衝固定液（pH 7.4），② 4～8% パラホルムアルデヒド緩衝固定液（pH 7.4），③ 2～4% パラホルムアルデヒド・1.0～0.5% グルタールアルデヒド緩衝固定液（pH 7.4）などがある．

前固定の液は，グルタールアルデヒドとパラホルムアルデヒドの特徴をそれぞれ考慮し，最適の固定液を選択する．例えば，免疫電顕のための前固定では，標的抗原が蛋白質であればグルタールアルデヒドを用いても抗原性は保たれるが，糖蛋白のようなものはグルタールアルデヒドでは抗原性が著しく損なわれるのでパラホルムアルデヒドを選択する．

後固定には一般に 1% オスミウム酸緩衝固定液（pH 7.4）が用いられる．

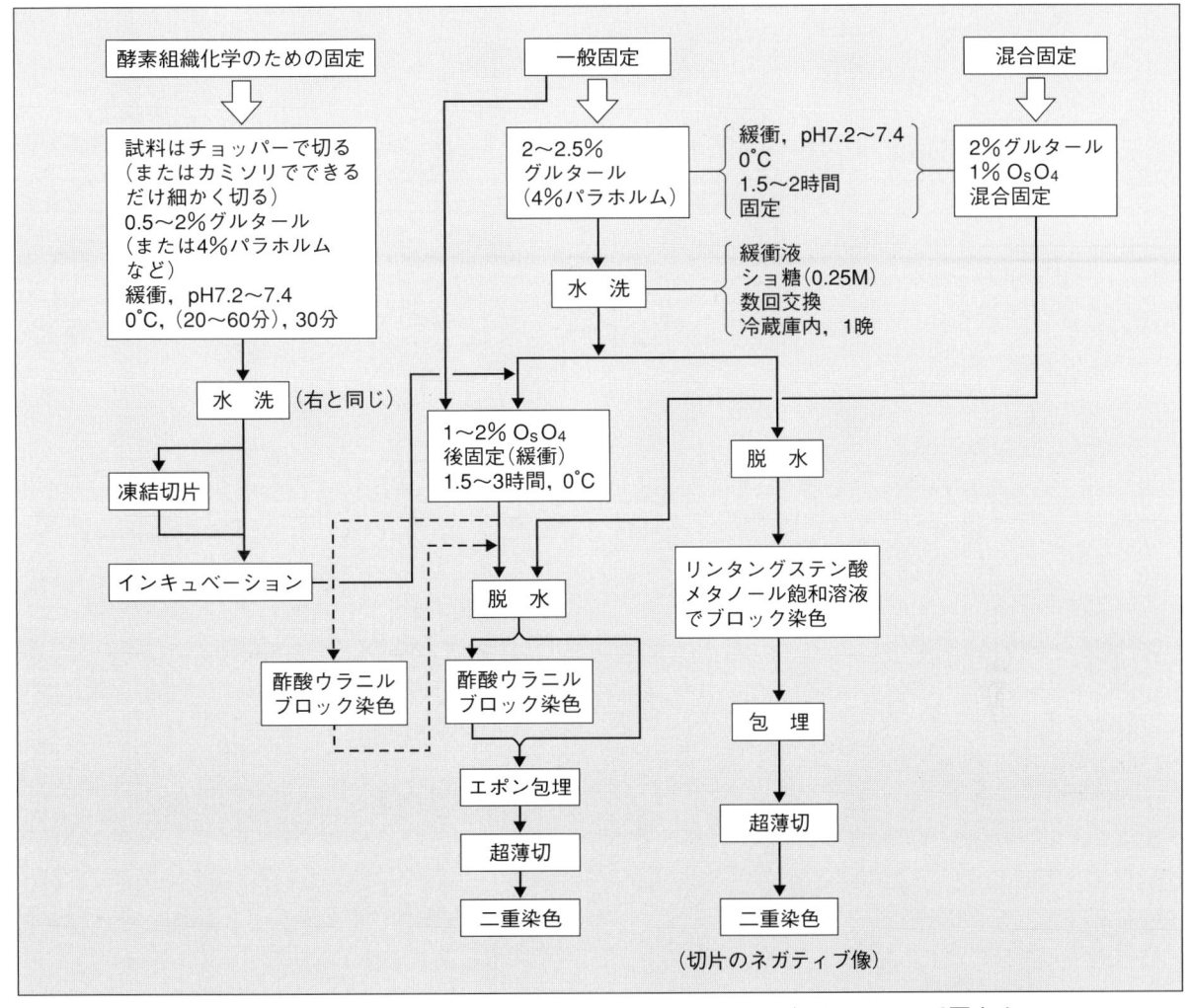

図5 グルタールアルデヒド（またはパラホルムアルデヒド）を用いた二重固定法

[固定操作]

前固定が浸漬固定の場合は，単固定，混合固定と同様の方法で行う．すなわち，清潔なポリエステル板に冷却した前固定液（4℃）を少量（約 0.2～3 ml）滴下し，その固定液中に採取した組織を浸漬し，機械的な挫滅を極力避けて細切する．固定時間は 1.5～2 時間．グルタールアルデヒド前固定の場合は，組織はやや飴色となる．固定終了後緩衝液で洗浄する（3～4 回緩衝液を交換，一晩冷蔵庫内に放置してもよい）．

後固定は，1% オスミウム酸緩衝液（pH 7.4）で 1 時間．ここで組織はオスミウム酸の作用で黒化する．後固定後再び冷却緩衝液（4℃）で洗浄し（2～3 回緩衝液を交換する），次の脱水過程に移る．

2) 灌流固定法 perfusion fixation

灌流固定は，血管内に固定液を入れて組織全体を同時に均等に固定する方法で，最も理想的な固定法であるが，人体材料にはほとんど適用できない（手術時，灌流固定用に組織の血管を確保すれば，摘出後に灌流固定は可能である）．したがって，灌流固定は実験動物において可能である．しかし，灌流固定装置の取りつけ時間，血液を洗い流す時間などが必要で，血流停止から固定液の灌流までが長引くと細胞，組織が障害され，超微形態に変化が生ずるので，なるべくその時間を短縮しなければならない．

a) 試薬と器具

(1) 前固定液

① 3.0～4.0% ホルムアルデヒド緩衝固定液 [7.5% ショ糖加緩衝固定液，pH 7.4]

② 3.0～4.0％パラホルムアルデヒド緩衝固定液［7.5％ショ糖加緩衝固定液，pH 7.4］

③ 2.0％パラホルムアルデヒド・1.25％グルタールアルデヒド緩衝固定液［7.5％ショ糖加緩衝固定液，pH 7.4］

④ 2.5％グルタールアルデヒド溶液［7.5％ショ糖加緩衝固定液，pH 7.4］

目的に応じて①～④の固定液を灌流固定液として使用する．

(2) 後固定液

1％四酸化オスミウム緩衝固定液（pH 7.4）

(3) 灌流固定操作

灌流固定の方法は，目的とする臓器，組織によりやや異なり，① 経心臓性，② 経大動脈性，③ 経下大静脈性，④ 経門脈性，などがある．それぞれについて簡単に述べる．

[準備する器具および溶液]
- 消毒用アルコール（70％），消毒綿
- 麻酔薬：ネンブタール
- 手術用器具：メス，ハサミ，ピンセット，コッヘル，縫合針，縫合糸，注射器（1 ml）
- 灌流固定用三方活栓つき輸液セット，カテーテル
- ヘパリン
- 生理食塩水（または，固定液と同じ緩衝液）
- 前固定液（アルデヒド系緩衝固定液）

① 4％パラホルムアルデヒドに7.5％ショ糖を含むリン酸緩衝液（pH 7.4）

② 4％パラホルムアルデヒド，0.5％グルタールアルデヒドに7.5％ショ糖を含むリン酸緩衝液（pH 7.4）

- 前固定液を容れた蓋つき小型ガラスびん
- 組織細切用器具（ポリエステル板，ピペット，カミソリの刃）
- 後固定液（1％緩衝オスミウム酸）

(a) 経心臓性灌流固定法

大循環（体循環）系の臓器（脳，腎臓，副腎，消化管，骨格筋，生殖器など）を固定する場合に用いられる方法である．

[手技]

① 動物をネンブタールで麻酔後，ヘパリンを腹腔内に注入する（経尾静脈，ないし開腹後経下大静脈からでもよい）．

② 開腹後大静脈を露出する．続いて開胸し，素早く心尖部周囲に縫合糸を3～4箇所かけておいて心尖部より左心室にカテーテルを挿入する．

③ 続いて縫合糸を結紮してカテーテルを固定し，三方活栓を開いてヘパリン加生理食塩水（または，緩衝液）を容れたボトルから灌流を開始する．その際，挿入するカテーテル内にはあらかじめ生理食塩水で満たしておく．固定液が少しでも混入していると，灌流時血液が凝固して十分な灌流液が流れない．また，カテーテル内には気泡のないことを確認する．

④ 灌流と同時に下大静脈を切開して灌流液の排泄口を作り，血液とともに灌流液を排出する．

⑤ 灌流液の排出口（下大静脈切開部）からの排灌流液内に血液がでなくなったら（灌流液のみが流出するようになったら）（約5～6分後），三方活栓を前固定液に切り換えて灌流する（約15～20分）．

⑥ その後，目的の臓器・組織から組織片を採取する．ポリエステル板に冷却した前固定液を滴下し，その中で組織片を約0.5～1.0 mm^{3}の大きさに細切する．

⑦ 細切した組織を，冷却前固定液を容れた蓋つき小型ガラスびん内に入れて約2～3時間再固定する．

⑧ 冷却緩衝液で数回洗浄し，冷却した1％オスミウム酸緩衝液で約1～2時間後固定を行う．

⑨ その後，冷却緩衝液で数回洗浄し，脱水過程に移る．

(b) 経大動脈性灌流固定法

経大動脈灌流法には，腹部大動脈から上方に向かってカテーテルを挿入する方法（上方灌流法）と胸部大動脈から下方に向かってカテーテルを挿入する方法（下方灌流法）がある．

(i) 上方灌流法

この方法は，腹部大動脈から灌流用のカテーテルを上方に向かって挿入し（図6），心臓，脳，上肢骨格筋などの上半身の臓器および組織を灌流固定する場合に用いられる．

灌流圧は，ラットで90～100 mmHg，猫では100～120 mmHgとする．

[手技]

① 動物を麻酔後，腹腔内にヘパリンを投与する（開腹後下大静脈からヘパリンを注入してもよい）．その後開腹し，腹部大動脈，下大静脈を露出する．

② 腹部大動脈の周囲に2本の糸を通し，下方の糸を結紮すると同時にその直上で大動脈を小さく縦に切開し，カテーテルを素早く上方に向かって挿入し，上方の糸をカテーテルの挿入された部分で結紮する．

③ カテーテルからヘパリン加生理食塩水（または緩衝液）を流入すると同時に下大静脈を切開して血液および灌流液の排出口を作る．

④ ヘパリン加生理食塩水で十分灌流した後，前固定液で灌流固定を行う．

その後の操作は経心臓性灌流固定の場合と同様である．

(ii) 下方灌流法

この方法は，胸部大動脈から下方に向かってカテーテルを挿入し，腎臓，副腎，膵臓，消化管，泌尿，生殖器などの腹腔内臓器および下肢筋組織などの下半身の組織を灌流固定する場合に行われる．

［手技］

① 動物を麻酔後，腹腔内にヘパリンを投与する（開腹して下大静脈からヘパリンを注入してもよい）．

② その後開胸して胸部上行大動脈あるいは下行大動脈を露出し，2本の縫合糸を大動脈の裏側に通し，中枢側を縫合糸で結紮すると同時に，その近位の大動脈を縦に切開し，灌流用のカテーテルを挿入する．

③ その後，カテーテルから生理食塩水を流入すると同時に下大静脈を切開して血液および灌流液の排出口を作る．

④ 生理食塩水（あるいは緩衝液）で灌流域の血液を洗い流した後，前固定液で灌流固定を行う．

その後の過程は経心臓性の場合と同様である．

(c) 経下大静脈性灌流固定法

肺を灌流固定する場合に行われる．

［手技］

① 開腹して下大静脈を露出し，腹腔内にヘパリンを投与する（開腹して下大静脈からヘパリンを注入してもよい）．

② 下大静脈に2本の縫合糸を通し，末梢側に通した縫合糸を結紮すると同時に下大静脈を切開し，灌流用のカテーテルを挿入し，カテーテルと一緒に中枢側の縫合糸を結紮し，灌流を開始する．

③ 同時に左心房を切開して灌流液の排出口を作る．

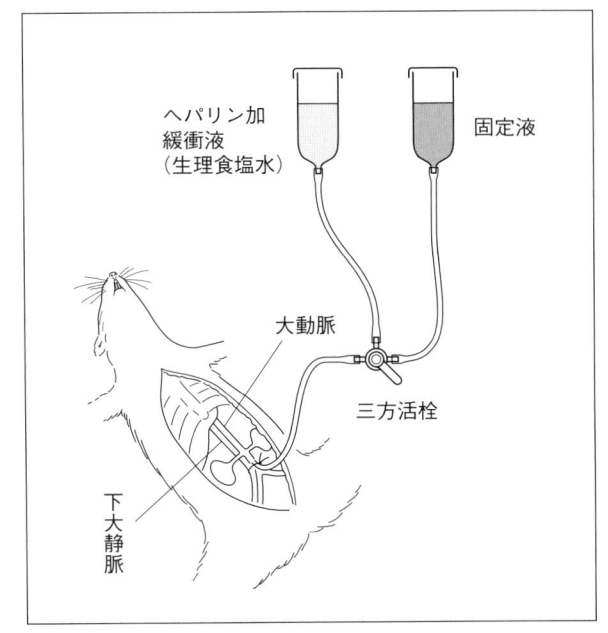

図6 経大動脈性灌流固定法

④ 血液の排出が完了したら前固定液で灌流固定する．

その後は，上記灌流固定の方法と同様である．

(d) 経門脈性灌流固定法

この方法は，肝臓を灌流固定する場合に用いられる方法である．

［手技］

① 動物を麻酔後，腹腔内にヘパリンを投与する（開腹して下大静脈からヘパリンを注入してもよい）．開腹して門脈を露出する．

② 門脈の裏側に2本の縫合糸を通し，末梢側に通した縫合糸を結紮すると同時に門脈を切開し，灌流用のカテーテルを挿入し，カテーテルと一緒に中枢側の縫合糸を結紮し，灌流を開始する．

③ 同時に下大静脈を切開して灌流液の排出口を作成する．

④ 血液の排出が完了したら前固定液で灌流固定する．

その後は，上記灌流固定の方法と同様である．

附：浮遊細胞（血液細胞，胸水・腹水細胞，培養細胞など）の固定法

(1) 血液細胞の固定法

採取した血液を清潔な遠心用のガラス管に入れ，

遠心機で遠沈する（約1,000回転/分）．白血球，血小板はバフィーコートとして赤血球層の上に集まる．上清をピペットで排出した後，冷却した2.5%グルタールアルデヒド緩衝固定液（pH 7.4）をゆっくりとバフィーコートの上に流し込む．10～20分後に固定されて凝固したバフィーコートが得られる．これを取り出して同じ冷却固定液内で細切し，蓋つき小型ガラスびんに容れた同じ冷却固定液でさらに約60分固定した後，冷却緩衝液（pH 7.4）で洗浄し，1%オスミウム酸緩衝固定液（pH 7.4）で後固定する（1～2時間）．その後の冷却緩衝液で洗浄し，脱水過程に移る．

（2）胸水・腹水細胞，培養細胞の固定

胸水，腹水および浮遊培養細胞の固定は，血液細胞の固定と同様，遠心機にかけて沈殿させ，ペレット状にし，上清液を排出した後冷却した2.5%グルタールアルデヒド緩衝固定液（pH 7.4）をゆっくり流し込み，10～20分固定後ペレットを採取し，ポリエステル板上の同じグルタールアルデヒド固定液内で細切し，冷却緩衝液（pH 7.4）で洗浄し，1%オスミウム酸緩衝固定液（pH 7.4）で後固定する（1～2時間）．その後冷却緩衝液で洗浄し，脱水過程に移る．

3. 組織の脱水，包埋法

光学顕微鏡の場合と同様，電子顕微鏡の場合も組織を薄切するためには適当な包埋剤に包埋する必要がある．包埋剤に包埋するためには組織をアルコールで脱水し，アルコールをほかの有機溶剤で置換し，有機溶剤に溶けた包埋剤を組織内に浸透させ，包埋剤を硬化させて目的を達成する．

a. 脱水（アルコール系列）

固定の完了した組織は脱水過程に移る．組織の脱水は，アルコール系列（図7）で行い，徐々にアルコールの濃度を上げて，最終的には無水アルコールにまで持ってゆく．

アルコール系列は，50%（70%から初めてもよい）から100%（無水）までを用意する．

［脱水操作］：50%（5分）→ 70%（5分）→ 80%（5分）→ 90%（10分）→ 95%（10分）→ 99%（10分）→ 99%（10分）→ 100%（10分）→ 100%（10分）→ 100%（10分）の順に組織を脱水する．

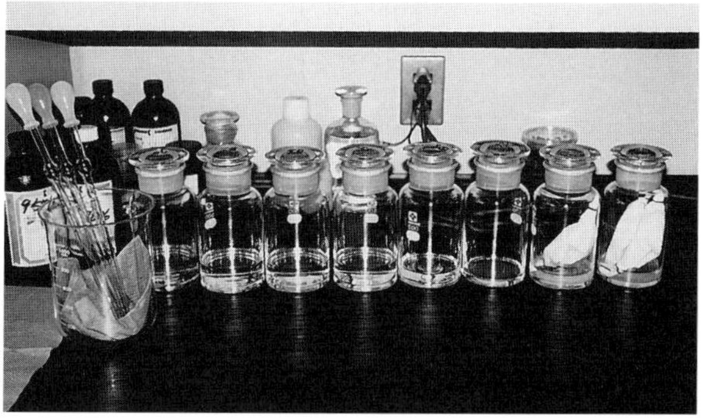

図7 エタノール脱水系列（70, 80, 90, 95, 99, 99, 100, 100%）

アルコールで脱水の完了した組織片は，次のステップの合成樹脂包埋に進む．

1）包 埋

包埋剤は，一般にエポキシ樹脂が用いられるが，そのほかにはVestopal W, Alarditeがある．

a）エポキシ樹脂（Epon 812）包埋
（1）準備する試薬，器具

- Epon 812（エポキシ樹脂）
- DDSA（硬化剤）
- MNA（硬化剤）
- DMP-30（硬化促進剤）
- プロピレンオキシド
- エポキシ樹脂，硬化剤測定用メスシリンダー
- DMP-30測定用注射器（1 ml）
- エポキシ樹脂混合用ビーカー
- エポキシ樹脂撹拌用ガラス棒
- ゼラチンカプセルおよびゼラチンカプセル立て（または，シリコン包埋板）
- 孵卵器（45および60℃）

注：エポキシ樹脂用に使用したガラス容器の洗浄は，99%エタノールを入れたポリバケツを2個（No.1, 2）用意し，ガラス容器からエポキシ樹脂を十分にふき取った後，No.1のエタノールポリバケツに，次にNo.2のポリバケツに入れてよくエポキシ樹脂を落とし，水洗する．

（2）エポキシ樹脂混合液作成法

エポキシ樹脂（Epon 812）はもっともよく用いられている包埋剤である．エポキシ樹脂と硬化剤，硬化促進剤の混合比は，Luftの方法が一般的に用いられている．

Luft の方法
 Epon 812（エポキシ樹脂）：4
 MNA（硬化剤）：3
 DDSA（硬化剤）：1
 DMP-30（硬化加速剤）：（全体量に対し 1.5〜2.0%）
または,
 A 混合液：Epon 812：62 ml
     DDSA：100 ml
 B 混合液：Epon 812：100 ml
     MNA：89 ml
 通常の混合比：A 混合液：B 混合液＝1：1
 A：B＝7〜6：3〜4（硬め）（夏期の包埋）
 A：B＝3〜4：7〜6（軟らかめ）（冬期の包埋）
 DMP-30：（全体量に対し 1.5〜2.0%）

上記合成樹脂を十分乾燥したガラスビーカー内に入れ十分に乾燥したガラス棒で混合する．この際，できるだけ気泡の入らないように混合する（エポキシ樹脂は湿気を極端に嫌うため）．湿度が高いと樹脂の重合が十分に行われない．

(3) エポン包埋法

(1) 脱水（100% アルコール 2〜3 回）の十分に行われた組織片→プロピレンオキサイド propylene-oxide でアルコールを置換する（3 回各 5 分間）．

(2) プロピレンオキサイドとエポン混合液を等量混合（1：1）．約 1 時間

(3) （プロピレンオキサイドとエポン混合液を 1：2 に混合．約 1 時間）

(4) ゼラチンカプセルをカプセル立てに立てて，ゼラチンカプセル内にエポン混合液を入れる（プラスチックの注射器を使用すると便利である）（図 8）．

(5) エポン混合液を入れたゼラチンカプセル内に (2) ないし (3) の過程を経た組織片を入れる．

(6) 孵卵器の中で熱重合を行う（45℃ 24 時間，60℃ 24〜48 時間，または，60℃ 24〜48 時間）．

エポン包埋の全過程を，脱水から熱重合まで図 9 に示す．

b) メタクリル樹脂 methacrylate resin 包埋

この方法は，エタノールで脱水した組織をメタク

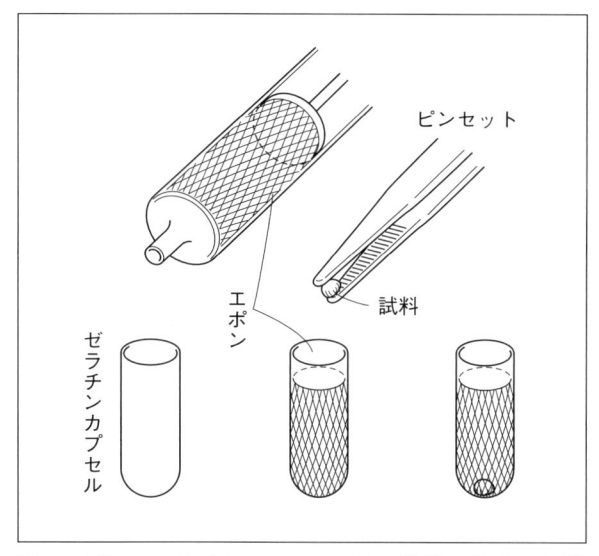

図 8 ゼラチンカプセルへのエポキシ樹脂の注入と組織の投入

---

(1) 脱水（アルコールまたはアセトン，100% 2〜3 回）が終わったら
(2) プロピレンオキサイド propylene-oxide を 2 回，各 5〜10 分（緻密な骨，皮膚などは 20〜30〜60 分）
(3) プロピレンオキサイド＋エポン＝1：1 に約 60 分（緻密な組織は 2 倍または 3 倍）
(4) プロピレンオキサイド＋エポン＝1：2，時間は上と同じかもう少し長く（これは省いてもよい）
(5) ゼラチンカプセル（0 番，または 00 番）をホルダー（自家製でよい）に立て，エポン混合液を注射器でつめ，小組織片の一つを入れ，試料の位置を細く削った竹棒などでなおす
(6) 熱重合を行うか紫外線重合を行う

  （35℃－1 晩）（これは省いてもよい）→（45℃－1 日）→（60℃－1 日）→
  （硬くなりすぎるようなら 60℃ を数時間にして再び 45〜50℃ にもどす）

図 9 組織の脱水から樹脂包埋，重合までのフローチャート

リル樹脂のモノマー内に入れ，エタノールをモノマーで置換し，メタクリル樹脂を重合させる方法である．

モノマーには，正ブチル・メタクリレート，エチル・メタクリレート，メチル・メタクリレートなどがある．

正ブチル・メタクリレートのみでは十分な硬度が得られないので，それよりも硬いメチル，あるいはエチル・メタクリレートと種々の混合により適当な硬度を得る．

正ブチル・メタクリレート：メチル・メタクリレート＝8：2（軟）〜6：4（硬）

正ブチル・メタクリレート：エチル・メタクリレート＝7：3（軟）〜4：6（硬）

メタクリル樹脂には(a)熱重合と，(b)紫外線重合とがある．

(a) 熱重合法：メタクリル樹脂のモノマーに触媒として過酸化ベンゾイル，または2, 4-ジクロロベンゾイルパーオキサイド（luperco CDB）を 0.5〜1.0% 加え，45〜60℃ の恒温器内で一晩重合する．

[包埋操作]
・エタノール：モノマー＝1：1の混合液中で1時間
・モノマー（I）中で1時間
・モノマー（II）中で1時間
・ゼラチンカプセル内で一晩重合
　注：気泡ができやすいので注意する．

(b) 紫外線重合法：メタクリル樹脂のモノマーに触媒として紫外線に活性のあるベンゾイン benzoin を 0.5% の割合で加えたもの，または硝酸ウラニルを 0.3% の割合で加えたものを紫外線で重合する．温度は室温で，紫外線のでる装置を使用する．

c）その他の樹脂包埋

その他の樹脂剤としては，Vestopal W，水溶性エポキシ樹脂（Durcupan）などがある．

b. 光顕用薄切片および超薄切片 semi-thin and ultra-thin section 作成法

電子顕微鏡で生物試料を観察するためには，樹脂包埋した試料を薄切しなければならない．その切片の厚さは，一般に 500〜600Å（銀色の干渉波）の

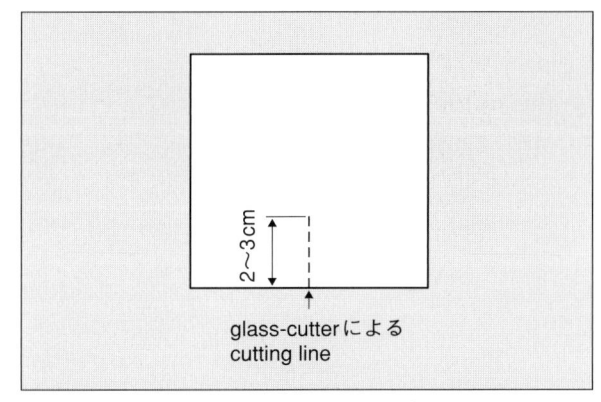

図10 8×8×0.5cm のガラス板に中央から cutting line を入れる

ものが観察に用いられ，これを超薄切片と呼んでいる．このような薄い切片は，普通の金属メスでは作成不可能で，ガラスナイフ，サファイヤナイフ，あるいはダイヤモンドナイフが用いられる．

1）ガラスナイフ
a）ガラスナイフ作成法

ガラスナイフの作成法としては，(a) 手作り法と，(b) ガラスナイフメーカー glass knife maker を用いる法とがある．

ガラスナイフメーカーを用いる方が簡単で，時間的な節約もできるので，便利であるが，機械のない場合や機械の故障などで，使用できない場合もあるので，手作り法を修得しておくことも重要である．

（1）手作り法
[準備するもの]
・ガラス切り（ダイヤモンドカッター）
・ペンチ（フラットプライヤー，Surval 社製）
・30 cm 竹定規
・手刷毛
・ガラス板（8×8×0.5 cm）
・下敷き（B4版程度の白色厚紙）

[ガラスナイフ作成手順]

① しっかりした机の上に，白色厚紙の下敷きを置く．この下敷きの中央部に図10のような 8×8 cm の四角を書き，その中に正確な四等分線を書いておく．

② よく洗浄して乾燥させたガラス板（8.0×8.0×0.5 cm）を下敷きに書いた四角に合わせて置く．ガラス板の中央下端にガラス切りで約 1〜1.5

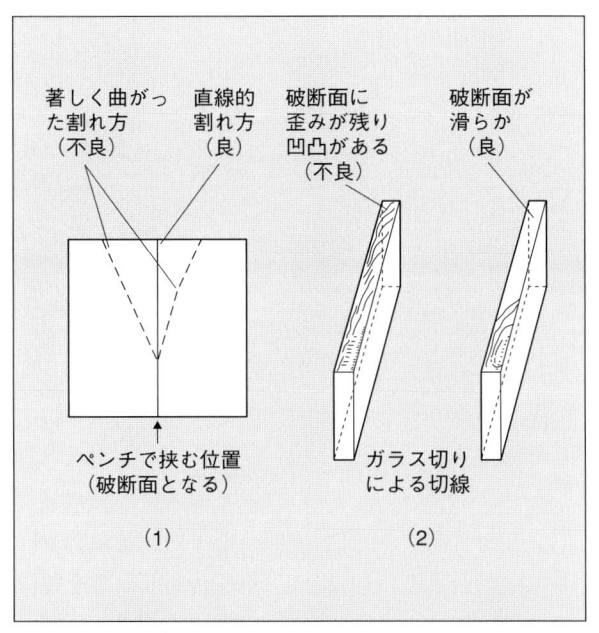

図11 ゆっくり二等分になるよう割る．割面が平滑になる

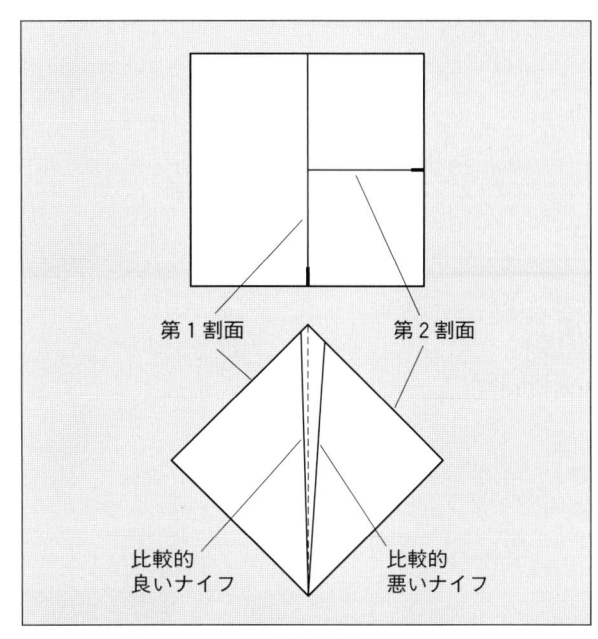

図12 四等分の一つを対角線状にcuttingし，ゆっくり割るとガラスメスができあがる

cmの切り傷をつける．この傷をつけた部分の裏側をガラス切りの下角で軽く叩いてガラスに少しひびを入れる（図11）．

③ ガラス板の中央下端のひびの部分にガラスペンチの中央線を当てて挟んで，左右当分に力が働くようゆっくりと力を入れると，ガラスのひびがゆっくり直進してガラス板は2等分される（8.0×4.0×0.5 cm）．きれいに分割された場合には，この割面のmirror-surfaceは平滑であるが，急速に割れると，mirror-surfaceに波紋ができ，表面は凹凸が激しく，使用不能となる．また，2分割線が曲がり，左右不平等に割れた場合も使用できない．

④ 2分割されたガラス板は，mirror-surfaceを上にして再び中央部下端にガラス切りで傷を入れ，2等分（4×4×0.5 cm）に分割する．このガラス板（最初のガラス板の4分割板）にはmirror-surfaceが2つできる．

⑤ 4分割板の2つのmirror-surfaceが合わさった先端を上，他端を下にして下敷の直線に合わせて置く．この際，最初のmirror-surfaceが右（左）上方になるように置く．定規で中央線よりやや右（左）に寄って頂点より約0.5 cm下方からガラス切りで傷をつける．この切り傷の下側に細く薄い楔を置いて，上から物差でゆっくり圧迫してガラスを割る（図12）．上の先端よりやや右（左）に1 mm以内にずれて割れたものをガラスメスとして使用する．

⑥ 超ミクロトームにガラスメスを取りつける際，その高さは2.5 cmであるので，ガラスメスの先端から約2.5 cmに合わせて切っておく．

ガラスメスの良否は，割れた部分が先端に近いか否かで決まる．割面が先端に近いほど鋭利な刃ができあがり，また，使用できる刃幅も広い（図13）．

(2) ガラスナイフメーカーによる方法

ガラスナイフメーカーには，国産製（三慶）（図14）と外国製（LKB）（図15）のものとがあるが，一般にはLKBのものが広く用いられている．

LKBのナイフメーカーを用いる場合には，専用のガラスが市販されている．

(3) ガラスナイフ水槽の作成法

ガラスナイフで500〜600Åの超薄切片を切ると，瞬時にナイフ面に密着して採取することは不可能である．したがって，ナイフの刃の先端に達するように水を満たしてその上に切片を浮かせるようにすると，グリッドメッシュにすくい上げることができる．

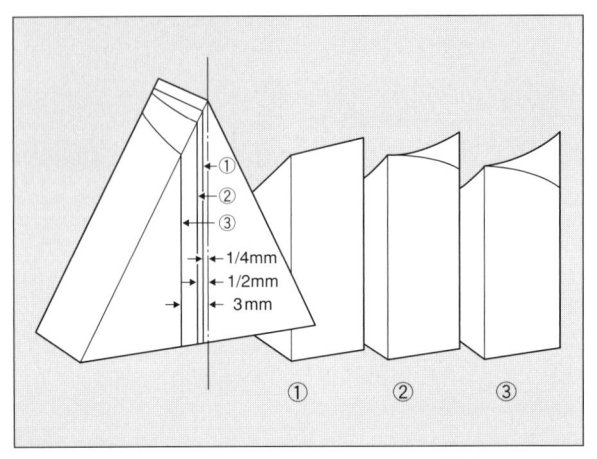

図13 割面が先端に近く割れたものほど鋭利な刃ができる

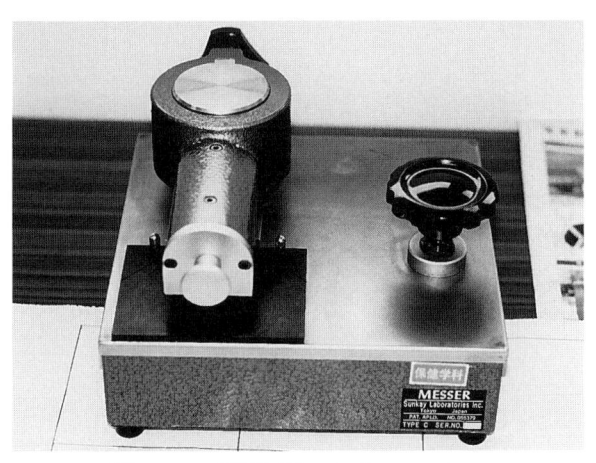

図14 三慶製作所のナイフメーカー

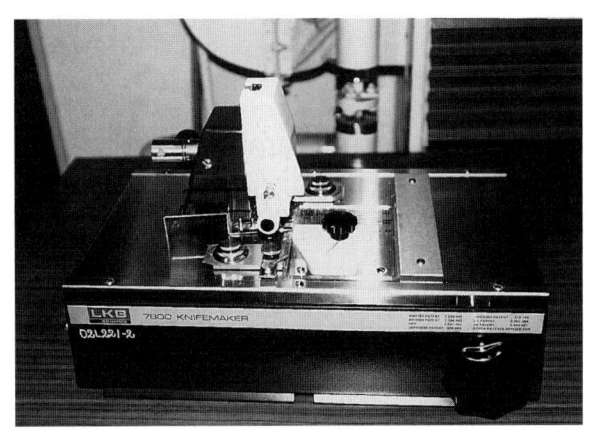

図15 LKBのナイフメーカー

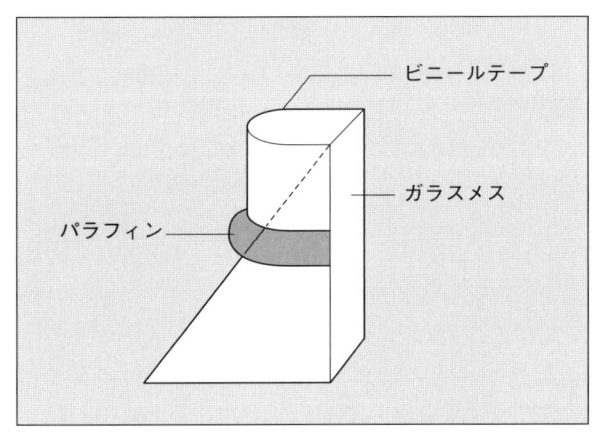

図16 ガラスメスのボート作成法

[準備する材料]
- 専用ボート（プラスチック製，または金属製）ワンタッチ脱着のできるクイックボートも市販されている．また，ビニールテープ（幅約1 cm）でボートを作成することもできる．
- パラフィン（または，マニキュア）
- 筆（小型）
- カミソリ
- 鋏

　メスの刃に水槽の枠を取りつける際，市販されている専用ボートを用いるのが簡単である．この場合，メスにボートを取りつけ，メスとの接触部に熱して融解したパラフィンを流して接着する．

　専用ボートの代わりに，ビニールテープを使用する方法もある．この場合はビニールテープを約1 cm幅に切り，図16に示すように，メスに張りつけて，ボートのそこに当たる部分を融解したパラフィンを塗って水漏れしないようにする．

　この方法は，簡便で経済的であるが，テープの粘着物質が水に溶けて超薄切片の汚れを招くことがあるので，この点を十分に注意する．

2）サファイヤナイフ

　サファイヤを用いたナイフで，ダイヤモンドナイフほど高価でなく，比較的安価で手軽に使用できる．しかし，ダイヤモンドナイフほど刃が丈夫でなく，ガラスナイフとダイヤモンドナイフの中間的なナイフとして使用されている．

　製品としては，サファトーム（サクラ精機社製）として市販されている．SS-30，45，60の3種類あり，それぞれの数字は刃角を表している．

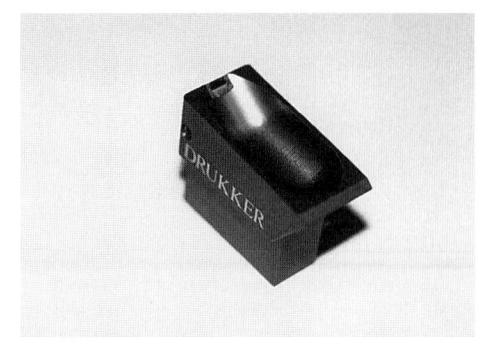

3）ダイヤモンドナイフ

ダイヤモンドナイフは天然ダイヤモンドをメスの刃に使用しているため，比較的硬い試料でもよく切れる．超薄切片作成には理想的なナイフであるが，高価である．

刃幅は1.2 mmから4.0 mmのものまであり，当然刃幅の広いものほど高価である（1.2 mm刃幅：340,000円，4.0 mm刃幅：850,000円）．刃角も35，45，55度のものがある．

製品としては，ディアトーム（DIATOME社：スイス）として市販されている（図17）．

4）超ミクロトーム ultramicrotome

a）超ミクロトームの種類

電子顕微鏡観察用の超薄切片を作成する装置を超ミクロトームという．この装置には，試料送りが，(a) 機械送り方式のものと，(b) 熱膨張送り方式のものとがある．

（a）機械送り方式のもの：ポーター・ブラムI型，II型（Porter Blum, type I, II：Ivan Surval社製）

（b）熱膨張送り方式のもの：LKB社製，Reichelt社製，Leiz社製などがある．

b）超ミクロトームの設置環境

超ミクロトームは，超薄切室内に設置する．この超薄切室は，(a) 恒温，恒湿であること．特に，夏期に部屋が高温，高湿となると，超薄切片作成が困難となる．(b) 振動のないこと．近くにポンプなどの振動を発生する機器があり，超ミクロトームに振動が伝わると，超薄切片にチャタリング（厚薄交互の波状紋様）を発生する原因となる．しっかりした台（ストーンテーブルなど）に設置する．(c) 空気の流れの少ないこと．(d) ホコリの少ないこと．(e) 流しのあること．超薄切片作成の前に，光学顕微鏡観察用の準薄切片（0.5～1μ切片）を作成し，エポン包埋組織のトルイジンブルー（メチレンブルー）染色を行い，包埋組織のトリミング用とする．この際，染色液を洗うのに流しを必要とする．

5）エポンブロック試料のトリミング

［準備する器具］
- 実体顕微鏡（図18）
- 実体顕微鏡用トリミング台（図19）
- トリミング用カミソリ刃

図17　ダイヤモンドナイフ

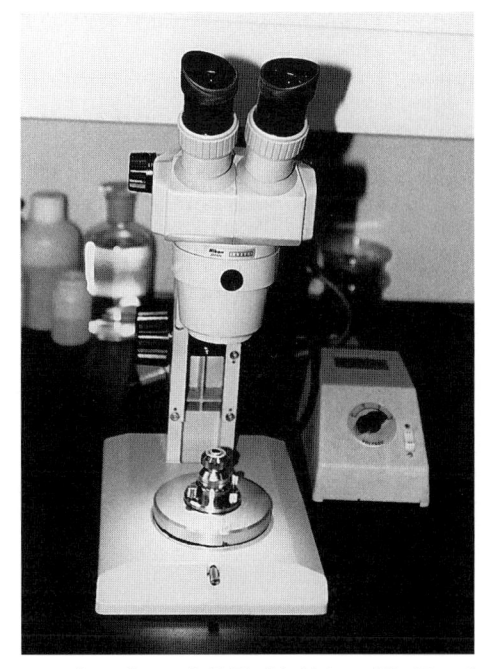

図18　エポンブロック整形（トリミング）用の実体顕微鏡

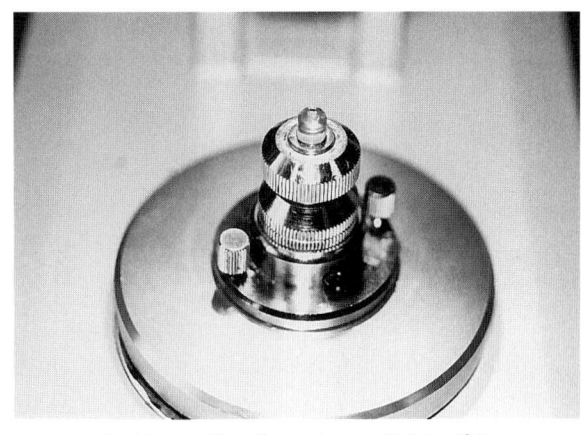

図19　エポンブロックのトリミング台

エポン包埋にはゼラチンカプセルを用いる方法，ビームカプセルを用いる方法，シリコン板を用いる方法などがあるが，いずれの方法でも，エポン内に包埋された試料は，図20のごとく，エポンブロックの先端にあり，これを露出しなければならない．そのためには組織周囲のエポンを適当に切除する．一般的には，薄切面が台形になるようにトリミングする．

6) 光顕用（組織トリミング用）準薄切標本作成
a) 準備する器具
- ピンセット
- スライドガラス
- カバーガラス
- 蒸留水
- ホットプレート
- スライドガラスホルダー
- 染色液（トルイジン青，メチレン青染色液）
- 封入材（オイキットなど）

(1) 荒削りと準薄切片作成法
[操作]
① ゼラチンカプセルの底に沈んだ組織を上にして，カミソリの刃で四方のエポンを削り落とす．
② 組織を頂上に置いたピラミッドができるが，その先端を水平に切り取って組織を露出する（図20）．
③ 組織の露出したエポンブロックを超ミクロトームに取りつけ，ついでガラスメス（ボートのついていないものでもよい）を取りつける．
④ 手動で超ミクロトームを操作してエポンブロックの組織面を荒削りし，平滑な組織面を出す．
⑤ ガラスメスの場合，メスに刃こぼれができるので，ガラスメスを交換し，新しい刃を用いて0.5〜1μの切片を作成する．
⑥ この切片を先の先鋭なピンセットで注意深く採取し，あらかじめスライドガラスに水滴を滴下しておいてその上に切片を浮かす（1枚のスライドガラスにつき1ないし数枚の切片を載せる）．
⑦ 水滴上に切片を浮かばせたスライドガラスをホットプレート上に置く（ホットプレートの温度は，70〜80℃に設定しておく）．
スライドガラス上の水滴が蒸発し，切片がスライドガラスに十分に張りついた後，光顕用の染色を行う．

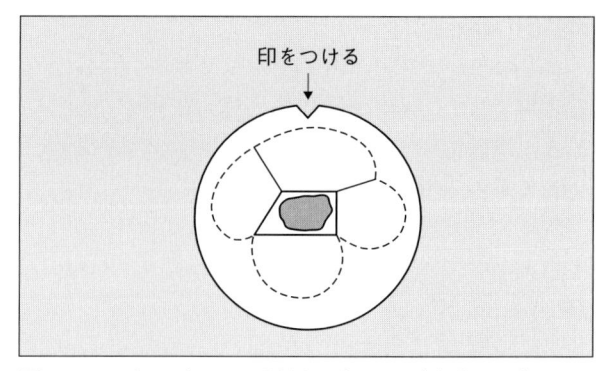

図20 エポンブロック試料の光顕用（準薄切用）のトリミング法

(2) 光顕用染色法
光顕用の切片は
[染色液]
(a) トルイジン青染色液
 (i) 0.1 M リン酸緩衝液（pH 7.4）　　100 ml
 (ii) トルイジン青　　　　　　　　　　0.1 g
(i)液と(ii)液の混合液を染色液として使用する．

(b) メチレン青染色液（アズールII，メチレン青染色液）
 (i) 1% アズールII溶液
　　アズールII　　　1 g
　　蒸留水　　　　100 ml
　　（上記混合液）
 (ii) 1% メチレン青溶液
　　メチレン青　　　1 g
　　1% ホウ酸水　100 ml
　　（上記混合液）
(i)液と(ii)液の等量混合液を染色液として使用する．

[染色法]
ホットプレート上でよく張りついた切片上に染色液を滴下し，かすかに湯気が立つまで熱する（約10〜20秒）．その後，スライドガラスホルダーを用いて染色液のあるスライドを流しに移し，蒸留水でスライド上の染色液を洗い流す．その後，水滴を切ってホットプレート上に置き，乾燥させる．十分乾燥したらホットプレートからスライド用のマッペに移し，冷却した後，封入剤を滴下し，カバーガラス

で被って封入を完了する．

この標本を光学顕微鏡で観察しながら，観察目的の部分を残して再び超薄切片用にトリミングする（図21）．

7）超薄切片作成法
a）グリッドメッシュの処理
[試薬および器具]
- 100％アルコール
- エーテル
- コロジオン溶液（0.5～1％酢酸イソアミル溶液：市販の10％コロジオン溶液を酢酸イソアミルで薄める）または，フォームバー溶液（0.5～1％クロロホルム溶液：市販の10％クロロホルム溶液を薄める）
- シャーレ（大小）
- 金網（約10×10 cm，網目の細かいもの）
- シリコン（またはゴム，プラスチック）製台（直径約2.0 cm，高さ1.0～1.5 cm）
- シャーレ内の水を排出するサイフォン
- グリッドメッシュ
- ピペット
- 濾紙
- グリッドマット

(1) グリッドメッシュの清浄と保護処理

市販のグリッドメッシュには，銅製，ステンレス製，チタン製，白金製，モリブデン製などがあるが，一般には銅製のものが用いられている．このグリッドメッシュは使用前に洗浄し，保護処置をしたり，膜張りをして使用する．

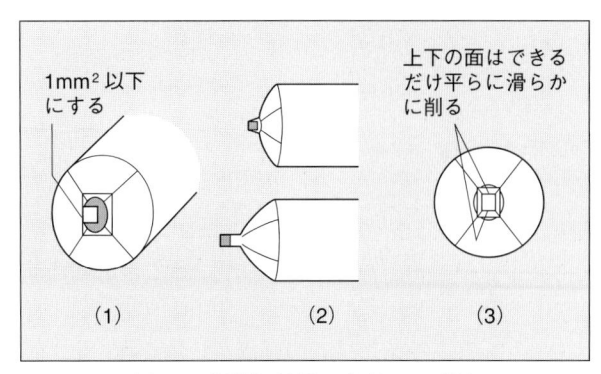

図21 超薄切片用のトリミング法

[洗浄]

小さなシャーレに100％アルコールを入れ，購入したグリッドメッシュを1パック（100枚入り）すべてアルコール内に入れる．よく振盪して洗浄（脱脂肪）した後，エーテルアルコールで再び洗浄する．この処置の終わったグリッドメッシュはグリッドマット内に入れて保存する．

銅製のグリッドメッシュの処置の場合，酸やアルカリに触れると腐食する可能性があるので，表面をフォームバー（または，コロジオン）で被って保護する．

保護処置：小シャーレ内に1～2％フォームバー（または，コロジオン）を入れ，その中に洗浄の済んだグリッドメッシュを投入し，ピンセットで取り上げ，乾いた清潔な濾紙面に1枚ずつ置く．余分なフォームバーは濾紙で吸い取られ，直ちに乾燥し，表面が薄いフォームバーで被われたグリッドメッシュができあがる（図22）．

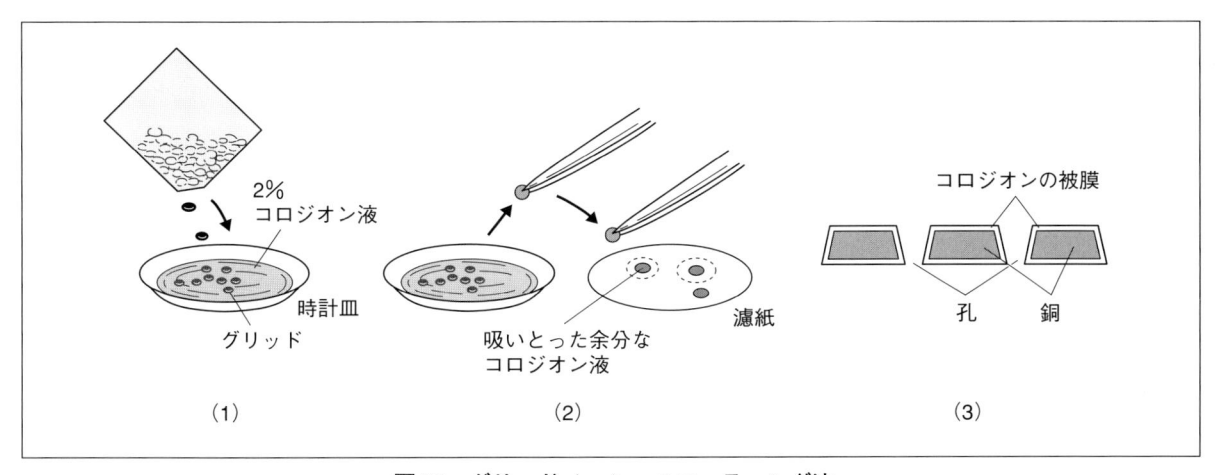

図22 グリッドメッシュのコーティング法

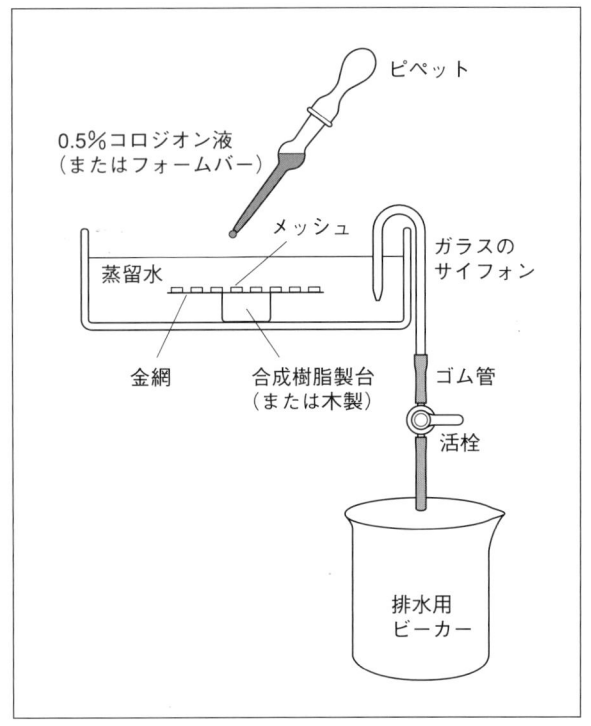

図 23　グリッドメッシュの膜張り法

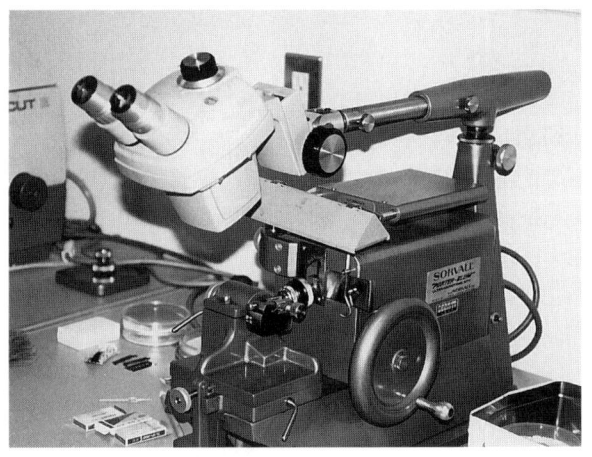

図 24　Ivan Surval 社の超ミクロトーム（Porter-Blum Ⅰ型）

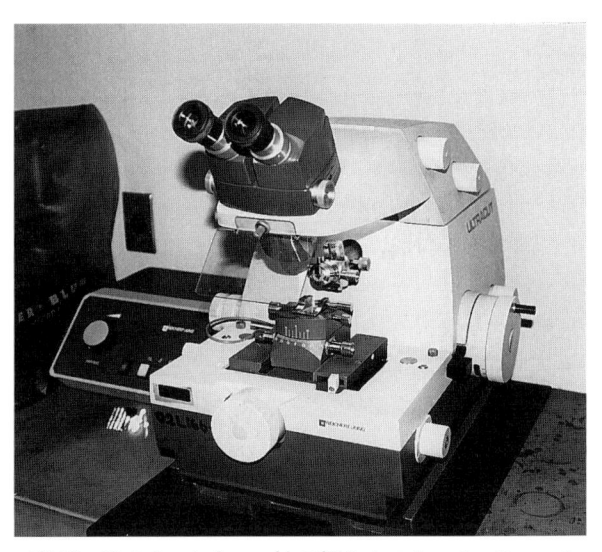

図 25　Reichert-Jung 社の超ミクロトーム ultracut

(2) グリッドメッシュの膜張り

グリッドメッシュにすくい上げた超薄切片は電子線を当てると破れやすいので，切片保護用にコロジオン（またはフォームバー）の薄い膜を張る．

膜張り処置：よく洗浄した大型のシャーレに図 23 のように蒸留水を入れ，水抜き用のサイフォンを設置する．蒸留水の入ったシャーレの中央に，よく洗浄したシリコン台を沈め，その上に金網を置く．この金網は完全に水中になるようにする．グリッドメッシュを金網の上に一つずつ並べる．その後，マイクロピペットで 0.5～1.0％ コロジオン溶液（または 0.5～1.0％ フォームバー溶液）を 1 滴落とす．滴下と同時にコロジオンは水面に拡がり，膜を形成する．滴下するコロジオン溶液の量によって膜の厚さが決まる（厚い膜を作ろうと思えばその量を多くすればよい）．水面にコロジオンの膜が張れたら，水抜き用のサイフォンで静かにシャーレ内の水を抜いて行くと，グリッドメッシュ上に膜がかぶさってゆく．水面が金網より十分下がった時点で金網を取り上げ，濾紙上に置くと，金網の余分な水分が除かれ，乾燥すると膜の張られたグリッドメッシュができあがる．

市販の膜張り器（2～3 万円）を購入すると比較的楽に膜張りができる．

b) 超ミクロトームの操作

すでに述べたごとく，超ミクロトームには機械送り方式のもの（Porter Blum, type I, II：Ivan Surval 社製）と，熱膨張送り方式のもの（LKB 社製，Reichelt 社製，Leiz 社製）などがある．

現在では Porter Blum, Type I, II（図 24）のような機械送り方式のものはほとんど使用されておらず，もっぱら熱膨張送り方式のもの（図 25）が用いられている．

(1) エポンブロックとナイフの取りつけ

トリミングしたエポンブロックを超ミクロトームに取りつける．その際，切面を台形にし，台形の底面を下にすると，切片が連続的に連なってリボンを形成しやすい．

ガラスナイフ（ダイヤモンドナイフ）は，高さが2.5 cmになるように設定されている（図26）．ナイフの角度は，clearance angleで調節されるようになっており，一般的な生物試料の薄切の際には，その目盛りを4に合わせておく（図27）．

c）薄 切

[準備する器具]

- 蒸留水
- 5〜10 mlの注射器
- ピンセット
- グリッドメッシュ（保護膜，膜張りの完了したもの）
- シャーレ（直径10 cm程度のもの）
- 濾紙
- 細かく切った濾紙

(a) ガラスナイフ（ダイヤモンドナイフ）の刃面とエポンブロック（試料）の割面を注意しながら接近させ，超薄切片が開始できるように準備する．

(b) ナイフのボートに注射器を使って蒸留水を満たす．蒸留水の量は，図28に示すように水槽の水は水面がナイフの刃の部分よりやや低い程度にとどめる．

水槽の水が多いと，ナイフの刃面に試料が接するとき，試料に水が付着して，ナイフの背面に水を引いてきて切片が切れない．

(c) 薄切してゆくと切片は次々とつながって水面上にリボン形成してくる（図29）．

切片の厚さは干渉波によって知ることができる．図30に示すように，薄い方から厚い方に向かって灰色から銀色，金色，紫色，青色，緑色と変化する．

灰色は400〜500Å，銀色は600〜700Å銀金色（silver-gold）で900Å程度である．一般の生物試料では，銀色から銀金色の切片を観察する．

(d) 水面に浮かんだ切片をグリッドメッシュにすくい上げる．この際，すくい上げたピンセットの先に水が溜まっている．

(e) シャーレ内の濾紙の上にメッシュを移す．

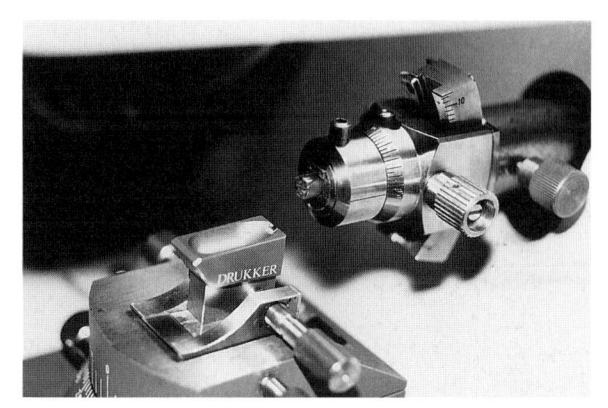

図26 超ミクロトームにエポンブロックとダイヤモンドナイフを取りつけたところ

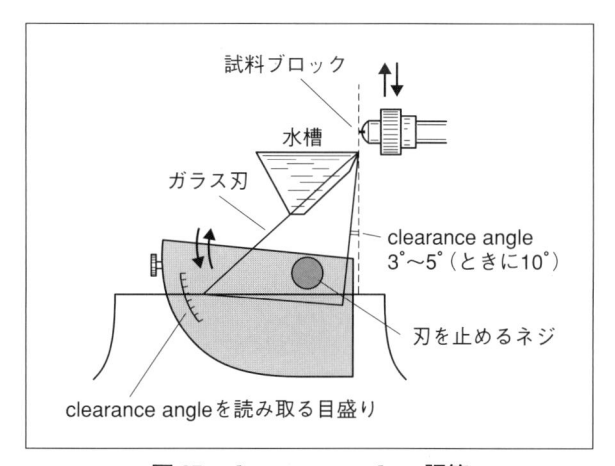

図27 clearance angleの調節

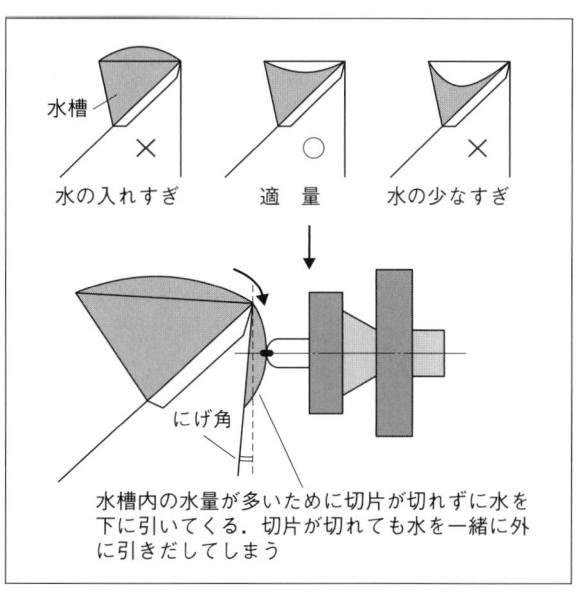

図28 ガラスナイフと水槽の水量の関係

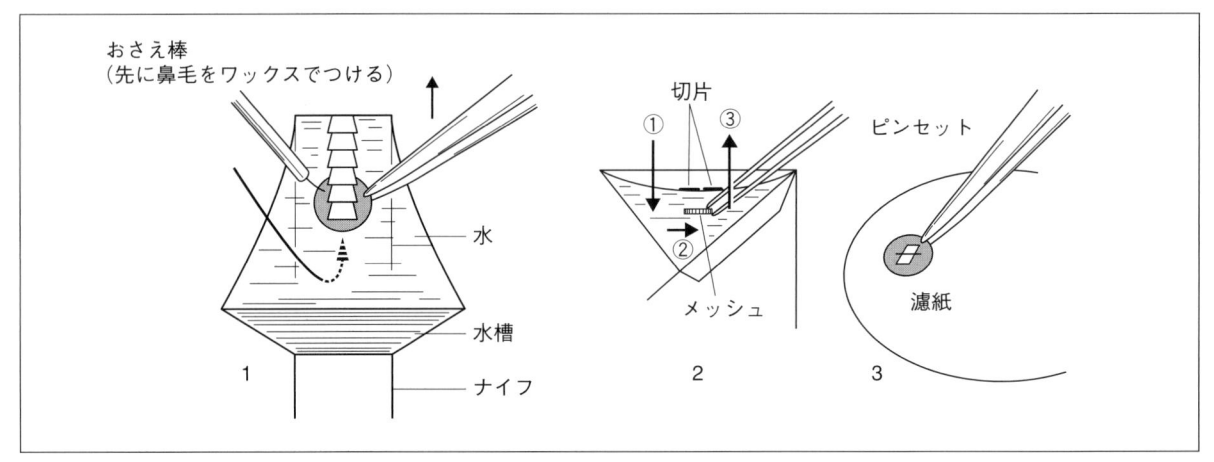

図29 超薄切片をグリッドメッシュにすくう方法

この際，切片をすくい上げたピンセットの先に水が溜まっている．このまま濾紙の上に置こうとすると，ピンセットをゆるめたとき，水の表面張力によりメッシュが溜まった水の中に移動して，切片が破損する．したがって，あらかじめピンセットの先の水を，細かく切った濾紙の先で吸い取っておくことが必要である．

8) 超薄切片染色（電子染色）法

a) 染色液

(1) 鉛（酢酸鉛）染色液

(a) Luftの鉛溶液

保存液A： $Pb(CH_3COO)_2・3H_2O$　　6.3 g
　　　　　H_2O　　　　　　　　　　　100 ml

保存液B： NaOH　　　　　　　　　　1.45 g
　　　　　K-Na-tartrate　　　　　　　0.25 g
　　　　　H_2O　　　　　　　　　　　100 ml

使用時にA液，B液を加え濾過して使用する．

(b) 佐藤の鉛溶液

$Pb(NO_3)_2$　　　　　　　　　1.0 g
$Pb(CH_3COO)_2・3H_2O$　　　　1.0 g
$Pb_3(C_6H_5O_7)_2・3H_2O$　　　1.0 g
$Na_3C_6H_5O_7・2H_2O$　　　　 2.0 g

上記の試薬に82 mlの蒸留水を加えてよく振盪し，4% NaOH 18 mlを加えて再びよく振盪する．沈殿物は1～2時間後に溶けて透明となる．これを使用するが，使用後は密栓して冷蔵庫に保管する．6～12ヵ月使用できる．

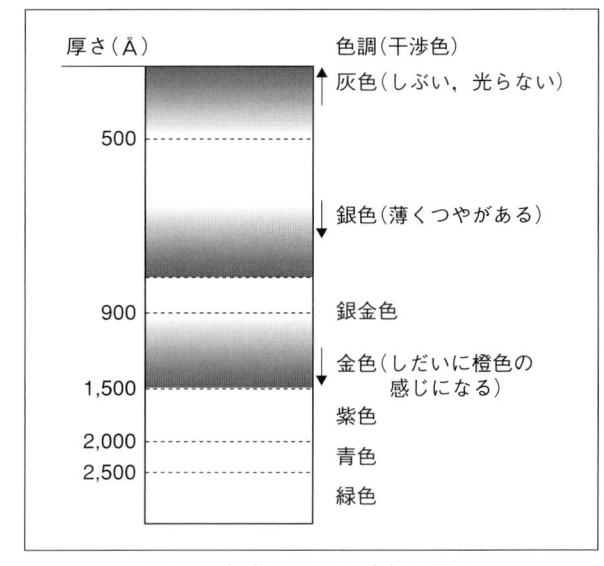

図30 超薄切片の干渉色と厚さ

(2) 酢酸ウラニル [$UO_2(CH_3COO)_2・2H_2O$] 染色液

(a) 酢酸ウラニル飽和水溶液
(b) 1～2%酢酸ウラニル純アルコール溶液

酢酸ウラニル染色液は褐色びんに入れて保存する．比較的長期間使用できるが，時間の経過とともに水面に結晶が析出してくるので使用時には注意する．

(3) 電子染色操作

(a) 鉛（酢酸鉛）単染色

単染色の場合は鉛染色が行われる．鉛染色液は，空気中の炭酸ガスをなるべく排除するように注意す

る．酢酸鉛は炭酸ガスと反応して鉛の結晶が析出し，超薄切片に付着して電顕観察の障害となる．

染色操作は，

(i) 清潔なパラフィン台（直径8〜10 cm）を用意し，その上にピペットで吸い取った鉛染色液を滴下する．その上に超薄切片の貼りついた側のグリッドメッシュを載せて染色する（切片と染色液が接触するように）（数分間）．あるいは，よく洗浄した蓋つき小シャーレ（直径2〜3 cm）に鉛染色液を入れ，その中にグリッドメッシュを入れて染色する（数分）．

(ii) メッシュの水洗：染色の終わったメッシュはピンセットで取り出し，蒸留水でよく水洗する．水洗が不十分であると鉛の結晶が析出し，切片の汚れになる．

(iii) 水洗の終わったメッシュは，あらかじめ用意しておいた濾紙の上に移す．このとき，ピンセットの先に水分がついているので，メッシュをはさんだピンセットの先の水分を濾紙小片でよく吸い取っておく．

(iv) メッシュが乾燥したら，グリッドボックスの中に保管する．

(b) 二重染色法

二重染色法は，酢酸ウラニル染色液で前染色し，鉛染色液で後染色する方法である．

(i) 酢酸ウラニル染色（前染色）：まず，よく洗浄したピペットで酢酸ウラニル染色液を吸い上げる．その際，試薬びん内の染色液の水面中央部には酢酸ウラニルの結晶が析出しているので，この部分をよけてピペットを入れ，染色液を採取することである（図31）．吸い取った染色液は，最初の数滴を捨て，清潔なパラフィン台の上にピペットで吸い取った染色液を滴下する．その上に超薄切片の貼りついた側のグリッドメッシュを載せて染色する（切片と染色液が接触するように）．あるいは，よく洗浄した蓋つき小シャーレに染色液を入れ，その中に超薄切片を載せたグリッドメッシュを沈め，蓋をして約20〜30分染色する．その後，メッシュを取り出して蒸留水で丁寧に洗浄する．洗浄の済んだメッシュは濾紙の上に置いて水分をとり，乾燥させる．

(ii) 鉛染色（後染色）：酢酸ウラニル染色の済んだグリッドメッシュは，鉛単染色の際と同じ要領で鉛染色を行う．

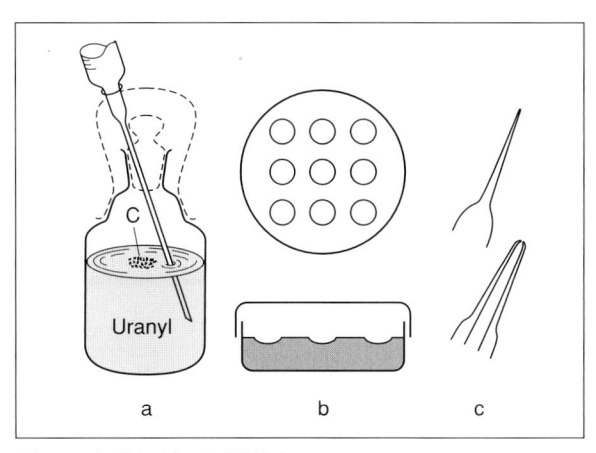

図31 超薄切片の電子染色
aはUranyl液の採取の要領図中（C）は液面にできた結晶を表す．bはシャーレ内にパラフィンで造った染色器．cはピンセットの形状を示す．

二重染色の完了したメッシュはグリッドボックス内に入れ，デシケーター内に保管しておく．

9) ブロック染色 block staining

ブロック染色とは，組織を固定した直後，あるいは脱水の途中で染色する方法である．一般的には酢酸ウラニルが用いられるが，リンタングステン酸を用いることもある．

(i) 固定直後の染色：組織を単固定，あるいは二重固定した後，0.5%酢酸ウラニル溶液で30〜60分間染色する．その後，脱水，包埋に移る．

(ii) 脱水時の染色：固定後，50%アルコールで数回洗い，その後，0.5%酢酸ウラニル50%アルコール溶液で30〜40分間染色する．その後，脱水，包埋する．

c. コロジオン（フォームバー）膜，超薄切片のカーボン補強

超薄切片を載せたグリッドメッシュのカーボン補強は真空蒸着装置（図32）で行う．

1) 真空蒸着装置の操作法

真空蒸着装置は，コロジオン（フォームバー）膜や超薄切片の補強，電子顕微鏡の可動絞りの清掃，レプリカ法，凍結腐食法などに使用されるが，ここでは切片，コロジオン膜のカーボン補強について述べる．

a) 真空蒸着装置の排気系

排気系には予備排気ポンプ（回転ポンプ，FP）

と油拡散ポンプ（DP）がある．予備排気ポンプは，ベルジャー内の空気を粗引きするためのもので，約 10^{-3} mmHg あたりまで真空度を上げることができる．油拡散ポンプは，油をヒーターで熱して油蒸気をつくり，これを冷却水で冷却し，油滴として降下する際，空気も一緒に引くため高度な真空が得られる．

真空蒸着装置の操作の詳細は，ここでは述べない．

(i) 蒸着装置を始動しておく

(ii) 蒸着装置のベルジャーを開け，2本のカーボン棒（一方は先端が円錐形，他方は平坦）を図33のように装着する．

(iii) 2本のカーボン棒の接点が頂上にくるように試料（グリッドメッシュ）を入れたシャーレを置く（図34）．

(iv) ベルジャーを装着してベルジャー内の真空度を上げる（FPで予備排気し，DPで高真空を得る）．

(v) ベルジャー内が十分に真空（約 10^{-5}～$^{-6}$ mmHg）になったらカーボン棒に電流を流し，カーボンを蒸発させてメッシュに蒸着する．

　附：カーボンに電流を流す際，最初に軽く電流を流し，カーボンの接点が赤くなる程度で様子をみる（カーボンの接点がはずれたり，壊れたりしないことを確かめる）．その後，本格的に電流を流す．

(vi) カーボン蒸着が終わったら，エアーリークバルブをゆっくり開いてベルジャー内に空気を入れる．この際，急速に空気を入れると，試料が飛んで移動するので注意する．

(vii) ベルジャーをはずし，試料を取り出して，カーボン蒸着を完了する．

d. 電顕観察

超薄切片を作成し，グリッドメッシュに載せ，カーボン補強の終了したものを電子顕微鏡で観察する（大型電子顕微鏡で，加速電圧 80 kV 以上の場合では，膜補強およびカーボン補強を行わず，観察可能である．

電子顕微鏡操作の実際は，省略する．

e. 写真撮影とフィルム現像

電子顕微鏡で撮影したフィルム（ネガフィルム）

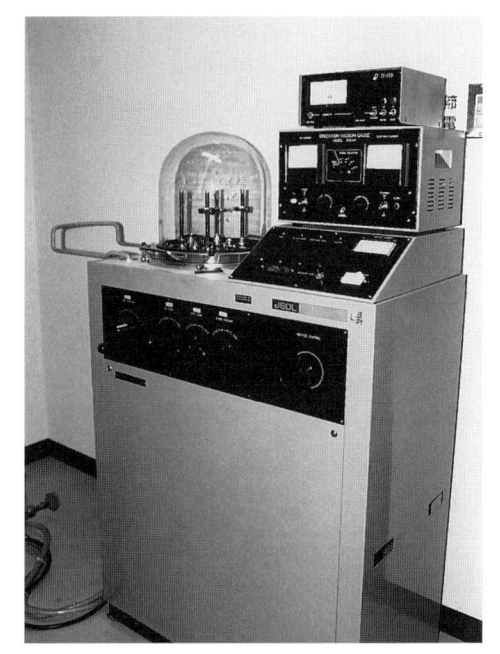

図32　真空蒸着装置（日本電子 JOEL-JEE4C 型）

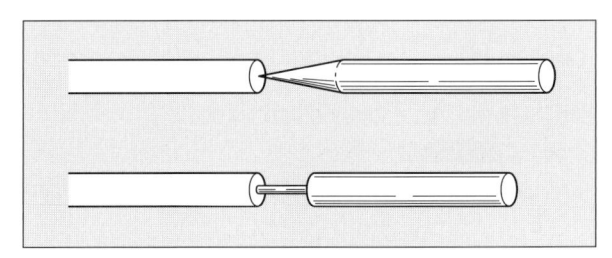

図33　カーボン棒の削り方

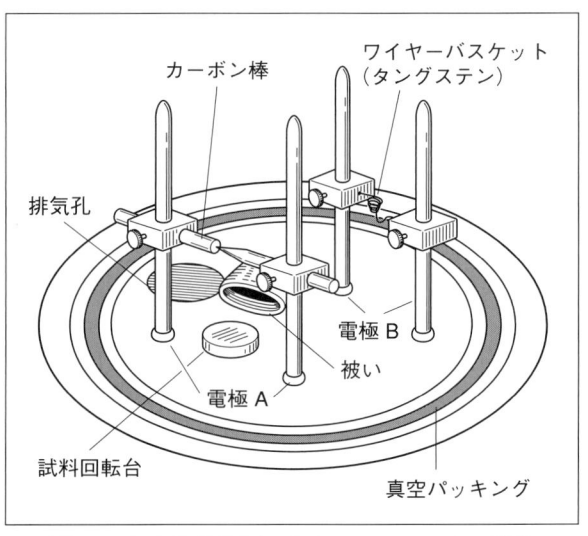

図34　真空蒸着装置の真空ベルジャー内の構造

は，暗室で取り出し，現像する．

① ネガフィルムは20°Cの現像液（コピナール）で2分間現像する．ネガフィルムが多い場合には，フィルムホルダーにはさんで現像液の槽に入れて一気に現像することもできるが，一枚一枚丹念に現像する場合には，図35に示すようなバットに現像液，停止液，定着液を入れ，一枚一枚現像するとよい．

② 停止液（水道水1 l 中に酢酸約 15 ml）に数分間現像停止する．

③ 定着液で10〜15分間定着する．
④ 水洗（流水で約30分間）する．
⑤ 乾燥する．
⑥ 袋に入れて保存する

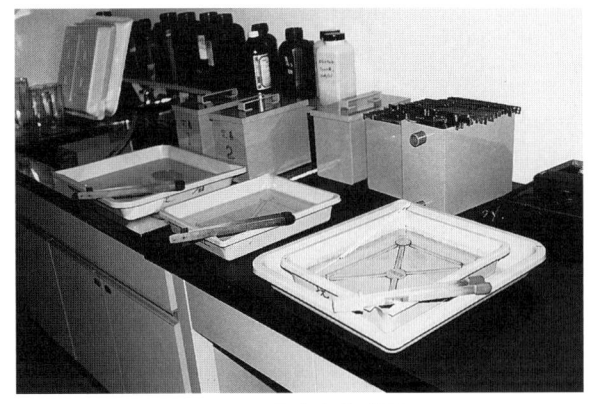

図35 写真現像装置

f. 写真（印画紙）現像

電顕ネガフィルムができあがったら，全部手札版の印画紙に焼きつけてみるとよい．その写真の中から最も適当な写真を選んで論文掲載用の写真とする．

① ネガフィルムを引き延ばし機（図36）で印画紙に露光する．

② 露光の済んだ印画紙は20°C現像液（コレクトール2倍希釈液）で現像する．

③ 停止液で数分間現像停止する．
④ 定着液で約20〜30分間定着する．
⑤ 20〜30分間水洗する．
⑥ 乾燥機（図37）で印画紙を乾燥する．

電顕写真のトーンは，個人の好みにもよるが，論文発表の写真はやや硬めに焼いた方が印刷の仕上がりはよい．

オスミウム酸単固定の場合の電顕写真は，図38に示すように核のクロマチンが十分に固定されず，ミトコンドリアの基質も電子密度が低い．一方，グルタールアルデヒド・オスミウム酸の二重固定では，核のクロマチンがよく保存され，ミトコンドリアの基質もよく保たれている（図39）．

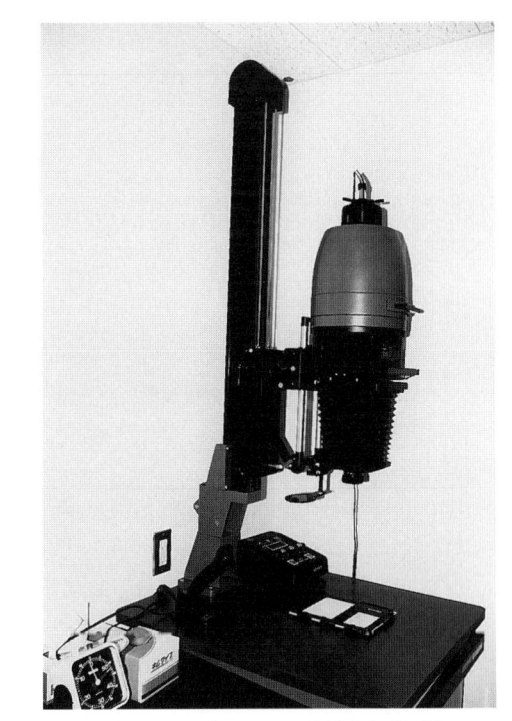

図36 ネガフィルム引き延ばし機

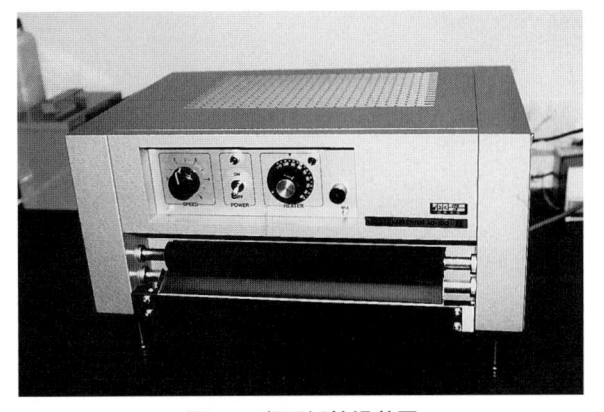

図37 印画紙乾燥装置

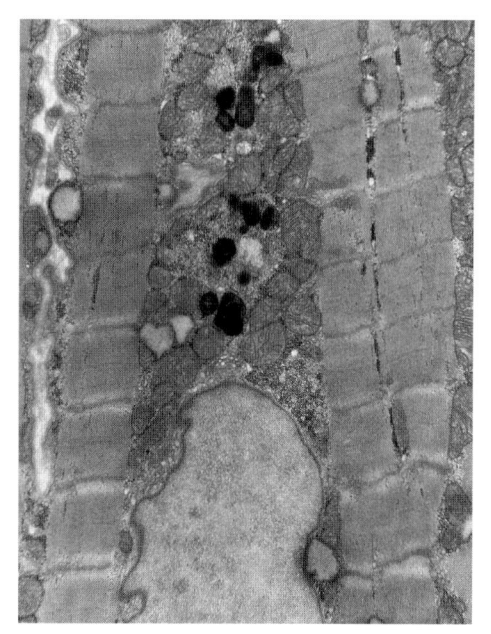

図38 オスミウム酸単固定の心筋細胞写真
核のクロマチンが十分に染まっていない．

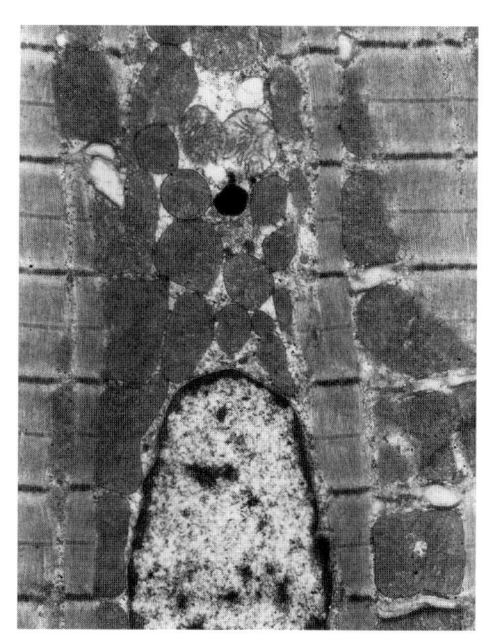

図39 グルタールアルデヒド・オスミウム酸二重固定の心筋細胞写真
核のクロマチンがよく染まっている．

B. 電顕細胞組織化学

1. 酵素組織化学的研究法

a. 酸ホスファターゼ acid phosphatase 染色

　細胞内にはリソゾーム lysosome と呼ばれる電子密度の高い小空胞があり，この中には多数の水解酵素を含んでいる．これらの水解酵素は，ゴルジ装置で合成され，小囊胞に蓄積されたものであり，細胞内の不要な物質や貪食空胞内の物質を分解するためのものである．電顕的酸ホスファターゼ染色は，このリソゾームを電顕的に検出するため，その中に含まれている酸ホスファターゼを染色するものである．

［準備する試薬］
i) Gomori 法
《反応液（incubation medium）》
　A 液：0.05 M 酢酸緩衝液（pH 5.0）　　500 ml
　B 液：硝酸鉛　　　　　　　　　　　0.6～0.9 g
　C 液：3% β-glycerophosphate-Na 溶液
　　　　　　　　　　　　　　　　　　　50 ml
37℃ で 60 分おき，濾過後約 25 ml の蒸留水を追加する．

ii) Barka-Anderson 法
《反応液（incubation medium）》
　A 液：1.25% β-glycerophosphate-Na 溶液
　　　　　　　　　　　　　　　　　　　10 ml
　B 液：0.1 M トリス・マレイン酸 tris-maleic
　　　　acid 緩衝液（pH 5.0）　　　　　10 ml
　C 液：蒸留水　　　　　　　　　　　　10 ml

A，B，C 液の混合液中に，20 ml の 0.2% 硝酸鉛 lead nitrate 溶液を撹拌しながら少量ずつ滴下すると，途中で混合液は白濁する（白濁するまではゆっくり少量ずつ撹拌しながら滴下する）．混合液が白濁してきたら，一気に残りの液を入れる．その後，0.1 N の塩酸（HCl）で pH を 5.0 に調節する．

使用前約 1 時間前に 37℃ の孵卵器で温めておく．使用時濾過して使用する．

［染色操作］
① 4% パラホルムアルデヒド・1.5% グルタールアルデヒド・カコジール酸緩衝液（pH 7.4）で灌流固定する．
② 組織を切り出し 1～2 mm³ のブロックに細切する（20～30 分再固定してもよい）．この小組織ブロックをビブラトーム（ティッシューセクショナー

tissue sectioner）で40〜50μの厚さの切片に切る．

③ 緩衝液でよく洗浄する．

④ あらかじめ37℃に加温しておいた浸漬液の中に入れ，20〜30分間37℃で浸漬する．

［対照（control）としては，浸漬液中から基質（β-glycerophosphate-Na）を除いて浸漬する］

⑤ 浸漬終了後，洗浄し，1％四酸化オスミウム溶液で後固定する（約1時間）．

⑥ 脱水，包埋する．

b. ペルオキシダーゼ peroxidase 染色

1） ペルオキシゾーム（PPO）染色

細胞内のペルオキシダーゼ（特にペルオキシゾーム）を染色する方法である．

［準備する試薬］

・固定液（灌流固定液）：1％パラホルムアルデヒド・1％グルタールアルデヒド・0.05Mカコジール酸緩衝固定液（pH 7.4）

8％パラホルムアルデヒド溶液	25 ml
25％グルタールアルデヒド溶液	8 ml
0.2 M カコジール酸緩衝液（pH 7.4）	50 ml
Aqua dest.	117 ml
	200 ml fixative

・反応液（incubation medium）

(a) 0.05 M トリス塩酸緩衝液（pH 7.6）　10 ml
　　DAB　　　　　　　　　　　　　10〜100 mg
　　1％ H_2O_2　　　　　　　　　　　0.1 ml

(b) 0.05 M トリス塩酸緩衝液（pH 7.6）　10 ml
　　DAB　　　　　　　　　　　　　10〜100 mg
　　1％ H_2O_2（−）

［染色操作］

① 組織固定（灌流固定）

② 緩衝液で組織を十分洗浄する．

③ 組織細切：ティッシューセクショナーで40〜50μに細切する．

④ 組織を2群に分け，(a)と(b)の方法で反応液で反応させる．

　(a) H_2O_2加の反応液で暗室（室温）にて約2時間反応させる．

　(b) 対照として H_2O_2（−）の反応液で暗室（室温）にて約2時間反応させる．

⑤ 緩衝液で洗浄する．

⑥ 1％のオスミウム酸で後固定する．

⑦ 緩衝液で洗浄する．

⑧ 脱水，包埋する．

この包埋した組織の超薄切片を作成し，電顕で観察する．

2） myeloperoxidase（MPO）染色

骨髄芽球の粗面小胞体を中心に出現するペルオキシダーゼを染色する方法である．

［準備する材料，試薬］

・被検血液

・固定液：1％タンニン酸・2％パラホルムアルデヒド・0.5％グルタールアルデヒド・0.1 M リン酸緩衝固定液（pH 7.2）

4％パラホルムアルデヒド溶液	25 ml
25％グルタールアルデヒド溶液	1 ml
0.2 M リン酸緩衝液（pH 7.4）	24 ml
Tannic acid	0.5 g
	50 ml fixative

・反応液（incubation medium）

(a) 0.05 M トリス塩酸緩衝液（pH 7.6）　10 ml
　　DAB　　　　　　　　　　　　　20 mg
　　1％ H_2O_2　　　　　　　　　　　0.1 ml

(b) 0.05 M トリス塩酸緩衝液（pH 7.6）　10 ml
　　DAB　　　　　　　　　　　　　20 mg
　　1％ H_2O_2（−）

［染色操作］

① 血液（ヘパリン加）を採取する．

② 遠心機で遠沈（白血球の層バフィーコートができる）．

③ 上澄み（血清）をピペットで注意深く吸い上げて捨てる．

④ 冷却固定液（4℃）をバフィーコート上にゆっくり流し込み，約1時間固定する．

⑤ 固定されたバフィーコートを取り出し，固定液中で細切する．

⑥ 緩衝液で組織を十分洗浄する．

⑦ 組織を約40〜50μに細切する．

⑧ 組織を2群に分け，(a)と(b)の方法で反応液で反応させる．

　(a) H_2O_2加の反応液で暗室（室温）にて約1時間反応させる．

　(b) 対照として H_2O_2（−）の反応液で同様に約1時間反応させる．

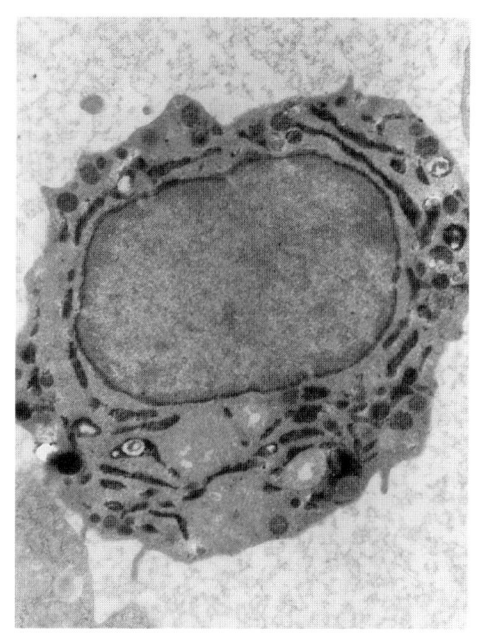

図 40 骨髄芽球の myeloperoxidase（MPO）染色
粗面小胞体，ゴルジ装置，顆粒が陽性に染まっている．

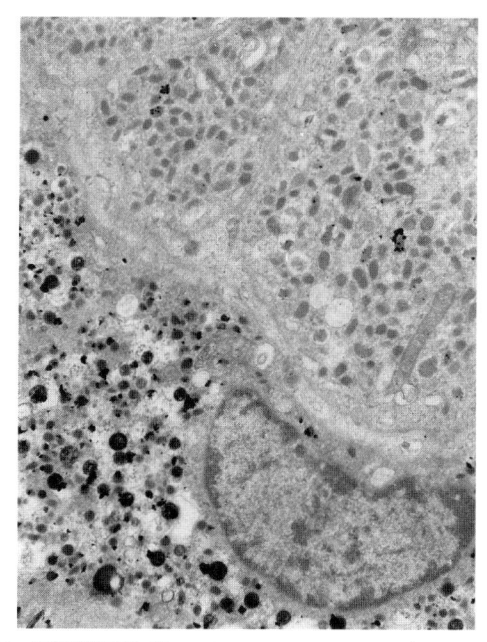

図 41 副腎髄質細胞のカテコールアミン（ノルアドレナリン）染色
銀の沈着により黒色に染まっている顆粒がノルアドレナリン顆粒である．

⑨ 緩衝液で洗浄する．
⑩ 1% のオスミウム酸で後固定する．
⑪ 緩衝液で洗浄する．
⑫ 脱水，包埋する．

この組織片の超薄切片を作成し，電顕で観察する．

電顕的には骨髄芽球の粗面小胞体，ゴルジ装置，および顆粒内に陽性所見がみられる（図40）．

2. カテコールアミン（鍍銀）染色法

カテコールアミン含有細胞（副腎髄質細胞）の銀法によるノルアドレナリン検出法を紹介する．

[準備する材料と試薬]
・副腎髄質組織
・固定液：6.5% グルタールアルデヒド，0.1 M リン酸緩衝固定液（pH 7.2）
・ammoniacal silver carbonate solution
　　10% 硝酸銀 silver nitrate　　　　　100 ml
　　5% 炭酸ナトリウム sodium carbonate　300 ml
　　アンモニア　　　　　　　　　　　　　少量
　　蒸留水　　　　　　　　　　　　　　100 ml

10% 硝酸銀 100 ml に 5% 炭酸ナトリウム 300 ml を加えると白濁する．この液にアンモニアを滴下して白色沈殿物がほとんどなくなるまで加える．その後蒸留水を 100 ml 加えて反応液とする．

[染色操作]
① 冷却固定液（4°C）で組織を約1時間固定する．
② 固定液中で組織を約 40〜50 μ に細切する．
③ 5% ショ糖加緩衝液で洗浄する．
④ 7.5% ショ糖加緩衝液で洗浄する．
⑤ 反応液（ammoniacal silver carbonate solution）で室温にて約20秒間反応させる．
⑥ ショ糖加緩衝液で洗浄する．
⑦ 1% チオ硫酸ナトリウム液で洗浄する．
⑧ 1% オスミウム酸で後固定する．
⑨ 脱水，エポン包埋する．

この組織の超薄切片を作成し，電顕で観察する．ノルアドレナリン含有顆粒に銀の沈着がみられる（図41）．

C. 電顕的免疫組織化学

今日では，光顕レベルでの免疫組織化学的方法はよく発達し，抗原抗体反応による細胞内，あるいは組織内の物質を検出することができるようになった．それに伴って電顕レベルでも免疫組織化学的（あるいは，免疫細胞化学的）方法により，特定の物質の細胞内局在を観察することができるようになった．その原理は，光顕的な免疫組織化学と全く同様で，その応用にほかならない．

すなわち，電顕レベルにおいても，(1) 目的とする物質に抗原性のあること，(2) 固定その他の操作において抗原性を失わないこと，(3) その物質に対する特異抗体が細胞，組織内に浸透し，その物質と抗原抗体反応を呈すること，などが必要である．

1. 組織固定

免疫組織化学のための組織固定は，細胞，組織の構造をよく保つと同時に，なるべく抗原性を失わないような固定法を用いなければならない．アルデヒド系の固定液，特にパラホルムアルデヒドは蛋白質の抗原性を比較的よく保つので，① 4～8% パラホルムアルデヒド（0.05～0.1 M リン酸緩衝液 pH 7.4）に 8% のショ糖（サッカロース）を加えて用いる．一方，グルタールアルデヒドは細胞，組織の構造をよく保つ優れた固定液であるが，抗原性を低下せしめるので，単独では用いられることが少ない．したがって，欠点を補う目的で，② 2～4% パラホルムアルデヒド＋0.1～0.5% グルタールアルデヒド緩衝液（pH 7.4）に 8% のショ糖を加えたものが用いられる．

糖蛋白抗原を固定する場合には，アルデヒド系の固定液は抗原性を著しく低下せしめるので，McLean and Nakane (1974) の PLP(periodate-lysin-paraformaldehyde) 固定液が用いられる．

[PLP 固定液]

① 保存液 A（0.1 M リジン，0.05 M リン酸緩衝液 pH 7.4）1.827 g のリジン塩酸を 50 ml の蒸留水に溶かす（0.2 M リジン塩酸溶液）．この液に 0.1 M $NaHPO_4$ 溶液を加えて pH を 7.4 に調整する．

② 保存液 B（8% パラホルムアルデヒド溶液）

③ 固定液の作成

使用する直前に A 液と B 液を 3：1 の容量で混合する．その後，この混合液にメタ過ヨウ素酸ナトリウム（$NaIO_4$　21.4 mg/10 ml）を加えて溶解する．最終的には 0.01 M $NaIO_4$-0.075 M lysine-2% paraformadehyde-0.0375 M リン酸緩衝液（pH 6.2）となる．これに 8% の割合でショ糖を加え，固定液として使用する．

下垂体ホルモン（GH，ACTH，prolactin など），神経ペプチド（VIP，NPY など）のようなペプチド系の抗原では，ピクリン酸を含んだアルデヒド系の固定液（ザンボーニ液）が用いられる．

[ザンボーニ液]

① A 液：飽和ピクリン酸溶液（沈殿を濾紙で濾過）150 ml．

② B 液：20% パラホルムアルデヒド溶液 100 ml．

③ 固定液の作成

A 液と B 液を混合し，320 mOsM リン酸緩衝液（$NaH_2PO_4 \cdot 2H_2O$ 3.31 g と $Na_2HPO_4 \cdot 12H_2O$ 33.7 g）で 1,000 ml とする．最終的には 0.21% ピクリン酸・2% パラホルムアルデヒド・リン酸緩衝液（pH 7.3）となる．これにショ糖を加えて固定液として用いる．

2. 標識抗体の種類

抗体に標識する物質としては，フェリチン，金コロイド，horseradish peroxidase (HRP) などがあるが，一般的には HRP が多く用いられている．また，標識する抗体も，PAP 法，ABC 法に用いられる IgG 抗体と，IgG 抗体の Fab-fragment (Fab') とがある．IgG 抗体は，樹脂包埋後の超薄切片を用いて行う酵素抗体法（post-embedding method）に用いられる．樹脂包埋前の酵素抗体法（pre-embedding method）では Fab-fragment が用いられる．

3. 包埋前酵素抗体法 pre-embedding method

a. 組織採取と固定

実験動物の場合は，① 灌流固定を行い，その後，② 組織を取り出し，4℃ の同一固定液中で細切（0.5×0.5 mm 以下）し，4～12 時間再固定する．

人体材料の場合は，灌流固定はできないので，手

術室で直ちに組織を切りだし，冷却固定液中で細切（0.5×0.5 mm 以下）し，4〜12 時間固定する．

b． 凍結切片作成

固定の終了した組織は，

① 10%，15% および 20% ショ糖加 PBS でよく洗浄する（ショ糖濃度を 10% から 15%，20% と上げながら十分に洗浄し，組織内から固定液を完全に洗い出す）．

② OCT compound に包埋する．

③ ドライアイス・アルコール中で急速に凍結する．

④ クリオスタット（−15〜−30°C）で 6〜8 mμ の厚さに薄切する．切片がはがれないように卵白アルブミン塗布スライド（シラン塗布や poly‐L‐lysine 塗布したスライドガラスが市販されている）を使用する．

⑤ スライドガラスに張りつけた切片は室温で 30 分間風乾する．

[0.01 M リン酸緩衝食塩液 phosphate buffer saline solution（PBS）]

(1) 0.1 M リン酸緩衝液（PB）pH 7.4
  $Na_2HPO_4 \cdot 12 H_2O$　　　29.01 g
  $NaH_2PO_4 \cdot 2 H_2O$　　　2.96 g
を 1,000 ml の蒸留水に溶かす．

(2) 0.01 M リン酸緩衝食塩液（PBS）pH 7.2
  0.1 M リン酸緩衝液（PB）pH 7.4　100 ml
  NaCl　　　　　　　　　　　　8.5 g
を 1,000 ml の蒸留水に溶かす．

c． 抗原抗体反応操作

抗原抗体反応の操作には，(a) 抗原に標識抗体を直接反応させる直接法と，(b) 抗原に一次抗体を反応させ，その後標識抗体（二次抗体）を反応させる間接法とがある．

その手順としては，

① 非感作血清で組織を前処理する．これは組織の抗体に対する非特異的反応をあらかじめ阻止しておくためである．

② 組織の前処置後，一次抗体，標識二次抗体を反応させる．

d． 抗原抗体複合体の再固定

組織内の局所で抗原と抗体が反応して抗原抗体複合体が形成されるが，その複合体の不動化を確実にするために，1〜2% グルタールアルデヒドで再固定する．

e． 標識酵素（HRP）の酵素化学反応

標識酵素の HRP は，Graham‐Karnovsky 法（DAB 溶液）で染色する．

[DAB 溶液（incomplete Graham‐Karnovsky solution）]

(a) 3,3'‐ジアミノベンチジン・4 HCl
  （3,3'‐diaminobenzidine‐4 HCl）　　20 mg
(b) 0.05 M トリス塩酸緩衝液（pH 7.6）　75 ml
上記(a)，(b)を混合し，(b)液を加えて 100 ml とする．

[DAB‐H_2O_2 溶液]

DAB 溶液に 5% 過酸化水素（H_2O_2）水 0.1 ml を加えた溶液．

HRP 染色は，DAB 溶液に 1% の DMSO（dimethylsulfoxide）を加えた溶液で約 30 分処理（pre‐incubation）し，その後 DAB‐H_2O_2 溶液で 5〜10 分室温で反応させる．

f． オスミウム酸による後固定

標識酵素の HRP が DAB 反応により不溶性産物となって細胞内に沈着する．この組織にオスミウム酸後固定を行うと，この不溶性産物にオスミウムが沈着して鮮明なコントラストを生ずる．

g． 脱水，包埋

染色の完了した組織は，型のごとくアルコール系列（70，80，90，99，100% エタノール）で脱水し，樹脂に包埋する．

樹脂包埋の方法：スライドガラスに貼りついた組織切片を樹脂包埋する一般的な方法は，inverted gelatin capsule method と呼ばれる方法である．まず，エタノールで脱水を完了したスライドガラス上の組織に，アルコールの乾かないうちに樹脂を 1 滴たらし，その上に樹脂を満たしたゼラチンカプセルを逆さに立て，水平を保ったまま 60°C の孵卵器で 3 日間重合させる．重合の完了したスライドガラスつきゼラチンカプセルは，裏側（スライドガラス下

面）からバーナーで熱を加えると，組織切片を付着した樹脂カプセルは簡単にスライドガラスから剥がれる．

h. 超薄切片作成

　組織片は，実体顕微鏡で観察しながら通常の電顕包埋材料と同様にトリミングする．ただし，6〜8 μ ときわめて菲薄な切片であるので，光顕用の準薄切標本および超薄切片標本の作成には十分注意を要する．

i. 電顕観察

　電顕観察の際，① 電子染色（鉛染色）を行わない切片と，② 電子染色を行った切片の2種類を作成する．すなわち，電子染色を行わない切片で反応産物の局在を確認しなければならない．その理由は，電子染色のみでは，鉛の沈着により反応産物が覆い隠される可能性があるためである．通常は，ウラニル染色は行わない．これは核酸などを濃く染めるため，反応産物を覆い隠す可能性が高いためである．

［試料作成操作のフローチャート］

① 組織試料を採取，細切する．

② 組織を固定（アルデヒド系の固定液）する（4°C 2〜16時間）．灌流固定後の組織では同一固定液で再固定する．

③ 洗浄［(a) 10% ショ糖加 4°C PBS，4〜12時間，(b) 15% ショ糖加 4°C PBS，4〜12時間，(c) 20% ショ糖加 4°C PBS，4〜12時間］

④ 凍結切片（6〜8 μ）を作成する．

⑤ 風乾（室温30分）

⑥ PBS（4°C）で洗浄（必要であれば内在性ペルオキシダーゼ阻止の操作を行う）

⑦ 抗原抗体反応を行う．
　(a) 直接法
　(b) 間接法

⑧ PBS（4°C）で洗浄する．

⑨ 1〜2% グルタールアルデヒド緩衝液（pH 7.4）で固定する．

⑩ PBS（4°C）で洗浄する．

⑪ DAB 溶液で前処理（pre-incubation）：15〜30分

⑫ DAB-H_2O_2 溶液で反応：5〜10分

⑬ PBS（4°C）で洗浄する．

⑭ 1〜2% オスミウム酸で固定（1時間）する．

⑮ 脱水後樹脂包埋する．

　樹脂包埋された組織を超薄切し，無染色および電子染色をして電顕観察する．

4. 樹脂包埋超薄切片による免疫電顕（post-embedding method）

　この方法は，通常の樹脂包埋材料の超薄切片を用いて抗原抗体反応を行い，目的とする抗原物質の局在を検索する方法である．

　この方法の特徴は，① 細胞・組織の固定がよく，② 抗原の流出，移動が起こらないこと，③ 抗原が切片表面に露出しているため，抗体との反応が容易であること，④ 抗体に IgG を使用できるため，peroxidase-antiperoxidase（PAP）法，avidin-biotin-peroxidase complex（ABC）法が利用できる，⑤ 組織内への浸透の困難なフェリチン，コロイド金などを標識した抗体（フェリチン標識抗体，コロイド金標識抗体）を使用できる，などの利点があるが，一方，樹脂包埋過程において目的とする抗原物質の抗原性が低下，あるいは失活しやすい欠点がある．

［試料作成（間接法）操作のフローチャート］

① 通常の二重固定組織の樹脂包埋

② 超薄切片の作成，ニッケルグリッド nickel-grid に載せる

③ 10% H_2O_2 溶液にグリッドを入れ，室温で10分間樹脂を浸食（組織を切片の表面に露出する）

④ 1% PBS で洗浄

⑤ 湿室（moisture chamber）内で一次抗体と反応させる（2〜3時間）

⑥ 1% BSA（bovine serum albumin）添加 PBS で洗浄

⑦ 湿室（moisture chamber）内で標識二次抗体と反応させる（1〜2時間）

⑧ DAB 反応を行う

⑨ PBS で軽く洗浄

⑩ 1〜2% オスミウム酸固定（1時間）

⑪ PBS でよく洗浄後乾燥

⑫ 電顕観察

附1：ABC 法の場合
　① 上記間接法の ①〜⑥ まで同じ操作

② 湿室内でビオチン化二次抗体を2〜3時間室温で反応させる
③ PBSで十分洗浄
④ ABC（市販のABC kit）と1〜2時間，室温で反応させる
⑤ PBSで十分に洗浄
⑥ DAB反応を行う
⑦ PBSで軽く洗浄
⑧ 1〜2％オスミウム酸固定（1時間）
⑨ PBSで十分に洗浄後乾燥
⑩ 電顕観察

附2：コロイド金標識抗体法の場合
① 上記間接法の①〜⑥まで同じ操作
② 湿室内でコロイド金標識二次抗体を2〜12時間室温で反応させる
③ PBSで十分に洗浄後乾燥
④ 電顕観察

附3：最近，オスミウム酸後固定の代わりにウラン後固定を行い，親水性の包埋剤を用いた方法が開発されている．その方法について述べる．
① 組織固定（2.5％グルタールアルデヒド緩衝固定液pH 7.4）で灌流固定する．その後組織を摘出し，さらに同一固定液で4℃一晩固定する．
② 4℃の緩衝液（0.1Mマレイン酸緩衝液pH 6.8）で10分ずつ3回洗浄する．
③ 2％酢酸ウラン（0.05Mマレイン酸緩衝液pH 6.5）で1時間（4℃）後固定する．
④ 脱水する（30％エタノール，1時間，50％エタノール，1.5時間，その後−20℃の70，90，100％エタノールでそれぞれ1.5時間，さらに−20℃の100％エタノールで一晩）．
⑤ 包埋剤となじませ．
　（i）LR White 20 gとInitiator C（Lowicryl K4M用のもの）0.1 gの混合液（包埋剤）をつくる．
　（ii）100％エタノールと(i)の包埋剤＝1：1；1：2；包埋剤のみを，それぞれ−25℃2時間，その後さらに包埋剤のみで−25℃一晩なじませる．
⑥ ポリエチレンの包埋板（10穴）に包埋剤を入れ，その中に組織を入れて表面をサランラップで被い，重合する（−25℃の冷蔵庫内で紫外線重合，72時間）．

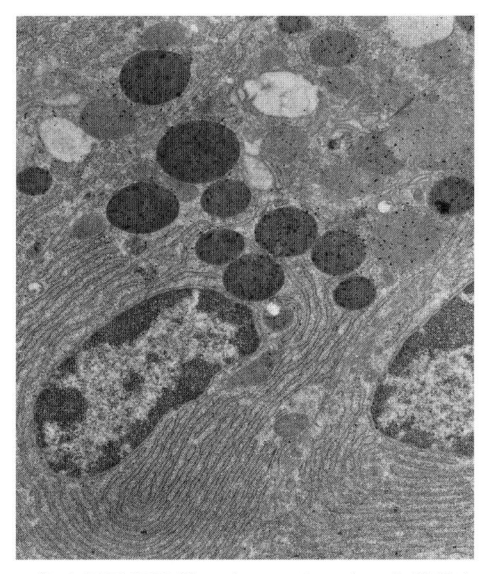

図42 免疫電子顕微鏡によるマウス十二指腸腺細胞のレクチン染色
顆粒内に金コロイドの沈着がみられる．（広島大学医学部第二解剖学教室・片岡勝子教授ご提供）

⑦ 重合の完了したブロックから超薄切片を作成する．
⑧ PBS（pH 7.4）で5分間．
⑨ 1％BSAでブロッキングする．
⑩ 染色：SBA-15 nm goldで30分反応させる（湿潤箱中）．
⑪ PBSで3回，蒸留水で1回洗浄する．
⑫ 乾燥させ，電顕で観察する．

図42にみられるように，金コロイドが目的とする抗原上にみられる．

D. 走査型電子顕微鏡

走査型電子顕微鏡 scanning electron microscopy (SEM)（以下，走査電顕）の原理は，図43に示すごとく，電子銃によって放出された電子ビーム（点状照射線）を偏向コイルによって試料面を走査し，その反射線をブラウン管に集めて試料表面を観察するものである．これはテレビのブラウン管の構造に似ている．すなわち，電子ビームで試料面全体を細かい線に分割して走査し，その散乱線を観察することにより，試料表面の状態をブラウン管に写し，観察するものである．

走査電顕は図44に示すように，鏡筒部と操作部からなっている．鏡筒部には電子銃（電子線の発生装置），偏向コイル（電子線を走査），試料台，検出器などがある．操作部には電子線の発生，電子レンズの操作，電子線の走査装置，写真装置などを備えている．

1. 細胞・組織の表面観察

試料の表面を観察するためには，まず，試料の原形が観察時損なわれていないこと，高真空内で観察するため十分に乾燥していることが必要である．また，表面に余分なものが付着しないような処置を施さなければならないし，金属コーティングなどを行って試料の帯電を防止する必要がある．

[試料作成]

1) 組織固定

観察試料作成には，組織を固定せずに観察試料を作成する場合（未固定試料）と，組織を固定して試料を作成する場合（固定試料）とがある．

未固定試料の場合は，組織の収縮は少ないが，表面に異物が付着して汚れが目立つ．一方，固定した試料の場合は，組織の収縮はみられるが，表面がきれいに保たれる．したがって，一般的には組織を固定し，乾燥，蒸着して観察する．

a) 浸漬固定

(a) 単固定：(i) 10％ホルマリン緩衝液（pH 7.4），(ii) 2.5％グルタールアルデヒド緩衝液（pH 7.4），(iii) 1％パラホルムアルデヒド・1％グルタールアルデヒド緩衝液（pH 7.4），2％四酸化オスミウム緩衝液（pH 7.4）などが単固定の固定液に用いられる．この場合は，組織内に固定液が迅速に浸透するように，組織を小さく切る（約 0.5×0.5×0.2 mm）．

(b) 二重固定：ホルマリン，パラホルムアルデヒド，グルタールアルデヒド，などで前固定し，四酸化オスミウムで後固定する．

アルデヒド系の固定液による単固定よりも，四酸化オスミウム後固定を行う二重固定の方がよい結果が得られる．その理由としては，アルデヒド系の固定液は，脂質の固定が十分でなく，脱水時に脂質が遊出して形態の変化を伴う可能性があるからである．この欠点を四酸化オスミウムによる固定が補う．

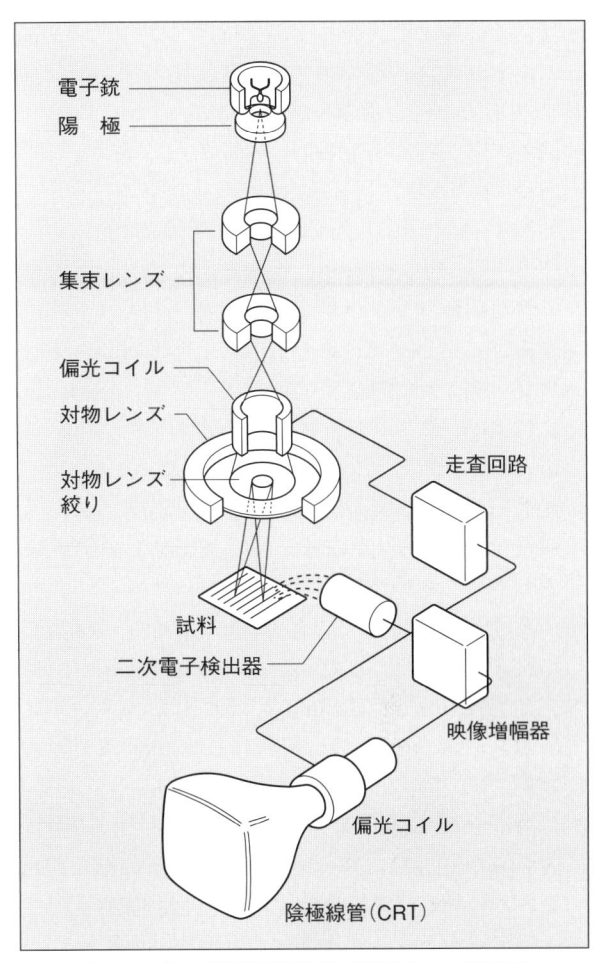

図43 走査型電子顕微鏡（SEM）の原理図

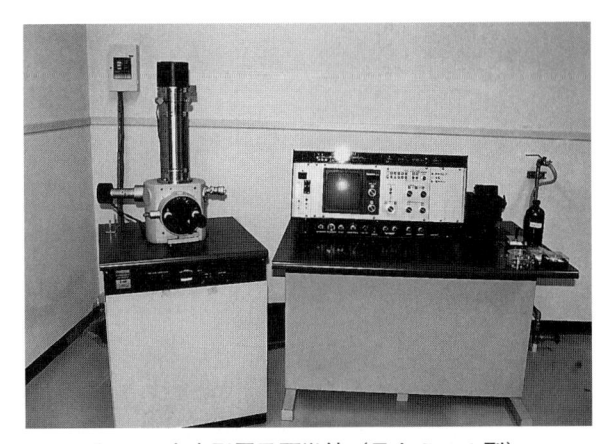

図44 走査型電子顕微鏡（日立 S-450 型）

b) 灌流固定

走査電顕試料としては，浸漬固定よりも，また，灌流固定を行う方がよい結果が得られる．その理由は，固定液の浸透が早く，組織の変形，損傷を少な

くするからである．

しかし，人体材料の場合は灌流固定が不可能な場合がほとんどで，浸漬固定を行わなければならない．

2）組織の細切，後固定と脱水

すでに述べたように，基本的には灌流固定を行う．その後，目的の臓器，組織を取り出し，これをよく切れるカミソリの刃で 2～3 mm³ の大きさに細切する．これをよく洗浄した後，1% の四酸化オスミウムで約 1 時間後固定する．後固定後，組織を十分に洗浄し，アルコール系列で脱水する．

3）組織の乾燥

走査電顕用の試料の乾燥には，① 自然乾燥，② 凍結乾燥，③ 臨界点乾燥，などがある．自然乾燥やアセトンを用いた乾燥では，水やアセトンの蒸発時，表面張力によって上皮細胞の繊毛などは変形し，良好な結果が得られない．この欠点を補うために凍結乾燥や臨界点乾燥法が考案された．今日では臨界点乾燥装置（図 45）を用いる乾燥法が一般的である．

a) 臨界点乾燥装置による乾燥
(1) 原　理

気体や液体が，ある一定の温度以上になると，どのように圧力を加えても液化しない点（臨界点）のあることを利用したものである．すなわち，試料を液体に入れたまま温度を上げてその液を臨界点に到達させ，試料の内外が完全に気化した状態を保ったまま大気圧まで圧力を下げて試料を乾燥させるものである．

(2) 乾燥試料の作成操作

- 臨界点乾燥装置の乾燥室を操作手技に従って予備冷却しておく．
- アルコールで完全に脱水した組織を，酢酸イソアミルで置換する（1 回 10～15 分，3～4 回交換）．
- 試料カゴ（内部に濾紙を敷いておく）の中に試料を入れる（カゴの外のゴミがつかないための措置）．余分な酢酸イソアミルは濾紙で吸い取られる．
- 乾燥室の中に入れて密封する．
- 臨界点乾燥装置の操作手技に従って，乾燥室の中に液化炭酸ガスを入れる．
- 酢酸イソアミルと液化炭酸ガスを置換する．
- 温度を上げて液化炭酸ガスを臨界状態にする．

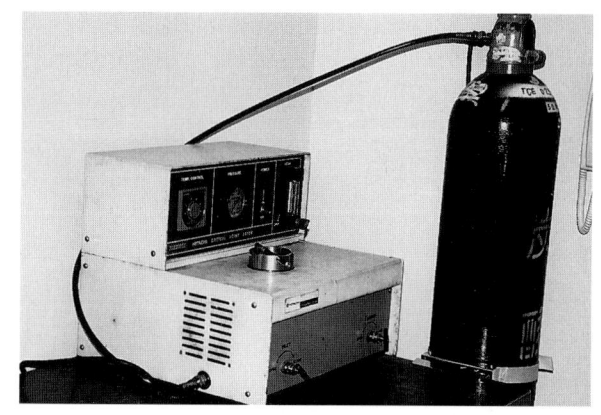

図 45　臨界点乾燥装置（日立 HCP-2 型）

- 炭酸ガスを排出する．
- 試料を取り出す．
- 試料を走査電顕観察用のアルミ台に取りつける．
一般的には，アルミ台の表面に両面テープを貼り，その上に試料を置いて固定する．
以上の操作で走査電顕用の乾燥試料ができあがる．

b) 凍結乾燥による試料の乾燥

t-ブチルアルコールを用いた凍結乾燥がよく用いられている．

［操作］

① エタノール脱水の完了した試料を約 30℃ に温めた t-ブチルアルコールに入れる．

② 冷蔵庫で試料とともに t-ブチルアルコールを凍結する．

③ 真空乾燥装置の中に入れて t-ブチルアルコールがなくなるまで排気する．

④ 真空装置内から試料を取り出す．

⑤ 試料の乾燥完了．

試料の乾燥が完了したら，試料を試料台に載せて接着剤で固定し，金蒸着を行う．

2. 血管鋳型標本の走査電顕観察

血管，特に毛細血管の走行，分布，形態を観察するためには，血管内腔に樹脂を入れてその鋳型を作成し，組織を融解，除去して樹脂の鋳型標本を作成し，走査電子顕微鏡で観察する方法もある．

ラット，マウスなどの小動物では，心臓あるいは上行大動脈から樹脂を注入すると，腎，副腎，消化管，骨格筋など，全身諸臓器，組織の血管構築が観

察される．犬，家兎などの比較的大型の動物では，臓器，組織内に入る動・静脈を確保し，動脈より樹脂を注入する．

［準備する試薬，器具］

① 動物手術用器具一式
② ネンブタール
③ 注射器（ディスポーザブル）およびカテーテル（動脈の内径に合う大きさのもの）．
④ ヘパリン加生理食塩水または緩衝液（pH 7.4）．
⑤ 血管内注入用樹脂
　メルコックス［Mercox，CL-2 R-5（赤色）またはCL-2 B-5（青色）］
⑥ 硬化剤 MA
⑦ メルコックス，硬化剤 MA 混合用ビーカーとガラス棒
⑧ 20〜30% NaOH 溶液

［試料作成操作］

① 動物をネンブタールで麻酔する．小動物の場合は腹腔内投与，大型動物では経皮下静脈投与する．
② ヘパリンを投与する．
③ 小型動物では開胸し，心尖部あるいは胸部大動脈よりカテーテルを挿入し，縫合糸で結紮してカテーテルを固定する．

成犬のような大型動物では，図46のごとく，臓器を摘出して動脈を確保し，動脈からカテーテルを挿入して縫合糸で結紮固定する．

④ ヘパリン加生理食塩水を動脈内に流入して臓器を灌流すると同時に経心，経大動脈の場合は右心房を切開して灌流液流出口をつくる．摘出臓器では灌流液は静脈から流出する．

⑤ 十分に血液が排出されたら，硬化剤を混合した樹脂（メルコックス）を注入する．注入圧は，ラットで約 100 mmHg，犬では 120〜130 mmHg とする．

［硬化剤混合比］

(I) メルコックス　　　　　　20 g
　　硬化剤（MA）　　　　　 0.4〜0.5 g
使用可能時間は 4〜5 分，硬化時間は 8〜10 分
(II) メルコックス　　　　　　20 g
　　硬化剤（MA）　　　　　 1.5〜2.0 g
使用可能時間は 2〜3 分，硬化時間は 6〜8 分

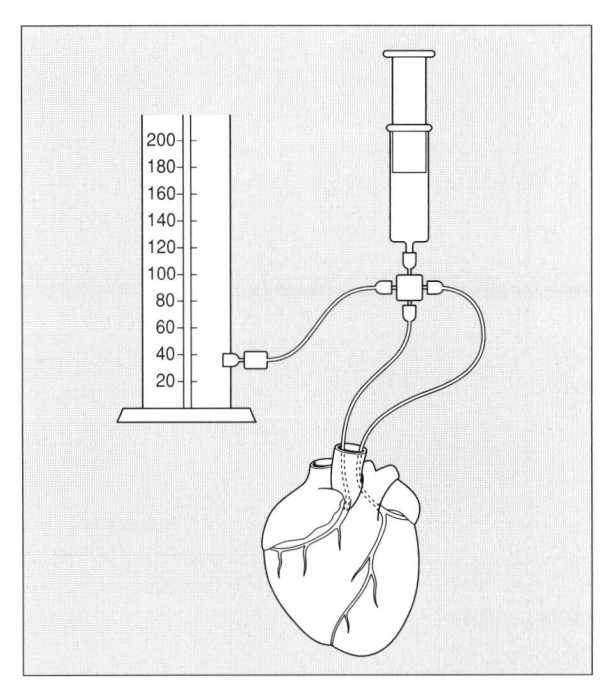

図46　成犬心臓の冠状動脈灌流と樹脂注入法

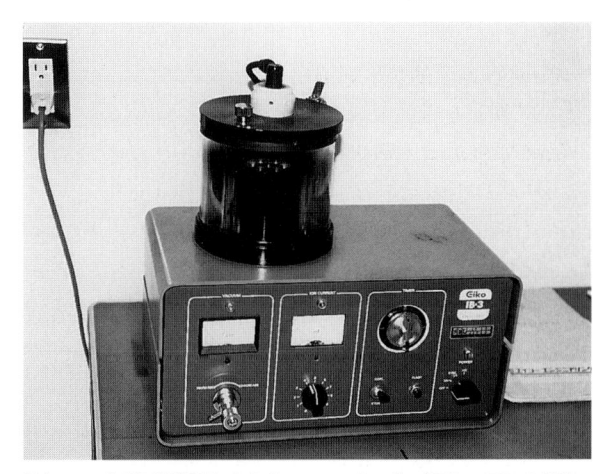

図47　金蒸着装置（イオンコーター）（Eiko IB-3 型）

硬化剤を多く混合すると，樹脂の硬化時間が短縮する．

⑥ 静脈側から樹脂のみが流れ出るようになったらカテーテルを抜いて動脈を結紮する．10〜20 分後臓器を摘出し，60℃の孵卵器に入れてさらに重合を強化する．

⑦ 樹脂の硬化が完了したら，臓器（組織）を細切（0.5×0.5×0.3 cm 以下）する．

⑧ 20〜25% NaOH 溶液に入れて組織を融解除去する（12〜24 時間）．その間，数回 NaOH の液

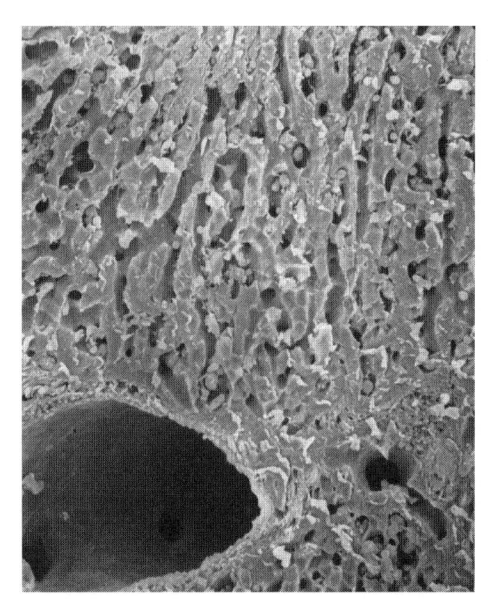

図48　組織割面観察法による走査電子顕微鏡写真（肝臓）

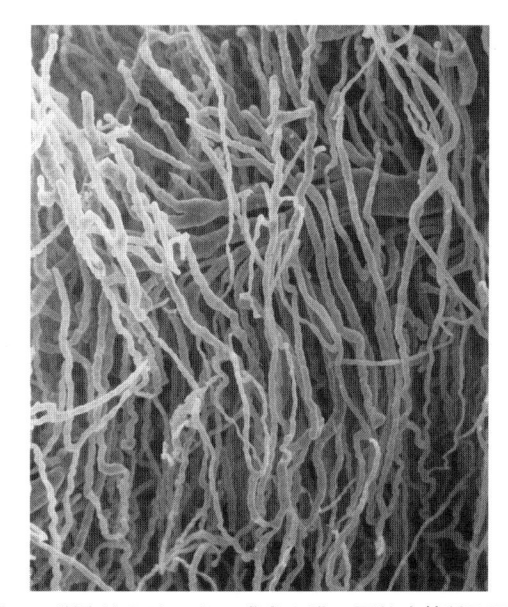

図49　樹脂注入法による成犬心臓の冠状血管鋳型写真

を交換する．

⑨ 流水でよく水洗し，最後に蒸留水で洗う．

⑩ 鋳型血管樹脂を乾燥させる（軟らかい濾紙の上に置くと，水は急速に排除される）．

⑪ アルミニウムの試料台に張りつけ，金蒸着を行う．

3. イオンコーターによる金蒸着

試料表面が荷電していると，走査電顕観察時に放電 charge up して，観察が困難になるため，試料の表面にイオンコーター（図47）で金をコーティングする．

［イオンコーターの原理］

真空中で気体が放電する際に，気体イオンが固体に衝突して構成原子をたたき出す現象をイオンスパッタリングと呼んでいる．この原理を利用して走査電子顕微鏡用の試料に金をコーティングする．

［機械操作］

機械操作は，機械に付属した説明書によればよいが，その要領を簡単に説明すると以下のごとくである．

- イオンコーターの蓋を開け，アルミ台に固定した試料をチャンバー内に入れる．
- チャンバーの真空度をあげる．
- 真空（$1 \times 10^{-1} \sim 5 \times 10^{-2}$ Torr）中で対向する電極間に数百ボルトの電圧をかけると，真空中のわずかな空気は正イオンとなる．導体化コーティング金属（金板）を負の電極にしておくと，空気の正イオンが衝突して金イオンがたたき出され，試料面に蒸着される．
- われわれの研究室では，IB-3型イオンコーター（エイコーエンジニアリング社製）で，6 mA，6分間コーティングする（厚さ約300Å）．
- コーティングを終了し，チャンバー内に空気を入れる．
- 蓋を開けて試料を取り出す．

取り出した試料は，走査電顕で観察可能である．

4. 走査電子顕微鏡の操作

走査電子顕微鏡の操作説明書によって操作する（詳細は省略する）．

5. 撮影したネガフィルムの現像と焼きつけ

走査電子顕微鏡で撮影したネガフィルムは，透過型電子顕微鏡の場合と同様に現像し，印画紙に焼きつける．

細胞，組織割面観察の場合には，図48のごとく細胞表面，および割面の状態が観察できる．また，血管鋳型標本を走査電顕で観察すると，図49のごとく，毛細血管まで詳細に観察できる．

IV. 顕微測光，フローサイトメトリー

A. 顕微測光法 microphotometry

通常の光学顕微鏡で細胞や組織を観察する場合，その中に含まれる特定の物質を定量的に測定することは困難である．この細胞あるいは組織内に不均一に分布する特定の物質を，その組織形態を保持しながら特定の光を投射することにより，その場所(in situ)で定量的に測定する方法が顕微測光法である．その方法には2種類あり，一つは顕微吸光測光法，ほかの一つは顕微蛍光測光法である．

1. 顕微吸光測光法 absorbance microphotometry
a. 原理

顕微鏡の光源からでる光をフィルタにかけて単色光とし，この単色光を組織片に投射し，吸光率を測定することにより，目的とする物質の定量を行うものである．その際，観察する組織を微小区画に区分し，その全区画を単色光で走査しながら測定するものである．しかし，単一波長の光で走査した場合，非特異的光喪失による誤差が大きいため，異なった二つの波長を用いて走査する方法（二波長走査法）が用いられている．すなわち，目的とする物質の吸収ピークの波長で走査した後，再びこの物質の吸収しない波長で走査して誤差を修正するものである（多重吸光測光法）．

b. 組織固定法

ホルムアルデヒド系の固定液を避けてアルコール系の固定液を使用するのが望ましい．

1) カルノア Carnoy 固定液
　　メタノール（100%）　　60 ml
　　クロロホルム　　　　　30 ml
　　氷酢酸　　　　　　　　10 ml
2) 100% メタノール

c. 組織標本作成法
1) 塗抹標本

培養細胞，血液細胞，体腔液細胞などは塗抹標本を作成する．細胞1個の中の核DNAを測定する場合は，組織切片よりも塗抹標本の方が適している．

培養細胞，体腔細胞では，細胞浮遊液を遠心し，沈渣をスライドガラス（顕微測光装置用に指定されているもの）に塗抹する．血液細胞の場合は，全血を遠心しバフィーコートを塗抹する．

塗抹標本は，風乾後カルノア固定液か100%メタノールで固定する．

2) パラフィン切片

パラフィン切片によるDNA量の測定は，分割された細胞が生ずるため，塗抹標本よりも劣るが，組織の中における細胞の局在を確認しながら測定できる利点がある．

組織はカルノア固定液か100%エタノールで固定した後，パラフィンに包埋し，型のごとくパラフィン切片を作成する．

d. 核DNA定量のFeulgen染色法

1) 塗抹標本，あるいは脱パラフィン切片を，あらかじめ60±0.5°Cに温めておいた蒸留水中に入れて保温しておく．その後恒温槽で同温に温めた1 N HCl中に入れ，塗抹標本では約5分間，組織切片

では約10分間加水分解する．この時間は一応の目安であり，最適加水分解時間は各自で検討する．

2) 18°C の 0.1 N HCl で加水分解を止める．

3) 18°C の pararosanilin-Schiff 緩衝液で60分間反応させる．

4) リンス液で2分間ずつ3回洗浄．

5) 流水中で10分以上洗浄．ここで Feulgen 色素が発色する．

6) 型のごとく脱水し，biolite で封入する．この際のカバーガラスも指定されたものを用いる．

(試薬の作り方)

・pararosanilin-Schiff 緩衝液

使用する直前に下記の①液10 ml，②液10 ml，③液80 ml を混合して作成する．

①液：塩基性フクシン pararosanilin hydrochloride 3 g を60°C の蒸留水600 ml に加え，よく混合して密栓し，60°C の孵卵器中で一晩放置する．これに亜硫酸水素ナトリウム (NaHSO₃) 3 g を加え撹拌した後，1 N HCl 60 ml を加えて密栓し，冷蔵庫に12～24時間入れておく．液は透明なムギワラ色を呈してくる．これに粉末活性炭を6 g 加え，1～2分間振盪した後，目の粗い濾紙で濾過すると液は無色透明となる．この液を密栓して冷暗所に保存する．

②液 (15%NaHSO₃液)：亜硫酸水素ナトリウム (NaHSO₃) 15 g に蒸留水を加えて100 ml とする．

③液 (グリシン塩酸緩衝液)：stock solution (glycine 7.505 g，NaCl 5.850 g に蒸留水を加えて1,000 ml としたもの) 60.3 ml に 0.1 N HCl 39.7 ml を加えたもの (pH 2.3)．

・リンス液：上記の②液10 ml に③液90 ml を加えたもの．

e. 多重吸光測光法用 DNA，蛋白染色法

DNA と蛋白重染色の場合は，必ず Feulgen 反応を先に行う．

1) 前項の核 DNA 定量 Feulgen 染色法に従って DNA 染色を行う．

2) 標本の載ったスライドガラスを蒸留水から 1% 酢酸水 (pH 2.8) に移しておく．

3) orange II, light green あるいは naphthol yellow S の 0.1 g を 100 ml の 1% 酢酸水に溶かした染色液の中にスライドガラスを入れて15分間染める．

4) 1% 酢酸水で，初回は5秒間洗い，続いて5分間，10分間と液を交換して洗う．最後の洗浄は5分間で終え，風乾する．

5) tert-butanol を3回，キシロールを3回通して透徹し，biolite で封入する．

pararosanilin-Feulgen 吸光測光には540～570 nm の緑色光，これと組み合わせる naphthol yellow S は 436 nm の青色光，light green は 645.8 nm の赤色光を使用する．

2. 顕微蛍光測光法 microfluorometry

蛍光物質は，励起光 (紫外線，可視光線，レーザー光線など) を照射すると，その物質の持つ固有の波長の蛍光を発する．その蛍光物質の発する蛍光量は，蛍光物質の量に比例するので，蛍光染色された物質の蛍光総量を測定することにより，その物質の総量を測定することができる．この原理を応用したものが顕微蛍光測光法である．

a. 蛍光測光装置

現在使用されている顕微蛍光測光装置 (Nikon SPM, Nikon P 1, Olympus Vannox QRFL, Leitz MPV 3 など) はすべて落射型の装置で，その構造は**図1**のごとくである．

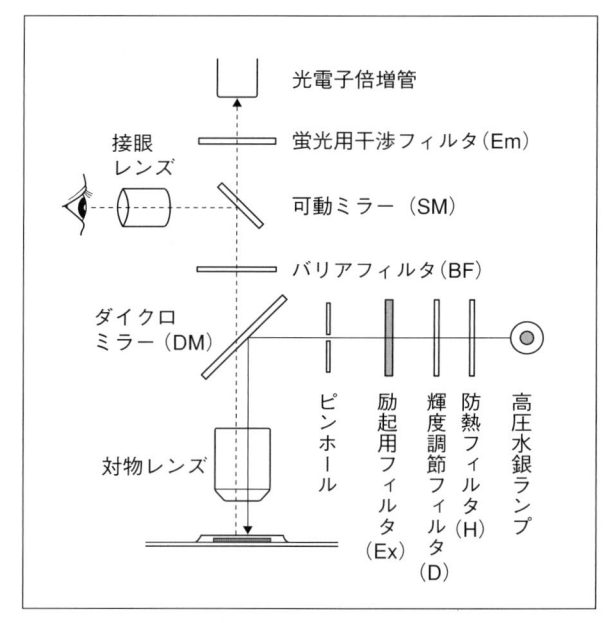

図1 落射型顕微測光装置の光路図

すなわち，高圧水銀ランプから出た光は，励起用干渉フィルタを通過することにより励起光（短い波長域の単色光）となる．この励起光はダイクロミラー（短い波長の光を反射）によって反射され，標本に照射する．標本内にある蛍光物質は励起光によって蛍光（励起光よりも長い波長）を発し，この蛍光はダイクロミラー（長い波長の光を透過）を通過して光電子増倍管に達し，光の量として測定される．

b. 標本作成法

1）試料固定法

試料（細胞，組織）の固定は，アルデヒド系の固定液（ホルマリン，パラホルムアルデヒド，グルタールアルデヒドなど）を避け，カルノア固定液あるいは100％メタノールを使用する．アルデヒド系の固定液を避ける理由は，アルデヒドが細胞や組織に付着すると，非特異的な蛍光を発生する可能性があるからである．

2）蛍光染色法

a) 核DNA測定法

(1) Feulgen 染色

DNAを酸で弱く加水分解し，蛍光Schiff試薬を作用させるとFeulgen色素となり，蛍光を発する．

[pararosanilin-Feulgen 染色]

① 固定済み塗抹標本あるいは組織切片をあらかじめ60℃の蒸留水に入れて保温しておく．
② 60±0.5℃に温めた1N HCl中に入れ，塗抹標本では約5分間，組織切片では約10分間加水分解する．
③ 7℃の0.1N HClに数秒間入れ，加水分解を停止する．
④ 7℃のpararosanilin-Schiff緩衝液で10分間反応させる．
⑤ リンス液で2分間ずつ3回洗浄する．
⑥ 流水中で10分間洗浄して発色させる．
⑦ 100％メタノールで15分間後固定する．
⑧ 風乾後，無蛍光樹脂で封入する．

測光用フィルタの組み合わせは，Ex＝543 nm，DM＝580 nm，G励起，蛍光フィルタはEm＝630 nmとする．DNAに一致して赤い蛍光が観察できる．

[acriflavine-Feulgen 染色]

①～③ は，pararosanilin-Schiff染色に同じ．
④ 7℃の0.001％ acriflavine-Schiff液で10分間反応させる．
⑤ acriflavine用リンス液で，2分間ずつ3回洗浄．
⑥～⑧ は，pararosanilin-Schiff染色に同じ．

測光用フィルタは，Ex＝405 nm，DM＝455 nm，Em＝520 nmとする．DNAに一致して明るい黄緑色の蛍光が観察できる．

（試薬の作り方）

① 0.001％ acriflavine-Schiff液：acriflavine(Sigma) 0.01 gを1N HCl 150 mlに溶かし，ピロ亜硫酸ナトリウム（$Na_2S_2O_5$）0.5 gを加えた後，蒸留水で1,000 mlとする．亜硫酸ガスが抜けないように密栓し，冷暗所に保存する．作成直後から使用できる．

② acriflavine用リンス液：ピロ亜硫酸ナトリウム5 gを1N HCl 50 mlに溶かし，蒸留水を加えて1,000 mlとする．

(2) Feulgen 染色以外のDNA染色法

[propidium iodide（PI）染色]

PIはDNAおよびRNAの二重鎖の中に取り込まれ，蛍光を発する．DNAを測定するときは，あらかじめRNaseでRNAを取り除いておく必要がある．

① 標本を37℃の0.1％ RNase液中で60分処理する．
② 1.12％ クエン酸ソーダ液中で2回洗浄する．
③ 4℃のPI液中で20分間染色する．
④ 1.12％ クエン酸ソーダ液中で2回洗浄する．
⑤ 濾紙で拭き，風乾して無蛍光樹脂（Entellan, Merck）で封入する．

測光用フィルタは，Ex＝543 nm，DM＝580 nm，Em＝675 nmとする．DNAに一致して赤い蛍光が観察できる．

（試薬の作り方）

① 0.1％ RNase液：ribonuclease A (Sigma) 1 mgを，1 mlの0.1M リン酸緩衝液（pH 7.0）に溶かす．

② PI液：propidium iodide (PI) 2.5 mgを1.12％ クエン酸ソーダ液100 ml中に溶かす．

b) 多重蛍光定量法

同一細胞内の2種類以上の物質量を測定する方法である．

[蛋白-DNA 蛍光染色]

蛋白質のアミノ残基を ninhydrine で染色（ninhydrine 反応）し，DNA を Feulgen 反応によって染色する蛋白・DNA 二重染色法である．

① 培養浮遊細胞，あるいは新鮮組織単離細胞の塗抹標本を用いる．固定は 100% メタノールを用いる．

② DNA 染色のための pararosanilin‒Feulgen 染色（①～⑦）を行う．

③ 流水で水洗した後，37°C の 0.5% ninhydrine (Merck) を含む 100% エタノールに入れて 10 分間反応させる．

④ 軽く水洗し，7°C の 0.001% acriflavine-Schiff 液で 10 分間反応させる．

⑤ acriflavine 用のリンス液で 2 分間ずつ 3 回洗浄する．

⑥ 流水中で 10 分間水洗．

⑦ 100% メタノールで 15 分間後固定する．

⑧ 風乾後，無蛍光樹脂で封入する．

蛋白測光用フィルタは，Ex=405 nm，DM=455 nm，Em=520 nm で，細胞質および核の蛋白は黄緑色の蛍光を発する．また，DNA 測光用のフィルタは，Ex=543 nm，DM=580 nm，Em=630 nm で，DNA に一致して赤色蛍光を発する．

B. フローサイトメトリー
flow cytometry (FCM)

はじめに

FCM は 1960 年代の後半，米国の NIH の誘導のもとにカリフォルニア大学，スタンフォード大学で開発が始まり，また，西ドイツのミュンスター大学でも独自に開発が始まった．開発当初は細胞周期の解析などに用いられていたが，レーザー光線の出力の向上や装置の改良によって，微量の蛍光を測定することが可能となり，特異性の高いモノクローナル抗体の開発とともに細胞膜表面抗原の解析に大きく貢献するようになった．

現在では，西ドイツの流れとカリフォルニア大学の流れは合流して，Ortho Instruments 社 (Johnson & Johnson 社傘下) となり，この会社の [Cytofluorograf Systems]，Coulter Electronics 社の [Coulter Cell Sorter; Model TPS-1]，およびスタンフォード大学の流れを汲む Beckton Dickinson 社製の [FACS-I, II, III, IV など]，が発売されている．

1. 原理

フローサイトメトリーとは，単一の細胞や微生物（細菌）などの浮遊液をフローサイトメーターと呼ばれる装置に流し，レーザー光線を照射することにより細胞個々の複数の特徴を把握し，分類することをいう．

その構造は，(1) 光学系，(2) 流路系，(3) 電気系の 3 つの系から構成されている．すなわち，光学系のレーザー光線発光装置から照射された光線が，流路系を通過する細胞に照射して，その細胞からでる散乱光と蛍光を検出し，その波長の特徴により電気系で分類するようになっている．

検出された光線からは，細胞の大きさ，内部構造，細胞膜（および細胞質）や核内に存在する種々の抗原，核酸の量などを知ることができる．

以下，フローサイトメーターの具体的な構造および試料作成方法の概要を Beckton Dickinson 社製の [FACS-Calibur] および細胞分離 (cell sorter) 機能を有する [FACS-IV] について述べる．

2. 構造
a. 光学系

光学系は，図 2 のごとく，(a) レーザー光線発生装置，(b) 集光レンズ，(c) 光学フィルタ，(d) 検出器からなる．

レーザー光線発生装置から照射されたレーザー光線は，フォーカスレンズを通って集光され，細胞に照射されると，蛍光物質で標識した細胞からは散乱光と蛍光が発生する．

散乱光は，散乱する方向によって，(a) 前方散乱光，(b) 側方散乱光の 2 種類に分類される（図 3）．

前方散乱光 foward scatter (FSC) は，レーザー光線の方向と低角度（1～10°）に散乱する光線で，細胞の表面積と散乱光強度が比例する．

側方散乱光 side scatter (SSC) は，高角度（約 90°）に散乱する光線で，細胞の顆粒や内部構造の状態に散乱光強度が比例する．

これらの両散乱光を二次元的に組み合わせると，

末梢血の白血球はその細胞表面積と内部構造の特徴により，リンパ球，単球，顆粒球に分類される．

蛍光 fluorescence は，蛍光色素で標識された細胞から発生する．すなわち，蛍光色素は，レーザー光線を吸収し，励起されてレーザー光線より長い波長の光線を発光する．なお，レーザー光線は多くの蛍光物質を励起するので，フローサイトメトリーに広く応用されている．

例えば，FITC (fluorescein isothiocyanate) は蛍光色素の一つで，細胞表面抗原に結合する抗体の標識に汎用されるが，レーザー光線（波長 488 nm）により励起される蛍光（波長 530 nm）の強さは，細胞表面抗体に結合した抗体に比例するので，細胞表面に存在する抗原量を推定できる．

また，PI (propidium iodide) は，DMA の二重らせん鎖に入り込む蛍光色素であるが，レーザー光線（波長 488 nm）により波長 610 nm の蛍光を発生するので，細胞内に PI を標識しておくと，蛍光の強さにより DNA の量の多少を推定できる．

したがって，複数の蛍光検出器を内蔵したフローサイトメーターでは，同時に異なった波長の蛍光を検出することができる（図 4）．

b．流路系

試験管内の細胞浮遊液が，測定部位であるフローセルを通り，廃液タンクにまで運ばれる部分を流路系という．

FACS-Calibur では，図 5 に示すように，細胞浮遊液（試料液）の入った試験管をエアポンプで加圧し，これから細胞浮遊液は細管を通ってサンプル液を形成する．このサンプル液はそれを取り囲んで流れるシース液により細く絞られてフローセルを流れる．

フローセルの中を流れるときにはサンプル液とシース液は層を形成して流れる．すなわち，シース液の流れは外側よりも中心部が速く，サンプル液はその中心を流れるので，サンプル液の液流はシース液の液流よりも早い．したがって，両液は混合することなく，また，サンプル液の液圧を変えることによりサンプル液の液流の直径を変えることができる（図 6）．

細胞分離機能 cell sorter を備えた FACS-IV（図 7）では，サンプル液とシース液が圧縮装置により

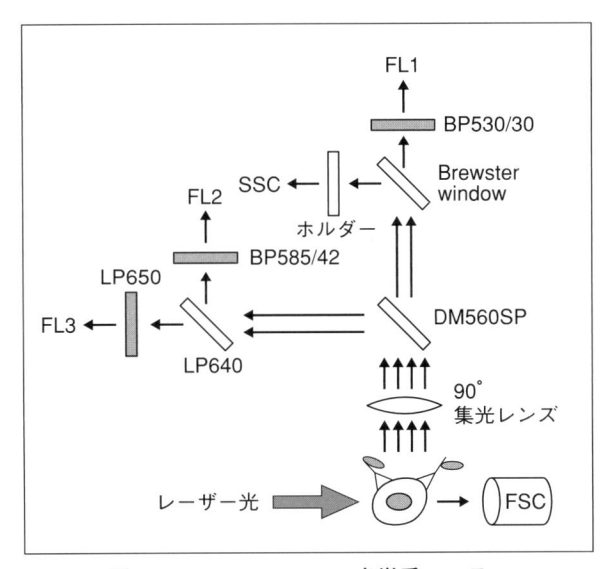

図 2 FACS-Calibur の光学系システム

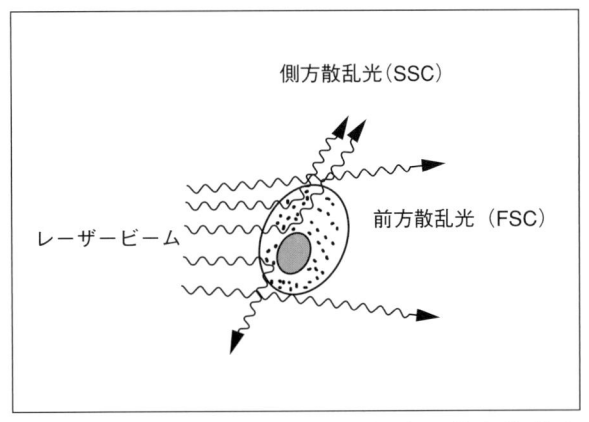

図 3 レーザー光線照射による細胞の前方散乱光（FSC）と側方散乱光（SSC）

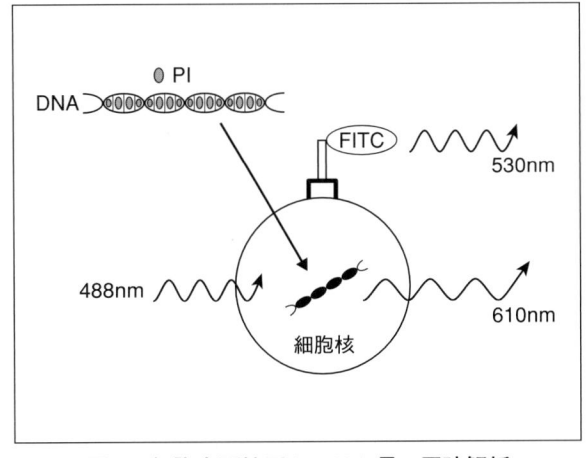

図 4 細胞表面抗原と DNA 量の同時解析

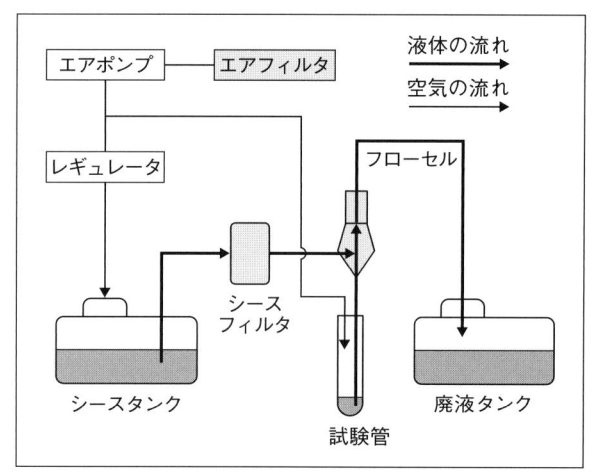

図5　FACS-Caliburの流路系システム

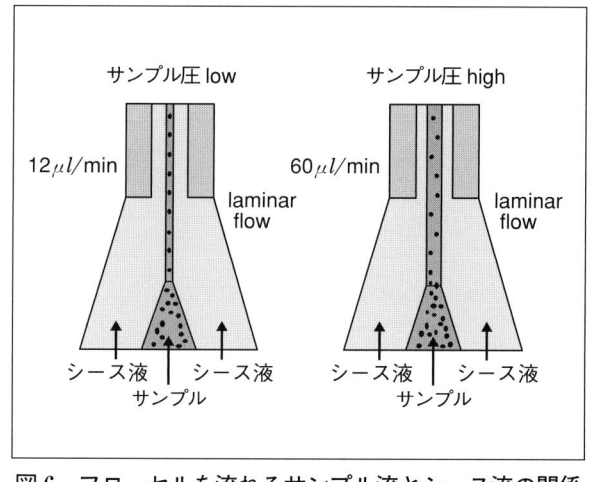

図6　フローセルを流れるサンプル流とシース流の関係

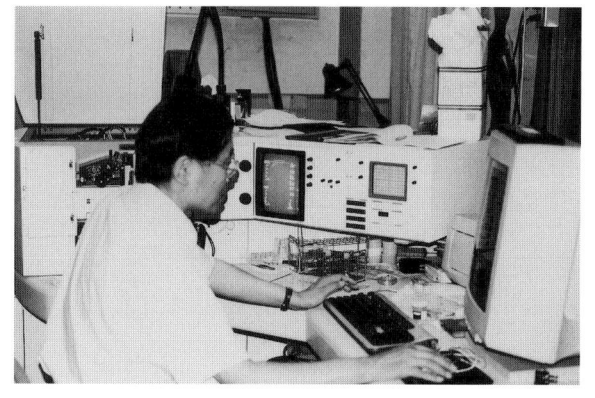

図7　FACS-IVの装置
左側に流路系，中央にデジタル変換と転送系，右側に情報処理系がある．

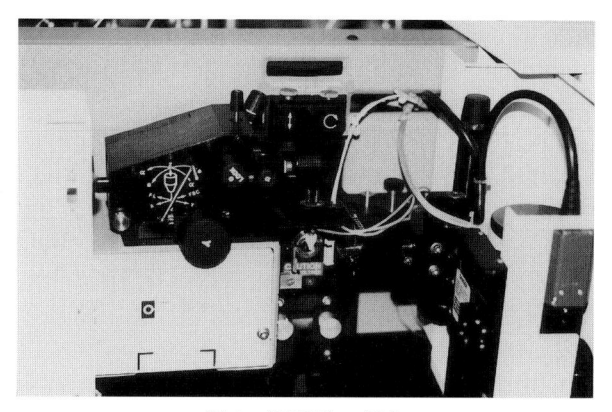

図8　流路系の部分

超音波装置に送り込まれ，ここでサンプル流に超音波を加え，マイクロノズルの部分で水滴流に変えられる（図8）．この水滴流では，一個の水滴内に一個の細胞が含まれるように設定される．また，超音波装置からノズルを通って出る水滴内の細胞は，ある特性を有する細胞を正あるいは負に荷電することができる．この荷電された細胞が陽極と陰極で磁場のかかった空間を流れると，正に荷電された細胞は陰極の方向に，負に荷電された細胞は陽極の方向に引き寄せられる．この移動した細胞をそれぞれ集めると，特定の細胞を1箇所に集めることができる．例えば，FITCで染色した細胞を正に，PE（phyco-erythrin）で染色した細胞を負に荷電すると，ノズルを出た水滴が陽極と陰極の両極板間を通過する際，FITC染色細胞の含まれた水滴は陰極の方向に，PE染色細胞は陽極の方向に引き寄せられて落下する．荷電されていない細胞は磁場に関係なく直下する．このようにしてFITC細胞，PE細胞，およびその他の細胞をそれぞれ集めることができる（図9）．

c．電気系

電気系では，光学系で検出した光信号を，電気信号に変換してコンピュータ画面に表示する．

1）シグナル検出

細胞の発する光信号は，前方散乱光（FSC），側方散乱光（SSC）および蛍光であるが，それぞれの信号を感度の高い検出器を用いて検出する．

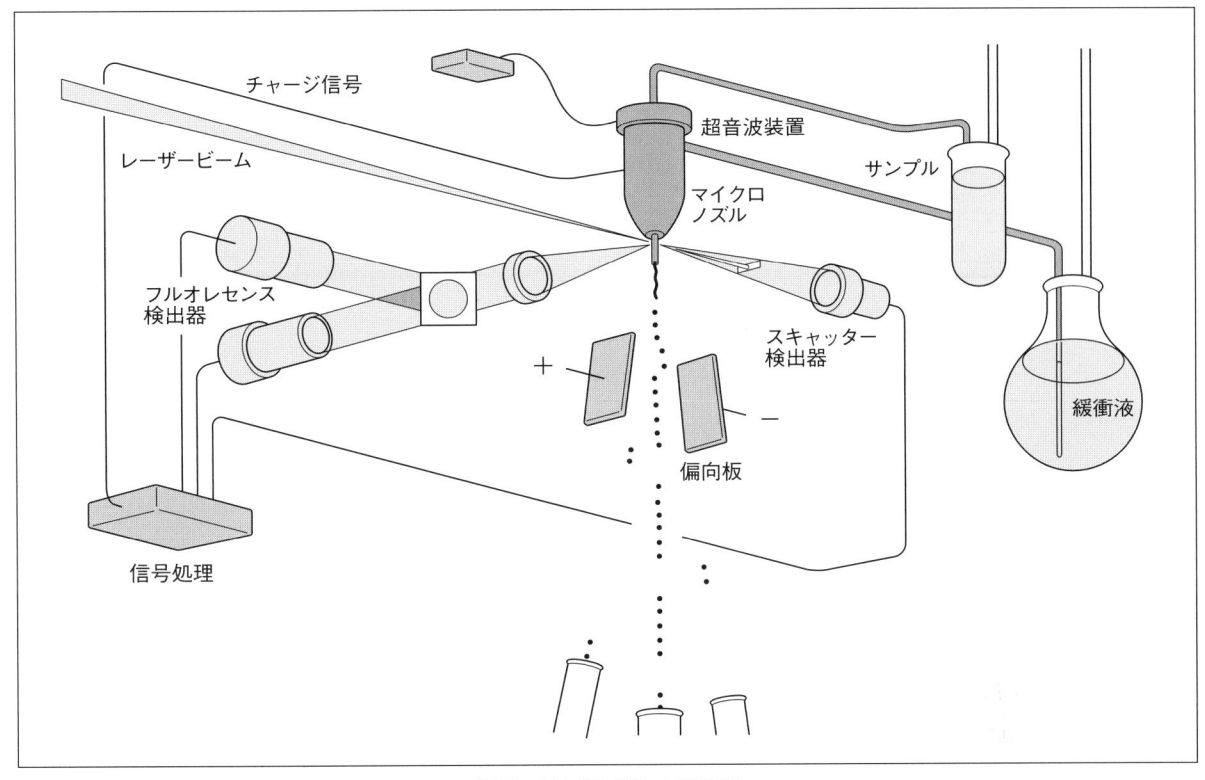

図9 FACS-IV の原理図

2) 電気信号処理

細胞がレーザー光線を通過するときに発生する光信号は，その強さに比例した電圧信号として変換される．

電圧パルスは高さ(H)，幅(W)および面積(A)で構成される．電圧パルスの高さはピークに相当し，幅はパルスの生じた時間に相当し，細胞の大きさおよび蛍光色素の標識されている面積に関係する（図10）．面積と幅は細胞周期の測定にパラメータとして使用される．

3) デジタル変換と転送

検出された電気信号は，デジタル信号に変換され，コンピュータに転送される．

4) 分析と表示

コンピュータに転送された各パラメータ（FSC, SSC, FL 1, FL 2, FL 3）のデータは，保存され，ヒストグラム，あるいはドットプロットで表示される．

ヒストグラムは，各パラメータの光信号を電気信号に変換後，デジタル変換した値を横軸（X）に，細胞数を縦軸（Y）にして表示したものである．

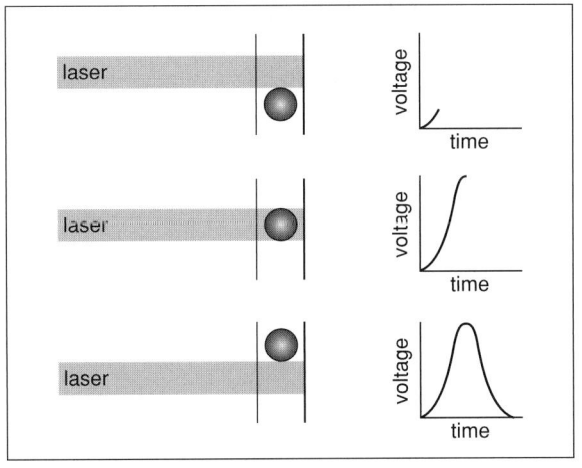

図10 レーザー光線を横断する細胞の流れと電圧パルスの関係

例えば，fluorescein isothiocyanate (FITC) や propidium iodide (PI) の蛍光強度と細胞数をヒストグラムにしたものが図11である．

ドットプロットは，各パラメータからの信号を電気信号に変換し，デジタル化した複数の値を二次元の相関図として表示したものである．例えば，正常

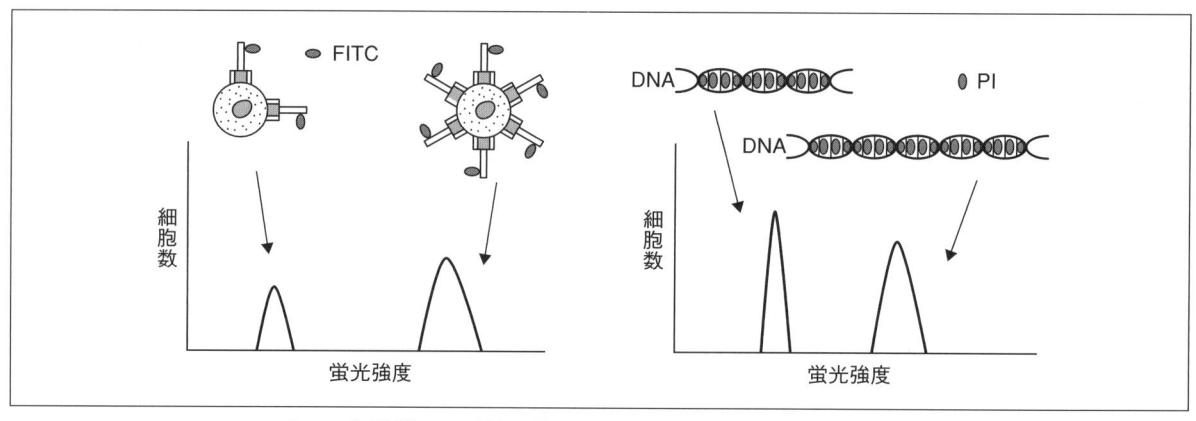

図11 細胞膜および核に結合した蛍光物質の量と細胞数の関係

の末梢血サンプルのFSC-HとSSC-Hをドットプロットすると図12のごとく表示される．

3. 試料の採取

FCMの可能な試料は浮遊細胞で，血液細胞，骨髄細胞，胸腺細胞，リンパ節細胞，培養浮遊細胞などである．特に血液細胞の分化と細胞表面マーカは，白血病分類とも関連して最も重要な検索対象となっている．以下，血液細胞の試料作成について述べる．

a. 血液細胞の採取

患者から血液を採取する際には，抗凝固剤（heparin or EDTA）を加え，血液の凝固を防ぐ．

採取した血液は20～25℃で保存し（−4℃では一部のT細胞の凝集が起こる），なるべく早く処理，染色する．

b. 細胞調整

1）全血

全血サンプルを，抗体染色後赤血球溶血剤（FACS lysing solution）で溶血させると，リンパ球，単球，顆粒球の浮遊液を得ることができる．

2）血液単核細胞 blood mononuclear cell（BMNC）

血液中の単核球（リンパ球，単球）は，密度勾配遠心法で分離できる．

a）Ficoll-Hypaque法

試験管内にFicoll-Hypaque密度勾配溶液を入れ，その上に希釈全血を重層し，400×Gで20分遠

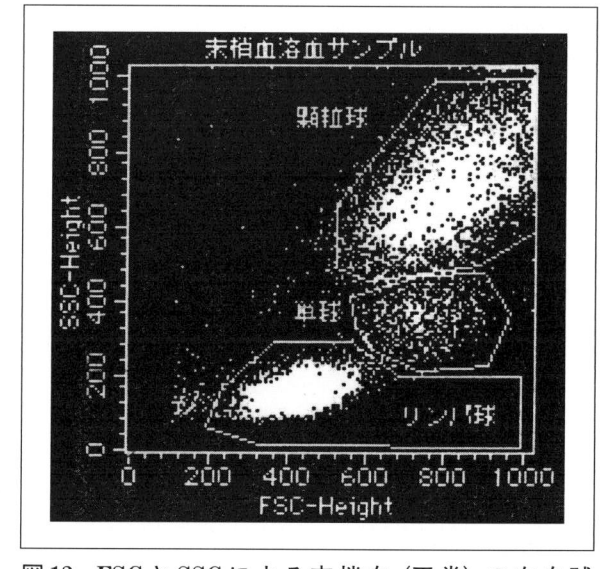

図12 FSCとSSCによる末梢血（正常）の白血球（リンパ球，単球，顆粒球）ドットプロット

心すると，図13に示すように，上から血漿（血小板を含む），血液単核細胞（PBMC），Ficoll-Hypaque液および赤血球・顆粒球の順に各層が分離される．

b）leuko PREP法

この方法は，ゲルとFicoll-Hypaque密度勾配溶液とを組み合わせた方法である．すなわち，図14に示すごとく，試験管内にゲルとFicoll-Hypaque密度勾配溶液を入れ，その上に全血を重層し，1,500×Gで15分間遠心すると，血漿（血小板を含む），PBMC，分離溶液，ゲル，分離溶液および赤血球・顆粒球の順に各層が分離される．

c. 蛍光染色
1) 細胞表面抗原の蛍光染色
a) 蛍光染色原理

レーザー光線で蛍光が励起される物質（蛍光物質），例えば，FITC（fluorescein isothiocyanate），PE（phycoerythrin）をモノクローナル抗体に結合（標識）し，これを浮遊細胞と接触させ，細胞表面抗原と結合した標識抗体を検出する方法である．この免疫染色法には直接法と間接法がある．

(1) 直接免疫蛍光染色

蛍光物質（FITC, PE など）で標識されたモノクローナル抗体と浮遊細胞とを接触させると，このモノクローナル抗体に対する特異抗原を細胞表面に有する細胞と結合する（図15）．この細胞はレーザー光線で蛍光を励起するので，FCM で検出される．

(2) 間接免疫蛍光染色

これには，(a) アビジン・ビオチン法，(b) 二次抗体法の2種類が多く用いられている．

アビジン・ビオチン法は，図16 に示すごとく，ビオチン結合モノクローナル抗体と FITC や PE などで標識したアビジンとを用いる方法である．すなわち，ビオチン結合モノクローナル抗体を細胞に反応させた後，蛍光標識アビジンを反応させ，細胞を標識する方法である．

二次抗体法は，まず，蛍光標識されていない抗体（一次抗体）を細胞と反応させ，その後，一次抗体と反応する蛍光標識抗体（二次抗体）を反応させて細胞を標識する方法である（図17）．

b) 細胞表面抗原蛍光染色の手順

末梢血，骨髄細胞，腹水・胸水，リンパ節，脾臓などから，目的の細胞の浮遊液作成から蛍光色素を標識し，フローサイトメーターにかけるまでのフローチャートは図18 に示すごとくである．

c) 固定，保存

染色後の細胞は，0.5〜1.0％パラホルムアルデヒド PBS 溶液で固定し，2〜8℃の暗所に保存する．

附：白血球表面抗原

白血球は表面抗原を有しているが，この抗原は，細胞が分化するに従って変化するもので，分化抗原ともいう．この白血球表面分化抗原に対しては，国際統一規格名 "CD"（Cluster Differentiation）として分類されている．参考までに図19 にあげる．

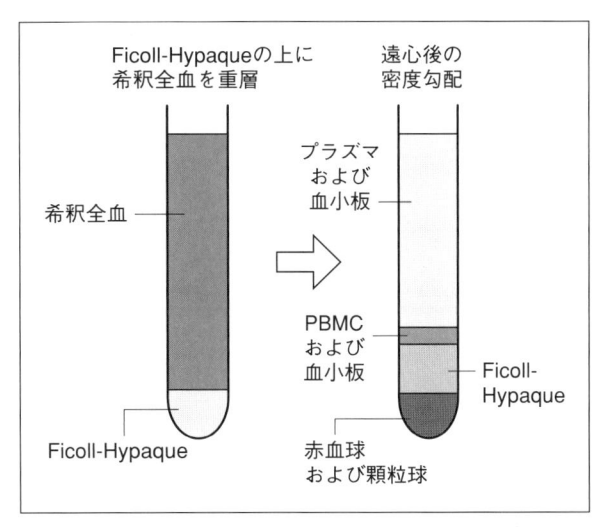

図13 Ficoll - Hypaque 法による末梢血単核球（PBMC）分離

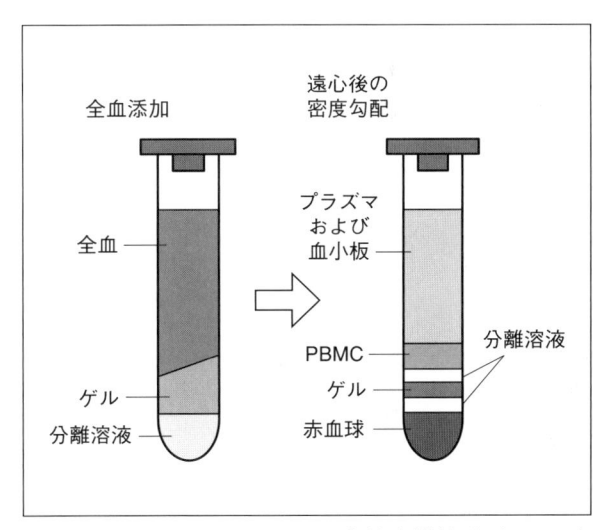

図14 leuko PREP 法による末梢血単核球（PBMC）分離

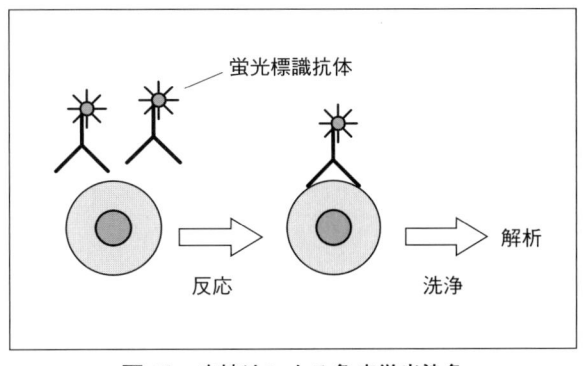

図15 直接法による免疫蛍光染色

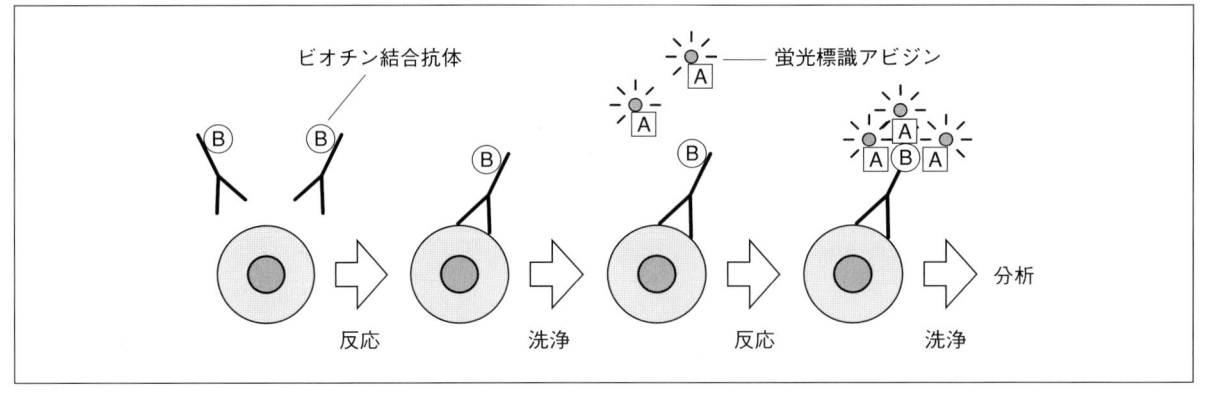

図16 アビジン・ビオチン法による免疫蛍光染色

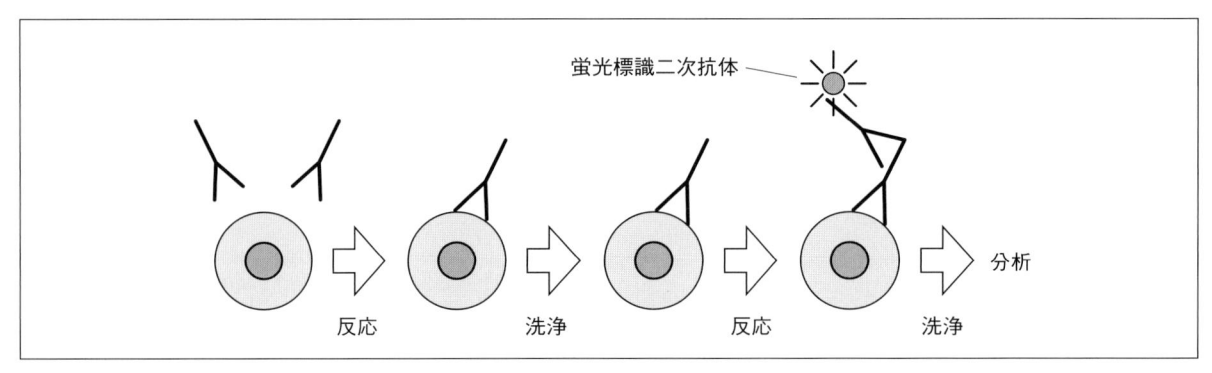

図17 二次抗体法による間接免疫蛍光染色

2) 核酸（DNA）蛍光染色法

単一細胞のDNAの性状をフローサイトメーターで解析可能である．これは，蛍光物質であるPI (propidium iodide) を使用するものである．PIはDNAの二重らせん鎖に入り込む物質であるため，これを細胞核に反応させておくと，DNA鎖の長さに応じて取り込まれるので，この量を測定することによりDNAの量を測定することができる（図20）．

a) 蛍光染色原理

蛍光物質（PI）をDNA二重らせん鎖に容易に入り込ませるためには，浮遊細胞に下記のような前処置を行う．

(1) 界面活性剤で細胞膜の脂質を溶解する．
(2) トリプシンによる細胞骨格，核蛋白の除去．
(3) RNaseによるRNAの分解．
(4) スペルミンによる核染色体の安定化．

上記の処置を行った後，PIによるDNAの染色を行い，フローサイトメーターでサンプルを測定する．

b) 試料採取・調製法

(1) 準備する器具

(a) 試料採取用

- 17×100 mm ポリプロピレン製蓋つき試験管（Becton Dickinson (DB) 社）
- 試料固定台
- 3〜5 ml 容バイアルびん（固形腫瘍細切用）
- パスツールピペット（試料混和およびメッシング用）
- 遠心分離器
- アスピレーター
- Vortex Mixer

(b) 細胞染色用

- 12×75 mm 試験管（BD社）
- 1 ml 容可変式マイクロピペット（試薬添加用）
- Ficoll-Hypaque 分離用試薬または leuco PREP 試験管
- 血球計数器
- ナイロンメッシュ（オープニング 50 μ）
- 氷浴（測定までの間試料保存用）

B. フローサイトメトリー　155

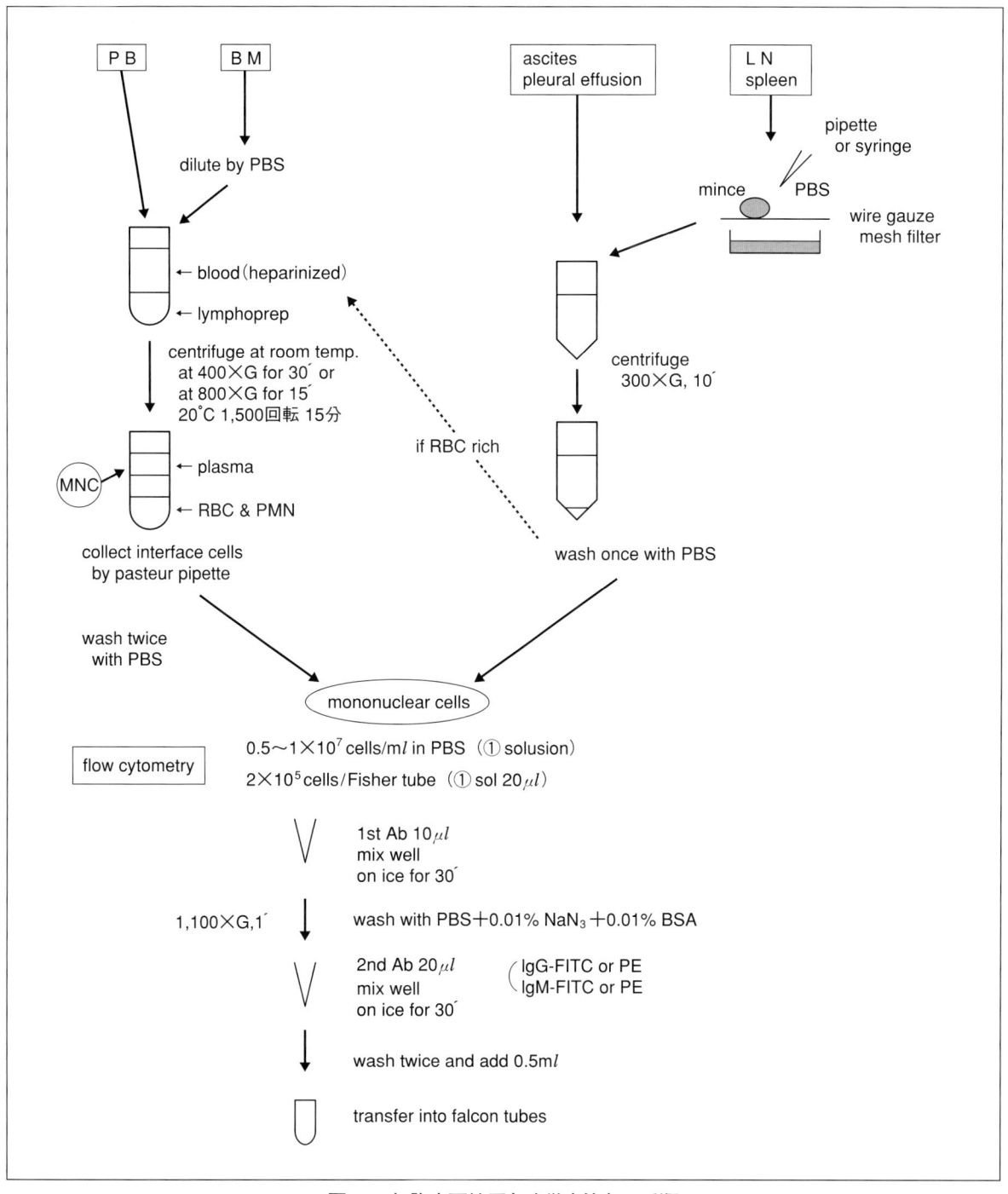

```
 PB      BM                    ascites              LN
                           pleural effusion       spleen
                                                    ↓
         dilute by PBS                              pipette
                                                   or syringe
                                            mince    PBS
                                                    ─────────
                                                    wire gauze
                                                    mesh filter
         ← blood(heparinized)
         ← lymphoprep

         centrifuge at room temp.
         at 400×G for 30´ or
         at 800×G for 15´              centrifuge
         20℃ 1,500回転 15分              300×G, 10´
                                if RBC rich
  MNC    ← plasma
         ← RBC & PMN
   collect interface cells           wash once with PBS
   by pasteur pipette

      wash twice
      with PBS
                    mononuclear cells

flow cytometry    0.5～1×10⁷ cells/ml in PBS（①solusion）
                  2×10⁵ cells/Fisher tube（①sol 20μl）

                       1st Ab 10μl
                       mix well
                       on ice for 30´

     1,100×G,1´  ↓   wash with PBS＋0.01% NaN₃＋0.01% BSA

                       2nd Ab 20μl      ( IgG-FITC or PE
                       mix well          ( IgM-FITC or PE
                       on ice for 30´

                   ↓   wash twice and add 0.5ml

                       transfer into falcon tubes
```

図18　細胞表面抗原免疫蛍光染色の手順

- アルミホイルおよびキムワイプ
- シース液

(c) 細胞凍結用

- ドライアイス
- 99% エタノール
- 凍結保存用1ml容ポリプロピレン製蓋つき試験管

(d) 機器設定用

DNAクオリティーコントロールキット

(2) 浮遊細胞の試料採取

(a) 血液単核細胞および骨髄細胞

- 末梢血あるいは骨髄細胞を密度勾配遠心法

リンパ球系

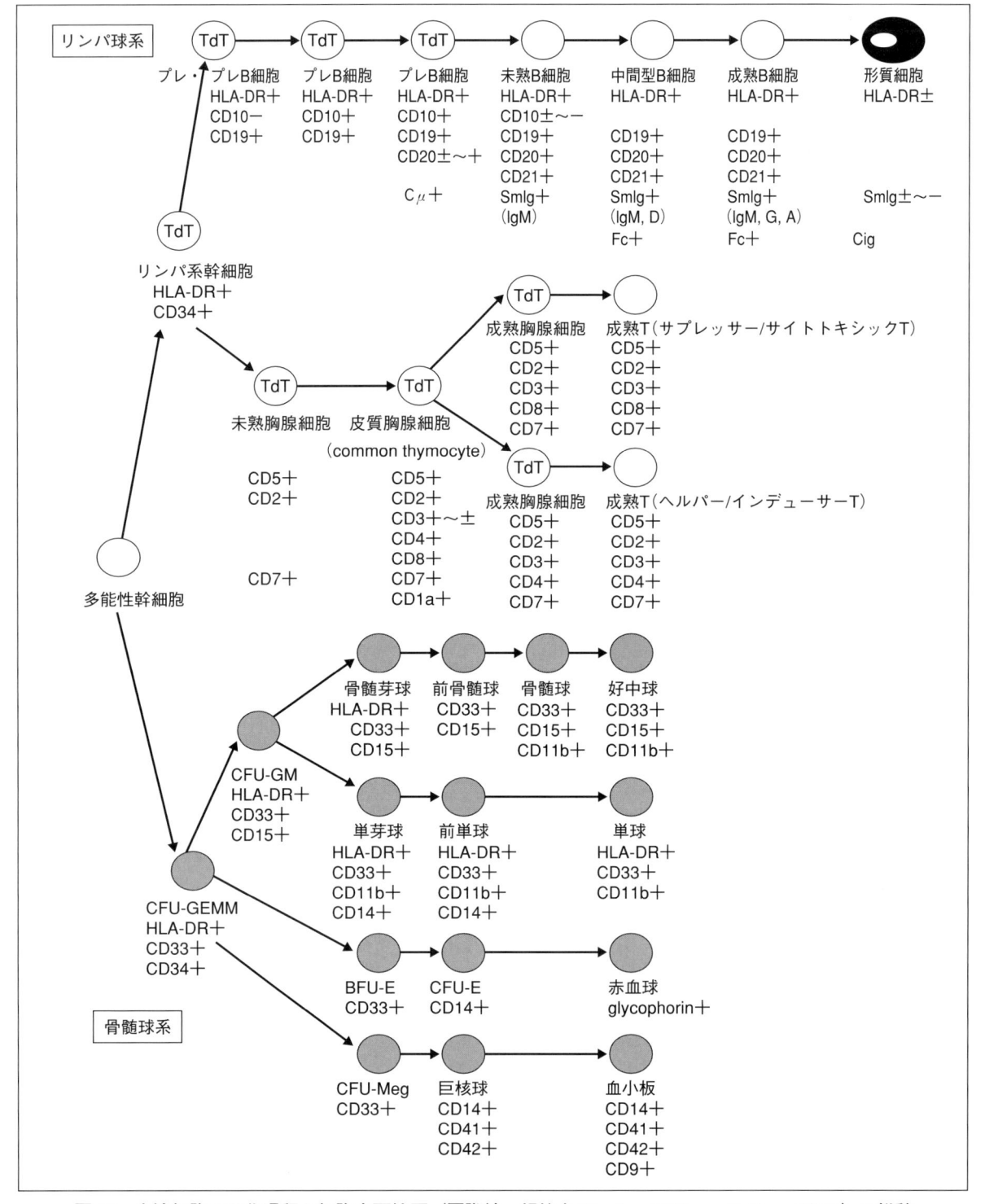

```
プレ・プレB細胞 → プレB細胞 → プレB細胞 → 未熟B細胞 → 中間型B細胞 → 成熟B細胞 → 形質細胞
(TdT)          (TdT)       (TdT)                                                (HLA-DR±)
HLA-DR+        HLA-DR+     HLA-DR+     HLA-DR+     HLA-DR+     HLA-DR+
CD10−          CD10+       CD10+       CD10±～−    CD19+       CD19+
CD19+          CD19+       CD19+       CD19+       CD20+       CD20+
                           CD20±～+    CD20+       CD21+       CD21+
                           Cμ+         CD21+       SmIg+       SmIg+
                                       SmIg+       (IgM, D)    (IgM, G, A)    SmIg±～−
                                       (IgM)       Fc+         Fc+            CIg
```

リンパ系幹細胞
HLA-DR+
CD34+

未熟胸腺細胞 → 皮質胸腺細胞 (common thymocyte)
 (TdT)   (TdT)
CD5+   CD5+
CD2+   CD2+
              CD3+～±
              CD4+
              CD8+
CD7+   CD7+
              CD1a+

→ 成熟胸腺細胞 (TdT) → 成熟T (サプレッサー/サイトトキシックT)
  CD5+   CD5+
  CD2+   CD2+
  CD3+   CD3+
  CD8+   CD8+
  CD7+   CD7+

→ 成熟胸腺細胞 (TdT) → 成熟T (ヘルパー/インデューサーT)
  CD5+   CD5+
  CD2+   CD2+
  CD3+   CD3+
  CD4+   CD4+
  CD7+   CD7+

多能性幹細胞

骨髄球系

CFU-GEMM
HLA-DR+
CD33+
CD34+

CFU-GM
HLA-DR+
CD33+
CD15+

骨髄芽球 → 前骨髄球 → 骨髄球 → 好中球
HLA-DR+   CD33+   CD33+   CD33+
CD33+   CD15+   CD15+   CD15+
CD15+   CD11b+   CD11b+

単芽球 → 前単球 → 単球
HLA-DR+ HLA-DR+   HLA-DR+
CD33+   CD33+   CD33+
CD11b+   CD11b+   CD11b+
CD14+   CD14+

BFU-E → CFU-E → 赤血球
CD33+   CD14+   glycophorin+

CFU-Meg → 巨核球 → 血小板
CD33+   CD14+   CD14+
          CD41+   CD41+
          CD42+   CD42+
                   CD9+

図19 血液細胞の分化過程と細胞表面抗原 (国際統一規格名 Cluster Differentiation "CD") の推移

(Ficoll–Hypaque 法あるいは leuko PREP 法) により血液単核細胞を分離する.
・17×100 mm の試験管に単核細胞を移す.
・室温 (20～25℃), 300×G で5分遠心する.
・5 ml の緩衝液を加え, 軽く振盪する.
・室温 (20～25℃), 300×G で5分遠心する.

- ペレットを壊さないように，約 50 μl 残すようにしてアスピレーターで上清を除去する．1.5 ml 細胞浮遊液となるように緩衝液を加え軽く振盪する．
- 室温（20～25℃），300×G で 5 分遠心する．
- ペレットを壊さないように，約 50 μl 残すようにしてアスピレーターで上清を除去する．1.0 ml 細胞浮遊液となるように緩衝液を加え軽く振盪する．
- 血球計数器で細胞数を計測し，少なくとも 1.0×10^6 cell/ml 濃度になるよう緩衝液を加えて調節する．

(b) 胸水および腹水浮遊細胞の採取

胸水あるいは腹水を採取し，遠心（300×G，10 分）後，上清を除き，沈殿した細胞（ペレット）を PBS で洗浄する．その後，末梢血の場合と同様に浮遊細胞を得る．

(3) 固形組織の試料採取

(i) 脾臓，リンパ節，胸腺などでは，組織を採取し，ナイロンメッシュ（あるいは金属メッシュ）の上においてよく切れる眼科用のハサミで細切しながら PBS を滴下し，メッシュから濾過された細胞をシャーレに受けて採取する．これを遠心（300×G，10 分）後，上清を除き，沈殿した細胞（ペレット）を PBS で洗浄，浮遊細胞を得る．

(ii) 腫瘍組織などの固形組織では，壊死組織，脂肪組織，線維化組織などをできるだけ取り除き，目的とする組織を採取する．これを眼科用のよく切れるハサミで粥状になるまで細切する．その後，緩衝液を加え，ピペッティングして細胞を懸濁させ，遠心し，ナイロンメッシュ（あるいは金属メッシュ）で濾過して細胞浮遊液の試料をえる．

c) 試薬（Cycle TEST PLUS DNA 試薬キット）

(1) A 液 solution A：トリプシンとスペルミンを含む界面活性剤緩衝液で，固形組織片を単離し，細胞骨格，核蛋白を除去する．

(2) B 液 solution B：トリプシンインヒビターと RNase を含む界面活性剤緩衝液で，トリプシンの作用を停止し，RNA を分解して PI が RNA と結合するのを防止する．

(3) C 液 solution C：PI とスペルミンを含む界面活性剤緩衝液で，DNA の染色を行う．

(4) 緩衝液 buffer solution：サッカロース su-crose と dimethylsulfoxide（DMSO）を含むクエン酸緩衝液で，細胞の凍結保存および核懸濁液の調製に使用する．

d) 試料染色方法

(1) DNA 解析用の浮遊細胞数は 5.0×10^5 cell である．

(2) 試料（細胞浮遊液）は室温（20～25℃）で 400×G 5 分間遠心する．その後，注意深く上清を除去する．

(3) A 液を 250 μl 加え，試験管を軽く叩いて混和する．

(4) 室温（20～25℃）で 10 分間反応させる．

(5) B 液を 200 μl 加え，試験管を軽く叩いて混和する．

(6) 室温（20～25℃）で 10 分間反応させる．

(7) C 液（2～8℃）を 200 μl 加え，試験管を軽く叩いて混和する．

(8) アイスバスまたは冷蔵庫（2～8℃）で遮光して 10 分間反応させる．

(9) 12×75 mm 試験管に 50 μm ナイロンメッシュを被せたもので細胞浮遊液を濾過する．

(10) フローサイトメーターで測定するまで試験管に蓋をし，2～8℃ の暗所に保管する．

(11) 測定は C 液を添加後 3 時間以内に行う．測定時には試料を入れた試験管を軽く叩いて，細胞を再浮遊させる．

e) 試料を採取，調製して，直ちに染色・測定しない場合は，緩衝液中に入れた浮遊細胞を凍結保管用のポリプロピレン製蓋つき試験管に移し，ドライアイスで −80℃ に冷却した 99% エタノールで急速に凍結し，ディープフリーザー中に保管する．

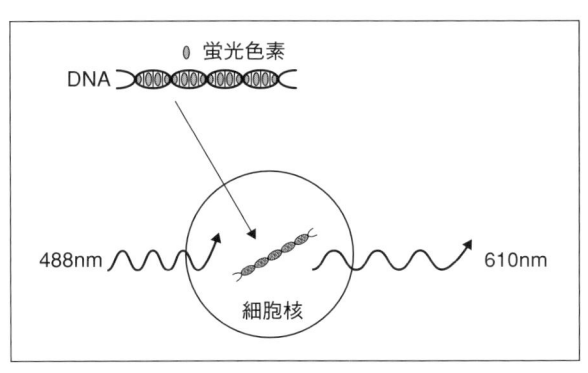

図 20　PI による核酸の蛍光発生

V. 分子病理学

はじめに

分子生物学の進歩により遺伝子を解析する種々の技術が開発され、それらの技術により多くの疾患の原因遺伝子が同定、単離され、病態の本質が明らかになった。遺伝子の異常が病態にかかわる場合には、その異常を検出することが疾患の診断に結びつき、遺伝子診断として使用されるようになったが、この流れは病理診断の分野にも応用されるに至った。このような分子生物学的な手法を併用した病理学を分子病理学という。この背景には病理診断に期待される内容が、従来のような単なる疾患の診断にとどまらず、病変の広がり、予後の推定、病態の解明、さらには治療法の選択への指針となる情報提供といった質の高いものが近年求められるようになってきたということがある。遺伝子の検索は特に遺伝子病、感染症において有用であり、一部では臨床応用されているが、多因子疾患と考えられる腫瘍を初めとする生活習慣病にも将来応用されていくと思われる。しかし、分子病理学は従来の病理診断学で明らかにされなかった多くの情報を得ることができるが、病理診断学そのものを凌駕するものではない。例えば、病理組織学(あるいは細胞学)からは病変の広がり(癌の進達度)や生体反応などの多様な情報を得ることができるが、分子病理学がかなり進歩しても、同様の情報を短時間に簡便に得ることはむずかしいと考えられる。分子病理学は異なったphaseから別の情報を提供する診断学であり、病理組織学(あるいは細胞学)を補完していくものということができる。

初期の分子病理学的解析に用いる材料は、新鮮あるいは凍結した組織、細胞、および体液(血液も含む)に限られていたが、分子生物学の技術の進歩により、現在ではルチーンに扱っているホルマリン固定・パラフィン標本も使用できるようになり、有用性が拡大した。さらに、microdissection法やlaser capture法により、病変を形態学的に認識したうえで分子生物学的な解析を行えるようになり、形態像との対比の元に分子生物学的な解析を行い、形態学の重要性を再認識することにもなった。パラフィン標本からの遺伝子抽出にはまだ技術的に開発の余地があるが、将来は病理検査室に保管されているパラフィンブロックから有用な情報を得ることができるようになると考えられる。

本項では現在実用化されつつある分子病理学の技術と得られる情報の概略を述べる。

A. 検体の処理, 抽出法

1. 新鮮材料の処理

病理検査室での検体は新鮮組織材料、体液などの細胞診材料、それらの凍結標本およびパラフィン標本が主なものであると考えられる。DNAは比較的安定なので、凍結標本はもちろんパラフィン標本からも多くの場合抽出可能である。それに対して、RNAはRNase (RNA分解酵素)による分解を受けやすく、注意を払う必要があり、新鮮材料でも慎重に取り扱わないと十分なRNAが取れない。RNaseは材料の組織内やヒトの汗、唾液などに多量に含まれており、熱や変性剤に安定である。したがって、できるだけ注意を払ったうえでステップを進めていくことが望まれる。

新鮮材料からそのまますぐに遺伝子を取ることは

比較的少ないので，多くは凍結保存することになる．組織を凍結するときは，1g程度の大きさに切って，液体窒素などで瞬時に凍結し，−80℃で保存する．凍結切片用の包埋でも可能であるので，材料が限られる場合は多目的のために凍結切片の包埋剤とともに凍結するのも一法である．RNAを取ることがはっきりしている場合は，RNase阻害剤とともに凍結した方が収率が良い．

2. 固定材料の処理

ホルマリン固定，パラフィン標本からDNAの抽出は可能であるが，ホルマリンに長期間固定されたものは，DNAの断片化が著明で使用できないこともある．したがって，ホルマリン固定は可能な限り短時間にして，パラフィン包埋した方が良い．できれば1日の固定，長くても3日以内が望ましい．いったんパラフィン包埋されると長期にわたりDNAは保存される．保存条件もできれば冷蔵保存が望ましいが，現実的にはむずかしいと考えられるので，少なくとも夏の高温を避けるくらいの配慮は必要である．薄切してスライドガラスに貼付された切片はあまり長期間の保存はきかないので，できるだけ抽出直前に薄切するのが望ましい．

3. 凍結組織からのDNA抽出法（図1）

a. 試薬

- lysis buffer：10×SEDTA，10% SDS，proteinase K
- 飽和フェノール
- TE buffer：Tris，EDTA
- 酢酸ナトリウム
- 100%エタノール
- EDTA

b. 方法

① 組織の細切．
② lysis bufferに入れる．
③ インキュベーター（50℃）内でローテーターを用いて一晩回転させ，組織を溶解させる．
④ 等量のフェノールを加える．
⑤ 遠心した上清を透析チューブに入れ，TE buffer内で一晩透析する．
⑥ 透析チューブ内の上清の1/10量の酢酸ナトリ

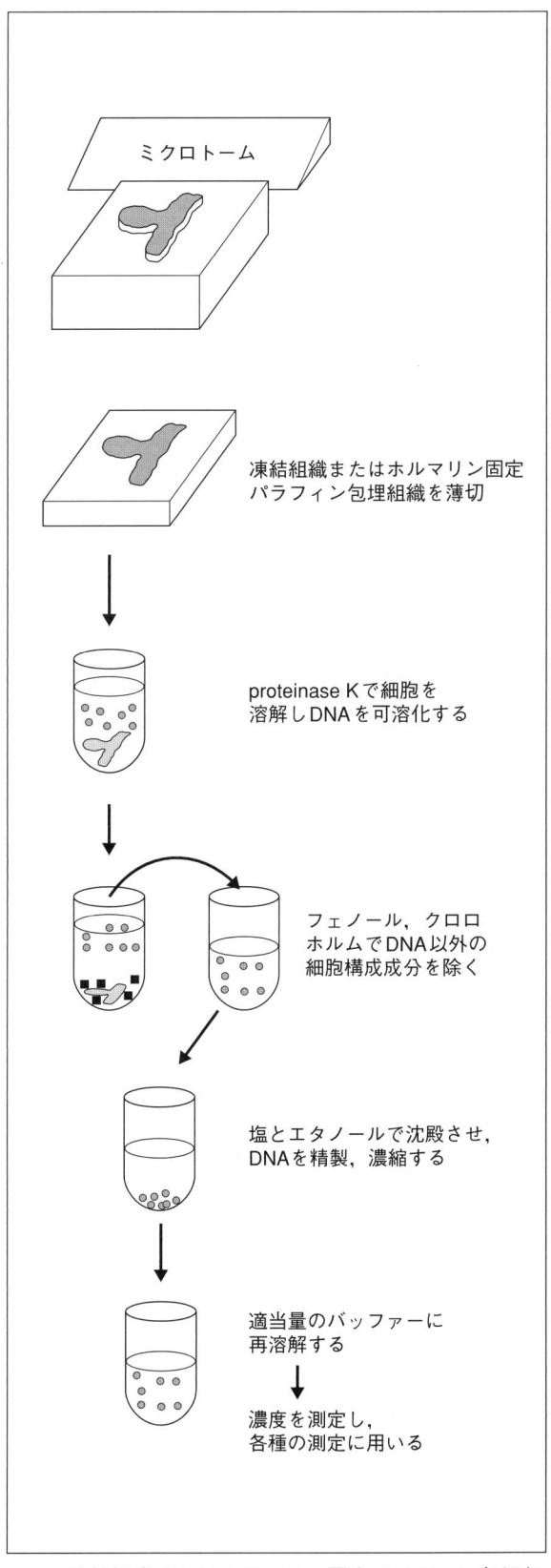

図1 凍結組織またはホルマリン固定パラフィン包埋組織からのDNA抽出の流れ

ウムを加える．
　⑦ 上清の2.5倍量100%エタノールを加えて，高分子DNAを析出させる．
　⑧ パスツールピペットの先端を使って，析出したDNAを巻きつけて，採取する．
　⑨ EDTA溶液にDNAを懸濁する．
　⑩ 分光光度計を用いて吸光度を測定する．
　⑪ 4°Cで保存する．

4. ホルマリン固定パラフィン包埋組織からのDNA抽出法

a. 試　薬
- lysis buffer：TE buffer, 10% SDS, proteinase K
- 飽和フェノール
- クロロホルム―イソアミルアルコール
- 酢酸アンモニウム
- 100%エタノール
- TE溶液

b. 方　法
　① ミクロトームで薄切する．
　② キシレンで脱パラフィン後，エタノールを加える．
　③ lysis bufferを加えて懸濁する．
　④ インキュベーター（50°C）内でローテーターを用いて1〜2昼夜，回転させ，組織を溶解させる．
　⑤ フェノールを加え，撹拌し，遠心する．
　⑥ 上清にクロロホルム―イソアミルアルコールを加え，撹拌する．
　⑦ 上清の1/10量の酢酸アンモニウムを加える．
　⑧ 上清の2.5倍量の100%エタノールを加え，-20°Cで1〜2晩置く．
　⑨ 遠心して乾燥させ，TE溶液を加える．
　⑩ 分光光度計を用いて吸光度を測定する．
　⑪ 4°Cで保存する．
　　コツ：
　　① 薄切は20μの厚さで5〜6枚あれば抽出可能．

5. 凍結組織からのRNA抽出法（AGPC (acid guanidinium thiocyanate-phenol-chloroform) 法）

a. 試　薬
- GTC液：acid guanidinium thiocyanate, クエン酸ナトリウム，メルカプトエタノール
- 酢酸ナトリウム
- 飽和フェノール
- クロロホルム―イソアミルアルコール
- イソプロピルアルコール
- エタノール
- TE-SDS

b. 方　法
　① 組織の細切．
　② GTC液を加えホモジナイズ．
　③ 酢酸ナトリウムを加える．
　④ 等量のフェノールを加える．
　⑤ クロロホルム―イソアミルアルコールを加えて混和する．
　⑥ 遠心して，上清にイソプロピルアルコールを加えて，-20°Cで静置．
　⑦ 遠心して，沈殿をGTC液に溶解する．
　⑧ 酢酸ナトリウム，フェノール，クロロホルム―イソアミルアルコールを加える．
　⑨ 遠心して，上清にエタノールを加えて，-20°Cで静置．
　⑩ 遠心して，沈殿をTE-SDSに溶解する．
　⑪ 酢酸ナトリウム，エタノールを加えて-20°Cで保存する．
　　注意事項：作業中は手袋，マスクを着用．専用の器具，試薬を用いる．器具も滅菌して用いる．

B. サザンハイブリダイゼーション

1. 原　理
　相補的な塩基配列をもった核酸どうしが結合して二重鎖を形成することをハイブリダイゼーションという．この性質を利用し，特定の塩基配列をもつDNA断片を検出する方法がサザンハイブリダイゼーションであり，Southern, EMによって考案された．概略は以下のとおりである．染色体DNAを制限酵素処理して断片化した後，ゲル電気泳動によっ

て分離し，アルカリ条件下で変性させ，メンブレンに転写し固定する．ここへ，検出したい染色体DNA断片と相補的な配列をもつDNA断片（プローブprobe）を加えると，両者がメンブレン上で二重鎖を形成（ハイブリダイズ）する．プローブを放射性同位元素もしくはアルカリホスファターゼなどの酵素で標識しておけば，ハイブリダイズした部分のみをメンブレン上で検出できる（図2）．この手法を使って，さまざまな疾患で見出されている遺伝子の欠失や転移などの検出が可能である．

2. 試薬と装置

泳動装置一式

3 MMワットマン濾紙，キムタオル

UVクロスリンカー（BIORAD社のGS UV LINKERなど）

ブロッティングメンブレン：ここではアマシャム社の「Hybond-N」ナイロンメンブレンを用いる．

ハイブリバッグ

加水分解液：0.25 M HCl

アルカリ変性バッファー：0.5 M NaOH, 1.5 M NaCl

中和バッファー：0.5 M トリス塩酸 (pH 7), 1.5 M NaCl

20×SSC：0.3 M クエン酸ナトリウム二水和物, 3 M NaCl

100×デンハルト溶液 Denhardt's reagent：2%フィコール400，2% ポリビニルピロリドン，2% ウシ血清アルブミン

ハイブリダイゼーションバッファー：40% ホルムアミド，5×SSC，5×デンハルト溶液，50 mM HEPES (pH 7) 1% SDS, 50 μg/ml ウシ胸腺DNA

アマシャム社「AlkPhos Direct Labelling and Detection System」キット

一次および二次洗浄液：前述のキットに添付のプロトコールを参照．

3. 方　法

a. 染色体DNAの制限酵素処理とゲル電気泳動

① 精製した染色体DNA（10 μg）を制限酵素（100 U）で完全消化した後，DNAを再精製．

② DNA（10 μg）をアガロースゲル電気泳動．

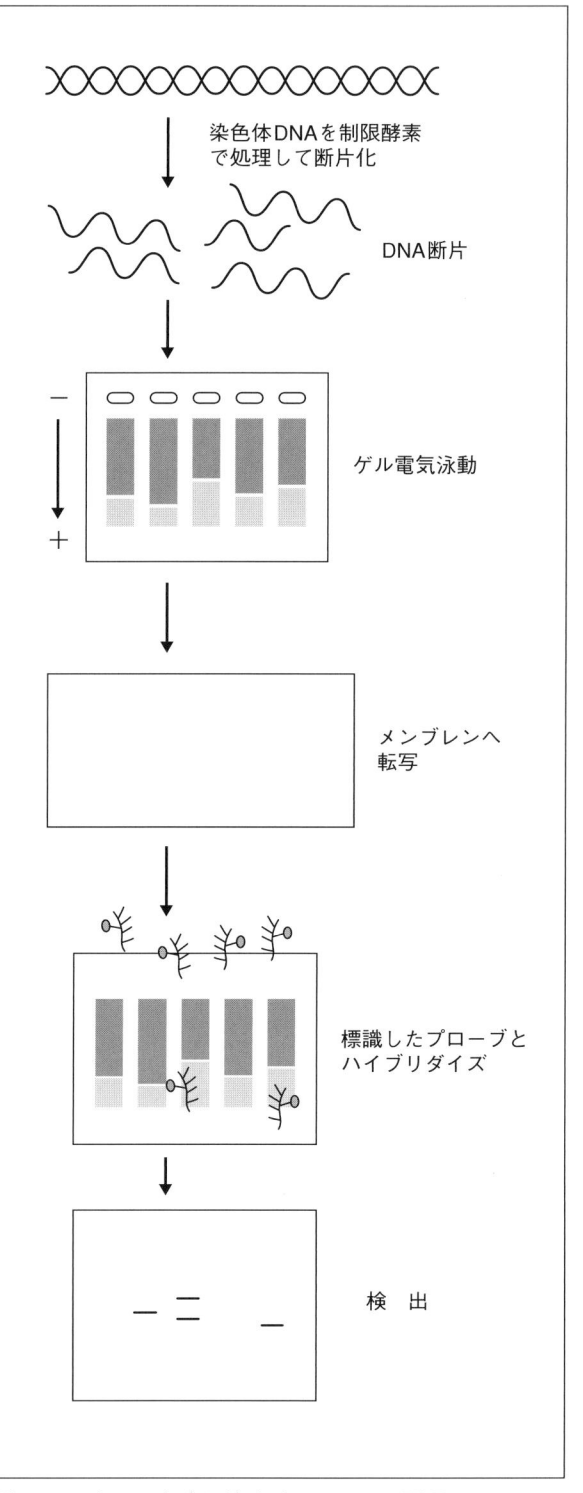

図2　サザンハイブリダイゼーションの原理
染色体DNAを抽出後，適当な制限酵素で消化し電気泳動を行う．ゲル中のDNAをメンブレンに転写し，そこへ標識したプローブを加え，ハイブリダイズさせる．目的のDNA断片の易動度を標識物質のシグナルとして検出する．

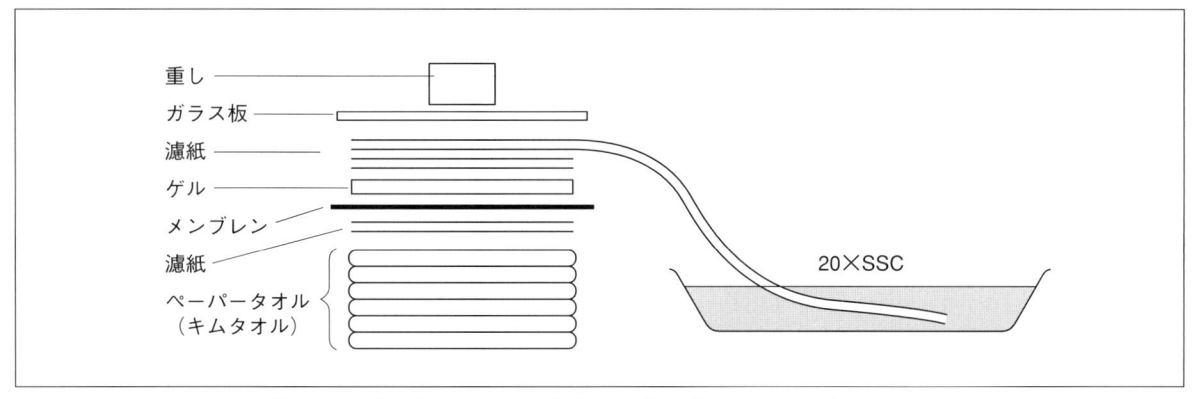

```
重し
ガラス板
濾紙
ゲル
メンブレン
濾紙
ペーパータオル
（キムタオル）
                        20×SSC
```

図3 サザンブロッティング（ノーザンブロッティングも同じ）

③ エチジウムブロマイドでゲルを染色し，泳動パターンを確認する．ハイブリダイゼーション後に検出される断片の長さを確認するために，ゲルの縁に蛍光ものさしを当てて写真をとる．

b. ブロッティング

① ゲルを加水分解液に浸し，30分振盪する．
② ゲルを蒸留水ですすぎ，アルカリ変性バッファーに浸して30分振盪する．
③ ゲルを蒸留水ですすぎ，中和バッファーに浸して30分振盪する．
④ この間にメンブレンをゲルの大きさに切り，20×SSCに浸しておく．
⑤ 図3のようにキムタオル（高さ5～10 cm），乾いた3 MMワットマン濾紙2枚を積み重ね，メンブレン，ゲルの順におく．このとき，メンブレンとゲルの間に空気が入らないよう注意する．さらに20×SSCで湿らせた3 MMワットマン濾紙2枚を重ね，20×SSCの入ったタッパーから湿らせた長い3 MMワットマン濾紙2枚を橋渡しさせる．板をおき，荷重をかけて12～16時間トランスファーする．
⑥ ゲルのウェルに鉛筆を突き立ててメンブレンにマークする．転写されたDNAを固定するために，UVクロスリンカーでUV照射（150 mJule）する．または乾熱器で80℃，2時間処理する．

c. プローブの標識

熱変性で一本鎖にしたDNAを標識する．放射性同位元素（RI）による標識は検出感度，定量性など優れた点が多い一方で，RI利用設備や使用資格の有無また経済的事情などさまざまな制限が加わるので，特殊な場合を除き一般には化学修飾法を推奨したい．アマシャム社から「AlkPhos Direct Labelling System」，「ECL Direct Labelling System」というキットが市販されている．これらキットには，標識に必要な試薬・酵素と同時に発色剤も含まれている．実際の手法については，製品添付の説明書を参照されたい．

d. ハイブリダイゼーション

① メンブレンをハイブリバッグに入れ，あらかじめ加温（50～65℃）しておいたハイブリダイゼーションバッファーを加え，50～65℃で30分プレハイブリダイゼーションを行う．
② 標識したプローブを，直接メンブレンにかからないよう注意して加える．極力泡を入れないようにシールして50～65℃で12～16時間ハイブリダイゼーションを行う．

e. メンブレンの洗浄

① メンブレンを取りだし，キット添付の一次洗浄バッファーで55℃10分2回洗浄する．バックグラウンドが高い場合は温度を上げてみると良い（65℃まで）．
② メンブレンを別の容器に移し二次洗浄バッファーで室温5分2回洗浄する．

f. 検出

① 余分な洗浄液をすて，付属の検出試薬をメン

ブレン全体に添加し室温で2〜5分静置する．

② 余分な検出試薬を除き，メンブレンをサランラップで密着させながら包み，蛍光マーカーを貼ってカセットに装着し，常温でX線フィルムに感光させる．

③ 現像後，フィルムに写ったマーカーのシグナルとカセット上の蛍光マーカーとをきちんと合わせながら，検出されたバンドの位置をものさしで測り（例えばウェルからの移動度），電気泳動後の写真と比較して，断片の長さを推測する．

4. 結果

標識したプローブとハイブリダイズするDNAがシグナルとして検出され，ゲル電気泳動を参照することで，大きさを知ることができる（**図4**）．サザンブロット法はRFLP（restriction fragment length polymorphism）法やマイクロサテライト解析を行う際に必要な手段であるが，クローニングや塩基配列決定などの煩雑な生化学的操作を必要としないという利点がある．また，対照のDNAと比較することで遺伝子増幅，再構成，欠失などの検出にも応用されている．材料として新鮮組織，体液のほかにパラフィン切片からも可能であるので，過去の材料も検討し直すことができる利点がある．

注意事項（コツ）
・加水分解液に含まれる塩酸によって大きなDNAは断片化される．これによって転写効率が増すとされるが10 kb以下のDNAではこの処理は必要ない．
・今回紹介したブロッティング方法は比較的安定で，特別な装置を必要としない点優れている．多くのプロトコールでは，この上下さかさまの方式が示されているが，ゲルが小さい場合など不安定である．

C. ノーザンハイブリダイゼーション

1. 原理

DNA解析に用いられるサザンハイブリダイゼーションに対して，RNAではノーザンハイブリダイゼーションというようになった．ノーザンハイブリダイゼーション法は培養細胞や動物細胞で発現している特定のmRNAの解析を目的とした最も一般的な方法である．概略は，細胞の全RNAまたは，poly(A)RNAを変性アガロースゲル電気泳動でそ

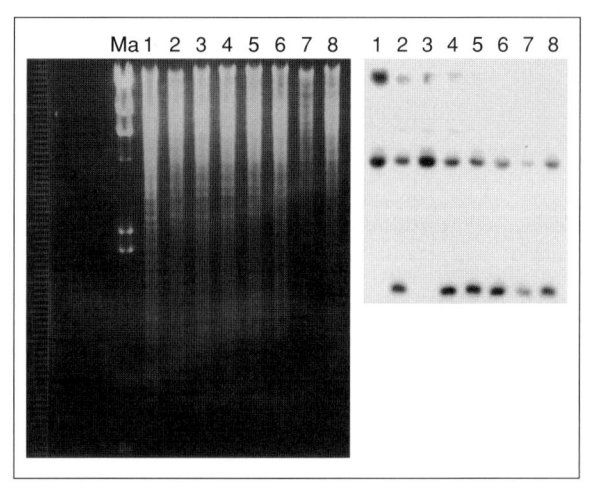

図4 サザンハイブリダイゼーションによるpol 2の解析
左の写真がトランスファー前のエチジウムブロマイド染色した写真．右がメンブレンへトランスファー後に標識したプローブ（pol 2）をハイブリダイズさせ，X線フィルム上で検出した．

の分子量に応じて分離し，ゲルからメンブレンに転写する．放射性同位元素や酵素で標識したDNAやRNAをプローブとしてハイブリダイゼーションを行い，プローブと相補的な配列を有するRNAが試料内に存在すれば分子量に応じたバンドとして検出される．検出されるバンドの強度が目的とするmRNA量にほぼ比例するので定量的な解析に用いることができる．

2. 試薬と装置

泳動装置一式
3 MM ワットマン濾紙，キムタオル
UV クロスリンカー
ブロッティングメンブレン
ハイブリバッグ
37％ ホルムアルデヒド
ホルムアミド
アルカリ変性バッファー：0.5 M NaOH, 1.5 M NaCl
中和バッファー：0.5 M トリス塩酸（pH 7), 1.5 M NaCl
20×SSC：0.3 M クエン酸ナトリウム二水和物，3 M NaCl
10×MOPS：0.2 M MOPS, 50 mM NaOAc,

10 mM EDTA

100×デンハルト溶液 Denhardt's reagent：2%フィコール400，2%ポリビニルピロリドン，2%ウシ血清アルブミン

ハイブリダイゼーションバッファー：50%ホルムアミド，5×SSC，50 mM リン酸ナトリウム (pH 6.5～6.9)，40 μg/ml サケ精子DNA，5×デンハルト溶液

プローブ標識：アマシャム社「AlkPhos Direct Labelling and Detection System」キット

一次および二次洗浄液：前述のキットに添付のプロトコールを参照．

3. 方 法

a. 変性ゲルの調製と電気泳動

① アガロースを秤量しゲルを溶解する．
② アガロース溶解後50℃まで冷ました後，ホルムアルデヒドを加え型に流し込む．
③ 抽出した total RNA もしくは Poly(A)＋RNA を DEPC 処理水で調製する．
④ ホルムアミド，10×MOPS，ホルムアルデヒドを加える．
⑤ 65℃で5分間加熱し，氷上に戻す．
⑥ ローディングダイを加え RNA サンプルをゲルにアプライする．MOPS バッファーを使用して泳動する．
⑦ エチジウムブロマイドでゲルを染色する．total RNA を泳動した場合 28 S，16 S rRNA のバンドが見え，ハイブリダイゼーション後に検出されたバンドの分子量を知るためのマーカーとなる．RNA はエチジウムブロマイド染色によってトランスファー効率が低下することが知られているので，できれば同一サンプルを2枚のゲルに分けて染色用とトランスファー用にする．

b. ブロッティング

① ゲルを蒸留水ですすぎ，アルカリ変性バッファーに浸して30分振盪する．
② ゲルを蒸留水ですすぎ，中和バッファーに浸して30分振盪する．
③ この間にメンブレンをゲルの大きさに切り，20×SSC に浸しておく．
④ 図3のようにキムタオル（高さ5～10 cm），乾いた3MMワットマン濾紙2枚を積み重ね，メンブレン，ゲルの順におく．このとき，メンブレンとゲルの間に空気が入らないよう注意する．さらに 20×SSC で湿らせた3MMワットマン濾紙2枚を重ね，20×SSCの入ったタッパーから湿らせた長い3MMワットマン濾紙2枚を橋渡しさせる．板をおき，荷重をかけて12～16時間トランスファーする．
⑤ ゲルのウェルに鉛筆を突き立ててメンブレンにマークする．転写されたRNAを固定するために，UVクロスリンカーでUV照射（150 mJule）する．または，メンブレンを濾紙ではさみ80℃2時間真空ポンプで減圧する．

c. プローブの標識

プローブ標識には検出感度，定量性など優れた点が多い放射性同位元素（RI）が多く用いられているが，RI使用にはさまざまな制限が加わるので特殊な場合を除き一般には化学修飾法を推奨したい．アマシャム社から「AlkPhos Direct Labelling System」，「ECL Direct Labelling System」といったキットが市販されている．アルカリホスファターゼや西洋ワサビペルオキシダーゼなどの酵素を科学的に核酸に直接架橋し標識する．これらキットには，標識に必要な試薬・酵素と同時に発色剤も含まれている．実際の手法については，製品添付の説明書を参照されたい．

d. ハイブリダイゼーション

① メンブレンをトランスファーバッファーで浸し，ハイブリバッグに移しハイブリダイゼーションバッファーを加えシールする．
② 55℃で1時間プレハイブリダイゼーションを行う．
③ バッグのコーナーを切りバッファーを捨て，終濃度5～10 ng/ml の標識プローブを含むハイブリダイゼーションバッファーを加え，再びシールする．
④ 55℃で12～16時間ハイブリダイゼーションを行う．

e. メンブレンの洗浄

① メンブレンを取りだし，一次洗浄バッファー

で55℃10分2回洗浄する．バックグラウンドが高い場合は温度を上げてみると良い（65℃まで）．
② メンブレンを別の容器に移し二次洗浄バッファーで室温5分2回洗浄する．

f. 検　出
① 余分な洗浄液をすて，付属の検出試薬をメンブレン全体に添加し室温で2〜5分静置する．
② 余分な検出試薬を除き，メンブレンをサランラップで密着させながら包み，カセットに装着し，X線フィルムに感光させる．

4. 結　果
ノーザン法によりmRNAの発現量やサイズが解析できる．mRNAの量に比例してシグナルの強さが決まるので，定量的解析が可能である（図5）．mRNAはRNaseの分解を受けやすいので，取り扱いに注意が必要である．また，少量の発現では検出がむずかしいので，臨床材料を使った解析は新鮮な組織に限られ，パラフィン標本の使用はむずかしい．

　注意事項：RNaseによるRNAの分解を防ぐことが実験の成否において重要である．すべての溶液はdiethylpyrocarbonate（DEPC）処理をした滅菌水で調製する．使用する器具，試薬の処理はもちろん手袋をはめるなど実験環境をRNase freeに保つ用に心がける．

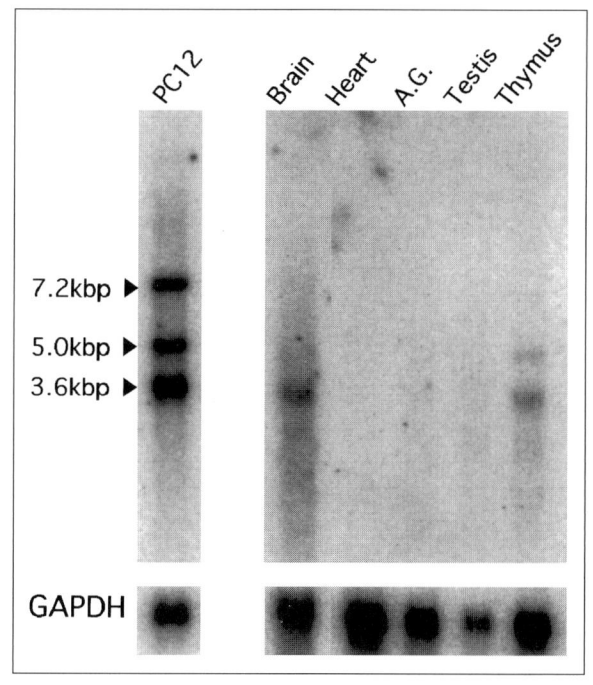

図5　ノーザンハイブリダイゼーションによるメタロプロテアーゼの解析
各組織より抽出したtotal RNAを泳動後，メンブレンにトランスファーし，標識したメタロプロテアーゼ遺伝子をプローブとして検出した．左が目的遺伝子を持っていることがわかっている培養細胞，右が各組織での発現量を比較している．コントロールとしてGAPDH遺伝子を用いた．

D.　PCRおよびRT-PCR, in situ PCR法

PCR（polymerase chain reaction：ポリメラーゼ連鎖反応）法は，DNAポリメラーゼを用いて，DNAを増幅する方法である．目的とするDNA領域をはさむ2種のプライマーを用いて，プライマーを足場として働くDNA合成酵素を作用させ伸張を繰り返すことにより，目的のDNA断片を数十万倍に増幅させる．この方法により，ごく微量のDNA検体から調べようとするDNA断片のみを増幅させることが可能になり，医学，遺伝子工学，農学などの幅広い分野で利用されている．

1. PCR法の基本原理（図6）
PCR法は以下に述べるように，三つのステップからなるDNA合成反応を繰り返して行う．
① DNAの熱変性：まず熱を加えることによりDNA合成の鋳型となる二本鎖DNAを一本鎖DNAにする．この反応を熱変性という．
② プライマーとのアニーリング：熱処理により一本鎖になったDNA鎖と，目的のDNA領域の両端と相補的な塩基配列を持つ2種類のプライマーを共存させて温度を下げると，目的のDNA領域の両端にプライマーが結合して，部分的な二本鎖を形成する．これをアニーリングという．
③ 伸張反応：続いてDNAの基質である4種類のデオキシリボヌクレオチド三リン酸（dNTP）共存下にDNA合成酵素（Taqポリメラーゼ）を作用させる．鋳型DNAの塩基配列に従いプライマーの伸張反応が始まり，プライマーを含む新しい相補的なDNA鎖がそれぞれ合成される．

　上記の一連の反応を繰り返し行うことによって，

目的とする DNA 領域が 2^n-n-1（ただし，n はサイクル数）と指数的に増幅される．理論的には 20 サイクルで百万倍に増幅が可能であるが，実際にはある程度反応が進むと，基質やプライマーの枯渇や，DNA 合成酵素失活のために PCR 産物の量は頭打ちになってくる．しかしこの PCR 法により，ごく微量の DNA 検体から調べようとする DNA 断片のみを増幅させ，その長さの変異，制限酵素に対する反応性の差異などを確認できるようになった．

2. 方法（図 7）

① PCR による特定 DNA の増幅

- 滅菌蒸留水　　　　　　　　　　　　17.25 μl
- ×10 buffer（TAKARA）　　　　　　　2.5 μl
- 2.5 mM dNTP（TAKARA）　　　　　　2.5 μl
- primer 1　　　　　　　　　　　　　0.25 μl
- primer 2　　　　　　　　　　　　　0.25 μl
- ゲノム DNA（50 ng/μl）　　　　　　2.0 μl
- Taq DNA polymerase（TAKARA）　　0.25 μl
　　　　　　　　　　　　　　　　　　25.0 μl

② PCR 反応条件

　変性　　　　　　　94℃ 4 分
　変性　　　　　　　94℃ 30 秒
　アニーリング　　　60℃ 30 秒
35 サイクル
　伸張反応　　　　　72℃ 1 分
　　　　　　　　　　72℃ 4 分
　保存　　　　　　　4℃

サーマルサイクラー：Perkin-Elmer Cetus 社 Gene Amp PCR System 9700

3. RT-PCR（図 8, 9）

PCR 法は DNA を増幅する反応であるが，逆転写酵素反応による cDNA 合成と組み合わせることによって RNA の解析にも応用可能である．この反応を RT-PCR 法という．

RT-PCR（reverse transcriptase-polymerase chain reaction）法は，mRNA を鋳型として，逆転写酵素により cDNA を合成し，さらに cDNA を鋳型として PCR 反応を行うものである．これによって，ごく少量の mRNA，すなわち遺伝子発現を高感度に検出することができる（図 10）．

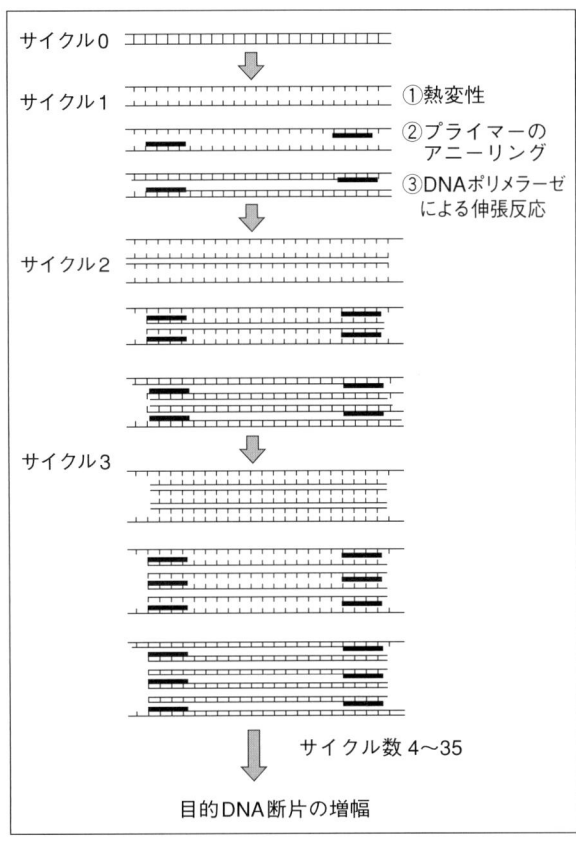

図 6　PCR 法の基本原理
目的の DNA 領域を，それをはさむ 2 種のプライマーを用いて，チューブ内で連続的な酵素反応を行うことにより増幅させる．

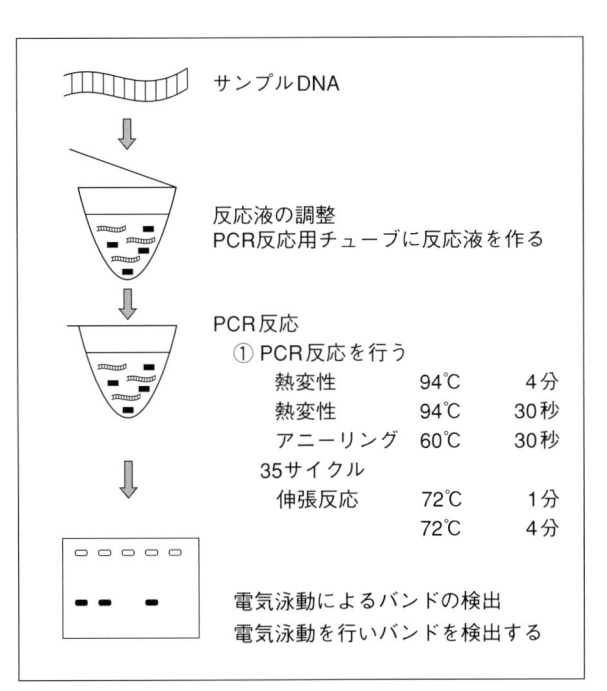

図 7　PCR 法

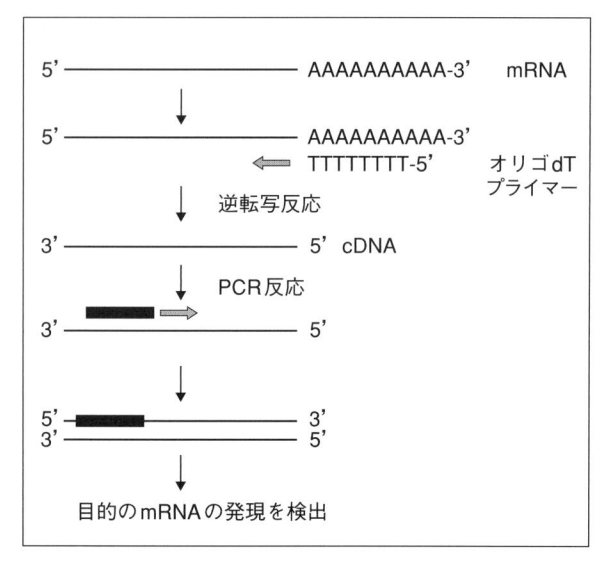

図 8 RT-PCR の基本原理
逆転写反応（RT）をポリメラーゼ連鎖反応（PCR）と組み合わせることにより mRNA を鋭敏に検出し，その有無，長さの異常，さらには発現量に関する定量的な情報を得ることができる．

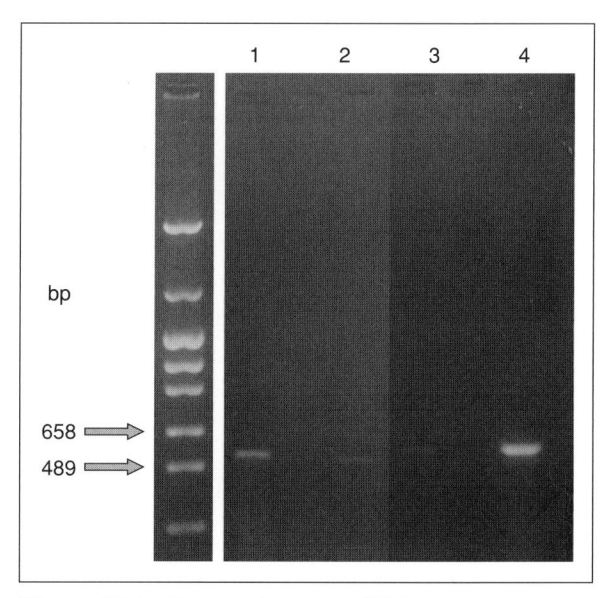

図 10 CEAmRNA の RT-PCR 解析
4 種類のヒト腫瘍由来の培養細胞株（1：colo 201，2：sw 480，3：sw 837，4：Lovo）から mRNA を抽出し逆転写反応により cDNA を作り，その cDNA を鋳型として CEA 遺伝子に相補的なプライマーを用い PCR 反応を行った．

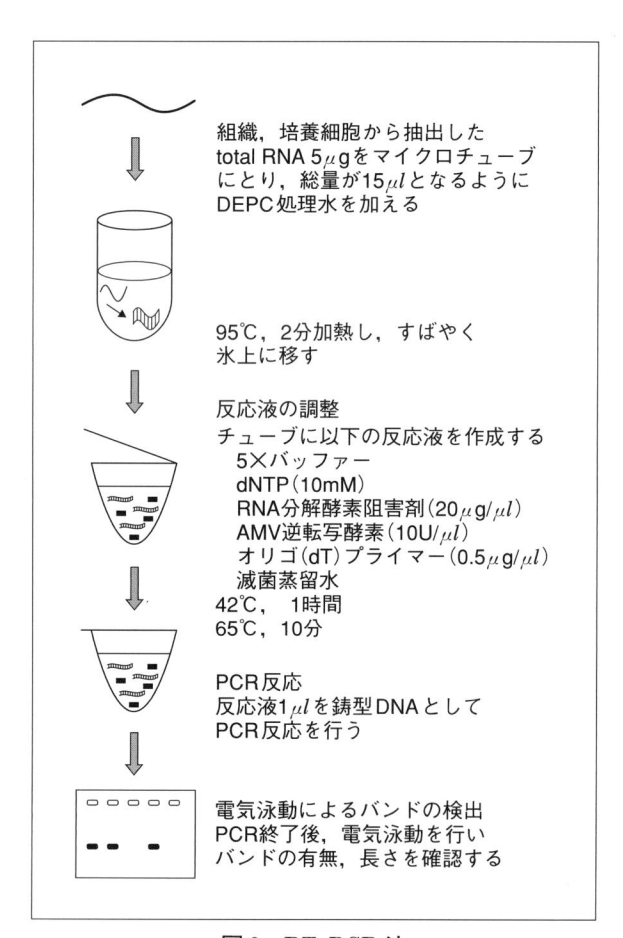

図 9 RT-PCR 法

4．意　義

RT-PCR が利用されている代表的な検査として，造血器腫瘍があげられる．95％ の慢性骨髄性白血病患者には，特異的な二本の染色体の相互転座が認められる．これによっておのおのの染色体上の異なる二つの遺伝子が結合して，融合遺伝子を形成する．PCR 反応で，二つのプライマーをおのおのの遺伝子と結合するように設定すると，健常人では二つのプライマーが別々の染色体に結合するため，PCR の反応は起こらず産物は生成されない．しかし融合遺伝子が形成されている患者検体では，PCR の反応が起こり産物が生成され，融合遺伝子の存在を確認することができる．しかし，DNA にはイントロンが介在しているためプライマー間の長さが長くなりすぎ，細胞 DNA を検体とした PCR 反応では検出が不可能になってしまう．そこでイントロンがスプライシングされた mRNA を用いて検出する RT-PCR 反応が用いられている．またその他の応用例として腫瘍の治療の際に"多剤耐性"遺伝子の存在の確認や化学療法後の残存腫瘍細胞の検出に RT-PCR が利用されている．

5. in situ PCR, in situ RT-PCR 法

in situ PCR（primed in situ labeling（PRINS），スライドPCR法ともいう）およびin situ RT-PCR法は組織切片上でPCR（あるいはRT-PCR）法を行うものである．すなわち，通常のin situ hybridizationにPCR（RT-PCR）法を導入したものであり，特定の遺伝子を増幅して，微量の遺伝子の検出を行う．通常のin situ hybridizationよりさらに感度の増加を期待して開発された．概略は，組織切片を準備し，酵素処理など前処置を行い，プライマーと耐熱性ポリメラーゼを用いたPCR反応，標識プローブによるハイブリダイゼーション，シグナルの可視化のステップからなる．in situ RT-PCRの場合はmRNAのcDNAへの逆転写のステップが入る．

標本上で組織，細胞を観察している状態で遺伝子発現をみることができれば有用な情報がたくさん得られ，1990年のHaaseらがDNAウイルスを細胞内で増幅して検出した報告を皮切りに，いくつかの試みがみられるが，現時点ではまだ完全に確立した技術とはいい難いところもある．しかし，ウイルス感染症では使用可能であり，今後適用も増加していくと考えられる．現在，Perkin Elmer社からGeneAmp in situ PCR System 1000が発売されており，最大30サンプルの処理ができる．ホルマリン固定パラフィン切片でもプロテアーゼ前処理により検出可能であり，今後の開発が期待される．

方 法

① 組織の準備

(1) 脱パラフィン（凍結切片の場合はエタノール処理）

(2) proteinase K 処理

② PCR反応（RT-PCRの場合はこの前に逆転写反応）

　注意事項：組織の周囲をパップペンなどで囲い，反応液を載せて，別のスライドをface-to-faceに合わせる．間にはカバーガラス，マニキュアで空間を作り，反応箇所の回りはミネラルオイルでシールする．

③ 後固定：パラホルムアルデヒドおよびエタノール

④ in situ hybridization（67頁参照）

⑤ シグナルの検出（166頁参照）

ジゴキシゲニン標識オリゴヌクレオチドプローブを使用して，間接法で発色する．

E. PCR-SSCP法

はじめに

PCR-SSCP（single-strand conformation polymorphism）法は1989年，折田ら[1]によって開発された手法である．PCR反応を用いて目的とする塩基配列を増幅し，そのDNA断片を一本鎖に変性したとき，塩基配列が一塩基でも異なっている場合には別の高次構造をとってポリアクリルアミドゲル電気泳動における移動度が大きく変わることを利用して，点突然変異を検出するものである．サザンブロット法が制限酵素の認識塩基配列上の突然変異しか検出できないのに対し，PCR-SSCP法は増幅したDNAのどこに突然変異が起きていても検出できる．さらにその移動度の異なる断片をゲルから溶出し，PCR反応を用いた塩基配列決定法で異常の確認ができる．

1. SSCP法の原理

SSCP法の原理を図11に示す[2]．二本鎖DNAは両鎖間で塩基対形成により構造が安定化されており，ゲル電気泳動ではその塩基対配列によらずフラグメントの長さによってのみ異なる移動度を示す．これに対して一本鎖DNAはその分子内水素結合などによって独自の高次構造をとる．よって二本鎖DNA断片を一本鎖に変性させると，相補鎖それぞれはその塩基配列に依存した高次構造を形成し，ゲル電気泳動により固有の移動度を示すため，異なるバンドとして検出される．この高次構造はわずか一塩基の置換でも変化することが知られている．したがって，PCRによって増幅した目的のDNA断片内に，正常とは異なる遺伝子配列を有している場合，一本鎖DNAに変性した後，非変性ポリアクリルアミドゲル電気泳動にて分離することで，変異のない断片とは異なる位置に移動する．泳動後，ポリアクリルアミドゲルを銀染色することで容易にバンドを可視化できる．

2. 試 薬

電気泳動バッファーおよび泳動用アクリルアミド

ゲル（APB社）
- プレキャストゲル GeneGel Excel 12.5/24（12.5% T, 2% C）
- サンプルバッファー（95% ホルムアミド，0.05% BPB，0.05% キシレンシアノール）
  99% ホルムアミド　　　　　　23.75 ml
  1% キシレンシアノール溶液　　1.25 ml
  ブロモフェノールブルー　　　　10 mg
  冷蔵庫（4〜8℃）で12ヵ月保存可能
- 泳動マーカー　100 base pair lader（APB社）
  泳動装置：GenePhor 水平型電気泳動装置（APB社）(図12)
- PlusOne DNA 銀染色キット（APB社）
  ① 固定液
     3% ベンゼンスルフォン酸 24% エタノール液
     　　　　　　　　　　　　　　　25 ml
     24% エタノール液　　　　　　　100 ml
  ② 銀反応液
     1.0% 硝酸銀，0.35% ベンゼンスルフォン酸液
     　　　　　　　　　　　　　　　25 ml
     DW　　　　　　　　　　　　　100 ml
  ③ 現像液
     12.5% 炭酸ナトリウム　　　25 ml
     2% チオ硫酸ナトリウム　　 125 μl
     37% ホルムアルデヒド　　　125 μl
     DW　　　　　　　　　　　100 ml
  ④ 停止・保護液
     5% 酢酸，25% 酢酸ナトリウム 50% グリセロール液
     　　　　　　　　　　　　　　　25 ml
     DW　　　　　　　　　　　　　100 ml

3. SSCP法操作
a. PCRによる特定DNAの増幅
b. SSCP[3)]

PCR後のサンプルをバッファーで希釈し，泳動の直前に95℃5分間加熱して氷上で急冷する．

電気泳動ユニットの温度をDNA断片の塩基配列によって5〜25℃に設定し，ゲルをプレート上にセットする．サンプルバッファーを加えて変性済みのサンプルを5 μl ずつゲルにアプライする．定電圧300〜600 Vで通常1〜3時間，電気泳動する．なお，塩基配列，温度，自家製のゲルを用いるときは，ゲル濃度，グリセロールの有無によってバンドの移動度は異なるため，あらかじめ予備実験を行い設定する．

参考：
SSCPゲル（ガラス板　約8×11 cm　厚さ0.5

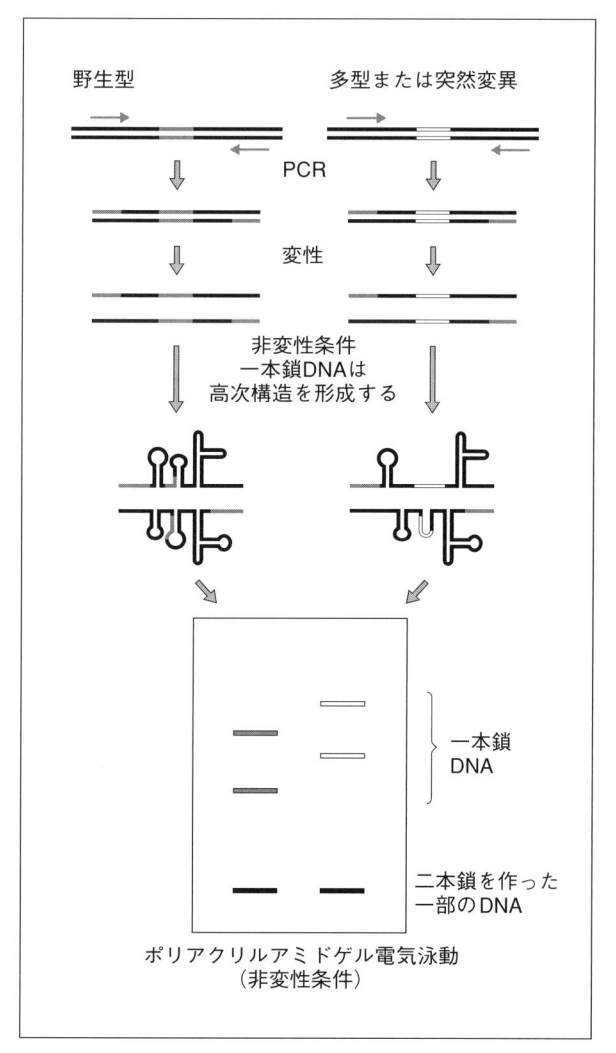

図11　PCR-SSCP法[2)]

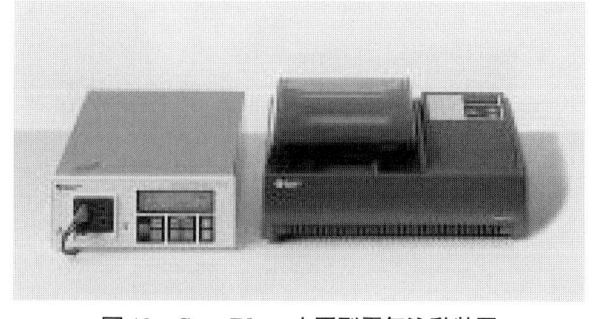

図12　GenePhor 水平型電気泳動装置

mm)[4]

10×TSB（トリス108 g，ホウ酸55 g，0.5 mol/l-EDTA，pH 8.0 20 mlに蒸留水を加え1 lとする）1.5 ml

50%ポリアクリルアミド液（アクリルアミド：Bis＝49：1）3 ml

1.6%過硫酸アンモニウム 1 ml

50%グリセロール 3〜6 ml または無添加

にイオン交換水を加えて30 mlとする．これにTEMEDを30 μl加えよく混合し，すばやくガラス板の間に注入する．コームを差し込みゲルが固まるのをまつ．

c. 銀染色（図13）

① 固定：室温30分
② 銀反応液：室温30分
③ ゲルを洗浄：DWで1分
④ 現像液：室温6分
⑤ 停止，保護液：室温30分
⑥ セロハンシートで覆い乾燥

参考：インターカレーター（CyberGreen, Vistra-Greenなど）による蛍光染色を用い，イメージアナライザーにかければ，さらに操作を簡便にできる．

4. 結果

SSCP法はラジオアイソトープを使うことなく，手技が簡単で，迅速かつ微量の試料から結果を得ることができる．さらに検出の感度が高く，primerの設定を変えることで特定DNA断片内のさまざまな部分の変異の解析が可能である．したがって，特別な施設でなくとも，各種疾患を対象とした遺伝子変異を検出できる（図14）．

文献
1) Orita, M et al：Proc Natl Acad Sci UAS 86：2766-2770, 1989
2) 中山広樹：バイオ実験イラストレッテド，第3巻，本当にふえるPCR，秀潤社，1998
3) 菅野純夫ほか監修：電気泳動最新プロトコール，羊土社，1999
4) 尾崎充彦ほか：Non-RI PCR-SSCP法．Medical Technology 26：245-249, 1998

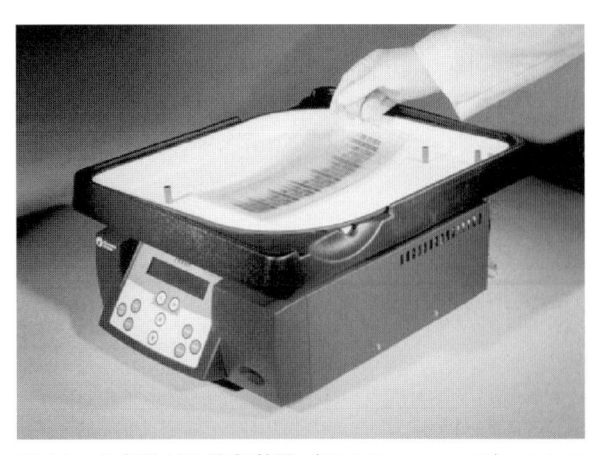

図13 全自動ゲル染色装置（Multirosessor P）による銀染色

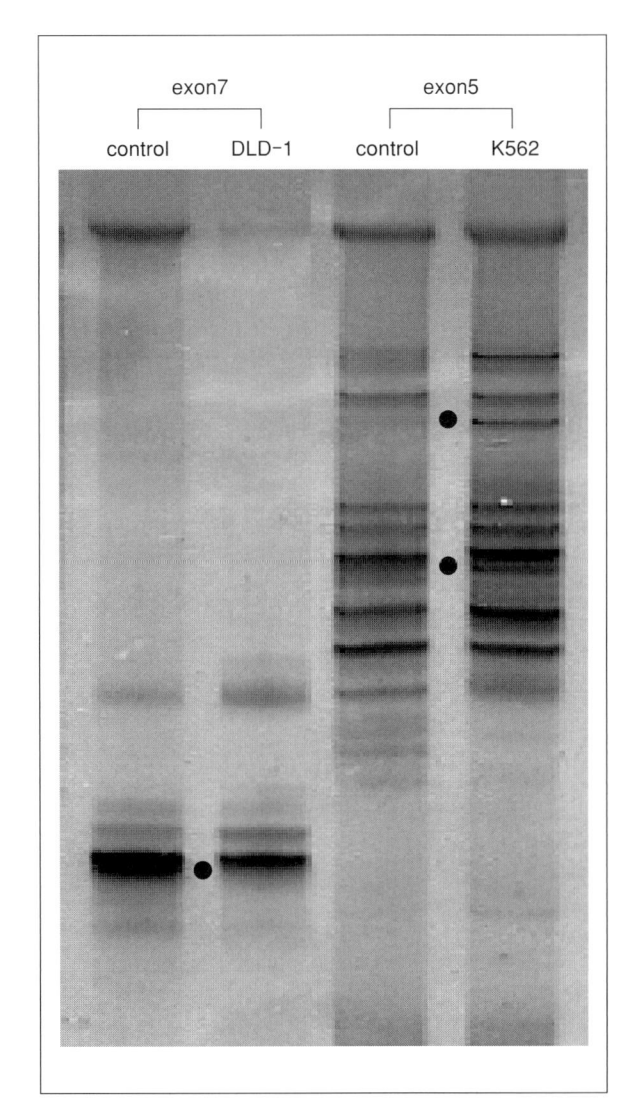

図14 p53のSSCPによる解析
●印は変異が疑われるバンド．

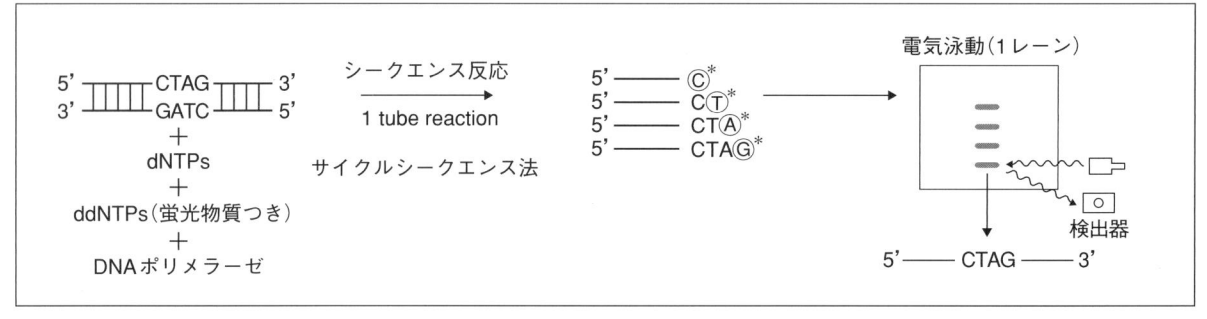

図15 Dye Terminator 法の原理[3]

表1 Dye Terminator 法と Dye Primer 法の特徴[1]

	Dye Terminator 法	Dye Primer 法
主な利点	・1チューブ反応 ・鋳型の量がきわめて少ない ・カスタムプライマーが使用可能	・ほぼ均一なピークの高さ ・鋳型の量が少ない
注意点	過剰な ddNTP を除去する必要がある	市販の専用プライマーしか使えない
反応チューブ数	1	4 (AGCT を別々に反応させるため)
PCR 増幅産物	30〜90 ng(400 bp で 50 ng)	60〜180 ng
一本鎖 DNA	50〜100 ng	300〜600 ng
二本鎖 DNA	0.25〜0.5 mg	0.6〜1.2 mg
シグナルの強度のバラツキ	ややばらつくが再現性がある	ほぼ均一
蛍光標識の位置	3' 末端(ddNTP)	5' 末端(プライマー)
プロトコール	サイクルシークエンス法	サイクルシークエンス法

F. PCR ダイレクトシークエンス法

はじめに

従来のシークエンス法は目的とする遺伝子をベクターに組み込み、単一で多量に増やし抽出したDNA から泳動分析を行ってきた。しかし最近ではPCR 法により単一に増幅された産物を用いて直接シークエンシングを行う PCR ダイレクトシークエンス法が多く用いられるようになった。

1. 原理（図15）[3]

現在、シークエンス法は、ダイデオキシ法が主流である。ダイデオキシ法は 1977 年、Sanger, F によって提唱された。DNA ポリメラーゼの伸張反応の途中でダイデオキシを取り込ませ、反応をストップさせる。

するとさまざまな大きさのフラグメントができるのでそれを電気泳動で大きさごとに分離し、配列を決めていく。現在、フラグメントの検出は蛍光標識が一般的である。蛍光標識の方法にはプライマーに標識するダイプライマー Dye Primer 法とダイデオキシに標識するダイターミネーター Dye Terminator 法がある。サンプルやシークエンサーの種類に合わせて用いる（表1）。

2. PCR ダイレクトシークエンス法の操作

試料（培養細胞、パラフィン組織切片、コロニーなど）より DNA 抽出
　　↓
PCR 増幅
　　↓

精製：Dye Terminator法―フェノール・クロロホルム処理，Centri-sepスピンカラム
Dye Primer法―エチルアルコール沈殿
↓
ゲル板作成
↓
電気泳動および解析：蛍光オートシークエンサー
ABI PRISM 310 ジェネティックアナライザ（PE-ABD）
ALFred 377 S DNAシークエンサー（APB）など
↓
判定

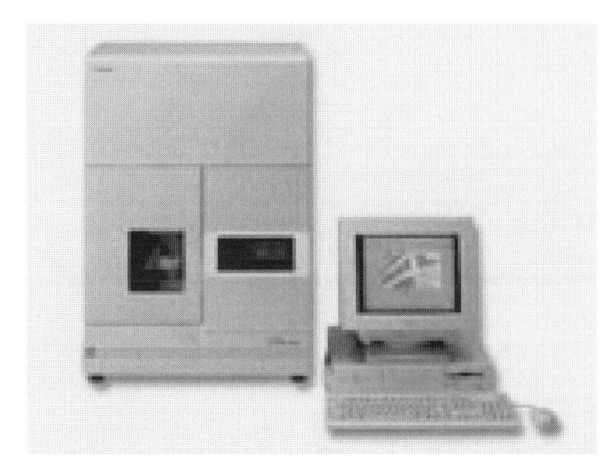

図16 オートシークエンサー ABI PRISM 310

3. 蛍光オートシークエンサー（図16）

　蛍光を用いることで電気泳動，検出，解析という一連のシークエンシング操作を機械で行うことができるようになった．その機械がオートシークエンサーである．RIを用いたシークエンスよりも操作性がよく，結果の解析速度も速いのが特徴である．オートシークエンサーには従来型のスラブゲルを用いたタイプとキャピラリーを用いたタイプの2通りある．スラブゲルは2枚のガラス板の間にアクリルアミドゲルを作成し，電気泳動を行う．キャピラリーは毛細管の中にゲルを充填し，DNAフラグメントを電気泳動する．キャピラリーの特徴は径が非常に細いことである．電気泳動ではゲルの厚さが薄いほど熱を放出しやすいため高電圧がかけられる．そのために高速で泳動できる．また，ゲル厚が薄いほど高い分離能が得られる．

4. 結　果

　例としてX染色体上にあるhuman androgen receptor gene（HUMARA）のCAGリピート部分を示す（図17）．

文　献

1) 高田雄三ほか：PCRダイレクトシークエンス法．Medical Technology 26：251-260, 1998
2) 菅野純夫ほか監修：電気泳動最新プロトコール，羊土社, 1999
3) 田村隆明編：遺伝子工学実験ノート⊤, 羊土社, 2001

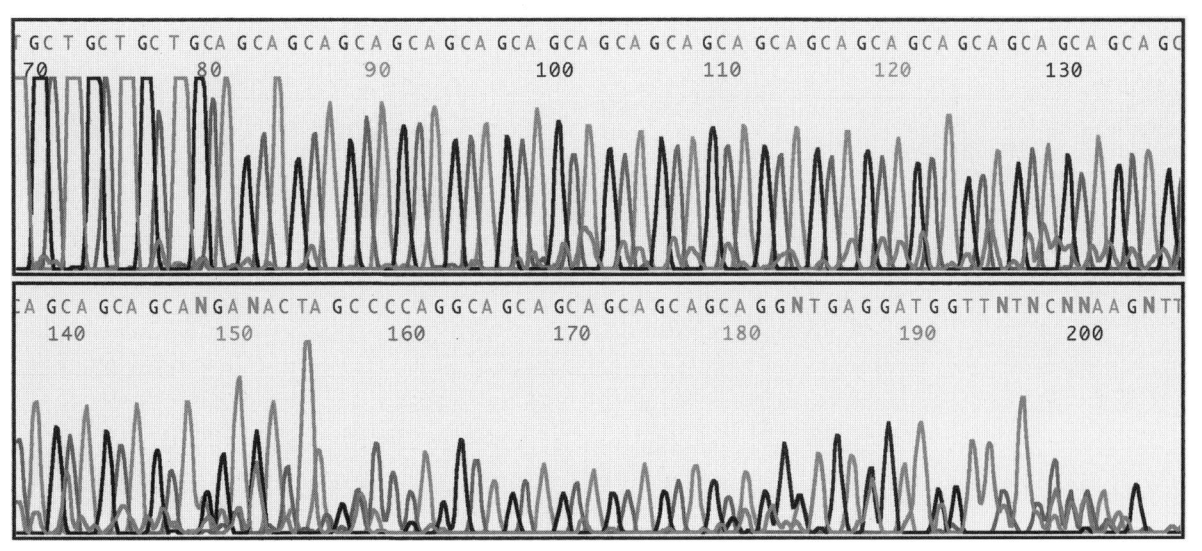

図17　X染色体上にあるHUMARAのCAGリピート（カラー口絵参照）

G. FISH

はじめに

FISH (fluorescence in situ hybridization) は形態学的に目的とする遺伝子の局在を検索する一手法であり，染色体上における遺伝子の座位決定（遺伝子マッピング）とともに発達してきた．また染色体ペインティングや間期核でのクロマチン構造の解析にも利用されつつある（図18）．

図18 FISH (fluorescence in situ hybridization)（カラー口絵参照）
左：穿刺吸引で得られた正常乳管上皮細胞はいずれも赤（11番染色体），緑（17番染色体）のシグナルが2つずつ検出される．右：乳癌細胞はいずれも種々の異常シグナルを示す．（大阪大学医学部腫瘍外科・野口眞三郎先生ご提供）

1. 原理

DNAは，加熱などの処理によって比較的簡単に非共有結合の弱い結合が切断され，一本鎖化される．そして，相補的な2本のDNA鎖は，適当な環境下におけば，再び二重らせん構造が形成される自己形成の能力を有する．目的とするDNAを加熱処理などにより一本鎖化し，後で識別可能な物質を標識した相補的な塩基配列を用意して混合すれば，DNAの自己形成能を利用して目的とするDNAを検索できる（図19）[1]．

2. 操作

① 固定
　メタノール：酢酸＝3容：1容（使用直前作成）5分×3回
　ドライヤーの冷風で風乾
② 変性（DNAの一本鎖化）
75℃の恒温槽中で変性処理液をあらかじめ加熱し，そのなかへスライドガラスを5分間つける．
　↓
70%冷エタノール　5分
　↓
100%冷エタノール　5分
　↓
　風乾
　参考：試料が組織の場合は蛋白成分を消化する
　proteinase K　37℃　5〜10分
　↓
　70%冷エタノール，100%冷エタノール　各5分
　↓
　風乾

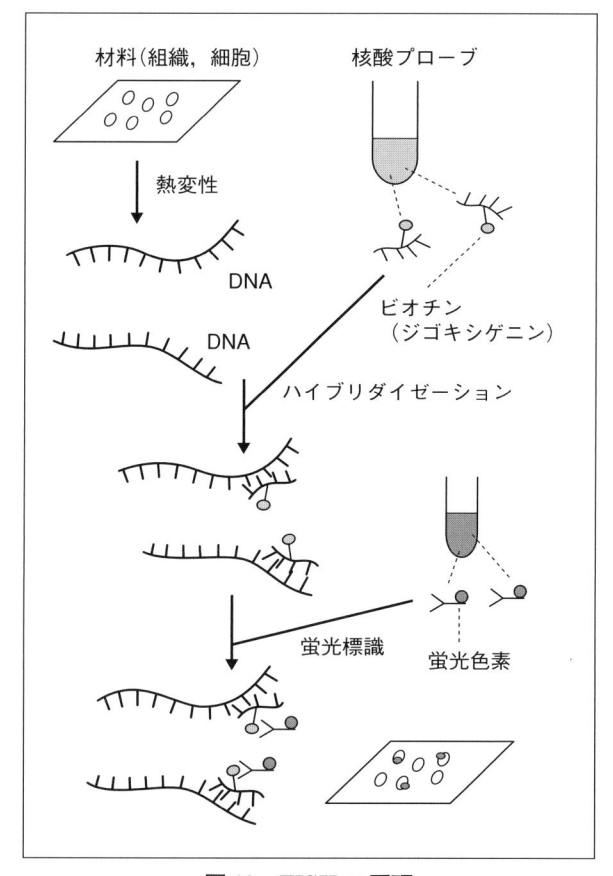

図19 FISHの原理

③ ハイブリダイゼーション
　DNAプローブ：後の検出により識別可能な物質を標識したものを使用する．ビオチン，ジゴキシゲニンが一般的である．標識済みプローブが多数市販されているが，市販のニックトランスレーションキ

ットを用い自分で標識することもできる．

DNAプローブの調整：75℃，5分加熱して1本鎖化し，直ちに氷中で急冷する．
標本1枚あたりDNAプローブ10μlを滴下，カバーガラスをかける．さらにそのまわりをシールし，湿潤箱中にて37℃一晩インキュベート
↓
シールをとり，45℃のプローブ洗浄液でカバーガラスを剥がす
↓
45℃洗浄液10分×3回
↓
45℃ 2×SSCで10分
↓
室温 2×SSCで10分

試薬：
- 20×SSC（standard saline citrate）
  3 mol/l-NaCl，0.3 mol/l-Na citrateを蒸留水にて溶解し，pH 7.0にあわせる
- Master Mix
  55% ホルムアミド，1×SSC 10% dextran sulfate
- 変性処理
  7容のホルムアミドと1容の20×SSCをHClでpH 7.0にあわせて加え全量10容とする
- プローブ洗浄液
  5容のホルムアミドと1容の20×SSCでpH 7.0にあわせて蒸留水を加えて全量を10容とする．

④ シグナルの検出

非特異反応ブロック（大日本製薬）1% ブロックエース/4×SSC 室温20分
↓
ビオチン標識プローブをアビジン-FITCで検出 37℃ 40分
ジゴキシゲニン標識プローブは抗ジゴキシゲニン・ローダミンで検出
↓
洗浄 4×SSC 3回
↓
核染色 DIPI（青）またはピロジウム・イオダイド PI（赤）
↓
4×SSCで洗浄
↓
退色防止剤入り封入剤（DABCO加グリセリンバッファー）で封入

参考：短いDNAをプローブとして用いるときは，蛍光シグナルが小さくなってしまうので増感を行う．

⑤ 蛍光顕微鏡による観察

FITCシグナルとPI対比染色：
B-2Aフィルタカセット（励起；450～490 nm，吸収；520 nm）

ローダミンシグナルとDAPI対比染色：
G-2Aフィルタカセット（励起；510～560 nm，吸収；90 nm）

3. 意　義

FISHは主に間期細胞の遺伝子，染色体分析，先天性異常のスクリーニング，などに使用されているが，近年，悪性腫瘍における遺伝子異常の研究にも応用されるようになり，腫瘍捺印標本，細胞診標本などが対象とされている．

文　献
1) 広井禎之ほか：FISH法の操作原理．Medical Technology 24：205-210，1996
2) 稲澤譲治ほか：蛍光 in situ ハイブリダイゼーション法とその応用．検査と技術 20：815-822，1992

H. 検体採取技術の進歩（microdissection, laser capture microdissection 法）

1. 原　理

laser capture microdissection法は，図20に示すように組織または細胞よりDNA，RNAを抽出する目的でパラフィン切片もしくは凍結切片を用いて顕微鏡下で観察しながら目的の組織または細胞を採取する方法である．原理は，組織，細胞の上に特殊なフィルム（transfer film）を置き，上からレーザーを照射することによりこのフィルムが溶解し，組織または細胞がフィルム面に付着し目的の組織，細胞が採取できる．また，このlaser capture microdissectionのシステム（LM 200, Arcturus）がない場合は，実体顕微鏡を用いて27Gの注射針により目的の組織を剥離させて採取する方法もある．

採取後のDNA，RNAの組織，細胞からの抽出

法は，本誌の検体採取，処理，抽出法の項または，文献を参照すること．

2. 方 法
検体採取法のみを記載する．

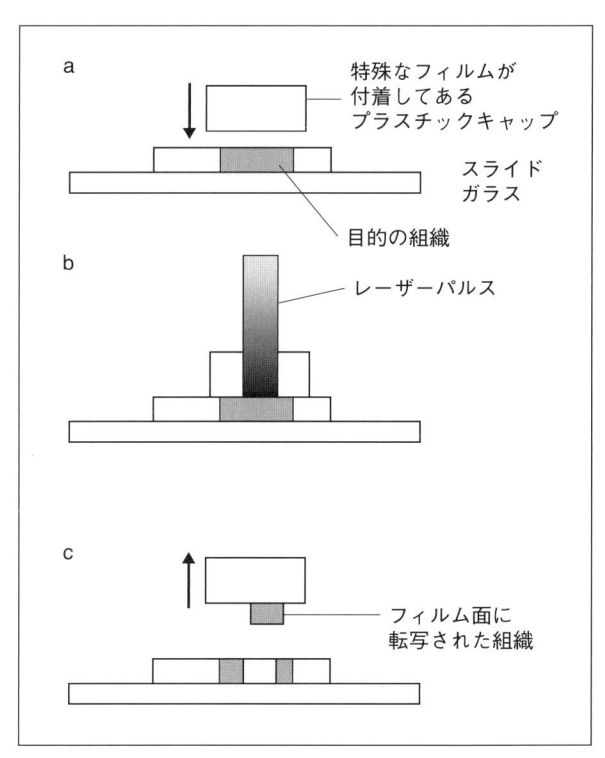

a. laser capture microdissection 法
1）パラフィン包埋切片
① 10％緩衝ホルマリン固定　16〜24時間
② 通常のパラフィン包埋
③ 厚さ5〜10μm切片を作成しノンコーティングのスライドガラスに載せる
④ キシレンI　　　　　5分
⑤ キシレンII　　　　　5分
⑥ 100％エタノール　　30秒
⑦ 100％エタノール　　5分
⑧ 75％エタノール　　　5分
⑨ 蒸留水　　　　　　　30秒
⑩ 必要であればヘマトキシリン液（マイヤー）で核染色　30秒
⑪ 蒸留水により水洗，色だし
⑫ エオジン液　　　　　30秒
⑬ 100％エタノール　　1分
⑭ 100％エタノール　　1分
⑮ キシレン　　　　　　5分
⑯ スライドガラスの余分なキシレンを取り除きカバーガラスをかけず良く風乾する
⑰ laser capture microdissection のシステムを用いて目的の組織を採取する
⑱ DNA，RNA の回収を直ちに行う

2）凍結切片
クリオスタットを用いて10μmの薄切片を作成し100％アルコールで固定（30〜60秒）後パラフィン切片の⑨より染色を行う．

3）培養細胞または細胞診用標本
細胞の場合，組織に比較して laser capture microdissection のシステムを用いての細胞採取はむずかしい．
① 100％エタノール　　5分
② 直ちにパパニコロウ染色を行う
③ カバーガラスをかけず自然乾燥
④ laser capture microdissection のシステムを用いて目的の組織を採取する．

図20　laser capture microdissection 法の原理
a. 顕微鏡により目的の組織または細胞を選択し，その上にプラスチックキャップを載せる．
b. プラスチックキャップにレーザーパルスを照射する．
c. プラスチックキャップを持ち上げるとフィルム面に組織または細胞が転写され目的の組織，細胞が採取できる．

⑤ DNA，RNA の回収を直ちに行う．

注1：10％緩衝ホルマリン固定はなるべく短時間で行う．固定時間が延びるにつれてDNAの回収率が低下する．一般にホルマリン固定・パラフィン切片によるRNAの回収は凍結切片を用いるようにする．ホルマリン固定標本からのRNAを抽出する場合は文献1）を参照．DNA，RNAの解析には $3 \times 10^3 \sim 5 \times 10^3$ 個の細胞が必要である．

エタノール，キシレン，染色液は，使用のたびごとに交換するのが望ましい．

注2：培養細胞または細胞診用標本の場合その日のうちに細胞を採取しない時は，サイトキープを塗布し，乾燥後保存する．細胞採取時の染色前に100％エタノールで2分間サイトキープによるコーティングを洗い流すこと．DNA，RNAの解析のための細胞数としては組織標本に準ずる．

注3：切片は，十分に乾燥していないとフィルムへ

の転写はうまく行えない．また切片の厚さも 10 μm 前後が良い．

注4：染色は，メチル緑，トルイジン青染色でも可能である．また，免疫染色を行ってからの laser capture microdissection も可能である（文献2）参照）．

注5：Arcturus 社製 laser capture microdissection システム LM 200 の場合，フィルムをコーティングしているキャップはエッペンドルフ社製マイクロチューブ（#2236430-8）に適合する．

注6：DNA，RNA 以外に凍結切片を用いると蛋白質の解析（ウエスタンブロット法）も可能である．この場合，約 $2\times10^3\sim5\times10^4$ 個の細胞が必要である．

b. laser capture microdissection のシステムを用いない microdissection 法

切片の染色は，laser capture microdissection 法と同様に行う．その後，27 G の注射針を用いて実体顕微鏡下で目的組織を採取する．そのとき，目的組織の部分に 70％エタノールを添加すると採取しやすい．

3. 結 果

図21と図22は，Arcturus 社製 laser capture microdissection システム LM 200 を用いて検体を採取した写真を示している．図21は心筋組織でエオジン染色を施したもの．図22は培養細胞でパパニコロウ染色を施している．図21は，上段の写真が microdissection 前で，下段の写真が microdissection 後（中央部）である．図22では上段が microdissection 前，中段は microdissection をした細胞，下段が microdissection 後の写真である．

文 献

1) Masuda, N et al：Analysis of chemical modification of RNA from formalin-fixed samples and optimization of molecular biology application for such samples. Nucleic Acids Research 27：4436-4443, 1999
2) Fend, F et al：Immuno-LCM：Laser capture microdissection of immunostained frozen sections for mRNA analysis. Am J Pathol 154：61-66, 1999
3) Simone, NL et al：Sensitive immunoassay of tissue cell proteins procured by laser capture microdissection. Am J Pathol 156：445-452, 2000

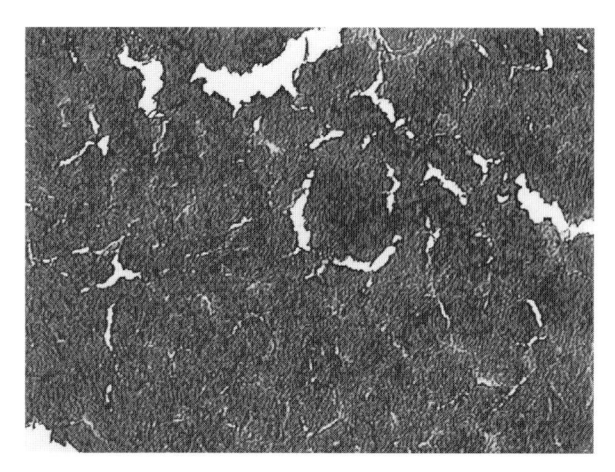

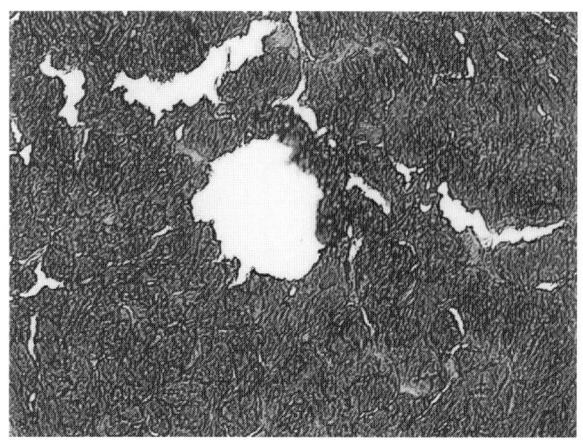

図21 laser capture microdissection 法（組織診）
（カラー口絵参照）

I. DNAチップ（マイクロアレイ）への応用

DNA チップ（マイクロアレイ）は解析したい RNA から作成した標識 cDNA をスライドガラス上にスポットさせた多数のプローブ（オリゴヌクレオチドまたは cDNA）とハイブリダイズさせてシグナルを検出し，シグナルの強度からハイブリダイズしたスポットに相当する遺伝子の相対的な発現量を測定する方法である．基本的にはサザンブロット法あるいはノーザンブロット法と同じ原理ではあるが，少量の材料で一度に数千～数万個の遺伝子の発現情報を網羅的に解析できる点が大きく異なる．すなわち，大量解析，検出感度向上，スモールスケール化によるサンプルの節約に加えて，データ取得の自動化，データ処理による簡便化などがその特徴である．半導体製造用リソグラフィ技術がこれを可能

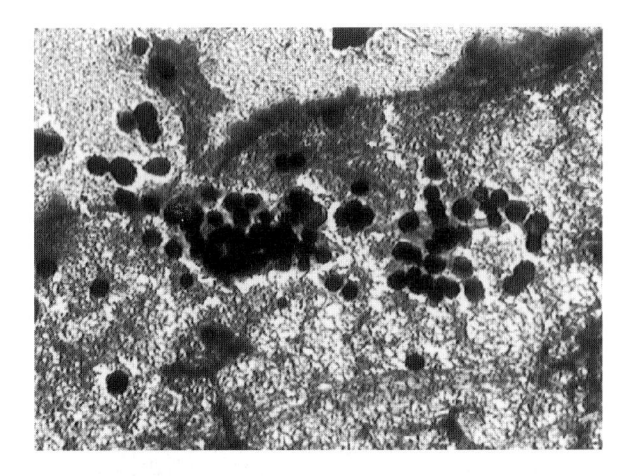

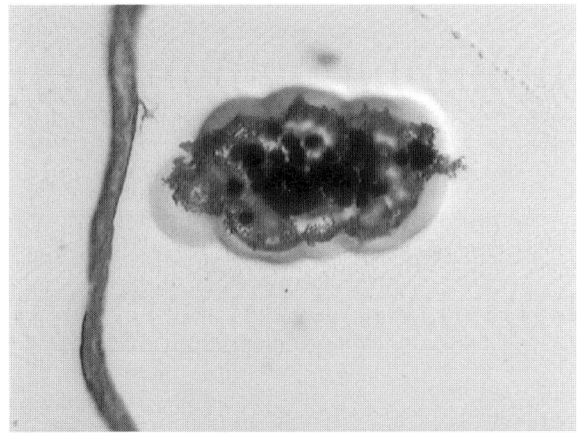

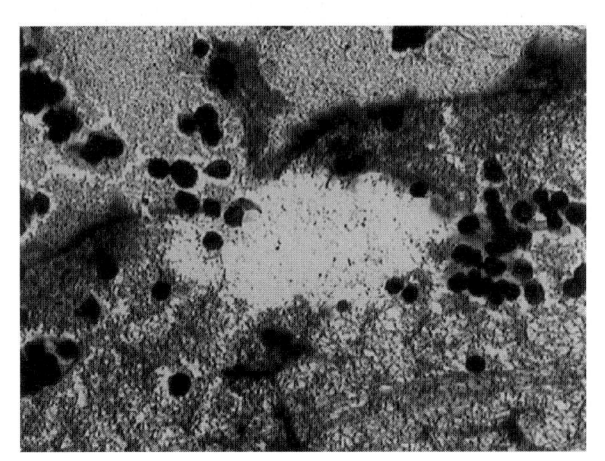

図22　laser capture microdissection 法（細胞診）

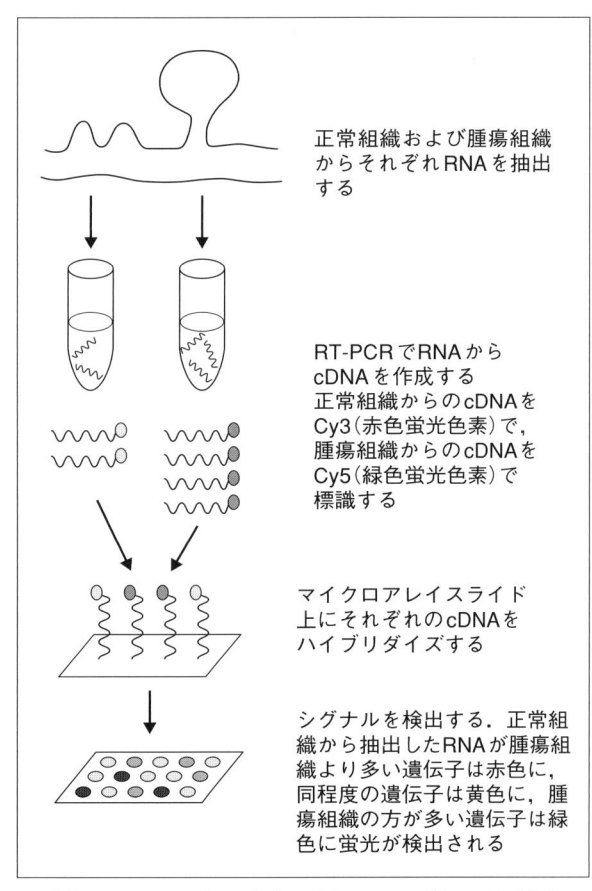

図23　DNA チップ（マイクロアレイ）の原理図

正常組織および腫瘍組織からそれぞれRNAを抽出する

RT-PCRでRNAからcDNAを作成する　正常組織からのcDNAをCy3（赤色蛍光色素）で，腫瘍組織からのcDNAをCy5（緑色蛍光色素）で標識する

マイクロアレイスライド上にそれぞれのcDNAをハイブリダイズする

シグナルを検出する．正常組織から抽出したRNAが腫瘍組織より多い遺伝子は赤色に，同程度の遺伝子は黄色に，腫瘍組織の方が多い遺伝子は緑色に蛍光が検出される

固定化させたものとして広義にDNAチップを用いることも多く，区別せずに使われるようになっている．DNAマイクロアレイは遺伝子発現のプロファイル解析に用いられ，DNAチップは発現解析およびSNP（single nucleotide polymorphism）の同定に使用される．

1. 原理（図23）

laser capture法を用いた微小病変の採取法の進歩とPCR法による微小サンプルから増幅により，DNAチップを用いた解析が可能になった．現在の段階では，新しい遺伝子をみつけにいったり，まだ研究的な色彩が強いが今後，病理検査室に応用される時代がくると思われる．基本的には，laser capture法により検索したい部分を採取し，RNAを抽出し，RT-PCR法によりcDNAを作成し，解析したいcDNAコレクションを固定化したスライドガラス上でハイブリダイズさせてシグナルを検出す

とし，現在の技術では $10\ \mu m^2$ に1つのDNAサンプルが解析できるところまできている．

　注意事項：厳密にいうとDNAマイクロアレイはcDNAを固定化したものであり，オリゴヌクレオチドを光リソグラフィ技術で合成，固定化したDNAチップとは異なる．しかし，最近はDNAを整列・

る．この場合，比較したい部分があれば（例えば正常部と腫瘍部）2 種類の蛍光色素で標識し，マイクロアレイスライドに両者をハイブリダイズさせて，2 種類の蛍光色素のパターンから発現の亢進あるいは減弱が容易にわかる．

2. 方　法

① 検討したい cDNA コレクションの調整．
② アレイ機によりガラスコートへの固定化して DNA マイクロアレイ作成．
③ laser capture 法により検討したい部分を採取．
④ mRNA を抽出（164 頁参照）．
⑤ RT-PCR 法により RNA から cDNA を合成し（167 頁参照），蛍光色素を標識する．
⑥ DNA マイクロアレイと標識 cDNA をハイブリダイズ．
⑦ 蛍光色素によるイメージを検出器で取得．
⑧ コンピュータでデータ解析．

3. 結　果

cDNA コレクションの中で検討したい病変部位における遺伝子発現パターンが得られる．多数の遺伝子の検討なので，パターンをコンピュータで解析していくことが必要である．2 種類の部位を検討する場合は（例えば癌の部分と正常部）2 種類の蛍光色素を用いることにより，色素のパターン化で高発現している遺伝子と発現の低下している遺伝子が容易に識別できる（図 24）．今後，疾患の本態や治療に関連する遺伝子が明らかになってくれば，そのコレクションから個々人のパターンに応じた「オーダーメード」の医療も可能になると期待されている．

J. ウエスタン・ブロット法（Western blotting）

1. 原　理

ウエスタン・ブロット法とは，SDS-PAGE などの電気泳動で分離された蛋白質を電気的にメンブレン（ヌクレオポアフィルタ）に転写する方法である（図 25）．転写された蛋白質のうち目的の蛋白質のバンドを，特異抗体を用いて免疫学的方法を用いて検出する．蛋白質をメンブレンに転写する方法としては，ウエット式ブロッティングとセミドライ式ブロッティングの 2 種類ある．ウエット式ブロッティングは，ブロッティングバッファーを入れたタンク中に電気泳動後のゲルとメンブレンを入れ電圧をかけて蛋白質をメンブレンに転写する方法である．一方，セミドライ式ブロッティングはブロッティングバッファーを染み込ませた濾紙でゲルとメンブレンを挟み電圧をかけて蛋白質をメンブレンに転写する方法である．

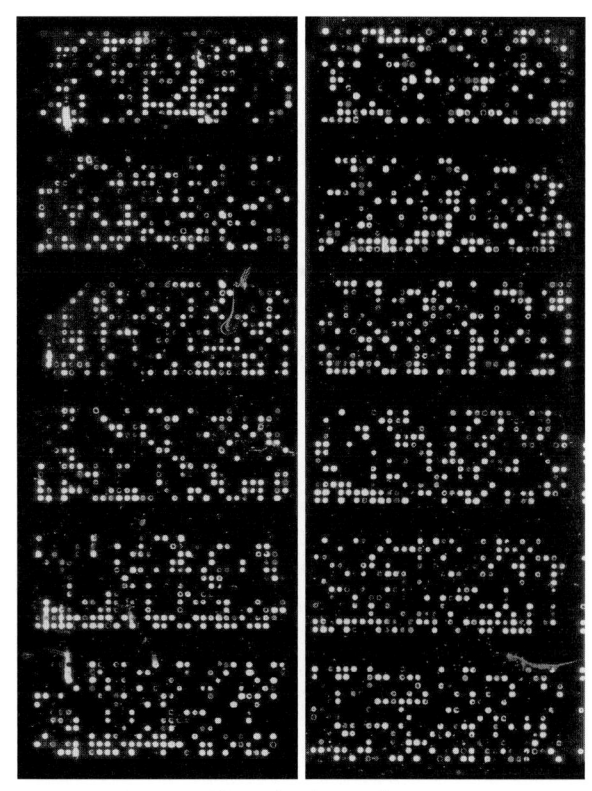

図 24　DNA チップの 1 例（3840 遺伝子のマイクロアレイ）（カラー口絵参照）
大腸癌組織からの RNA を赤色で，同一症例の正常大腸粘膜からの RNA を緑色で標識して，3840 遺伝子を解析した．癌組織で発現が亢進している遺伝子は赤色，癌組織で発現が減弱している遺伝子は緑色，発現の変わっていない遺伝子は黄色の蛍光として検出される．多数の遺伝子を同時に体系的に解析できる．（東京大学医科学研究所・古川洋一，中村祐輔先生ご提供）

2. 試　薬

a. 電気泳動（SDS-PAGE）用試薬
① lysis バッファー（要事調整）
1 M トリス塩酸（pH 7.5）バッファー　　　0.5 ml

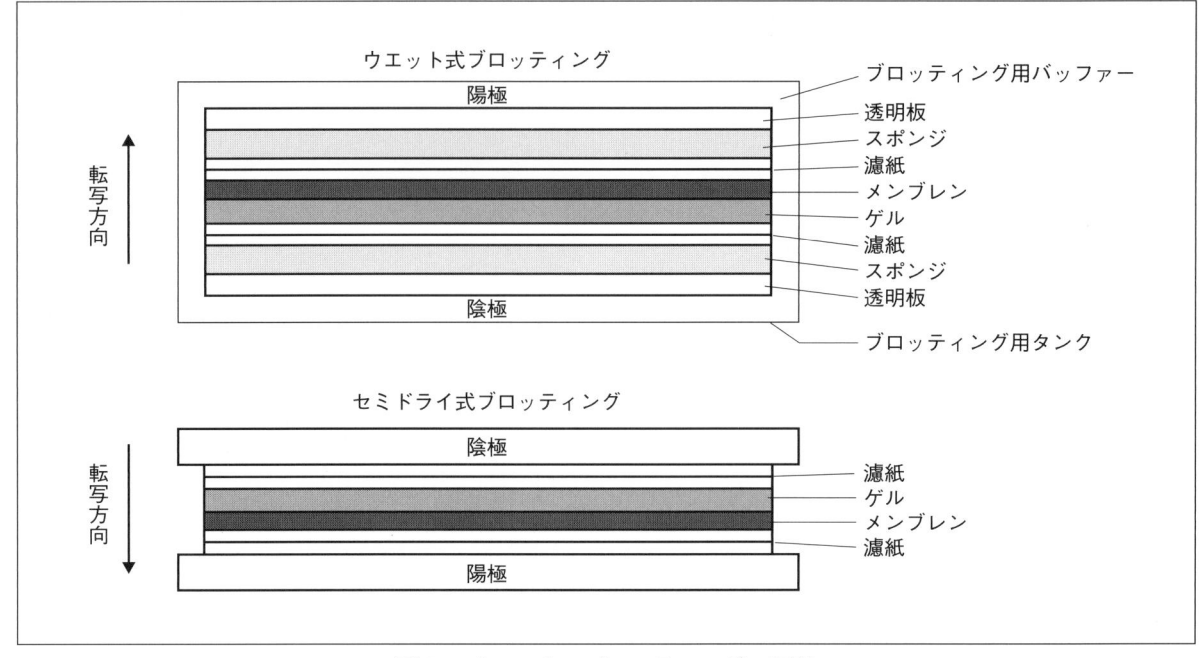

図25 ウエスタンブロッティングの原理

4 M NaCl	2 ml
0.5 M EDTA	100 μl
10% Triton X-100	5 ml
蒸留水	42 ml
PMSF (stock 200 mM)*	250 μl
ペプスタチン (stock 1 mg/ml)**	50 μl

　*200 mM PMSF (phenylmethylsulfonyl fluoride)

PMSF	350 mg
イソプロピルアルコール	10 ml

　**1 mg/ml ペプスタチン

ペプスタチン	10 ml
メタノール	10 ml

② サンプルバッファー（2×）

0.5 M トリス塩酸（pH 6.8）バッファー	2 ml
10%(w/v) ドデシル硫酸ナトリウム（SDS）	4 ml
β-メルカプトエタノール	1.2 ml
グリセロール	2 ml
蒸留水	0.8 ml
1% ブロモフェノールブルー	数滴
Total	10 ml

③ 泳動用バッファー（10×）

Tris	30.3 g
グリシン	144.1 g
SDS	10 g

蒸留水で1,000 ml とする．室温保存

④ ゲル用試薬

30% アクリルアミド・ストック溶液
　アクリルアミド（モノマー）58 g, N, N-メチレンビスアクリルアミド 2 g, 蒸留水で200 ml とし 4℃ で保存

1.5 M トリス塩酸（pH 8.8）バッファー
0.5 M トリス塩酸（pH 6.8）バッファー
10%(w/v) ドデシル硫酸ナトリウム（SDS）
　SDS 10 g　蒸留水 100 ml
10%(w/v) 過硫酸アンモニウム（APS）
　APS 0.1 g　蒸留水 1 ml
4℃，遮光保存で約2週間使用可能．また，−20℃では，長期保存可能

TEMED（N, N, N, N - tetramethylethylenediamine）そのまま使用

　われわれの研究室では目的蛋白質の分子量が約10～100 kDa の場合は，濃度12% のアクリルアミドを分子量が約40～250 kDa の場合は7.5% のアクリルアミドゲルのランニングゲル（蛋白分離用ゲル）を用いている．以下にわれわれの研究室で電気泳動（SDS-PAGE）に用いているゲル（10 ml）

の組成を参考までに述べる．

ランニングゲル（要事調整）	12%	7.5%
1.5 M トリス塩酸（pH 8.8）		
バッファー	2.5 ml	2.5 ml
10% SDS	100 μl	100 μl
30% アクリルアミド	4.0 ml	2.5 ml
蒸留水	3.35 ml	4.85 ml

混合後アスピレーターで脱気（静かに混合すれば必ずしも脱気は必要ない）
その後，10% APS を 50 μl，TEMED を 5 μl 加え静かに混合する

スタッキングゲル（濃縮ゲル，要事調整）
0.5 M トリス塩酸（pH 6.8）バッファー　2.5 ml
10% SDS　　　　　　　　　　　　　100 μl
30% アクリルアミド　　　　　　　　1.33 ml
蒸留水　　　　　　　　　　　　　　6.07 ml
混合後 10% APS を 50 μl，TEMED を 10 μl 加え静かに混合する

b. ウエスタンブロッティング用試薬

① メンブレン
ニトロセルロースメンブレン（蛋白質の結合能力：80～100 μg/cm^2），ナイロンメンブレン（蛋白質の結合能力：約 200 μg/cm^2），PVDF（polyvinilidene difluoride）メンブレン（蛋白質の結合能力：200～300 μg/cm^2）の3種類が主に用いられている．また，ポアサイズは 0.45 μm と 0.22 μm の2種類あるが，通常はどちらを用いても支障はない．

② ブロッティング用バッファー
Tris　　　　　　　　　　　　　　3.03 g
グリシン　　　　　　　　　　　　14.1 g
メタノール　　　　　　　　　　　200 ml
蒸留水で 1,000 ml とする（室温保存）

③ 濾紙（No.1）

c. 免疫染色用試薬
① リン酸バッファー（PBS-T）
Na_2HPO_4　　　　　　　　　　　　1.1 g
KCl　　　　　　　　　　　　　　　0.5 g
KH_2PO_4　　　　　　　　　　　　0.5 g
蒸留水で 1,000 ml とするこの割合で pH は約 7.4 となる．

またはトリス塩酸バッファー（TBS-T）
Tris　　　　　　　　　　　　　　2.42 g
NaCl　　　　　　　　　　　　　　8 g
HCl で pH を 7.6 に調整し蒸留水で 1,000 ml とする．
作成後 Tween-20 を 0.1% の割合で加え PBS-T または TBS-T とする．

② ブロッキング液
スキムミルクを上記のバッファーで 5% の割合で希釈する．

③ 目的とする蛋白質に対する特異抗体（一次抗体）および酵素標識二次抗体（抗マウスまたは抗ウサギ）

④ 化学発光試薬
当研究室ではアマシャム社の ECL キットを用いている．

⑤ X 線フィルム

d. その他の必要な機器類および器具
電気泳動装置一式，ブロッティング用装置，電源，ハイブリバッグ，シーラー，X 線フィルム用カセット，タッパーウェア，振盪器（シェイカー）．

3. 方　法

a. 電気泳動（SDS-PAGE）
本項では，ウエスタンブロッティングについての方法を述べるため電気泳動の詳しい方法は他の技術書を参考にしてほしい．今回は，われわれの研究室で行っている方法について簡単に述べる．

① lysis バッファーを入れたチューブ中で組織をホモジェナイズし，振盪（回転）4℃で 40 分～1 時間．

② 10,000 rpm で 10 分間遠心（4℃）し上清を別のチューブに移す．

③ 蛋白質量の定量を行う．

④ サンプルにサンプルバッファーを加え混合し 95℃で 5 分間加熱処理．

⑤ アクリルアミドゲルを作成し電気泳動を行う．

b. ウエスタンブロッティング
本書では，セミドライ式ブロッティング法について述べるがウエット式ブロッティング法も基本的には同じである．

① メンブレンは泳動中のゲルと同じ大きさに，濾紙はやや大きめに切っておく．メンブレンにPVDFを用いた場合は前処理として100%メタノールに5分間浸す．

② ブロッティング用バッファーを入れたタッパーウェアにメンブレン，濾紙を浸し平衡化する．

③ 電気泳動終了後，ガラス板よりゲルをはずしブロッティング用バッファーを入れたタッパーウェアに浸す．

④ ブロッティング用装置の陽極側にブロッティング用バッファーに浸した濾紙（2枚1組）を載せる．その上にメンブレンを置きその上にゲルを重ね合わせて載せ，さらに濾紙（2枚1組）を載せる（図26）．陰極側の上部電極を載せる前に，試験管などを転がしゲルとメンブレンの間に入っている気泡を抜く．

⑤ ブロッティング用装置の上部の蓋を閉めて通電する（図27）．通常は1〜3 mA/cm² の定電流で30〜60分通電する．詳しくはブロッティング用装置の使用説明書を参照のこと．

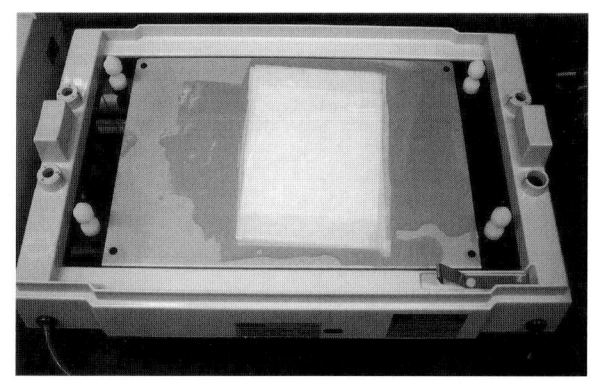

図26 セミドライ式ブロッティング装置と中央に見えているのが重ね合わされた濾紙，メンブレンとゲルである
灰色の板の部分が陽極である．

c. 免疫染色

メンブレンに転写された蛋白質の検出は，ペルオキシダーゼ標識二次抗体を用いた場合はジアミノベンチジン（DAB），アルカリホスファターゼ標識二次抗体を用いた場合はニトロブルーテトラゾリウム（NBT）を用いて発色させる方法があるが，本書ではわれわれの研究室で行っているペルオキシダーゼ標識二次抗体を用い化学発光を利用しX線フィルムに記録する方法について記述する．

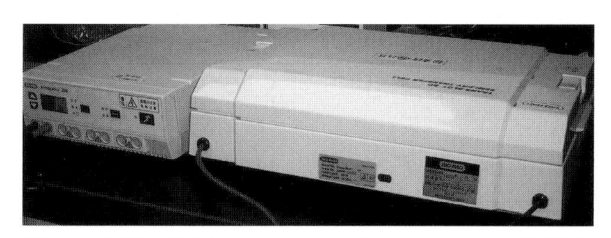

図27 右側の装置がセミドライ式ブロッティング装置，左側が電源

① ブロッティング終了後のメンブレンをブロッキング液に浸す．タッパーウェアを容器とする．振盪器を用いて室温で1時間またはタッパーウェアに蓋をして4℃（冷蔵庫）で一晩．

② ハイブリバッグの中にメンブレンを入れた後，ブロッキング液で希釈された一次抗体を加えシーラーで密封し室温で1〜2時間，振盪器で振盪させ反応させる（図28）．

③ ハイブリバッグからメンブレンを取り出しTBS-TまたはPBS-Tを入れたタッパーウェアに移し振盪洗浄．10分間を3回．

④ 再びハイブリバッグの中にメンブレンを入れTBS-Tもしくはブロッキング液で希釈された二次

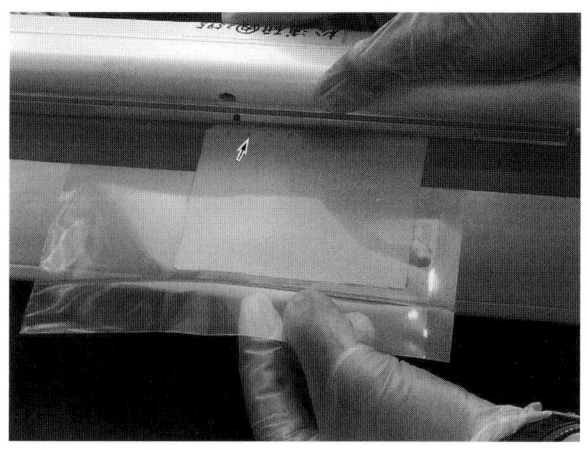

図28 メンブレンが入ったハイブリバッグをシーラーを用いて密封しているところ
メンブレンの端に見える青いバンド（矢印）は，転写されたプレステインド分子量マーカー．

抗体を加えシーラーで密封し室温で1〜2時間，振盪器で振盪させ反応させる．

⑤ ハイブリバッグからメンブレンを取り出しTBS-TまたはPBS-Tを入れたタッパーウェアに移し振盪洗浄．10分間を3回．

⑥ メンブレンをサランラップの上に置き化学発光試薬を添加し反応（アマシャム社製ECLキットの場合1分間，室温）させ，化学発光試薬を十分に切ってから新しいサランラップに包む．

⑦ サランラップに包んだメンブレンをX線フィルム用カセットにセロハンテープなどで固定する．

⑧ 暗室内でX線フィルム用カセットにX線フィルムを入れ15秒〜1時間露光し，自動現像機でフィルムを現像する．

・電気泳動は，Laemmliの方法に準ずる．
・培養細胞の場合は，培養容器をPBSで洗浄後，lysisバッファーを加えスクレーパーで細胞を剥がした後，組織と同様に行う．
・ブロッティング用バッファーはpHの調整は不要である．
・メンブレンを切るときは，保護紙を付けたまま行う．また，メンブレンや濾紙を取り扱うときは直接手が触れないように手袋やピンセットを用いる．
・ハイブリバッグを用いると少ない量の抗体ですむ．ミニゲルの場合，メンブレン1枚当たり希釈抗体は約2 mlで十分である．
・X線フィルムへの露光時間は，何回か時間を変えて露光し最適なバンドの濃度になるようにする．
・蛋白質の分子量は，露光されたX線フィルムをメンブレンに重ね合わせてメンブレンに転写されたプレステインドマーカーを参考にマジックなどでフィルムに書き込む．

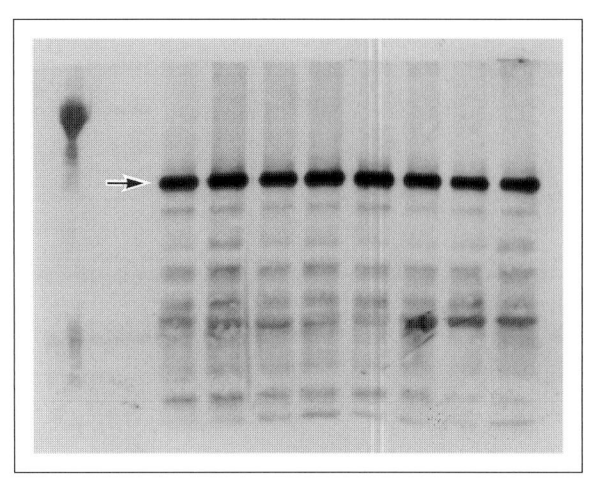

図29 化学発光を用いてX線フィルムにバンドを記録した図である
接着分子であるカドヘリンのバンド（約150 kDa）が認められる（矢印）．

・化学発光を利用した場合，stripping buffer（100 mMメルカプトエタノール，2% SDS，62.5 mMトリス塩酸（pH 6.7）で50℃，30分間反応させることにより免疫染色を行ったメンブレンから抗体を剥がすことができる．剥がした後，TBS-TまたはPBS-Tで洗浄し再度メンブレンの免疫染色が行える．また，ケミコン社よりメンブレンから抗体を剥がすkit（Re-Blot, Western Blot Recycling Kit）が販売されている．

4. 結果（図29）

文献
1) 西方敬人：バイオ実験イラストレイテッド⑤タンパクなんてこわくない，秀潤社，東京，2001

VI. 病理解剖およびその資料の整理保管

A. 病理解剖とは

患者が不幸にして死の転帰をとった場合，その疾患の原因，経過のすべてが明確にされているとは限らない．

このような場合には，病理解剖（剖検）autopsyを行うことによって，疾患の本態，臨床診断や臨床検査の当否，適正さ，直接の死因や合併症，治療効果などが明らかにされていく．したがって，病理解剖は診断，治療あるいは予防の面において重要な役割を担っており，医学・医療の進歩，発展に寄与し人類福祉のうえで大きな貢献をなしているのである．

解剖にはその他，①人体の正常構造を明らかにすることを目的として，医学に関する大学において行われる系統解剖，②死因に犯罪が関与している疑いがある場合に，刑事訴訟法に基づいて行われる司法解剖，③伝染病，中毒，災害などによって死亡した疑いのある場合や死因が不明な死体について，その死因を明らかにするために監察医が行う行政解剖とがある．

なお，これら4種類の病理解剖，系統解剖，司法解剖，行政解剖はいずれも死体解剖保存法（昭和24年，法律第204号）に定められた規則に基づいて行われるものである．

B. 病理解剖に関する規則と手続き

1. 解剖の許可（死体解剖保存法第2条）

死体を解剖しようとする者は，あらかじめ解剖を行おうとする地の所轄保健所長の許可を受けなければならない．ただし，死体解剖資格の認定制度に基づいて厚生大臣（現・厚生労働大臣）から認定された有資格者や医学に関する大学の解剖学，病理学，法医学の教授または助教授が解剖する場合には，保健所長の許可を受けなくとも死体解剖を行うことができる．

通常は，有資格者の病理医が解剖を行い，臨床検査技師などは介補に入ることになる．

2. 遺族の承諾（死体解剖保存法第7条）

死体解剖を行う者は，あらかじめ遺族の承諾を受けなければならない．臨床の主治医は病理解剖の必要な理由やその内容を遺族によく説明し了解を得たうえで，後日のトラブルを避けるためにも図1のような承認書に署名，捺印をしてもらっておくようにする．

ただし，①死亡確認後30日を経過しても，その死体の引取人がいない場合，②2人以上の医師が診療中であった患者が死亡した場合に，主治医を含む2人以上の診療中の医師が，その死因を明らかにするために解剖の必要性を認めたが，遺族の所在が不明か遠隔のために遺族の承諾を待っては死体の自家融解や腐敗が進み，解剖の目的が果たせなくなる場合などでは遺族の承諾なしに解剖を行うことができる．

3. 解剖を行う場所（死体解剖保存法第9条，第10条）

死体の解剖は，特に設けた所定の解剖室で行わなければならない．しかし，特別の事情があり事前に

解剖に関する遺族の承諾書

一、死亡者氏名（ふりがな）

一、死亡者住所

一、死亡年月日

一、死亡場所

右記の死体が死体解剖保存の規定に基づいて解剖されることに異存ありません。

　　年　　月　　日

　　遺族住所
　　遺族電話番号
　　死者との続柄
　　遺族氏名（ふりがな）　　　　印

死体解剖保存法施規第二号書式

図1　解剖に関する遺族の承諾書

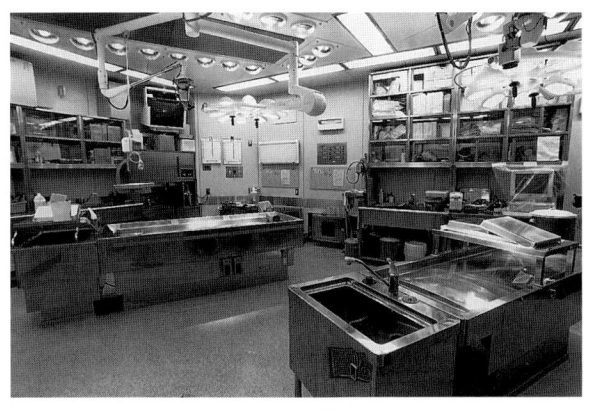

図2　解剖室内部

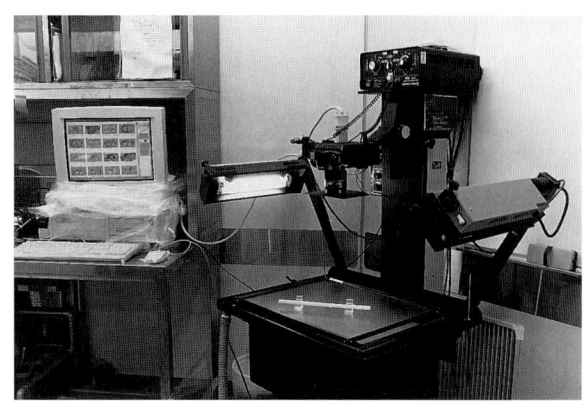

図3　臓器撮影装置

所轄の保健所長の許可を受けておれば，他の場所で解剖を行うことができる．なお，系統解剖は医学に関する大学においてのみ行えるものとするとされている．

4. 犯罪に関する異常の届け出（死体解剖保存法第11条）

死体解剖において，その死体に犯罪と関係のある異常を認めたときには，24時間以内に解剖をした地の所轄警察署長に届け出なければならない．

5. 標本としての保存（死体解剖保存法第17条，第18条）

医学の教育研究のために，特に必要のあるときは，遺族の承諾を得て，死体の全部または一部を標本として保存できる．ただし，遺族から引き渡しの要求があった場合には，遅滞なく遺族に引き渡さなければならない．

6. 死体取り扱い上の注意（死体解剖保存法第20条）

死体の解剖を行い，またはその全部もしくは一部を保存する者は，死体の取り扱いに当たっては特に礼意を失わないように注意しなければならない．

C. 病理解剖の実施

病理解剖は，前述したように診断や治療に対する反省，今後の医学・医療の進歩，向上に役立てるために行われるものである．したがって，医療人スタッフも進んで病理解剖の見学や介補を行うことが望ましく，特に，臨床検査技師にあっては，病理医に協力して解剖が円滑に行われるよう解剖前の準備や解剖中の介補，解剖後の処理に遺漏のないように努めなければならない．すなわち，的確な質の高い病理解剖を行うためには，病理医と臨床検査技師との良きチームワーク，連携が不可欠である．

なお，解剖中は死体に畏敬の念をもってあたり，雑談を避け静粛に行う．また，死体は解剖の目的上必要とする以上には傷つけないようにし，かつ血液や汚物で汚さないよう注意する．汚れた場合には流水などで洗浄する．

解剖室も汚さず清潔を保ち，死体からの病原体による感染を起こさないように十分注意する．また，解剖中は医療関係者以外は解剖室への入室を許さないことなども留意すべき点である．

1. 解剖の設備と準備

解剖室は解剖台や剖検所見の記録，写真撮影の設備，立会い医師や見学者などのための十分な広さが必要であり，照明装置や換気装置，水洗できる床，上下水道なども完備されていなければならない（図2, 3）．また，解剖室のほかに更衣室や霊安室，臓器保存室なども必要である．

a. 解剖台

ステンレス製のものがほとんどであり，これに給湯水，排水の設備がついて解剖台上は十分に水洗ができるようになっている（図2）．

b. 備品

備品としては，体重計，臓器計秤，臓器撮影装置，カメラ，テープレコーダー，筆記用具，標本びん，臓器保存用容器，10％ホルマリンやその他の固定液，ウイルスや細菌，真菌などの培養器具があげられる．

c. 解剖用具

死体用枕，解剖刀（円刃刀と尖刃刀），小型手術用メス，軟骨刀，肋骨鋏，直鋏（鈍尖両刃），脳刀，曲鋏，腸鋏，ピンセット（有鉤と無鉤），コッヘル鉗子，骨鉗子，ノミ，ハンマー，金属用鋸，二重鋸，電動鋸，ゾンデ，小コップ，シリンダー，秤，巻尺，物差し，畳針，縫合糸，海綿，ガーゼ，包帯，下綿，臓器保存用標本びんなどを準備する（図4）．

d. 病理医と介補者の着衣

消毒洗濯ずみの予防衣，帽子，マスク，ゴム手袋，前垂れ，長靴，サンダルなどを準備する．

2. 解剖介補

臨床検査技師の業務としては，解剖室の整頓・管理，肉眼標本の作成・管理，肉眼標本の写真撮影，固定液の作成，解剖用着衣の管理などがある．

また，臨床検査技師も，解剖に先立って臨床医から臨床診断や経過，検査成績，治療内容，臨床上の問題点などを病理医とともによく聞き十分理解したうえで解剖の介補にあたるべきである．

a. 解剖前の準備

解剖前の準備としては，解剖用具や解剖用着衣の用意，固定液，写真撮影や病原微生物の培養の準備，臓器計秤の調整がある．

b. 解剖中の介補

死体の身長と体重の計測，各臓器の重量や大きさの計測，肉眼写真撮影，病原微生物の培養（血液培養が必要な場合には右心房の血液を採取する），細胞学的検査用のスタンプ標本の作成，分子病理学的あるいは生化学的検査のための組織・臓器の一部凍結保存などがある．

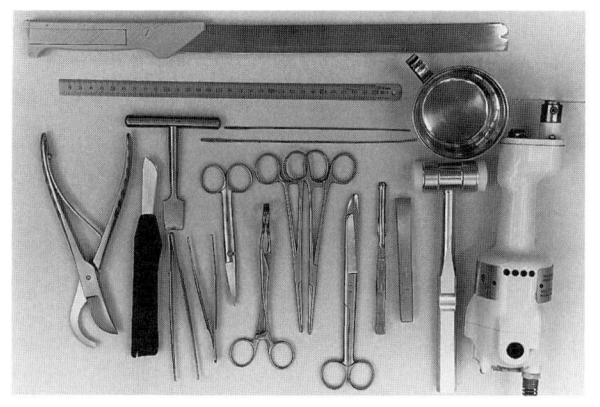

図4　解剖用器具

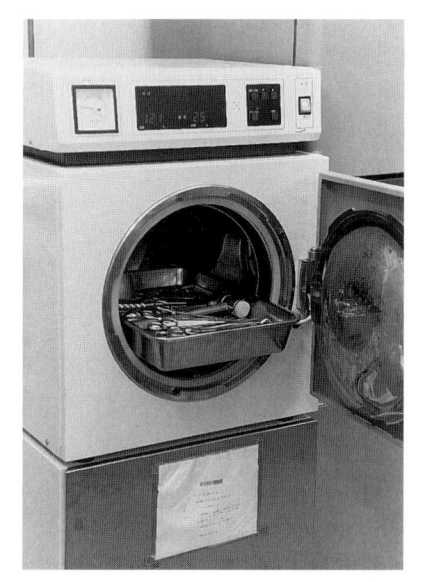

図5　オートクレーブ（高圧蒸気滅菌器）

c. 解剖後の処置

空虚になった頭蓋腔や胸腔，腹腔には粗綿などを詰め，大腿骨あとには棒を入れて死体の形状の復元をはかり，皮膚を縫合する．さらに，クレゾールやハイアミンを加えた微温湯で死体を清拭する．

その他，解剖に使用した器具の数を確認するとともに，解剖台，解剖用具，着衣の洗浄や，オートクレーブ（高圧蒸気滅菌器）などによる滅菌によってバイオハザードの防止に努めることも大切である（図5）．かつ，摘出した臓器・組織の固定とその保存や管理などにも十分注意を払わなければならない．

3. 病理解剖の手順

解剖に必要な諸手続きがすみ，解剖の準備も整えられ，臨床医による臨床診断，経過，検査成績，治療内容などの説明が終わると解剖の開始となる．

身長，体重のほか必要箇所の計測を行い，死体の外表部を観察する．年齢，性別，体格，栄養状態，死斑，死後硬直，瞳孔，球結膜黄染，浮腫，出血，リンパ節腫大，外傷，手術創，瘢痕，瘻孔，外表奇形，皮膚疾患，その他の異常所見などの有無やその状態を全身にわたって調べていく．この外表部所見の観察は大切であり，以後解剖を進めていく指針となる．

成人の場合の一般的な切開と臓器の取り出しの順序は以下のとおりである．

皮膚切開（図6）→ 腹腔切開 → 胸腔切開 → 心囊切開 → 心臓の取り出し → 肺臓の取り出し → 腹部臓器の取り出し → 頸部臓器の取り出し → 骨盤臓器の取り出し → 脊椎骨や大腿骨の骨髄の取り出し → 頭蓋骨切断 → 脳の取り出し → 脊椎骨の切断 → 脊髄の取り出し，の順に行われる．

なお，厚生省（現・厚生労働省）の病理解剖指針（昭和63年）によれば，この切開，臓器の取り出しの所では，開頭（図7）や血液などの採取が臨床検査技師などの介補者が行える行為であるとされている．また，腹腔や胸腔，心囊腔ならびに取り出した各臓器の観察や所見の記載は病理医が行うものであるが，介補者もよく観察するとともに，臓器・組織

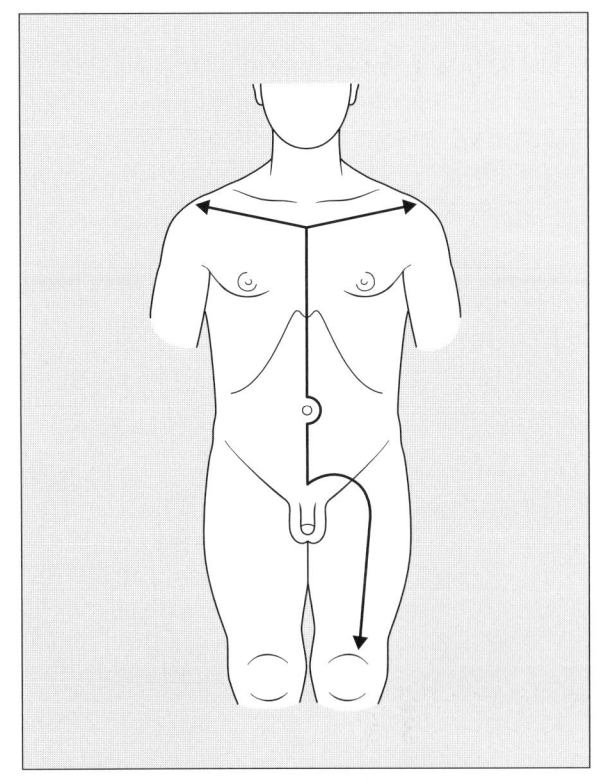

図6 標準皮膚切開法（前胸部Y字型切開）
皮膚切開法には，その他，①左耳介後部より，側頸部 → 前胸部 → 腹部 → 大腿部に至る方法や，②頤結節の直下から恥骨上部に至る正中切開法などがある．
（斉藤 建：外表，軀幹および内臓．日本病理学会編：病理技術マニュアル2．病理解剖とその技術，医歯薬出版，1982，4頁より一部改変）

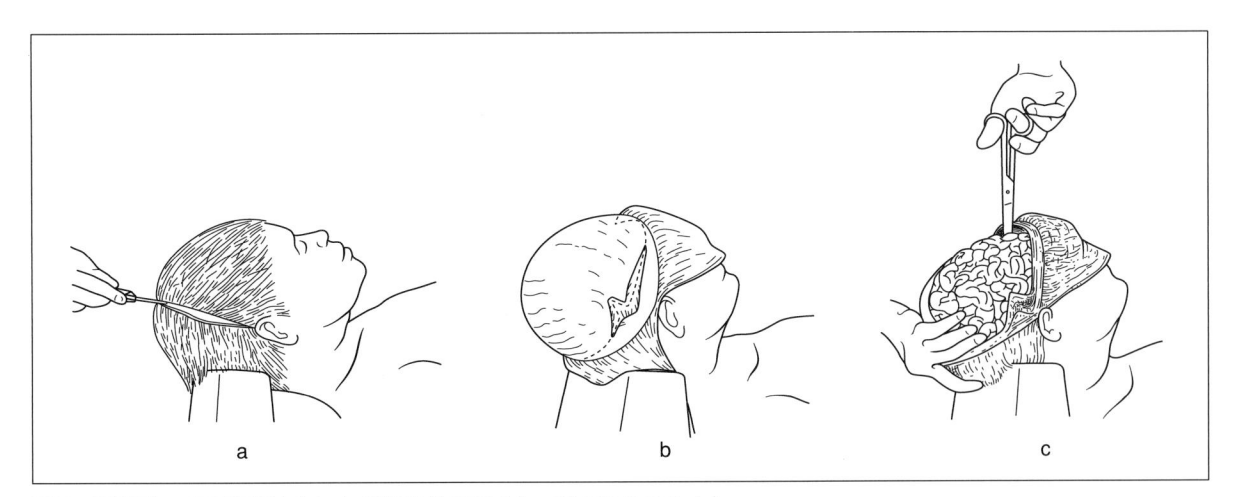

図7 開頭時の皮膚切開（a）および頭蓋骨切断（b），脳の取り出し（c）
（長嶋和郎：頭部および神経系．日本病理学会編：病理技術マニュアル2．病理解剖とその技術，医歯薬出版，1982，38頁より）

表1 主な臓器の重量と大きさ

<日本人の数値>			
脳　縦径（男）	17〜18 cm	膵臓の重量	70〜80 g
〃　　〃　（女）	16〜17 cm	〃　大きさ	3×4×16 cm
〃　横径（男）	15 cm	腎臓の重量（左）	130 g
脳重量（軟脳膜とも）（男）	1,350 g	〃　　　　（右）	130 g
〃　　　　　　　　（女）	1,240 g	腎臓の大きさ	3×5.5×11 cm
脊髄の長さ	44 cm	睾丸と副睾丸の重量（成人）	20 g
〃　　重量	27 g	〃　　　　大きさ	2×2.5×4 cm
下垂体の重量	0.61 g	前立腺の重量（20〜30歳）	11 g
〃　　大きさ	0.7×1.0×1.5 cm	（51〜60歳）	15 g
心臓の重量（男）	260 g	子宮の重量（処女）	35 g
〃　　　　（女）	230 g	〃　　　（妊娠後）	105 g
甲状腺の重量	25 g	卵巣の重量（左・右）（妊娠後）	14 g
肺臓の重量（左）	300〜450 g	副腎の重量	7〜8 g
〃　　　　（右）	320〜500 g	食道の長さ（環状軟骨から噴門まで）	25 cm
肝臓の重量	1,000〜1,300 g	胃の長さ	25〜30 cm
〃　大きさ	23×18×6 cm	十二指腸の長さ	30 cm
脾臓の重量	100〜150 g	小腸の長さ	550〜650 g
〃　大きさ	2.5×7×12 cm	大腸の長さ	160 cm

の大きさや重量を計測し，かつ肉眼の写真撮影を行う．

ここでスタンダード病理学にも示しておいた主な臓器の重量や大きさを掲げておく（表1）．

D. 個体の死と死後変化

ヒトの死は，①心停止，②呼吸停止，③瞳孔散大・対光反射消失といった死の伝統的な3徴候をもって判定される．この3条件がそろった状態を個体死としていたが，臓器移植の面からは脳死を個体死とする考えもある（スタンダード病理学総論，X章132頁，個体の死の項参照）．

ヒトの死では以下のような所見がみられる．

1. 死後冷却

死後時間がたつにつれて個体は体温を失って冷たくなる．

2. 死斑

血液循環が停止すると血管内血液は自重により下方に移動する．この沈下した血液の色調を皮膚表面からみられるようになったものを死斑といい，斑紋状あるいはびまん性に紫赤色，紫青色を呈する．

死斑は通常死後2〜3時間で現れる．一酸化炭素中毒や青酸中毒では血液の色が鮮紅色のため，死斑は赤味を帯びかつ著明である．窒息死でも死斑は強く現れる．

3. 死後硬直

死後硬直は，死後筋肉が収縮するために起こる現象で，通常は顎関節の筋肉から始まり，漸次下行性に顔面，体幹，上肢，下肢の筋肉に及ぶ．

この死後硬直は死後2〜3時間で始まり，24〜48時間くらいで硬直が起こった順に緩解していく．

死後硬直は外気温が高いときは早く起こって早く消退し，低いときは遅く起こって長く続く．また，健康なヒトが急死した場合，特に激しい運動の直後に死亡したときや筋肉の発達が良いヒト，急性熱性伝染病などでは早く強く起こり，消耗性疾患では遅れて弱く現れる．一般に小児では成人に比べて早く出現しかつ早く緩解する．

4. 自家融解と腐敗

自家融解酵素作用のために組織は分解する．自家融解は，一般に温度が高いほど早く，また臓器では

胃腸管や脾臓，膵臓，副腎などに起こりやすい．

死体は古くなると腐敗し悪臭を放つようになる．

このような臓器・組織の自家融解や腐敗が進まないように，病理解剖は死後できるだけ早く行う必要がある．事情により，病理解剖開始までの時間がかかるような場合には，冷蔵庫やドライアイスなどを利用して死後変化を防ぐようにする（図8）．

E. 病理解剖結果の報告

病理解剖による検索の結果は，臨床上の問題点と対比させながら臨床・病理討議会 clinicopathological conference（CPC）において討議される．したがって，病理解剖は診断や治療に対する反省とともに，今後の医療の向上，発展に重要な役割を果たしているのであり，医療人スタッフも進んで病理解剖の見学や介補を行いCPCにも参加すべきである．

なお，わが国では各施設で解剖された症例の病理解剖所見の要約が，日本病理学会より毎年1回刊行される日本病理剖検輯報に収録されている．巻末には各種疾患や腫瘍に関する統計表も掲載されており，きわめて貴重な資料として，医学・医療の進歩，発展に活用されている．

F. 検体・標本および記録・報告書の整理保管

臨床検査技師が直接かかわる業務のなかで，病理解剖や臨床病理検査（組織診，細胞診）における肉眼検体や標本，ブロック，写真，検査記録，報告書などの資料の整理，保管は，前述した死体解剖保存法第17条，第18条の標本としての保存にも規定されているように，また精度管理（第Ⅸ章参照）の面からも重要なことである．よって，本項では病理解剖のみならず臨床病理検査検体をも含めて標本や記録などの資料の整理保管について記載する．

1. 検体・標本の整理保管
a. 肉眼検体

切り出し後の検体は，教材や研究用に用いるものを除いては一定期間後に処分する．保存期間中は固定液を時折り補充して検体が乾燥しないように注意する（図9）．

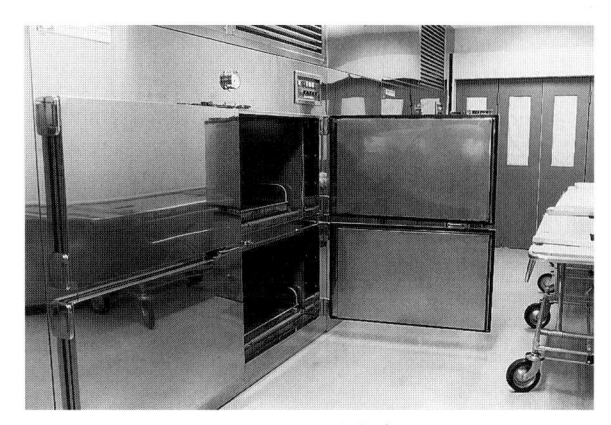

図8　死体冷蔵庫

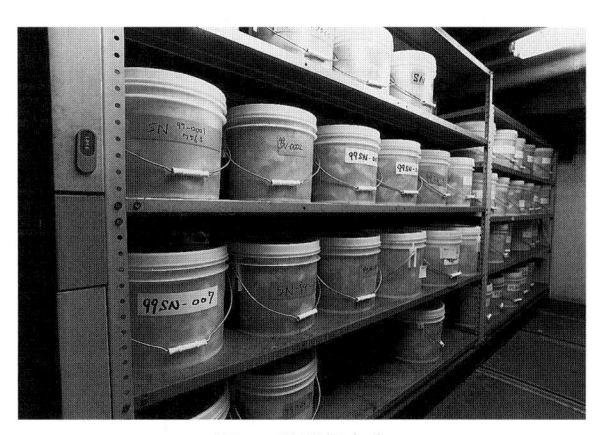

図9　臓器保存室

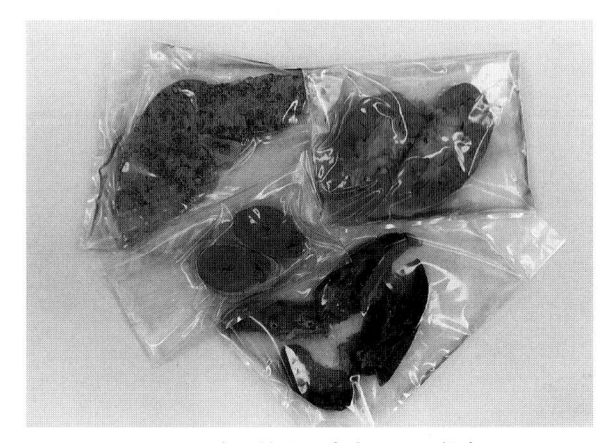

図10　肉眼検体の真空パック保存

なお，教育研究用に肉眼検体を硬質合成樹脂に包埋したり，真空パックにして保存する方法も広く行われている（図10）．

b. パラフィンブロック

パラフィンブロックは台木につけたまま保存する．台木に番号を記し，一定数ずつ小箱に入れてさらに大きな木箱や引き出し，スチールボックスなどに番号順に並べて整理する（図11）．包埋カセットを使用する場合には，ファイリングキャビネットに収納できる．

セロイジンブロックはブロックごとに墨で番号をつけて，70％アルコール入りの密栓したガラスびんに保存する．

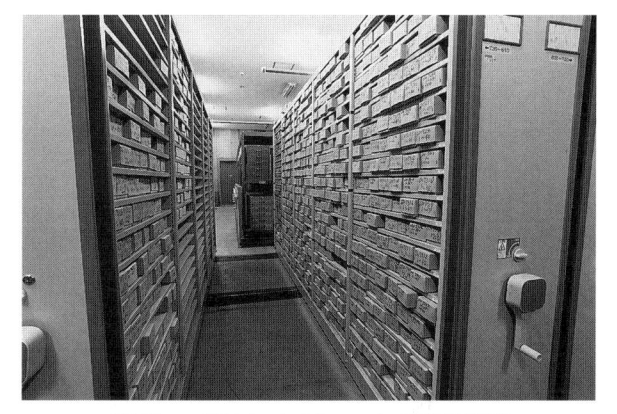

図11 パラフィンブロックの整理保管

c. 標 本

標本は封入剤が完全に固まってから整理する．保管にはスライドボックス，標本箱などを利用する（図12）．

なお，限られた部屋のスペースでは，ブロックや標本の大量の整理保管には電動式棚を用いると便利である．

2. 記録・報告書の整理保管

臨床経過や検査成績などが記載された臨床医からの依頼用紙，病理側の所見や記録などは検査番号順に整理し1年分ずつまとめて整本する（図13）．この記録・報告書については，原則として室外の持ち出しや関係医師以外の閲覧を禁止する．

また，これらのデータは患者の経過観察や教育研究のためにも繰り返し容易に引き出せるようにコンピュータに入力したり，マイクロフィルムやレーザーディスクの利用あるいはカード化して，情報の検索システムを整備，確立しておく必要がある．

その他，受付台帳の整理保管，肉眼および組織・細胞を撮影したカラースライドやモノクローム写真，カラーコピー機を用いた資料記録などの整理，保管も重要である．

以上，貴重な検体・標本および記録・報告書などの整理保管については常に注意を怠らず，疾患の診断や治療，予防および医学・医療の教育研究に役立つようにしておかなければならない．

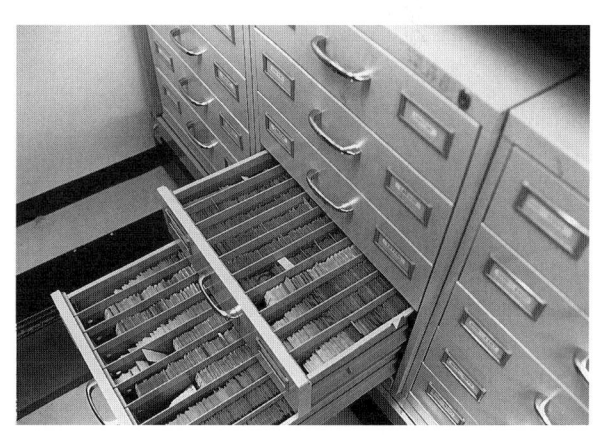

図12 標本の整理保管

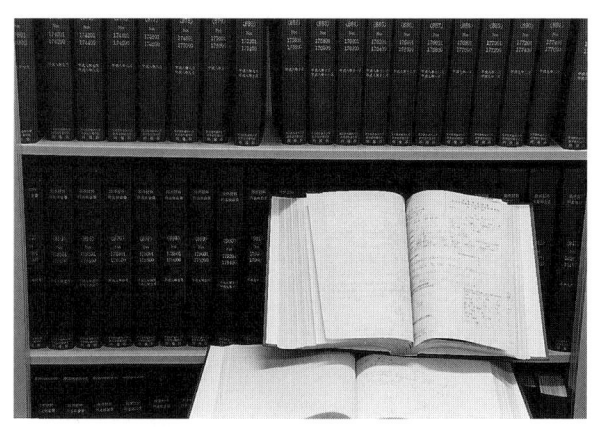

図13 報告書の整理保管

文 献
1) 日本病理学会編：病理技術マニュアル2．病理解剖とその技術，医歯薬出版，東京，1982

VII. バイオハザード

　バイオハザードとは，生物災害または生物危害と訳され研究室，検査室内などにおける細菌，原虫，真菌などの微生物または微生物の産生物質，核酸，蛋白質により発生する災害である．近年，分子生物学の発展に伴い遺伝子操作を使用した研究の急速な発展の結果，自然界にこれまで存在していなかった種々の生物を作ることが可能になり，これらの生物の拡散が問題となっている．また，AIDS，C型肝炎，ライム病，O-157感染症，エボラ出血熱などの新興の感染症，結核症，マラリア，デング熱などの再興の感染症についてもその対策が見直されるようになった．病理検査室のバイオハザードは，生検，細胞診や病理解剖での細胞・組織と臓器の標本作成時における処理過程と病理解剖時に発生する．

A. 検査室におけるバイオハザードの実態と発生要因

　日本における1979～1988年の10年間の統計による病院検査室におけるバイオハザードの発生は，病理検査室，細菌学検査室では結核感染が多く，これに対して肝炎ウイルスの感染は生化学検査室，血液検査室，病理検査室の順で多いという報告がある．また，病理解剖に従事している病理技術者の結核への感染率は従事していない病理技術者に比較して有意に高く，さらに病理医においても結核の業務上感染が高いと報告されている．イギリスでの報告でも結核感染が病理解剖従事者の多くにみられている．このように，病理部門でのバイオハザードとしては，結核が有意に認められ今後とも注意が必要である．

　感染原因としては，病理解剖時の血液および体液の顔面への飛沫やメスによる切傷または針による刺傷，培養時のミキサーによるエアゾル，検体操作中の飛沫，患者血液の血清分離時，手指創傷への患者血清の付着などがある．

B. バイオハザード対策

　病院内や検査室などで働く人たちは，病原微生物の感染にさらされる危険性が高い．検体には，常に病原体が含まれている可能性があり，その取り扱いに注意が必要である．取り扱いを誤ると取扱者自身にとっても危険であると同時に，第三者への感染をも引き起こす可能性も生じる．

　表1に国立予防衛生研究所による「病原体等安全管理規定」の病原体などの危険度分類基準とウイルス，細菌，真菌の実例を示す．この病原体など安全管理規定は，病原微生物などの取り扱いと保管を安全に行わせることを目的としたバイオハザードの取り扱い規定である．これらの病原微生物の危険度につき使用する建物の構造，部屋への給排気，滅菌方法，廃液方法，作業方法などの設備と運営の基準がある．また，組み替えDNA実験を対象とした規定では，その危険度（潜在的）に応じて米国国立衛生研究所によりP_1，P_2，P_3，P_4の4段階に分けられ，これにより物理的な封じ込め（物理的バリア）を行う．さらにこの物理的バリアに加えて宿主とベクター（DNA）の選定（生物学的バリア）によるものも規定し，この両者を組み合わせて用いられる．

表1 病原体等安全管理規定（国立予防衛生研究所）

危険度 I (Class I)	取り扱っても，実験室感染の可能性はほとんどない病原体	生ウイルス・ワクチン
危険度 2 a (Class 2 a)	実験室感染の可能性はほとんどなく，感染しても発病の可能性が非常に少ないもの	日和見病原体．通常ヒトを宿主としない
危険度 2 b (Class 2 b)	通常の微生物学的操作で実験室感染を防ぐことがおおむね可能であり，仮に感染しても発病の可能性が非常に少ないもの	ウイルス：Adenovirus；Coxsackie A, B v.；Cytomegalo v.；Creutzfeldt-Jacob；Hepatitis A, B, C v.；Herpes simplex v.；Mumps v.；Polio v.；Rabies v.；Rubella v. など 細菌：Bacillus anthracis；Campylobacter jejuni/coli；Legionella；Mycoplasma pneumoniae, Salmonella；Streptococcus pneumoniae；Treponema pallidum など 真菌：Aspergillus parasiticus, flavus；Blastomyces dermatitidis；Cryptococcus neoformans；Paracoccidioides brasiliensis
危険度 3 a (Class 3 a)	1) 実験室感染の機会は比較的多いが，感染した場合軽度にとどまる 2) 日本国内に常在して，成人の多くが免疫を有するため実験室感染の可能性は少ないが，感染した場合重症になる可能性のあるもの 上記の条件のいずれかに該当する病原体	ウイルス：HTLV-I；HIV；LCM など 細菌：Brucella；Francisella tularensis；Mycobacterium africanum, tuberculosis, bovis；Salmonella para-typhi A など 真菌：Histoplasma capsulatum など
危険度 3 b (Class 3 b)	1) 実験室感染の機会が比較的多く，感染した場合重症になる可能性のあるもの 2) 有効な予防法により，実験室感染を防ぎうるが，感染した場合重症になる可能性があり，しかも日本国内に常在しないもの 3) 実験室感染の可能性はほとんどなく，通常の微生物学的操作手順で実験室感染を確実に防ぎうるが，仮に感染した場合には，致命的になる可能性のあるもの 上記の条件のいずれかに該当する病原体	ウイルス：Hemorrhagic fever with renal syndrome など 細菌：Pseudomonas mallei, pseudomallei；Yercinia pestis など 真菌：Coccidioides immitis
危険度 4 (Class 4)	実験室感染の機会が多く，感染した場合重症で致命的になる可能性があり，有効な予防法を欠くもの	ウイルス：Ebola v.；Lassa v.；Marburg v. 細菌：なし 真菌：なし

C. 滅菌と消毒

滅菌とは，すべての病原微生物を死滅させる方法で，消毒とは対象物中の病原性の病原微生物を死滅させ潜在的感染能力を消滅させる方法である．汚染物質を除去および滅菌・消毒する方法と物質として以下のものがある．

① オートクレーブ（121°C；50〜90分，132°C；10〜20分，通常は121°Cで20分）
② 乾熱滅菌器（160〜180°C；180〜240分，通常は160°Cで45分，180°Cで15分）
③ 焼却炉（649〜926°C）
④ 紫外線（253.7 nm）
⑤ 酸化エチレンガス
⑥ パラホルムアルデヒドガス
⑦ 過酸化水素水（噴霧［濃度2.4 mg/l］，処理時間10〜60分または6％水溶液，処理時間10〜600分）
⑧ 4級アンモニア系（使用濃度1〜2％：オスバン，ジアミトール液）
⑨ フェノール系化合物（使用濃度0.2〜3％）

⑩ 塩素系化合物（使用濃度0.01〜5％：塩素ガス，次亜塩素酸ナトリウム，処理時間10〜30分，クロルヘキシジン［ヒビテン，マスキン液］）
⑪ ヨードフォア系化合物
⑫ アルコール（使用濃度70〜85％：エタノール，プロパノール）
⑬ 4〜8％ホルマリン水溶液（処理時間10〜20分）
⑭ 2％グルタールアルデヒド水溶液（処理時間10〜600分）

高温・高圧の水蒸気を利用するオートクレーブ（高圧蒸気釜）は，最も汎用されている滅菌機器であり高圧・高温の水蒸気に耐えれる物すべてに用いられる．一般的な使用法としては，121℃で20分行われるが病原体の除去を確実にするためには少なくとも115℃，20分必要であるといわれている．ほとんどの病原微生物の滅菌に利用でき，乾熱滅菌法に比較して滅菌の効率は高い．焼却による滅菌法は，感染性破棄物（研究室感染性廃棄物，感染実験動物の遺体や飼育用床敷，ヒトの四肢や臓器などの病理廃棄物）に用いられる．紫外線は，細菌のDNAの複写，転写を阻害することにより死滅させる方法で，その効果は個体や液体の表面と空中細菌の滅菌に限定される．

アルデヒド系の消毒薬としては，パラホルムアルデヒド，ホルムアルデヒド（ホルマリン），グルタールアルデヒドがありほとんどの病原微生物（一般細菌，真菌，ウイルス，芽胞）に適応できる．しかし，ホルマリンは細菌の芽胞に対して効果が得られない場合がある．その他，グルタールアルデヒドは汚染された器具，ガラス器具の消毒，機器表面の消毒に適しており，特にB型肝炎ウイルスに汚染された医療器具に使用される．

過酸化水素もアルデヒド系と同様にほとんどの病原微生物に対して有効であり，水溶液ではグルタールアルデヒドと同じように汚染された器具，ガラス器具の消毒，機器表面の消毒に用いられる．噴霧の場合，安全キャビネットの汚染除去に適している．

塩素系の次亜塩素酸ナトリウムは，一般細菌，真菌，ウイルスに有効であるが結核菌，芽胞に対しては有効性が低い．また，床表面や安全キャビネット内でのバイオハザードによりこぼれた物の消毒や汚染された器具，ガラス器具の消毒に有効である．クロルヘキシジンは，塩素を含む化合物で手指，切傷などに用いられる消毒液である．殺菌作用は一部のグラム陰性菌，芽胞，抗酸菌，ウイルスには効果がない．

フェノール系消毒薬は，細菌の芽胞を除いた病原微生物に有効であるが塩素系化合物と同様に人体に対する毒性が高い．床表面や安全キャビネット内でのバイオハザードによりこぼれた物，感染性検査室廃棄物，汚染廃液，汚染ガラス器具や機器，床の排水管の消毒に有効であり，実験台や床面のメンテナンスにも用いられる．

4級アンモニア系（逆性石けん）は，手洗い，実験台，床，安全キャビネットのメンテナンスや汚染ガラス器具の消毒に用いられる．

アルコールは，多くの細菌，ウイルスに対して有効であるが細菌の芽胞には効果がない．通常は，安全キャビネット，実験台表面のメンテナンスに用いられる．

ヨードフォア系化合物（ヨウ素と非イオン系界面活性剤を結合させた化合物；ポピドンヨード）は，芽胞を除く一般細菌，結核菌，ウイルス，真菌の殺菌に効果があり，安全キャビネット，実験台表面のメンテナンスにも用いられる．

D. 病理学領域におけるバイオハザードの対策

病理学領域では，生検，病理解剖時におけるバイオハザード対策が最も重要である．細菌学（微生物）検査室で働く研究者や技術者に比較して病理医と病理技術者の感染防御に対する意識（注意）は低く，病理検査室および剖検室におけるバイオハザードに対する設備も貧弱である．生検，剖検時の病原微生物の進入経路としては，鼻・口腔の呼吸器系からの吸い込み，血液，体液の眼，鼻などの粘膜への飛沫，メス，針による切傷や刺傷である．対策としては，

a. 生検，剖検時には必ず感染症の有無を確認する．

b. 作業時や臓器などの切開時の血液・体液の飛沫，ストライカーおよび鋸使用時のエアゾルの発生を最小限にする．特に結核の感染に対しては喀痰の塗抹，胸水の採取時のエアゾルにも注意する．

c. 剖検中のメス，ハサミの取り扱いには十分に注意を払う（特に遺体の皮膚縫合時）．

d. 生検時や検体の取り扱い時においても剖検時と同様に必要に応じて，ゴム手袋，ゴーグルまたは

眼鏡，防水エプロン，マスクを着用する．可能であれば，生検室に安全キャビネットを常設する．

　e．衣服および防具は，使用後はオートクレーブにより滅菌を行い使い捨ての物は焼却処分する．生検，剖検時に使用した器具は，次亜塩素酸ナトリウム水溶液，グルタールアルデヒド液に浸漬し滅菌するかオートクレーブにかける．ただし，次亜塩素酸ナトリウムは，結核菌，細菌の芽胞には効果がなく，また金属腐食性があることに留意する．

　f．剖検終了後の剖検室の床，解剖台，作業台，写真撮影台，排水管はフェノール系消毒液もしくは次亜塩素酸ナトリウム液で消毒する．

　g．迅速診断における凍結切片作成後のクリオスタットの消毒はアルコールまたはホルマリンガスで消毒する（庫内を常温に戻してから）．凍結ブロックは，ホルマリン処理後廃棄する．クリオスタットには紫外線ランプを常設する．

　h．病原体分離，遺伝子検索，免疫組織化学（特に蛍光免疫法），生化学的検索のために未固定の状態で凍結保存されている血液，体液，組織，臓器については厳重に管理し不要になれば直ちにホルマリン処理を行い廃棄する．
が考えられる．

　前述したように病理部門では結核への感染率が高いがその次にウイルスによる感染が多くウイルスのバイオハザード対策が重要になってきている．ウイルスの滅菌・消毒では，エンベロープ（脂質を含む膜）の有無により消毒液に対して不活性化を受けやすいか抵抗性を有するかに分かれる．エンベロープを持つウイルスは消毒薬に対して抵抗性が弱く，脂質溶剤であるエーテル，クロロホルムにより容易に不活性化される．エンベロープを持たないウイルスは，熱処理に対して抵抗性があり，サイズも小型のため濾過滅菌による除去も困難である．エンベロープを持たない主なウイルスとしては，アデノウイルス，ポリオ，コクサッキーウイルス，A型肝炎ウイルス，パルボウイルス，エコーウイルスなどで，エンベロープを持つ主なウイルスとしてはサイトメガロウイルス，B，C型肝炎ウイルス，EBウイルス，日本脳炎，インフルエンザ，HIV，HTLV-1，エボラ熱，ラッサ熱，狂犬病などである．ほとんどのウイルスは，オートクレーブ，次亜塩素酸ナトリウム，グルタールアルデヒドで不活性化されるが，クレゾール（フェノール系化合物）や4級アンモニアに抵抗性を示すウイルスが多いため注意が必要である．低温（−80〜−96℃）では，多くのウイルスは感染性を失わないが，98℃ 15〜20分の処理で大部分のウイルスは不活性化する．ウイルスに効果のある消毒液として2％グルタールアルデヒド，0.5％次亜塩素酸ナトリウム，2.5％ポピドンヨードなどがある．

おわりに

　病理部門におけるバイオハザードとその対策について述べた．従来，病理検査室および病理解剖室における病理医，病理技術者のバイオハザードに対する意識が低かった．今後は，感染防止のためのマニュアル作成，感染性廃棄物に対する注意と管理，バイオハザード対策の設備の充実が必要となる一方，従事する者の意識についての改革も必要とされる．

文　献

1) Vesley, D et al：Laboratory Safety, ASM Press, Washington DC, 219-237, 1995
2) Sugita, M et al：High incidence of pulmonary tuberculosis in pathologists at Tokai University Hospital：an epidemiological study. Tokai J Exp Clin Med 14：55-59, 1989
3) Sugita, M et al：Pulmonary tuberculosis-An occupational hazard for pathologists and pathology technicians in Japan. Acta Pathol Jpn 40：116-127, 1990
4) Grist, NR et al：Infections in British clinical laboratories, 1984-5. J Clin Pathol 40：826-829, 1987
5) 升田隆雄ほか：臨床検査におけるバイオハザード―本邦における統計的考察―．感染症学雑誌 65：209-215, 1991
6) 倉田　毅ほか：バイオハザード対策の施設設備―病理検査室―．臨床と微生物 17：423-428, 1990
7) 佐多撒太郎ほか：感染性廃棄物の取り扱いかた，病理検査室および剖検室．臨床検査 35：1175-1178, 1991
8) 倉田　毅ほか：病理領域におけるバイオハザードの防止について．病理と臨床 3：748-757, 1985
9) 岡田　淳ほか：病院感染の現状と医療廃棄物の危険性．臨床病理（suppl）112：6-14, 2000
10) 市川誠一ほか：ウイルス性感染性廃棄物の滅菌・消毒処理．臨床病理（suppl）112：15-20, 2000
11) 堤　寛：医療廃棄物の適正処理（管理）について．3．病理部門．臨床病理（suppl）112：32-38, 2000
12) 青山友三：バイオハザード対策ハンドブック，近代出版，東京，130-137, 1981
13) 土肥義胤：医用放射線科学講座4．放射線安全管理学，医歯薬出版，東京，174-179, 1998
14) 岡田　淳：微生物/臨床微生物，医歯薬出版，東京，49-56, 89-93, 1999

VIII. テレパソロジー

A. 遠隔医療の登場

近年の電子通信技術の開発，進歩によって，世界中のさまざまな情報を短時間で得ることができ，生活の質の向上と利便性が得られるようになり，現代はIT（information technology，情報技術）時代と呼ばれるに至った．IT革命の波はあらゆる領域において種々の技術の開発，導入により大きな変革をもたらしたが，医療分野もその例外ではない．通信ネットワーク環境の変化，インターネット利用の一般化は医療分野においても大きな影響を与え，多くの医療関係者にITを活用した医療に目を向けさせる動機になったと考えられる．情報通信技術の医療への応用の一つに遠隔医療（テレメディスン）があり，医療の担い手相互の機能分担および業務連係が円滑に進むことにより，医療内容の向上が期待されている．

1996年厚生省遠隔医療研究班により遠隔医療に関する研究が始まり，わが国における研究成果が広く認められるところとなった．同班の研究報告書の中で遠隔医療とは「映像を含む患者情報の伝送に基づいて遠隔地から診断，指示などの医療行為および医療に関した行為を行うこと」と定義されている．この中で「映像を含む」とあるのは，患者情報の詳細な把握に映像情報が重要な役割を果たしており，遠隔医療では特に映像情報を伝送することによる有効性が考えられるからである．「遠隔地」に関しては，もちろん医療過疎地を指しているが，もっと広い概念も包括している．医療の場というのは必ずしも医療機関だけとは限らず，特に今後，高齢化が進む中で在宅医療への転換が強く求められており，家庭からの患者あるいは家族からの情報発信も視野に含めている．また，個々の専門領域を統合した都市型遠隔医療として地域単位で医療施設を共有し，機能性の高い病診連携によって地域全体が病院形態をなすネットワーク医療構想（virtual hospital 仮想病院）という新しい概念まで包括している．「医療に関した行為」とあるのは，医療行為に加えて，臨床検査，さらには介護・福祉に関連した行為まで視野に入れられている．

遠隔医療（テレメディスン）の中には遠隔放射線診療（テレラジオロジー），遠隔内視鏡外科診療（テレサージェリー），遠隔病理診断（テレパソロジー）が早い段階から試みられ，さらに遠隔医療コンサルテーション（テレコンサルテーション），遠隔介護医療（テレケア）と応用はどんどん拡大している．

このような背景の中でテレパソロジーはテレラジオロジーとともに最も早くから研究された領域であり，医学的な有用性が明らかにされている分野である．

B. テレパソロジーの歩み

病理診断学の医療における役割はいまさら述べるまでもないが，わが国において，病理診断が日常業務として行われている病院は必ずしも多くないという実状がある．特に地方の病院では病理診断を担当している医師，臨床検査技師が常駐している所は少なく，検査センターに診断を依頼しているか，非常勤の病理医に出張をしてもらい，病理診断を行って

いる所が大部分である．日常業務の中で通常の生検診断や細胞診では要する日にちを計算のうえ，診療が行われているが，手術中の迅速診断は非常に短時間での判断が求められる．すなわち，良悪性の判定による手術実施あるいは手術方法の方針決定，腫瘍の広がり，転移の有無などに基づいた術式，切除範囲，郭清範囲の決定などは手術の施行中に迅速に病理診断されることで可能になる．しかし，病理診断する医師のいない病院では迅速診断が不可能であり，不必要な手術，不十分な手術の結果を引き起こす可能性が危惧される．このような迅速診断における問題点の解決策として，マルチメディア機器の発達に伴うテレパソロジーが大きな期待とともに登場した．

テレパソロジーは手術中の迅速病理診断のみならず，病理診断のコンサルテーション，生検診断，ビデオカンファレンス，教育，データベースの相互利用などにも用いられている．世界的にみると，米国，ヨーロッパなどでは盛んに行われているが，わが国でも近年 active に行われるようになってきた．一番最初に行われたのは，1984年，慶応大学がアナログ公衆電話回線を用いて，NSTC 方式によるカラーの静止画像で行ったものである．この後，1990年には山形大学の学内で光ファイバーとハイビジョンを用いた構内診断システムが行われ，1991年には京都府立医科大学と京都府立与謝の海病院の間でデジタル公衆回線 (ISDN)，ISN ネット 64 とハイビジョンを用いた地域医療支援テレパソロジーが開始された．さらに，1992年には東北大学と仙台市立病院，1993年には国立がんセンターと国立がんセンター東病院と次々と実施する病院が増加した．現在ではテレパソロジーを行っている施設数は全国で26に及び，中には長崎大学医学部のようにロシアの原発事故の被爆者を対象に甲状腺の細胞診を含むテレメディスンを行っている施設もある．2000年には厚生省がテレパソロジーの保険診療を正式に認めて，保険点数化が行われた．

C. 和歌山県におけるテレパソロジーの実状

ここで，和歌山県におけるテレパソロジーの実施状況を紹介して，実際の運営について考えてみたい．

1. テレパソロジーによる病理診断体制の確立

和歌山県は全体の80％以上を過疎地となっている山間部が占めており，また交通網の整備の遅れがあるという地理的事情のため，医療の地域格差が大きな問題として指摘されてきていた．このような事情で和歌山県では早くから遠隔医療に注目した活動が行われてきた．和歌山県にある約100の病院のうち，過半数の施設で外科系の診療科が開設されていたが，病理常勤医のいる（あるいは非常勤医の待機している）病院は5施設しかなく，特に手術中の迅速病理診断に多くの施設で困っている状態が続いていた．そこで，1995年に設立された和歌山県立医科大学地域医療福祉ネットワーク検討委員会により，遠隔医療の一環としてテレパソロジーによる遠隔迅速病理診断の導入が検討され，足かけ3年の検討・準備期間の後，1997年11月に国保日高総合病院と和歌山県立医科大学との間で運用を開始した．同時に，同病院に近接する国立療養所和歌山病院も，日高病院まで検体を搬送することによりテレパソロジーに加わり，1998年には医療法人黎明会北出病院もこれに加わり，現在では送信側でローカルネットワークが形成されている（図1）．

画像伝送は遠隔操作可能な顕微鏡を備えた Olympus 社製の OLMICOS/W（現在は OLMICOS/WX）を用い，専用の ISDN 回線で行っている．運用にかかる経費のうち，病理標本の作製および画像伝信に必要な機器に関するものは日高病院が，画像受信および顕微鏡の遠隔操作に必要な機器に関するものは和歌山県立医大がそれぞれ負担している．

2. 和歌山県における遠隔迅速病理診断の現状

2000年3月までの29ヵ月間の実施状況は表1のとおりである．全実施症例数は110例であり，症例平均の検体数は1.6，目的別では病変自体の質的診断が全体の72％を占めている．標本作成時間は1検体あたり平均22.5分，病理診断に要する時間は1検体あたり8.8分と，30分余りで迅速診断が完了していた．テレパソロジーによる迅速診断と同一病理標本の直接検鏡による診断との間の不一致は10例（9％）にみられた．その内訳は誤診（良悪性の

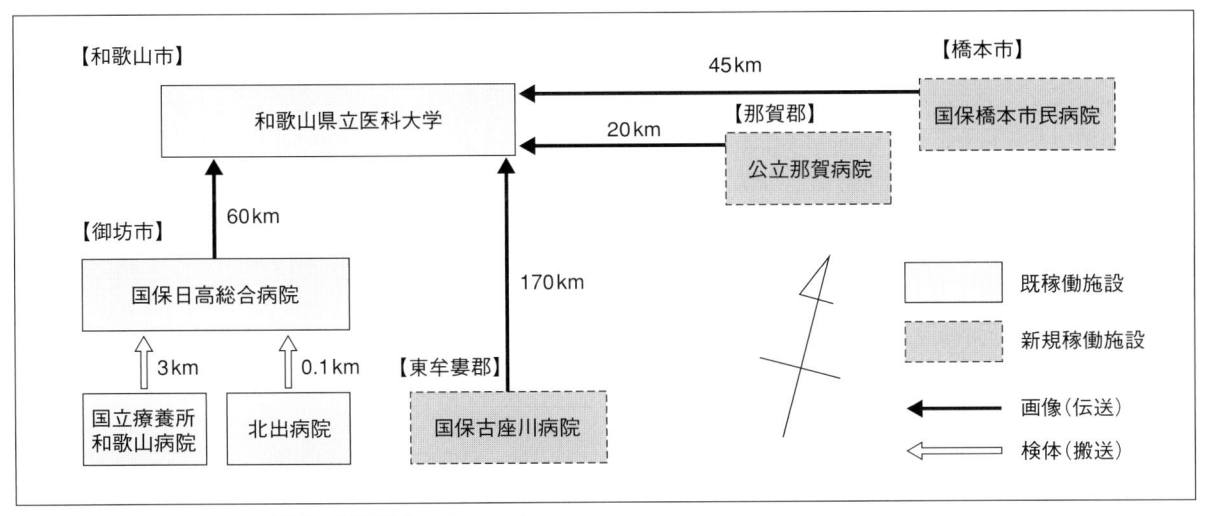

図1 和歌山県における遠隔迅速診断ネットワーク
(中峯寛和ほか：テレパソロジーによる術中迅速病理診断の実用化―和歌山県における現状と地域の研究開発プロジェクトとの連携について．病理と臨床 18：825，2000 より)

判定間違い）2例，許容診断（良悪性は正しいが組織型の判定間違い）6例，診断留保（判定困難）2例であった．また，画像受診装置およびクリオスタットの故障がそれぞれ1例ずつ発生した．

このように診断困難例や機器の故障に遭遇することもあったが，画像伝送により90%以上の正診率が得られ，許容診断症例も含めると診断の精度は直接検鏡した場合に比べて遜色ないと考えられる．

3. 特徴と今後の方向

和歌山県におけるテレパソロジーの特徴として，以下の点があげられる．

① 大学内の講座単位ではなく，大学全体が依頼施設との間で協定書を取り交わしての実施である．

② 病理専任の検査技師不在の施設との間での実施である．

③ 医師以外の医療関係者においても病理診断さらには遠隔医療への理解が深まり，その重要性が認識された．

④ 送信側の中核施設である国保日高病院の積極的な協力のもとに，第三者からの資金援助なくしての設立である．

さらに新たに3医療施設との間でも遠隔迅速診断を開始した（図1）．この中で国保古座川病院と和歌山県立医大との間では内視鏡手術に対する遠隔支援（テレサージェリー）が行われており，これとテ

表1 和歌山県における遠隔迅速病理診断実施状況

期間(1997年11月～2000年3月)	29ヵ月
症例数	110 例
領域別症例数	
胸部外科	33
耳鼻科咽喉科	32
脳神経外科	28
消化器外科	14
泌尿器科	3
検体数	175 検体
[症例平均]	1.6 検体
診断目的別検体数	
病変自体	124
切除断端	31
リンパ節転移	20
標本作成時間　[検体平均]	22.5 分
伝送画像数　　[症例平均]	26.0 枚
[検体平均]	16.8 枚
診断時間*　　 [症例平均]	14.3 分
[検体平均]	8.8 分
診断不一致**/保留症例	10 例

*：画像転送の開始から終了までの時間．
**：遠隔迅速診断と，それに使用した病理標本の直接検鏡による診断の不一致(最終診断との不一致ではない)．
(中峯寛和ほか：テレパソロジーによる術中迅速病理診断の実用化―和歌山県における現状と地域の研究開発プロジェクトとの連携について．病理と臨床 18：825，2000 より)

レパソロジーの両者を連携することにより，より適正かつ効率的な手術が可能になるものと期待される．このように他の遠隔医療との組み合わせにより質の高い医療を追求していくことができる．また，新規施設である国保橋本市民病院および公立那賀病院は和歌山県の北部に位置し，和歌山県立医大の紀北分院も存在し，この地域の開業医との間で医療情報ネットワークが構築されている．このネットワークに遠隔迅速診断に関する情報を提供することにより，手術の必要な患者の紹介先施設の選定の有用性を図ることが可能になる．地域の医療情報ネットワークと連携し，地域医療への貢献を図ることが今後の方向性の一つと考えられる．

D. テレパソロジーの実用化に伴う問題点

テレパソロジーの実用化に伴いいくつかの問題点が浮かび上がる．最大の問題は誤診に関してであり，患者はもちろん，担当の臨床医，病理医あるいは病理技師にも大きな問題である．誤診の原因として，ハード面とソフト面の両方が存在する．ハードの面では画像が不十分であることはもうないが，画像伝送に時間を要することも検索が不十分な状態で結論を出してしまう結果をもたらす可能性がある．ソフトの面では病変からの切片作成部分が不適切であることや，臨床とのコミュニケーション不足で，患者に関する情報が不十分であることなどがあげられる．しかし，和歌山県の現状でも，また他施設の報告でも誤診率は非常に低率であり，数字の上では大きな問題にはならない．もちろん，誤診は 0 になるように各施設とも努力すべきであり，伝送された画像に十分に慣れること，臨床側とのコミュニケーションを十分に図ることが重要である．また，ハード面では伝送容量の増大と画像の解像力の進歩が望まれる．

テレパソロジーに用いられている機器は今のところ，互換性がない．将来，テレパソロジーの普及，またコンサルテーションなども考えれば，メーカーは異なっても互換性のあるシステムが開発されるべきである．最近，医療情報システム開発センター (MEDIS) がニコン，オリンパス，NTT の 3 社と沖縄，京都，山形で互換性の検討を行っており，今後努力が図られると期待される．

経費も大きな問題になると考えられる．現在はほとんどの施設が電話線，ISDN などの公共の伝送方法を利用して行っており，できるだけ安価になることが望まれる．澤井らの試算では，必要な機器および顕微鏡は 10 年の減価償却で計算すると 1 回あたりの経費は平均 19,245 円となり，CT スキャンや MRI と比べると必ずしも高価とは考えられない．迅速診断料に通信料金を加味して算定すると全体の費用として 1 回あたり平均 45,500 円必要となる．

病理診断する側の負担も大きな問題になってくると考えられる．現在はまだ比較的少数例であり，地域医療貢献への積極的な意欲と相まって，問題にはなっていないが，今後参加施設の増加に伴い，負担も増えてくることが考えられる．人員の問題とともにむずかしい点があるが，臨床側とのコミュニケーションを図ることにより，意味のない迅速診断を減らすなどの工夫が必要になってくると思われる．

E. 今後の方向性

テレパソロジーの今後の発展性の一つは利用施設の拡大ということになると考えられる．現在のような県単位や大学と関連病院という狭い範囲の利用だけでなく，県や国を越えて大きな範囲で医療情報の交換が行われるべきである．現在でも，長崎大学がロシアと甲状腺の細胞診を行っているが，今後国際的な実用化に向ける努力も必要となる．また，三重県では 12 施設を結んでネットワークが形成されており，多数の施設の情報交換も重要になってくる．特に病理学に携わる医師，検査技師は多くはなく，また専門分化が進んでいる状況で，コンサルテーションのシステムが可能になれば，診断の精度向上はもちろん，得られる情報も増加すると考えられる．さらに，他のテレメディスンとの一体化が図られれば，放射線画像診断との情報交換，またテレサージェリーへの的確な情報提示による手術の効率化，適正化が可能になる．

今後，マルチメディア機器と通信手段を使って，テレパソロジーはもちろん，テレメディスンがますます発展することが予想され，介護などの福祉や在宅医療にも大きな役割を果たすと考えられる．

IX. 精度管理

A. 病理学的検査における精度管理の特性

病理学的検査・診断は，検体採取・処理 → 標本作成 → 観察・診断 → 報告 → 資料の整理保管，といった順序で行われる．よって数値で表されるような定量的な検査とは異なり，主観的な要素の含まれることが避けられず，精度管理のむずかしい分野である．

すなわち，固定液，染色液などの品質管理をはじめ，検体の採取や処理および標本の作成過程を常にチェックし，操作法を標準化して一定レベル以上の優れた標本を作成すること，また，陽性か陰性かの判断を要する検体の検査では，常に既知の陽性および陰性コントロールを置いて標本を作成し判定することなど病理学的検査における精度管理は，いわゆる総合精度管理 total quality control の概念に基づいて行われるものである（**表1**）．

さらに，病理学的検査・診断には，肉眼的および組織学的・細胞学的な検査・診断があり，これらは病理医側の精度管理である．よって，正確な病理診断を速やかに報告するといった病理診断に関する精度管理には，病理医と臨床検査技師の緊密な協力，連携が不可欠となる．

B. 精度管理の実際

病理学的検査・診断においては，間違いのない最良の標本を作成することが要求される．したがって，**表2**にあげるような項目を常にチェックし，一定のレベルを保つことが精度管理となる．

表1 病理学的検査の精度管理

1. 内部精度管理
   - 自己管理
   - 施設管理（環境・物品・機器）
   - システム管理（スクリーニング，データ整理・保管）
2. 外部精度管理
   - クロスチェック，コントロールサーベイ
   - 診断（表現）・記載（記号）の統一化
   - 統計処理（共通性・互換性）

表2 臨床検査技師側の精度管理

1. 検体受付け
   - 検体の確認
   - 検体の適切な固定処理
2. 標本作成
   - 包埋の状態
   - 切片の厚さ
   - 薄切時のアーチファクト・コンタミネーション
   - 一般・特殊染色の状態
   - 封入の状態
3. 検体・標本・報告書の整理保管
4. 細胞診
   - 適切な検体処理
   - 標本の状態
   - 正確なスクリーニング
   - 標本・報告書の整理保管

さらにこれらの精度管理は，表1に示したように個々の部門内での内部精度管理とともに，第三者による外部精度管理も行う必要があり，全国的規模に立ったシステムの確立が急がれる．

C. 精度管理と生涯学習

一貫して質の高い標本を作る努力を続けて行くためには，前述してきた病理学的検査・診断の特性をよく理解し，学会や技師会主催の各種教育セミナーなどに積極的に出席して新しい知識と技術を修得する必要がある．すなわち，自己研鑽，生涯学習を怠らないことが精度管理のうえでも重要なことである．

特に，細胞診では臨床検査技師のうちで細胞検査士資格認定試験に合格した細胞検査士が検体処理，標本作成とともに，最終診断が下される前のスクリーニングを行っているのであるが，このスクリーニングでは一般にClass IとIIの陰性例は細胞検査士のみによって判定，報告される．したがって，陽性例を陰性と判定してしまうような見落としはあってはならず，「細胞検査士の責任を自覚し，誤った結果を出さないための努力」が常に求められる．その意味でも細胞診における生涯学習，内部および外部精度管理は不可欠なものである．

文 献

1) 保崎清人ほか：新訂臨床検査講座16．検査管理総論，医歯薬出版，東京，1996

欧 文 索 引

A

ABC法　65, 87, 137, 139
ABC kit　140
acriflavine-Feulgen 染色　147
AGPC法　161
alcian blue 染色　26
Anomymous法　9
Apathy のゴムシロップ　72
autopsy　185
Azan 染色　28

B

β-glycerophosphate-Na 溶液　134
Barka-Anderson 法　134
Ber-EP 4　90
Berlin blue 染色　45
Best の Carmin 染色　24
Bielschowsky の神経原線維染色法　49
BMNC (blood mononuclear cell)　152, 155
Bodian 染色　35
Börmer のヘマトキシリン液　74
Bouin 液　7

C

Cajal の神経膠細胞の染色法　50
Carazzi のヘマトキシリン　22
Carleton 法　9
Carnoy 液　6
CD (Cluster Differentiation)　154
CEA　90
cell sorter　149
c-erbB-2 (HER 2)　92
CIN 分類　97
Class (病原体等安全管理規定区分)　194
CPC (clinicopathological conference)　191
codon　67
colloidal iron 染色　26
ConA (concanavalin A) 染色　27
Congo red 染色　39
Cry 0-form　71
Cycle TEST PLUS DNA 試薬キット　157

D

DAB (溶液)　64, 89, 135, 138
――反応　138
3, 3′-DAB法　53
DDSA (硬化剤)　120
DFS (direct fast scarlet) 染色　40
DMP-30 硬化促進剤　120
DNA　161
――チップ　178
――抽出法　160
DOPA 反応　46
DOPA オキシダーゼ　55
Dye Primer 法　172
Dye Terminator 法　172

E

EDTA による脱灰法　9
EVG 染色　30
EM フリーザー　71
Envision　87
Epon 812　120

F

Fab-fragment　137
FACS-Calibur　148
FACS-IV　148
FDA法　54
Feulgen 反応　41, 146
Feulgen 染色 (法)　145, 147
Ficoll-Hypaque 法　152, 156
FISH (fluorescence in situ hybridization) (法)　69, 174
FITC (fluorescein isothiocyanate)　62, 149, 153
――細胞　150
Fontana-Masson 染色　36
Franzén 型の前立腺陰圧吸引器　80, 105

G

G-6-P 脱水素酵素　60
Giemsa 染色　47
G-Nadi 反応　55
Gomori 法　134
Gomori の aldehyde fuchsin 染色　30
Graham-Karnovsky 法　138
Gram 染色　43
Gridley 染色　44
Grimelius 染色　37
Grocott 染色　35

H

HBs 抗原の染色法　45
heat induced epitope retrieval (HIER)　88
Helly 液　6
HE (hematoxylin-eosin) 染色　20
HER 2 (c-erbB-2)　92
HID-アルシアン青染色　27
Highman の methyl violet 染色　41
H_2O_2　135
Holzer 染色 (法)　42, 51
HPV (human papilloma virus) (感染)　96
HRP (horseradish peroxidase) (染色) (→ペルオキシダーゼ)　137, 138
Hucker-Conn のクリスタル紫液　43

I

ICL (intra cytoplasmic lumina)　108
IgG 抗体　137
in situ PCR 法　169
ISDN　198
ISH (in situ hybridization) 法　67, 69
ISN ネット 64　198

K

KB(Klüver-Barrera)染色　42
Kermohan and Sayre の分類　109
Ki-67 抗原　92
Kossa 反応　38

L

Langhans 反応　25
laser capture microdissection 法　175
leuko PREP 法　152,156
Levaditi 染色　45
Loffler の methylen blue 染色　43
LSAB 法　67,87
Luft の鉛溶液　130
Luft の方法　121

M

Madlaira-Para 染色　45
Mallory 染色　28
Masson の trichrome 染色　28
Maximow 液　6
Mayer のヘマトキシリン　22
MEDIS　200
methacrylate resin 包埋　121
methylgreen pyronin 染色　41
MIB-1 抗体　92
microdissection 法　159
Millonig のリン酸緩衝液　114
M-Nadi 反応　56
MNA(硬化剤)　120
molybdic hematoxylin 染色　27
mRNA　164
mucicarmine 染色　27
Müller 液　6
MPO(myeloperoxidase)染色　135

N

Nadi 反応　55,56
Naoumenko・Feign 法　33
N/C 比　93
ninhydrine 反応(染色)　148
Nissl 染色　42
NSTC 方式　198

O

OCT-Compound　71,138
OLMICOS/W　198
OLMICOS/WX　198
orcein 染色　31
Orth 液　6

P

p53　92
PAM 染色　34
PAP 法　64,137
paraformaldehyde 固定液　7
pararosanilin-Feulgen 吸光測光　146
pararosanilin-Feulgen 染色　147
pararosanilin-Schiff 緩衝液　146
PAS 反応(染色)　23,86
PCNA　92
PCR 法　166
——-SSCP 法　169
——ダイレクトシークエンス法　172
PE(phycoerythrin)　150,153
——染色細胞　150
phloroglucinol 法　9
PI(propidium iodide)　149
——染色　147
PLP(periodate-lysine-paraformaldehyde)固定液　8,137
PPO 染色　135
PTAH 染色　39
PVA　71
PVP　71

R

RFLP 法　164
RITC　62
RNA 抽出法　161
Rossman 液　7
RT-PCR 法　167

S

Schmorl 反応　45
SMA(smooth muscle actin)　91
Susa 液　7

T

Tannic acid　135
Taq ポリメラーゼ　166
thioflavine T 染色　41
toluidine blue 染色　26
total quality control　201
turnbull blue 染色　45

V

van Gieson 染色　30
Victoria blue 染色　32
virtual hospital　197

W

Weigert の弾性線維染色　30
Weigert の線維素染色　38
Western blotting　179

Z

Zamboni 固定液　8
Zenker 液　6
Ziehl-Neelsen 染色　44

和文索引

あ

悪性黒色腫　55
悪性リンパ腫　106,107
アザン染色　28
アストログリア　50
アスベスト小体　101
アセチルコリンエステラーゼ　61
アゾカルミンG　28
圧挫法　81
アニリン青　28
アニーリング　166
アノニマス法　9
アパッチのゴムシロップ　72
アビジン・ビオチン複合体法　65
アポクリン化生　108
アミノ酸脱水素酵素　59
アミロイド　39,40,104
荒削り　15
亜硫酸水素ナトリウム　146
アルカリホスファターゼ　56,57,68
アルコール系固定液　6
アルコール系列（→脱水）　10,120
アルコール脱水素酵素　58
アルシアン青染色　26,86
アルデヒド系消毒薬　195
安定Nadi反応　56
アンモニア銀　33

い

イオン交換樹脂による脱灰法　9
イオンコーター　144
イオンスパッタリング　144
移行上皮乳頭腫　105
異染性　17,26
イソクエン酸脱水素酵素　59
遺族の承諾　185
一次抗体　87
遺伝子診断　159
医療情報システム開発センター　200
色出し　85
印画紙現像　133

う

ウエスタン・ブロット法　179
ウエット式ブロッティング　179
ウンナ・パッペンハイム法　41

え

永久標本　3
エオジン　22,97
液化炭酸ガス　142
液体窒素法　71
壊死物質　94
エステラーゼ　61
エポキシ樹脂混合液作成法　120
エポキシ樹脂包埋　120
エポン包埋法　121
エラスチカ・ワンギーソン染色　30
塩化金　33
遠隔医療　197
──コンサルテーション　197
遠隔介護医療　197
遠隔内視鏡外科診療　197
遠隔病理診断　197
遠隔放射線診療　197
塩基性色素　17
塩基性フクシン　146
エンベロープ　196

お

オイルレッドO染色　49
オスミウム酸緩衝固定液　115
オートクレーブ　89,194,195
オリゴデンドログリア　50
オルセイン染色　31
オルテガ細胞　50
オルト液　6
オレンジG　97

か

回転式ミクロトーム　14
外部精度管理　201

解剖介補　188
解剖の許可　185
解剖の設備と準備　187
解剖を行う場所　185
界面活性剤　154
──緩衝液　157
核懸濁液　157
核／細胞質比　93
核酸の染色法　41
核周囲暈輪　96
喀痰　78,100
──細胞診の判定基準と指導区分　100
核DNA測定法　147
核DNA定量　145
確定診断　75
核内好エオジン性封入体　96
カコジール酸緩衝液　114
仮想病院　197
滑走式ミクロトーム　13
カテコールアミン染色法　136
カバーガラス　18
カハールの神経膠細胞の染色法　50
下方灌流法　119
カーボワックス　84
──包埋法　3
カーボン蒸着　132
カーボン棒　132
カーボン補強　131
過マンガン酸カリウム処理　40
仮面鉄　45
過ヨウ素酸シッフ反応　23
過ヨウ素酸処理　19
過ヨウ素酸メセナミン銀染色　34
ガラスナイフ　122
──作成法　122
──水槽の作成法　123
カラッチのヘマトキシリン　22
カルダセビッチ法　46
カルチノイド　102
カールトン法　9
カルノア液　6
カルボール・フクシン液　44
還元型NAD脱水素酵素　59
還元型NADP脱水素酵素　59
カンジダ　96

緩衝液　113
干渉波　129
間接法　87
間接免疫蛍光染色　153
乾繰機　133
乾燥固定　83
癌特異マーカー　90
乾熱滅菌器　194
乾熱滅菌法　195
灌流固定操作　118
灌流固定法　117

き

気管支洗浄法　78
気管支ブラシ　100
危険度(病原体等安全管理規定区分)　194
基底細胞　94
ギムザ染色　47,85,106
逆性石けん　195
急冷用噴霧凍結剤　71
胸水細胞の固定　120
行政解剖　185
鏡体系　111
局方ホルマリン　5
切り出し　2
記録・報告書の整理保管　192
銀鏡反応　35
金コロイド　137
銀嗜好性　36
菌状息肉腫　107
金蒸着　144
筋上皮(細胞)　91,108
銀親和性　36

く

クライオウイック　71
クラミジア感染細胞　96
グラム染色　43
グリア細胞　50
グリオーシス　51
クリオスタット　70,71,138
──による薄切手順　71
グリシン塩酸緩衝液　146
クリスタル紫液　43
グリッドメッシュ　127
──の処理　128
──の清浄と保護処理　127
──の膜張り　128
グリドリー染色　44
グリメリウス染色　37

クリューバー・バレラ染色　42
グルコース-6-リン酸脱水素酵素　59,60
グルタミン酸脱水素酵素　59
グルタールアルデヒド　113
──・オスミウム酸混合固定液　115
──緩衝固定液　115
クレシル紫　42
グロコット染色　35
クロム酸シッフ反応　24
クロルヘキシジン　195

け

経下大静脈性灌流固定法　119
蛍光　149
──抗体法　62
──色素　62,149
──染色　147,153
──測光装置　146
経心臓性灌流固定法　118
経大動脈性灌流固定法　118
軽度異形成　96
系統解剖　185
経門脈灌流固定法　119
血液細胞の固定法　119
血液単核細胞　152,155
結核菌の染色法　44
結核性リンパ節炎　107
血管鋳型標本　142
結膜色素細胞　55
ケルンエヒトロート液　26
現像液　133
検体受付　1
検体処理　2,76
検体・標本の整理保管　191
顕微吸光測光法　145
顕微蛍光測光法　145,146
顕微測光法　145

こ

高圧蒸気釜　195
硬化剤MA　143
硬化剤混合比　143
抗原抗体反応　61,86,138
抗原抗体複合体　138
膠原線維　27
抗原賦活法　88
光顕用準薄切標本作成　126
光顕用染色法　126
後固定　118

抗酸菌の染色法　44
格子線維　33
酵素抗体法　63,86,137
酵素組織化学　52,134
高度異形成　97
構内診断システム　198
硬パラフィン　10
互換性　200
個体の死と死後変化　190
コッサ反応　38
骨髄細胞　155
固定(法)　2,4,76,113,115
固定液(剤)　5,52,82,113
コドン　67
コハク酸脱水素酵素　59
ゴモリのアルデヒド・フクシン染色　30
ゴールドナーの変法　29
コロイド金標識抗体法　140
コロイド鉄染色　26
コロジオン膜　128,131
コロジオン溶液　127
コンカナバリン染色　27
コンゴー赤染色　39
混合単固定　115
コンタミネーション　3

さ

再興の感染症　193
再固定　5
細胞質内小腺腔　108
細胞診　75
細胞相互封入　94
細胞剥離防止剤　82
細胞表面抗原蛍光染色　153
細胞表面抗体　149
細胞浮遊液　157
細胞分離機能　149
細網線維　33
酢酸イソアミル　142
酢酸ウラニル染色液　130
酢酸鉛染色液　130
酢酸鉛単染色　130
酢酸ベロナール緩衝液　114
サザンハイブリダイゼーション　161
錯角化細胞　96
佐藤の鉛溶液　130
サファイヤナイフ　124
サフラニン液　43
ザルトリウス型　14
酸性色素　17

さん付きドーゼ 18
サンプル液 149
酸ホスファターゼ(染色) 58,134
ザンボーニ(固定)液 8,137
散乱光 148

し

次亜塩素酸ナトリウム 195,196
ジアスターゼ消化試験 25
ジアミン銀錯体 33
自家融解と腐敗 190
色素 17
子宮内膜異型増殖症 99
子宮内膜増殖症 99
軸索の染色法 35,42,50
シグナル検出 150
死後硬直 190
死後冷却 190
篩状構造 108
シース液 149
自然尿 80
死体解剖保存法 185
死体取り扱い上の注意 187
湿固定 83
実体顕微鏡 125
──用トリミング台 125
シッフ試薬 23
自動遠沈塗抹機 82
自動包埋装置 12
死斑 190
司法解剖 185
脂肪染色法 48
写真現像 133
写真撮影 132
シャンツェ型 13
樹脂包埋超薄切片による免疫電顕 139
シュモール反応 45
純アルコール 10
昇汞 6
小膠細胞 50
小細胞癌 102
消毒 194
上皮内癌 97
上皮内腺癌 98
上方灌流法 118
消耗色素 45
ジョーンズの原法 34
真空蒸着装置 131
神経原線維の染色法 35,42,50
神経膠細胞の染色法 50
神経膠線維の染色法 42,51

神経組織の染色法 42,49
神経突起 50
進行性染色 17
進行性ヘマトキシリン 20
新興の感染症 193
浸漬固定 115
迅速細胞診 92
迅速組織診断 72
迅速脱灰法 10
振盪器 4

す

髄鞘の染色法 42
髄様癌 104
スクリーニング 93
スーサ液 7
スタインのヨード法 46
ズダン III 染色法 48
スパーテル 12
スライドガラス 18
すり合わせ法 79

せ

星状膠細胞 50
正染性 17
生体色素 45
精度管理の実際 201
生物学的バリア 193
セザリー症候群 107
セミドライ式ブロッティング 179
ゼラチンカプセル 120
セロイジン切片の HE 染色方法 74
セロイジン薄切方法 73
セロイジン包埋(法) 3,72
セロイジン膜被覆法 25
腺異形成 98
線維素の染色法 38
腺癌 102
前胸部 Y 字型切開 189
腺棘細胞癌 98
尖圭コンジローム 96
前固定液 117
染色カゴ 18
腺扁平上皮癌 98
前方散乱光 148
腺様嚢胞癌 103

そ

総合精度管理 201

走査型電子顕微鏡 140
側方散乱光 148
組織化学 52
組織固定法(→固定法) 2,4,113,115
組織採取 111
組織挫滅 111
組織診 1,75
組織トリミング用準薄切標本作成 126
組織の脱水(→脱水) 10,120
組織の包埋法(→包埋法) 3,120

た

台木 12
体腔液細胞診 90,105
体腔洗浄液 92
ダイクロミラー 147
退行性染色 17
退行性ヘマトキシリン 20
大細胞癌 102
ダイターミネーター法 172
ダイプライマー法 172
ダイヤモンドナイフ 125
ダイレクトファーストスカーレット染色 40
ダイロン染色 40
多形腺腫 103
多重吸光測光法 145
──用 DNA，蛋白染色法 146
多重蛍光定量法 147
脱灰(法) 8
脱脂 8,10
脱昇汞 7
脱水 10,120
脱パラフィン 19
多糖類の染色法 23
単固定 115
胆汁色素の染色法 46
弾性線維の染色法 30
タンニン酸 135
蛋白-DNA 蛍光染色 148
ターンブル青染色 45

ち

チオフラビン T 染色 41
蓄痰法 78
腟プールスメア 77
チトクロムオキシダーゼ 55
中間径フィラメント 92
中間剤 11

中性緩衝ホルマリン 6
中性ホルマリン 6
中層細胞 94
中等度異形成 97
中皮細胞 90
超薄切片作成法 127
超薄切片染色法 130
超薄切片のカーボン補強 131
超ミクロトーム 125
——の種類 125
——の操作 128
直接法 87
直接免疫蛍光染色 153
チール・ネルゼン染色 44

つ

対細胞 94
ツェーデル油 11
ツェンカー液 6

て

停止液 133
定着液 133
ティッシューセクショナー 135
ティッシュー・テックシステム 12
デジタル公衆回線 198
デジタル変換と転送 151
鉄の染色法 45
テレケア 197
テレコンサルテーション 197
テレサージェリー 197,199
テレパソロジー 197,198
テレメディスン 197
テレラジオロジー 197
電圧パルス 151
電気系 111,150
電気信号処理 151
電気脱灰法 9
電顕観察 132
電顕細胞組織化学 134
電顕的免疫組織化学 137
電子顕微鏡 111
電子染色法 130

と

透過型電子顕微鏡 111
凍結切片の作成 70,138
等張液の作成 115
等張ホルマリン 6
ドットプロット 151

透徹 19
鍍銀(染色)法 32,136
ドーゼ 18
——立て 18
塗抹標本 145
ドライアイス・アセトン法 71
トリコモナス原虫 96
トリス・マレイン酸緩衝液 114
トリプシン処理 65
トルイジン青染色(液) 26,126

な

内因性ペルオキシダーゼ(活性) 66,89
内部精度管理 201
鉛染色液 130
鉛単染色 130
なめ紙 15
軟パラフィン 10

に

逃げ角 15
二次抗体 87
二重固定 116
二重染色法 131
二相性 108
日母分類 97
ニッスル染色 42
二波長走査法 145
日本病理学会認定病理専門細胞医 76
日本臨床細胞学会認定細胞検査士 76
日本臨床細胞学会認定細胞診指導医 76
乳酸脱水素酵素 59,60
乳頭癌 104
乳頭状腫瘍 104
ニュートンリング 20
尿管カテーテル 80
尿路上皮癌 105

ね

粘表皮癌 103

の

濃染核 94
ノーザンハイブリダイゼーション法 164

は

バイオハザード 193
——対策 193
媒介剤 11
排気系 111
背景 94
媒染染色 17
ハイブリダイゼーション 67～69, 161,163,165
ハイマンのメチル紫染色 41
ハイマン法 39
培養細胞の固定 120
薄切(法) 14
白血球表面抗原 153
パップ法 33
バトラー法 39
パパニコロウ染色 84
バフィーコート 82,120,135
パラケラトサイト 96
パラフィン 10
——伸展器 15
——包埋(法) 3,10
パラプラスト 10
パラホルムアルデヒド 113,115
——固定液 7
ハリスのヘマトキシリン 20
犯罪に関する異常の届け出 187

ひ

ヒアルロニダーゼ消化試験 27
引き角 15
引きガラス法 82
ビクトリア青染色 32
微小浸潤癌 97
非特異性エステラーゼ 61
ヒトパピローマウイルス 96
非乳頭状癌 104
皮膚基底層色素細胞 55
非ホジキンリンパ腫 107
標識抗体 137
標識ストレプトアビジン・ビオチン法 67
標準皮膚切開法 189
表層細胞 94
病原体等安全管理規定 194
標本としての保存 187
病理解剖(剖検) 185
——結果の報告 191
——に関する規則と手続き 185
——の実施 187

――の手順　189
病理学的検査における精度管理の特性　201
病理診断　75
ビリルビン　46
ビルショウスキーの神経原線維染色法　49
ピロニン　41

ふ

ブアン液　7
不安定 Nadi 反応　55
フィブリン　38
フィルム現像　132
封入　4,20
フェノール系化合物　194
フェノール系消毒薬　195
フェリシアン化カリウム　45
フェリチン　137
フェロシアン化カリウム　45
フェロシアン化鉄　45
フォイルゲン反応　41
フォームバー膜　131
フォームバー溶液　127
フォンタナ・マッソン染色　36
賦活剤　57,58
腹水細胞の固定　120
フッカー・コンのクリスタル紫液　43
物理的バリア　193
浮遊細胞　157
ブラシ　77
プランク・リュクロ法　10
フローサイトメーター　148
フローサイトメトリー　148
フローセル　149
ブロック染色　131
ブロック脱灰　9
プロテイン銀溶液　35
プロピレンオキシド　120
プローブ　67～69,163,165
フロログルシン法　9
分子病理学　159
分析と表示　151
分別　17,85

へ

平滑筋アクチン　91
ヘキサメチレンテトラミン　34
ベストのカルミン染色　24
ベセスダシステム　97

ヘパリン加生理食塩水　118
ヘマテイン　20
ヘマトキシリン　20,84
――・エオジン染色　20
ベーメルのヘマトキシリン液　74
ヘラ　77
ヘリー液　6
ペリオデート・リジン・パラホルムアルデヒド固定液　8
ヘリコバクター・ピロリ　47
ペルオキシゾーム染色　135
ペルオキシダーゼ（→ HRP）　53,66,135,137,138
――・抗ペルオキシダーゼ法　64
――染色　53,135
ヘルペス感染細胞　96
ベルリン青染色　45
ベロケイ法　46
ベンゾール　11
扁平-円柱上皮境界部　77
扁平上皮化生細胞　94,101
扁平上皮癌　97,102
ベンホールド法　39

ほ

傍基底細胞　94
剖検（→病理解剖）　185
乏突起膠細胞　50
包埋　3,120
――皿　11
――前酵素抗体法　137
――センター　12
ホジキン病　107
補助吸収フィルタ　63
補助的診断　75
ホスファターゼ　56
ボディアン染色　35
母斑細胞　55
ポリクローナル抗体　68
ポリビニルアルコール　71
ポリビニルピロリドン　71,72
ホルツァー染色　42,51
ホール法　46
ホルマリン　5
――色素　19,46
ホルムアルデヒド　5

ま

マイクロアレイ　178
マイクロウェーブ　89
マイクロサテライト解析　164

マイクロノズル　150
マイヤーのヘマトキシリン　22
マキシモウ液　6
マッソンのトリクローム染色　28
マッペ　4
マドレラ・パラ染色　45
マロリー原法　28
マロリー染色　28
慢性甲状腺炎　104

み

ミエリン　42
ミクログリア　50
ミクロトーム　13
――アダプター　14
――刀　14
密度勾配遠心法　155
ミノー型　14
未分化癌　104
ミュラー液　6

む

ムコ多糖類　25
無水アルコール　10
ムチカルミン染色　27

め

メイ・グリュンワルド液　47
――ギムザ染色　85
メセナミン銀液　34
メタクリル樹脂包埋　121
メタクロマジー　26
メチル緑・ピロニン染色　41
メチル紫　38,41
メチレン青染色（液）　43,126
滅菌　194
メラニン　36,46
メルコックス　143
免疫グロブリン軽鎖(κ, λ)　91
免疫組織化学染色　62,64,65
免疫組織（細胞）化学　86
面出し　15
綿棒　77

も

蒙古斑　55
毛様色素細胞　55
モノアミン酸化酵素　56
モノクローナル抗体　153

も

モリブデン・ヘマトキシリン染色　27
モレキュラー・シーブス　10

や

矢島の変法　34

ゆ

有核細胞層　82
ユング型　13

よ

陽極脱灰法　10
ヨードホール系化合物　195
4級アンモニア系　194,195
四酸化オスミウム　113

ら

ライト緑液　35
ライヘルト型　13
落射型　146
ラングハンス反応　25
ランブル鞭毛虫　104

り

リソゾーム　57
リードステルンベルグ巨細胞　107
リポフスチン　45
留置式カテーテル　93
流路系　149
リリーの処方　6
臨界点乾燥　142
──装置　142
リンゴ酸脱水素酵素　59
リン酸緩衝液　113
臨床・病理討議会　191
リンタングステン酸ヘマトキシリン染色　39

る

類デンプン質(→アミロイド)　39, 104
類内膜腺癌　98
ルクソールファスト青　42

れ

励起光　63,146

励起用干渉フィルタ　147
レーザー光線　148
──発生装置　148
レバジチ染色　45
レフレルのメチレン青染色　43

ろ

ロスマン液　7
濾胞性頸管炎　96
濾胞性腫瘍　104

わ

ワイゲルトの線維素染色　38
ワイゲルトの弾性線維染色　30
ワイゲルトの鉄ヘマトキシリン　28
ワイゲルトのレゾルシン・フクシン液　30
和歌山県立医科大学地域医療福祉ネットワーク検討委員会　198
渡辺の鍍銀法　33
ワルチン腫瘍　103
ワンギーソン染色　30

検印省略

スタンダード病理学
病理検査のすべて
定価（本体 3,000 円＋税）

2002年 3月29日　第1版　第1刷発行
2016年 4月21日　　同　　第7刷発行

編　集	大西　俊造・梶原　博毅・神山　隆一
発行者	浅井　麻紀
発行所	株式会社 文 光 堂
	〒 113-0033　東京都文京区本郷 7-2-7
	TEL　(03)3813-5478（営業）
	(03)3813-5411（編集）

Ⓒ 大西俊造・梶原博毅・神山隆一，2002　　　　印刷・製本：真興社

乱丁，落丁の際はお取り替えいたします．

ISBN978-4-8306-0443-0　　　　　　　　　　　　　　Printed in Japan

・本書の複製権，翻訳権・翻案権，上映権，譲渡権，公衆送信権（送信可能化権を含む），二次的著作物の利用に関する原著作者の権利は，株式会社文光堂が保有します．
・本書を無断で複製する行為（コピー，スキャン，デジタルデータ化など）は，私的使用のための複製など著作権法上の限られた例外を除き禁じられています．大学，病院，企業などにおいて，業務上使用する目的で上記の行為を行うことは，使用範囲が内部に限られるものであっても私的使用には該当せず，違法です．また私的使用に該当する場合であっても，代行業者等の第三者に依頼して上記の行為を行うことは違法となります．
・JCOPY〈出版者著作権管理機構　委託出版物〉
本書を複製される場合は，そのつど事前に出版者著作権管理機構（電話 03-3513-6969，FAX 03-3513-6979，e-mail：info@jcopy.or.jp）の許諾を得てください．